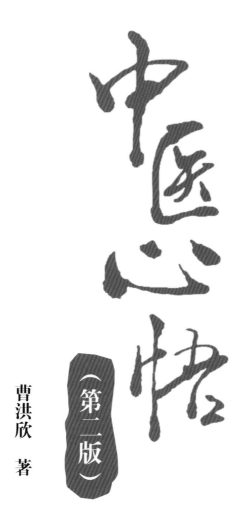

中医心悟（第二版）

曹洪欣　著

全国百佳图书出版单位

中国中医药出版社

·北京·

图书在版编目（CIP）数据

中医心悟 / 曹洪欣著 . —2 版 . —北京：中国中医药出版社，2022.1（2022.11重印）

ISBN 978-7-5132-6542-3

Ⅰ . ①中… Ⅱ . ①曹… Ⅲ . ①中医学—文集 Ⅳ . R2-53

中国版本图书馆 CIP 数据核字（2020）第 233812 号

中国中医药出版社出版

北京经济技术开发区科创十三街 31 号院二区 8 号楼

邮政编码　100176

传真　010-64405721

山东临沂新华印刷物流集团有限责任公司印刷

各地新华书店经销

开本 787×1092　1/16　印张 31　彩插 2.75　字数 735 千字

2022 年 1 月第 2 版　2022 年 11 月第 2 次印刷

书号　ISBN 978 – 7 – 5132 – 6542 – 3

定价　148.00 元

网址　www.cptcm.com

服 务 热 线　010-64405510

购 书 热 线　010-89535836

维 权 打 假　010-64405753

微信服务号　zgzyycbs

微商城网址　https://kdt.im/LIdUGr

官 方 微 博　http://e.weibo.com/cptcm

天猫旗舰店网址　https://zgzyycbs.tmall.com

大醫精誠

大醫精誠讚

大醫精誠為志鈞贈洪欣先生語也
精為術誠為心醫者仁心具濟世利
民之心者醫方始精也古有云不為
良相便為良醫良相以治國良醫以
救人檢之典籍醫相得賢稱者代不
乏人為醫享貴名者察若晨星可見
世間得一良醫之難
洪欣先生穎悟壺通已探醫道精微
之境辨脈相察毫髮之差研病理於
表相之外病者一經施治如春風之
拂病樹似細而之潤枯苗露惠世人
眾矢燕之胸襟靄達思慮縝密為政
則碑精竭慮宏揚國粹識拔英才而
普濟一方為醫則仁心妙手施之於
病者視顯達興平民如一體而廣濟
世人得此良醫實晉世之幸也
志鈞賢弟以四字讚語屬書因敬
數字以贈杏林聖手
洪欣先生方家清正
辛卯夏末鴻葉

◆《大医精诚赞》系新西兰籍华人、建筑装饰工程设计师王志钧先生撰文，郎鸿叶先生书

1

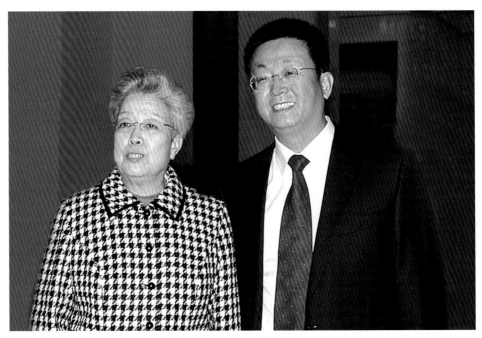

◆ 中国共产党第十六届中央政治局委员、国务院副总理吴仪（左）出席中国中医科学院更名庆典大会时与作者合影（2005 年 11 月 19 日于北京）

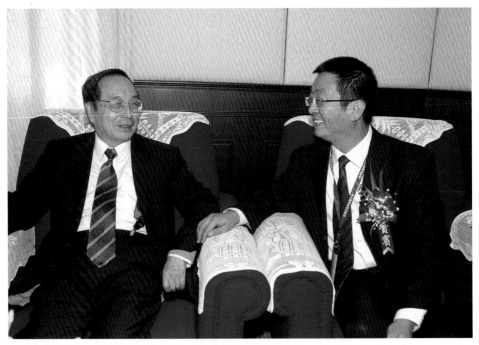

◆ 第九届、第十届全国人大常委会副委员长蒋正华（左）出席世界针灸学术大会时与作者亲切交谈（2007 年 10 月 20 日于北京）

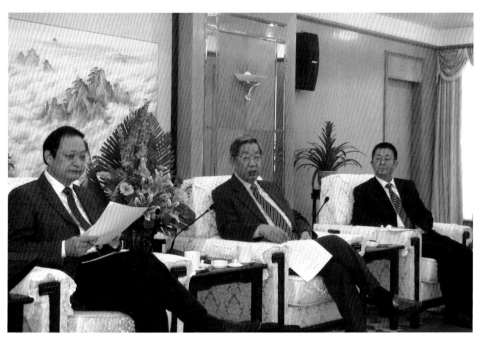

◆ 第九届、第十届全国人大常委会副委员长许嘉璐（中）、卫生部副部长王国强（左一）与作者（右一）听取《千年中医》工作组汇报（2007 年 12 月 21 日于北京）

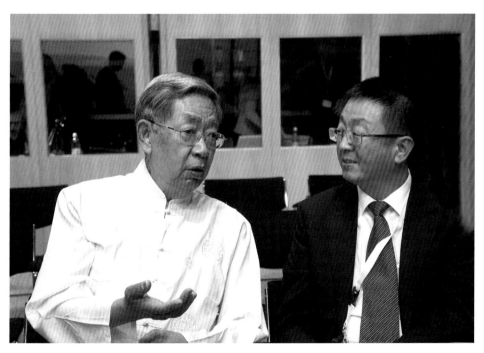

◆ 第九届、第十届全国人大常委会副委员长许嘉璐（左）与作者出席意大利中医西医文明对话会议时亲切交谈（2012 年 5 月 10 日于博洛尼亚）

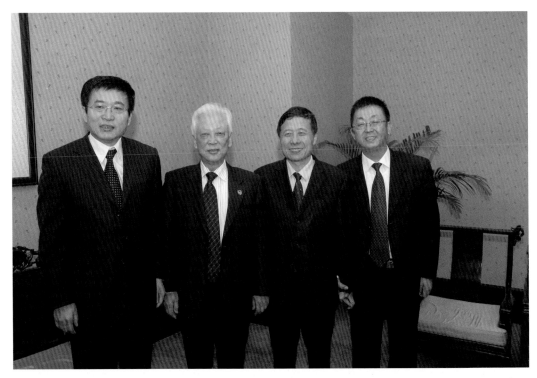

◆ 第十一届全国人大常委会副委员长周铁农（左二）、国家中医药管理局副局长于文明（左一）、中国医学科学院院长刘德培院士（右二）出席中国中医科学院中医药国际联盟成立大会时与作者（右一）合影（2010年11月19日于北京）

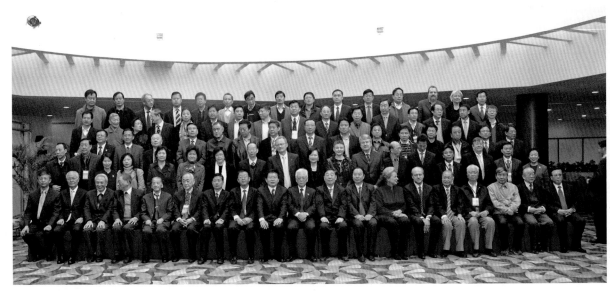

◆ 第十一届全国人大常委会副委员长周铁农（前排中）出席中国中医科学院中医药国际联盟成立大会与中外委员合影（2010年11月19日于北京）

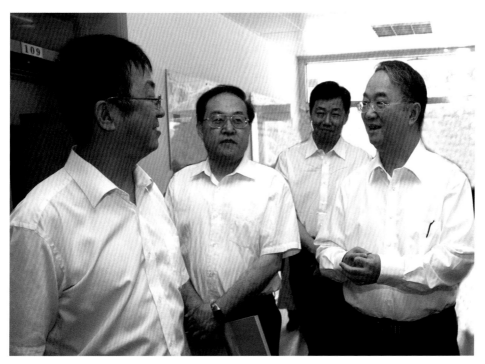

◆ 第十一届全国人大常委会副委员长桑国卫（右一）在中国中医科学院调研国家重大科技专项——中药新药研发大平台项目（2010 年 5 月 21 日于北京）

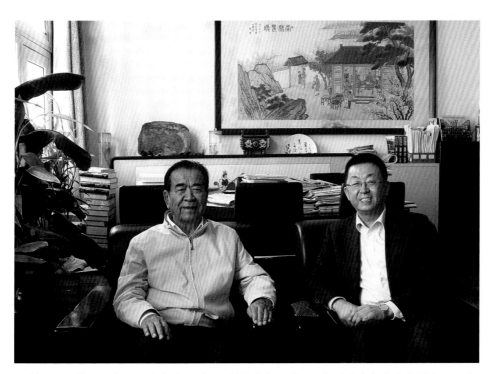

◆ 第八届、第九届全国人大常委会副委员长铁木尔·达瓦买提（左）与作者合影（2009 年 3 月 19 日于北京）

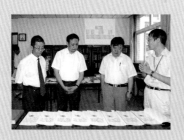 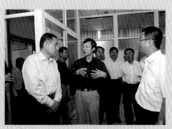 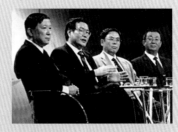

◆ 卫生部部长陈竺（右二）、卫生部副部长王国强（左二）调研古医籍抢救工作（2008年8月21日于北京）

◆ 卫生部党组书记张茅（左一）、国家中医药管理局副局长马建中（右二）在中国中医科学院信息所调研（2009年5月8日于北京）

◆ 作者（右一）与科技部部长徐冠华（左一）等接受中央电视台SARS防治专访（2003年6月23日于北京）

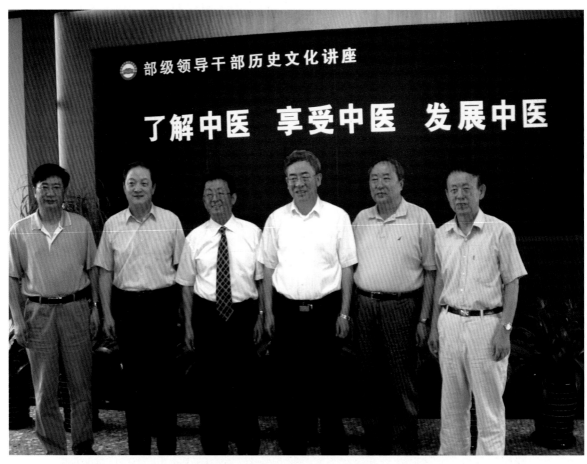

◆ 在部级领导干部历史文化讲座报告后，作者（左三）与中纪委副书记张毅（右三）、第十一届全国人大教科文卫体委员会副主任李树文（右一）、国家机关工委副书记俞贵麟（左二）、文化部副部长周和平（右二）等领导合影（2009年6月20日于北京）

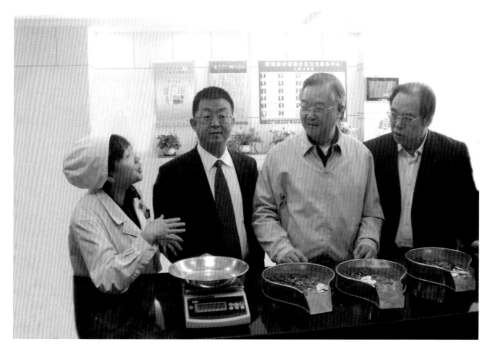

◆ 全国政协常委、教科文卫体委员会副主任张文康（右二）与作者（左二）等医卫界政协
委员调研基层中医药状况（2011年5月5日于兰州）

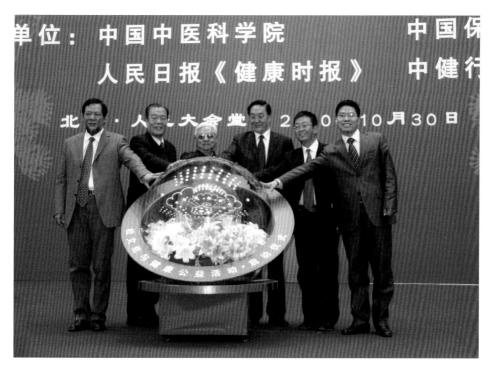

◆ 中国保健协会会长张凤楼（右三）与作者（右二）等出席松文化与健康公益活动启动仪
式（2010年10月30日于北京）

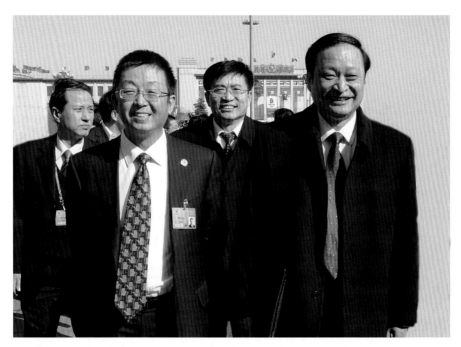

◆ 第十一届一次全国政协会议开幕式后，原卫生部副部长王国强（右一）、国家中医药管理局副局长于文明（中）与作者（左一）合影（2008年3月3日于北京）

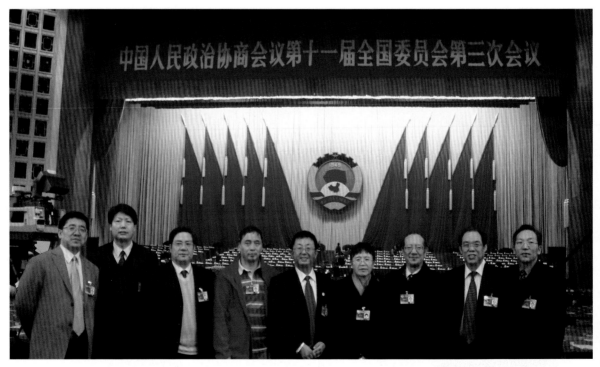

◆ 第十一届三次全国政协会议期间，原卫生部副部长佘靖（右四）与作者（中）及部分中医药界全国政协委员合影（2010年3月3日于北京）

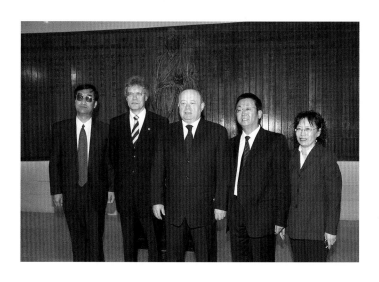

◆ 俄罗斯总理弗拉德科夫（中）到中国中医科学院考察时与作者等合影（2005 年 11 月 4 日于北京）

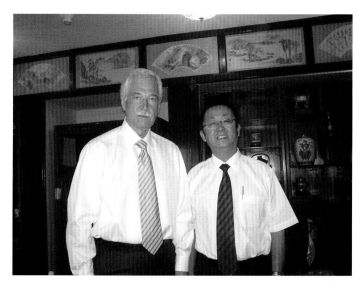

◆ 俄罗斯杜马议长格兹雷洛夫（左）与作者合影（2007 年 5 月 15 日于北京）

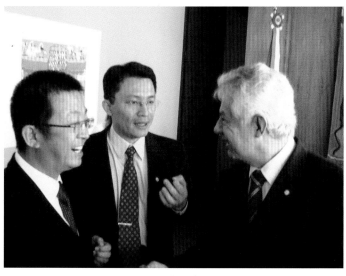

◆ 巴西参议长阿尔维斯（右一）与作者（左一）交流中医药发展（2007 年 8 月 9 日于巴西利亚）

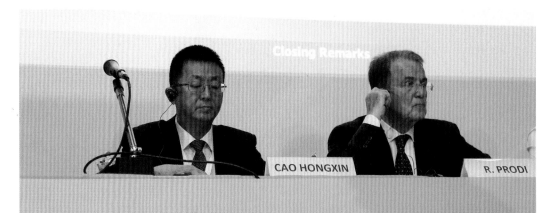

◆ 作者在意大利中医西医文明对话上做报告。右为欧盟委员会前主席、意大利前总理普罗迪（2012年5月11日于博洛尼亚）

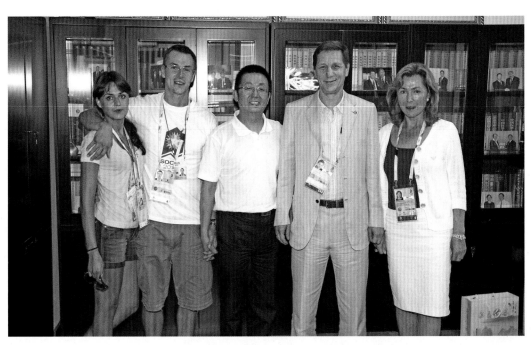

◆ 与俄罗斯副总理茹科夫（右二）全家合影（2008年8月18日于北京）

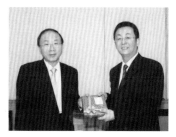

◆ 与韩国副总理兼科技部部长金雨植（左）合影（2006 年 6 月 13 日于北京）

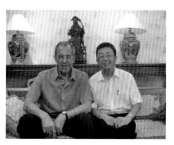

◆ 与俄罗斯外交部部长拉夫罗夫（左）合影（2008 年 7 月 21 日于北京）

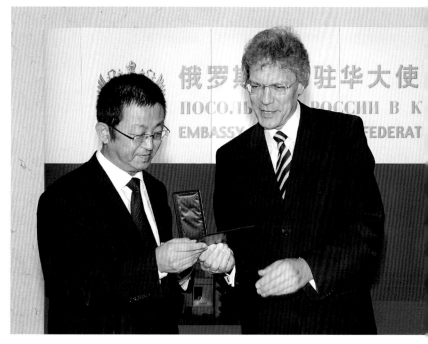

◆ 俄罗斯驻华大使拉佐夫（右）受俄罗斯总统委托代表俄罗斯政府向作者颁发俄罗斯国际合作发展奖（2007 年 4 月 27 日于北京）

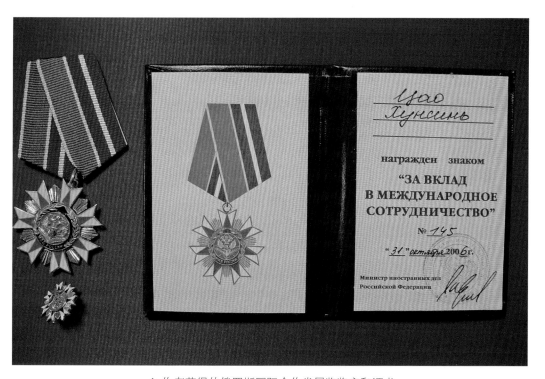

◆ 作者获得的俄罗斯国际合作发展奖奖章和证书

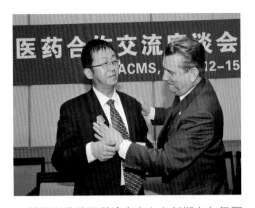
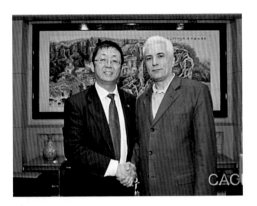

◆ 俄罗斯传统医学诊疗中心主任斯卡尔佩耶夫教授（右）代表俄罗斯自然疗法协会授予作者盖伦奖章（2009 年 12 月 15 日于北京）

◆ 与塔吉克斯坦外交部部长哈姆罗洪·扎里菲（右）合影（2010 年 4 月 26 日于北京）

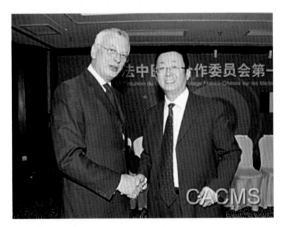

◆ 与法国国家工程院院长佛朗索瓦·基诺（左）合影（2007 年 11 月 30 日于北京）

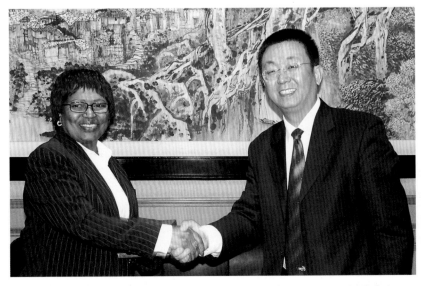

◆ 与南非卫生部部长姆西芒（左）合影（2005 年 11 月 15 日于北京）

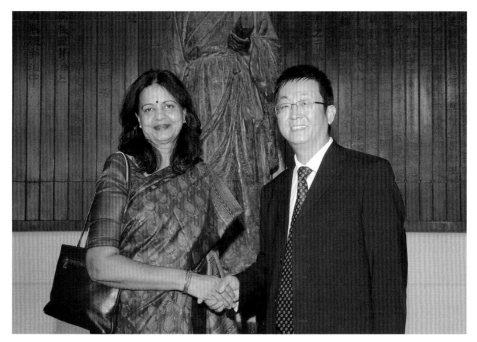

◆ 与印度卫生部国务秘书阿尼塔·达斯（左）合影（2008 年 7 月 4 日于北京）

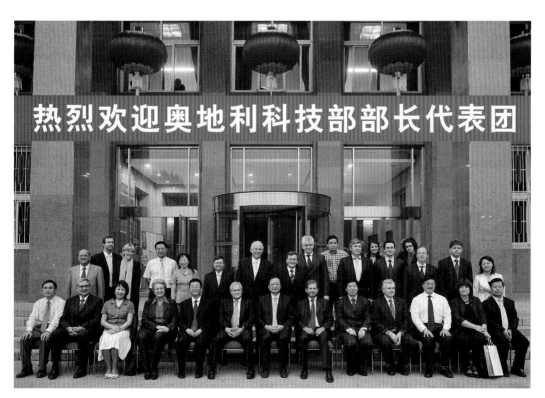

◆ 奥地利科技部部长约翰尼斯·哈恩博士（前排右六）到中国中医科学院考察中奥中医药国际科技合作项目时与国家中医药管理局局长王国强（前排中）等合影（2009 年 9 月 25 日于北京）

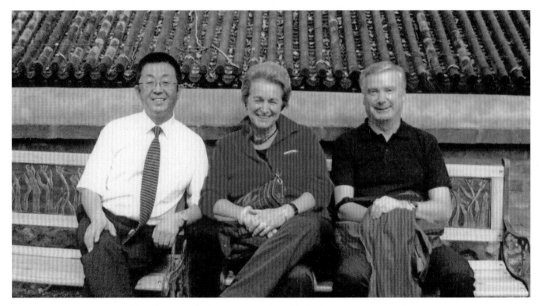

◆ 与欧亚太平洋学术网络主席温克琳娜教授（中）、奥地利卫生家庭青年部副部长施罗格（右一）合影（2007年9月21日于北京）

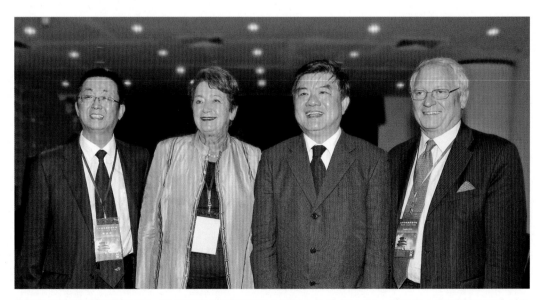

◆ 卫生部部长陈竺（右二）、奥地利科技部原部长（左二）与作者（左一）等在太平洋健康峰会上合影（2007年10月14日于北京）

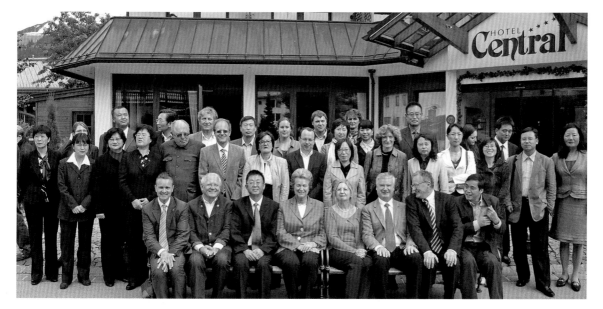

◆ 作者（前排左三）参加奥地利召开的中医药与老年相关疾病合作项目专家研讨会（2010 年 9 月 26 日于因斯布鲁克）

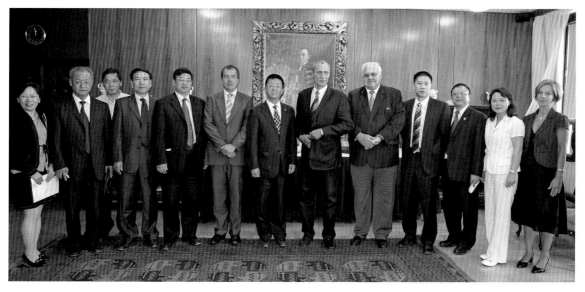

◆ 匈牙利卫生部部长 Szekely（右六）与国务秘书 Olah（左六）会见中国中医科学院代表团（右七为作者）（2009 年 9 月 30 日于布达佩斯）

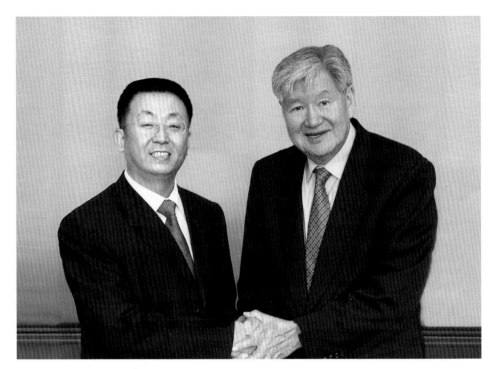

◆ 美国"钢铁大王"唐仲英（右）在中国中医科学院设立中药发展奖（2005 年 9 月 23 日
于北京）

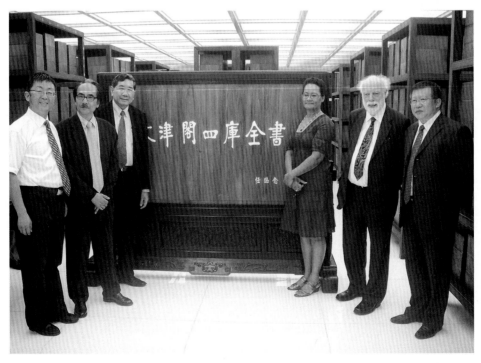

◆ 与世界记忆工程委员会专家参观国家图书馆时合影（2010 年 8 月 27 日于北京）

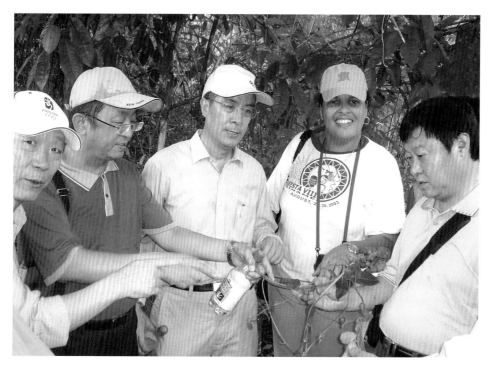

◆ 国家中医药管理局副局长吴刚（右一）、中国驻苏里南大使（中）与作者（左二）考察传统医药（2007 年 8 月 5 日于苏里南）

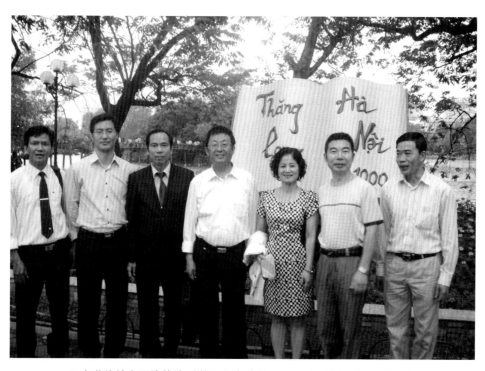

◆ 应邀赴越南军队传统医学研究院讲学（2010 年 12 月 12 日于河内）

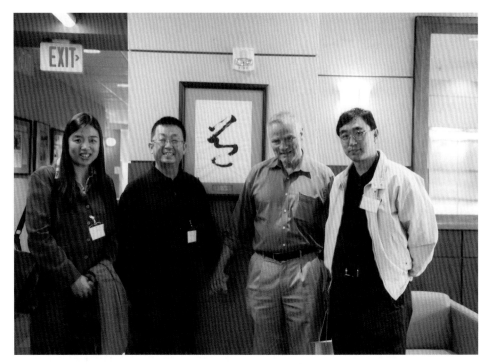

◆ 考察美国系统生物学研究所时与著名科学家 Leroy Hood（右二）合影（2006 年 6 月 20 日于西雅图）

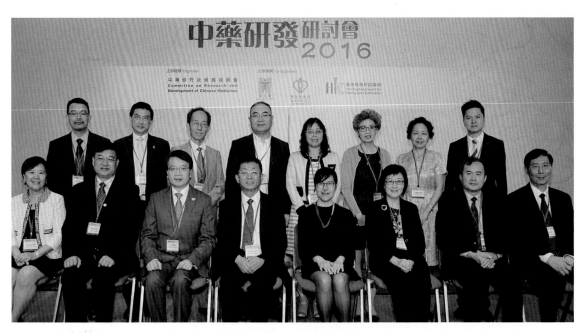

◆ 香港中药研发研讨会（2016 年）

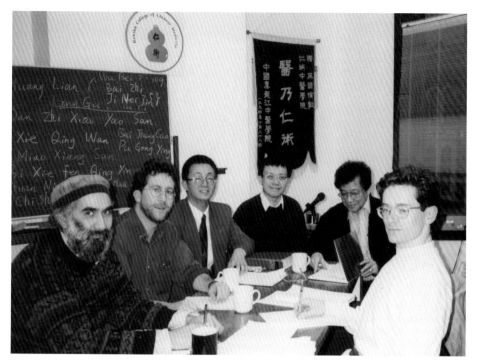

◆ 在英国仁术中医学院讲学与部分学员研讨（1994 年 11 月于伦敦）

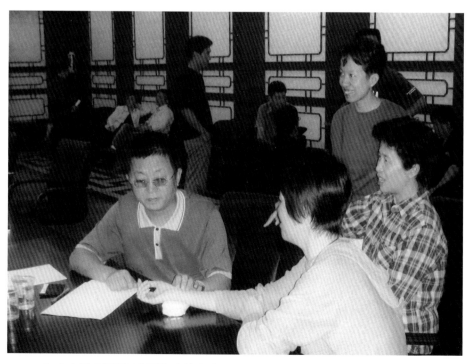

◆ 在中国驻巴西圣保罗领事馆为馆员医疗保健（2007 年 8 月 7 日于圣保罗）

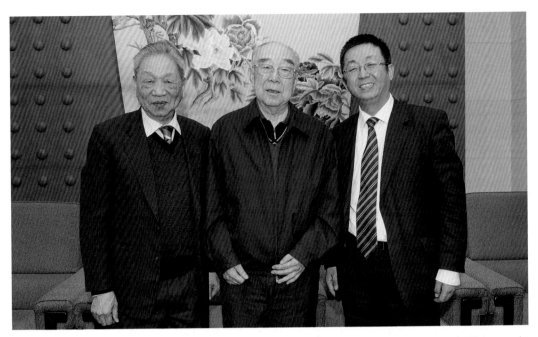

◆ 中国工程院院士吴咸中（中）、中国科学院院士陈可冀（左一）与作者（右一）合影（2008 年
　　11 月 27 日于北京）

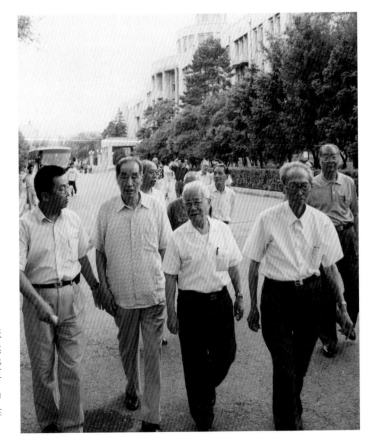

◆ 任继学教授（左二）、邓铁
　涛教授（左三）、裘沛然
　教授（右二）、路志正教授
　（右三）、朱良春教授（右
　一）等名老中医在黑龙江中
　医药大学调研，指导工作
　（1999 年 9 月于哈尔滨）

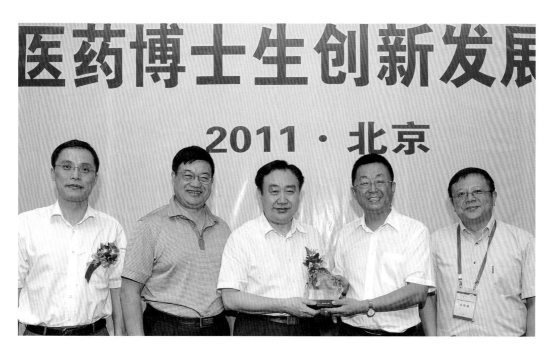

◆ 中国工程院院士樊代明（中）为中国中医科学院研究生院主办的全国中医药博士生论坛作报告（2011年8月3日于北京）

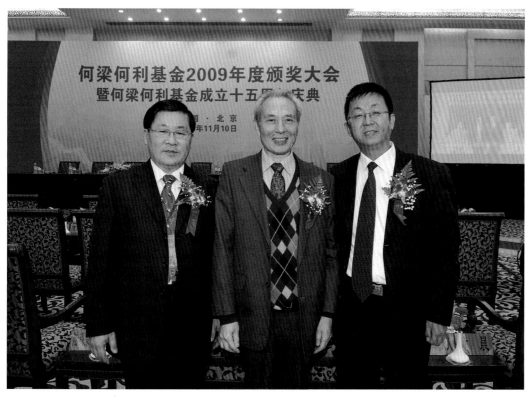

◆ 获2009年度何梁何利技术进步奖与中国工程院院士程书钧（中）、中国工程院院士张运（左一）合影（2009年11月10日于北京）

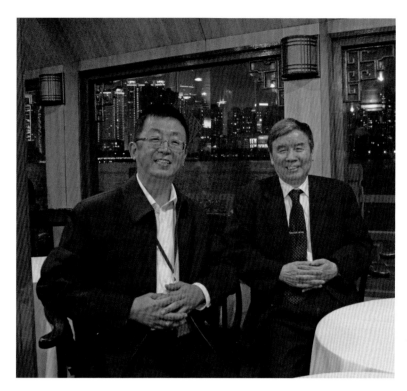

◆ 与 2009 上海中药与天然药物
国际大会主席姚新生院士合影
（2009 年 10 月 17 日于上海）

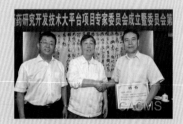

◆ 与中药新药研发大平台专家
组组长、中国工程院院士王
永炎（中）向专家成员颁发
聘书（2009 年 2 月于北京）

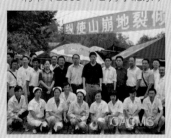

◆ 随国家中医药管理局副局长李
大宁（后排右七）在四川调
研灾区中医药医疗救治工作
（2008 年 6 月 5 日于北川）

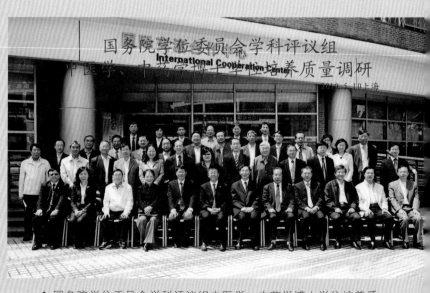

◆ 国务院学位委员会学科评议组中医学、中药学博士学位培养质
量调研（前排左六为作者）（2010 年 5 月 10 日于上海）

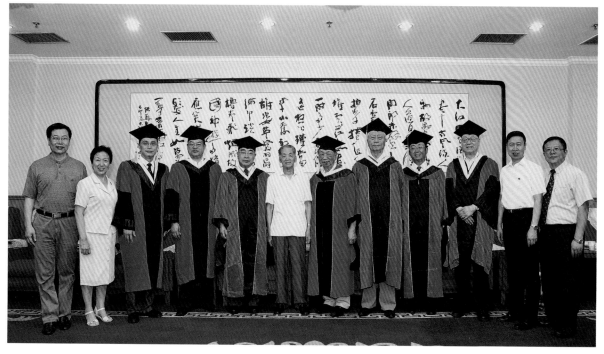

◆ 中国中医科学院学位委员会主席、副主席与院领导班子、著名中医专家合影（右四为作者）
（2011 年 7 月 5 日于北京）

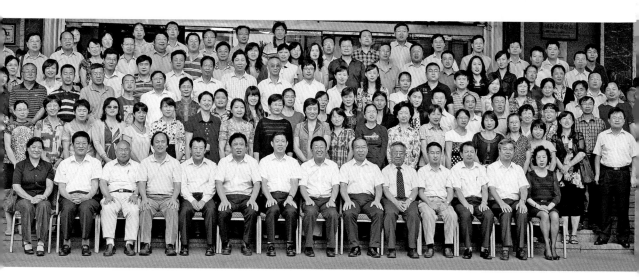

◆《中华医学百科全书》中药学、方剂学、中药鉴定学、中药化学分卷编委会议（前排右七为作者）
（2011 年 8 月 23 日于哈尔滨）

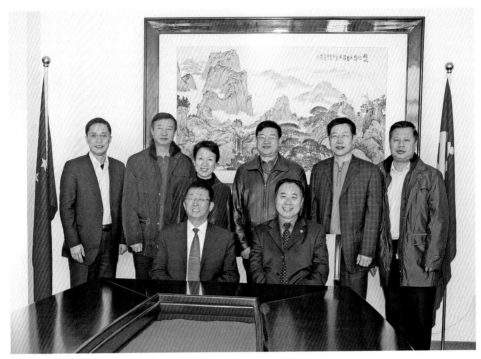

◆ 中国中医科学院班子成员合影（2010 年 12 月 30 日于北京）

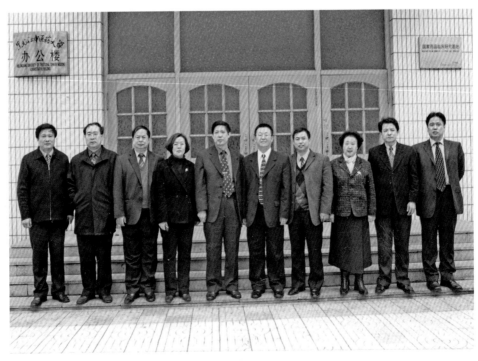

◆ 黑龙江中医药大学班子成员合影（2003 年 3 月 26 日于哈尔滨）

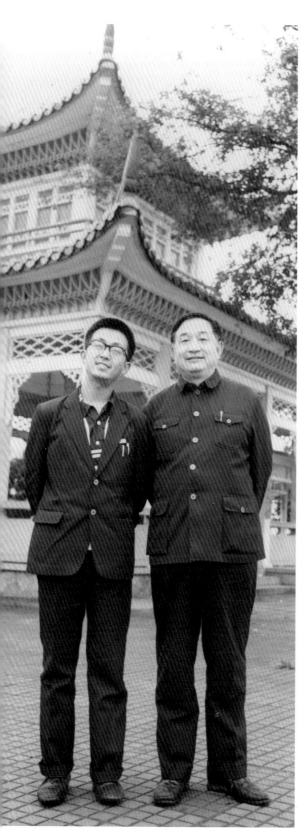

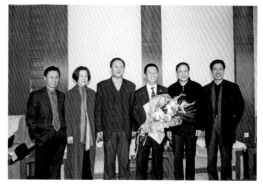

◆ 黑龙江省人大常委会副主任董浩（右二）、黑龙江省教育厅厅长张永洲（左三）、黑龙江省团委书记夏立华（左二）等为作者（右三）调离黑龙江送行时合影（2003年3月26日于哈尔滨）

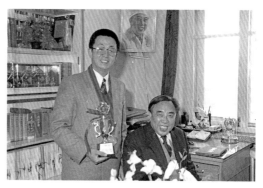

◆ 获黑龙江省十大杰出青年时与博士研究导师张琪教授（右）合影（1994年5月5日于哈尔滨）

◆ 随硕士研究生导师黄柄山教授（右）在长沙参加中医证候研究会议时合影（1984年10月12日）

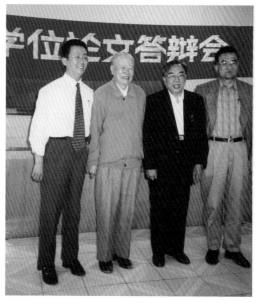

◆ 与博士后导师傅世英教授（左二）、博士研究生导师张琪教授（右二）和黑龙江中医药大学原校长栗德林教授（右一）合影（2000年6月于哈尔滨）

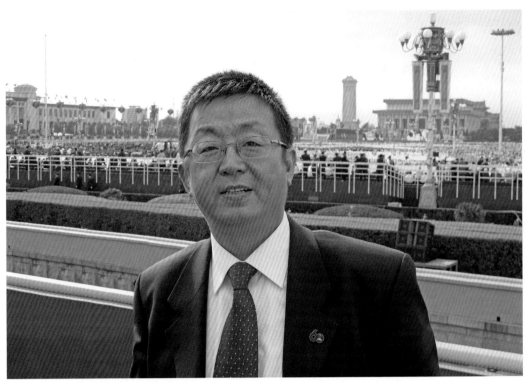

◆ 在天安门观礼台参加国庆六十周年庆典仪式（2009 年 10 月 1 日于北京）

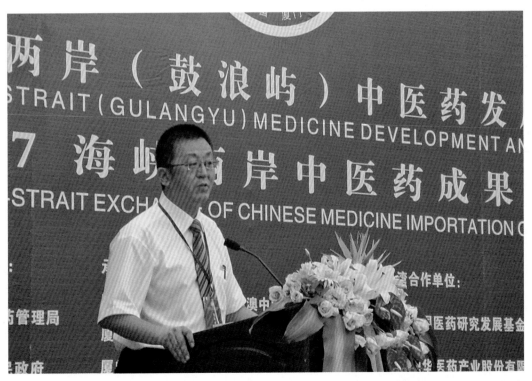

◆ 在第二届海峡两岸中医药发展与合作论坛上作"保持和发扬中医理论与实践的先进性"专题报告
（2007 年 7 月 1 日于厦门）

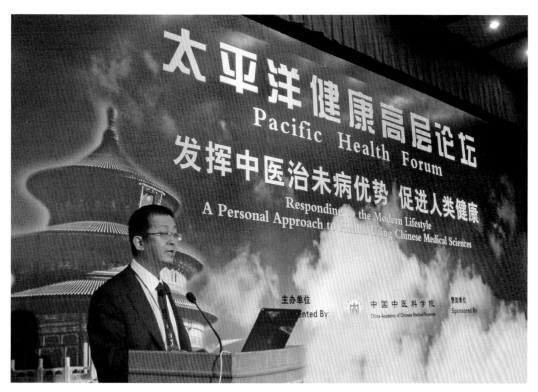

◆ 在太平洋健康峰会高层论坛上作"中医治未病与亚健康防治"学术报告（2007 年 10 月 15 日于北京）

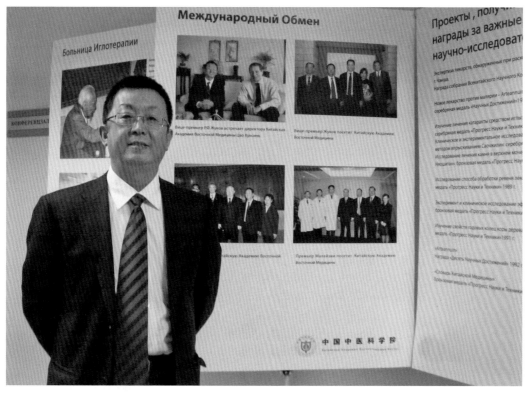

◆ 参加俄罗斯中国年卫生周系列活动时留影（2007 年 10 月 30 日于莫斯科）

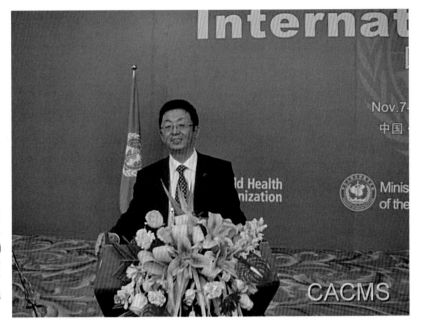

◆ 代表西太区传统医学合作中心在世界卫生组织（WTO）世界传统医学大会政府论坛上发言（2008 年 11 月 8 日于北京）

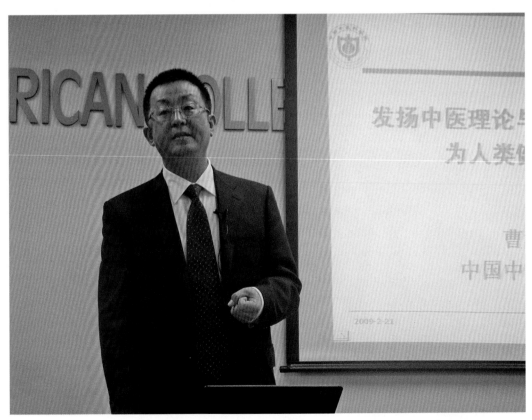

◆ 为美国华美中医学院和得克萨斯州针灸与东方医学协会作"内科疑难病中医治疗"专题报告（2009 年 2 月 21 日于休斯敦）

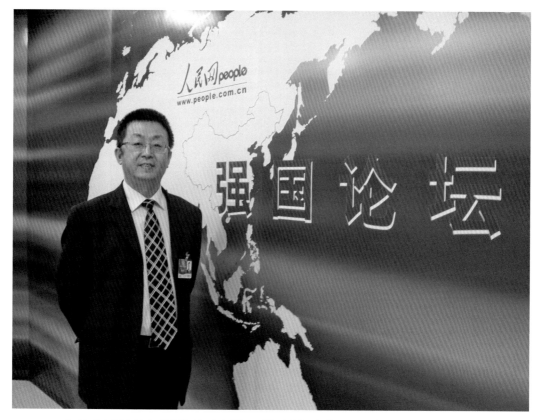

◆ 就"中医立法与发展"接受人民网·强国论坛访谈（2009 年 3 月 11 日于北京）

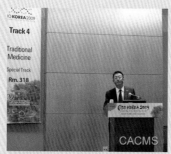

◆ 在 2009 韩国生物大会传统医学分会上作"提高科技创新能力，发挥中医药在防病治病中的作用"主题报告（2009 年 9 月 16 日于首尔）

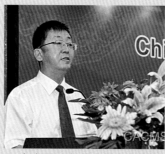

◆ 在中国－东盟中医优势与传统医学发展研讨会上作报告（2010 年 8 月 6 日于北京）

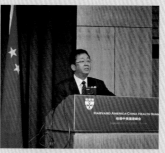

◆ 在美国首届哈佛中美健康峰会上作"中医药在防病治病中的作用"演讲（2011 年 9 月 21 日于波士顿）

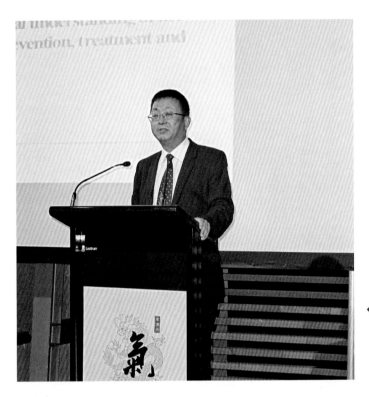

◆ 在澳大利亚阿德莱德大学举办的"系统和网络生物学与中医药学术大会"上作报告（2012年11月12日）

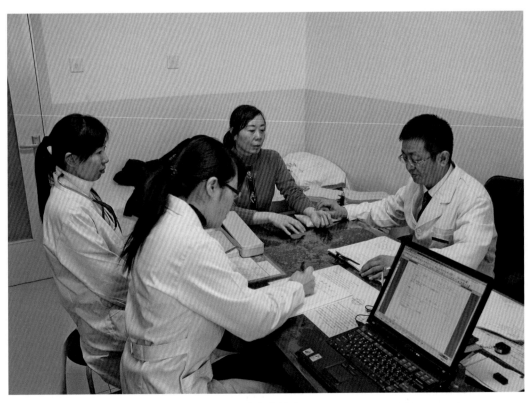

◆ 为患者诊病

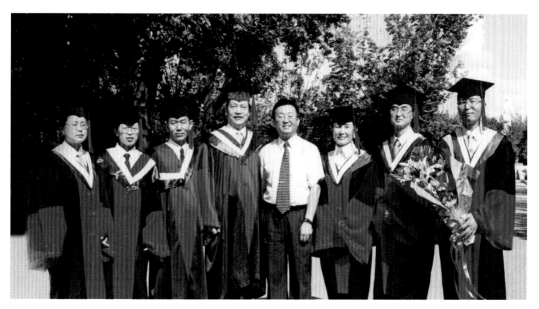

◆ 与指导的部分博士研究生合影（2002 年 7 月 5 日）

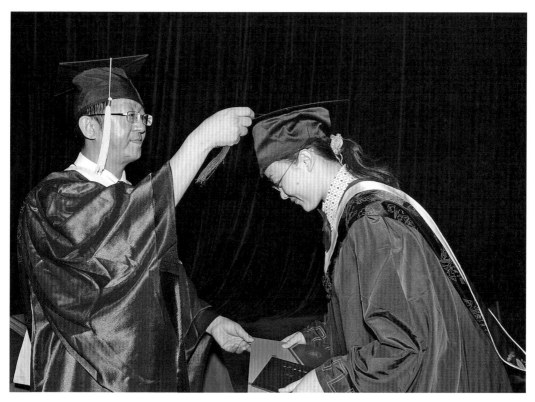

◆ 为毕业研究生授予学位（2008 年 7 月 4 日于中国中医科学院）

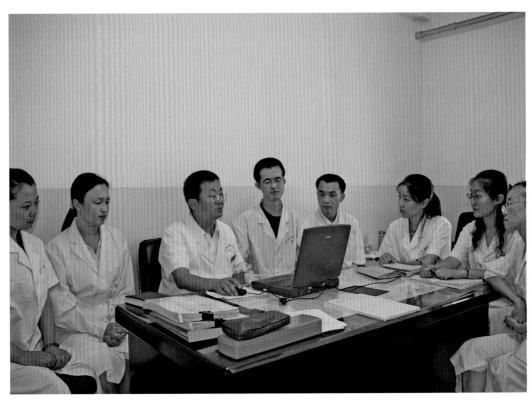

◆ 与研究团队和博士研究生讨论病例（2006 年 7 月 3 日于北京）

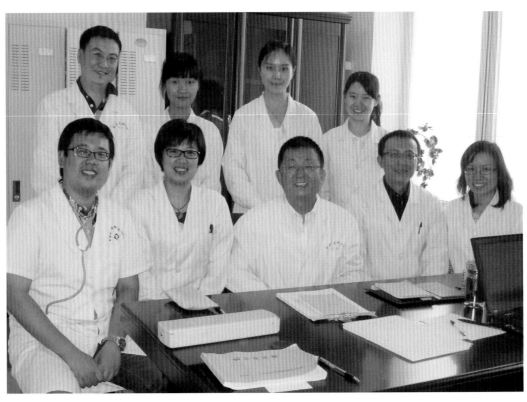

◆ 与部分博士后及博士研究生研究团队合影（2012 年 9 月 29 日于北京）

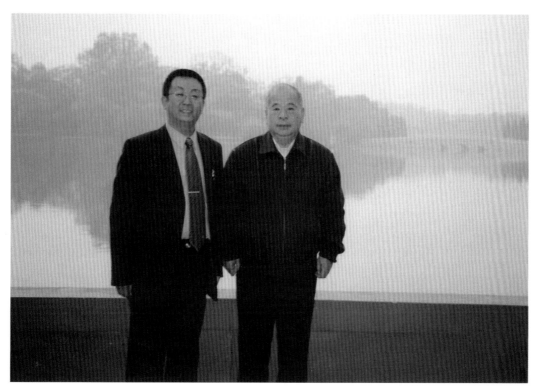

◆ 与第十五届中共中央政治局常委、中纪委原书记尉健行合影（2003 年 11 月于中南海）

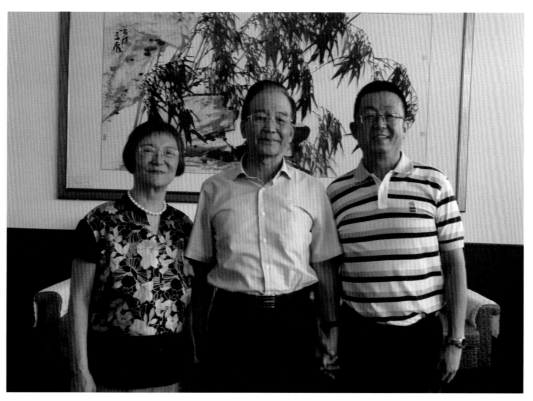

◆ 第十六届、十七届与中共中央政治局常委、国务院原总理温家宝和夫人张老师合影（2015 年）

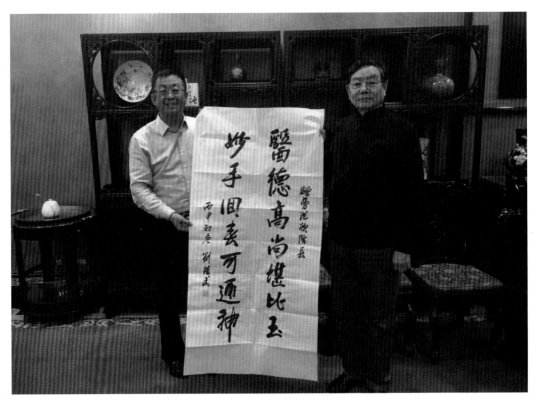

◆ 解放军原副总参谋长刘镇武上将题词（2016 年）

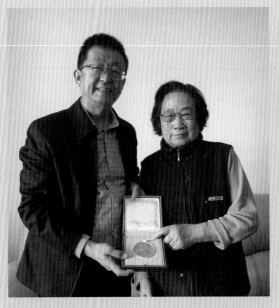

◆ 与诺贝尔生理或医学奖获得者屠呦呦老师合影
（2016 年）

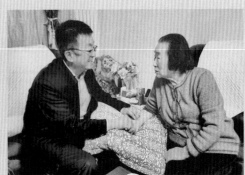

◆ 屠呦呦老师题词

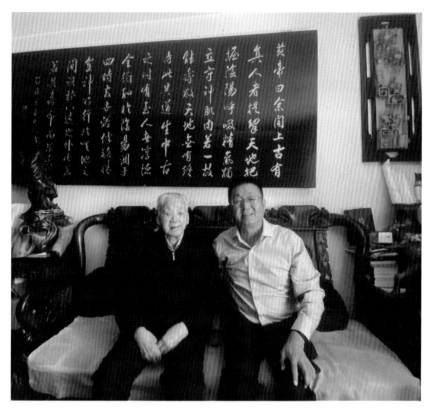

◆ 与国医大师路志正教授（101 岁）合影（2021 年）

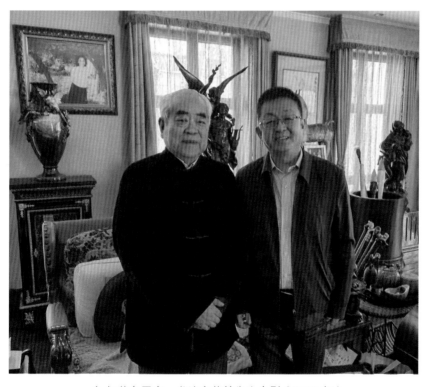

◆ 与著名画家、书法家范曾先生合影（2021 年）

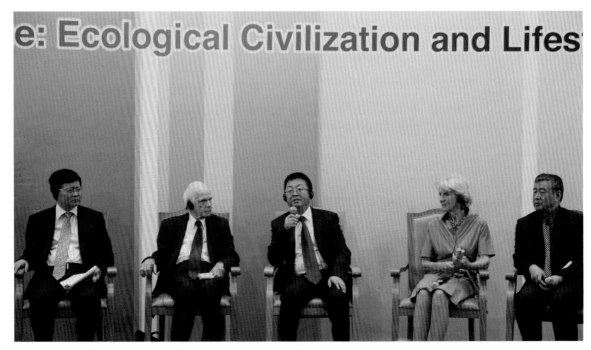

◆ 2013 年 5 月在太湖世界文化论坛做主题发言（于杭州）

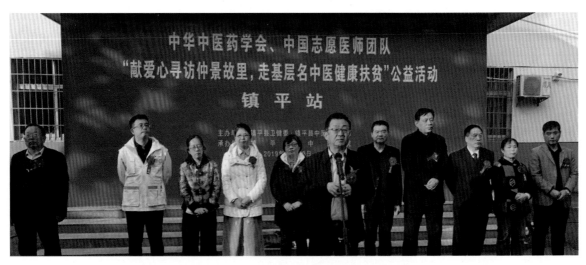

◆ 2019 年在河南南阳开展名中医健康扶贫活动

许 序

天将降大任于斯人也

认识曹洪欣教授有年，最初我们是医患关系，继而成了忘年交。让我们能够畅谈文化、中医、教育、社会……几乎无所不谈，是共同的爱好、志趣和秉性。

我从教 54 年，和他的年龄相近，我一直在尽着给予学生知识、启发其理性与善良之心的本分，但是治不了人们的身；而中医药学给了洪欣兼治身心的本领和胸怀。在与他交谈中，我甚至闪现过悔不当初自断了"文革"时期自学中医的路。

我们在一起很少谈论自己，我对他三十年来在临床、研究、教学、管理等方面的成就有个全面系统的了解，却是在读了这本《中医心语》的清样之后。我惊叹：他在巨量诊治、殷勤教学的同时，取得了那么多研究成果，结交了那么多国际上的合作者；他管理中医药大学、中医科学院，实行改革，卓有成效；任全国政协委员短短五载，却有那么多所建之言、所献之策。从黑土地到首善之区，他从未停步，长期每天睡眠只有四五个小时。我不禁琢磨：他的能力从何而来？他的时间从何而来？他的精力从何而来？看来，他靠的是砥砺、勤奋、悟性和科学。

他因亲人病逝之痛而发誓从医，继而生发出视所有患者为同胞的情怀，进而扩展到对全人类健康的关心。期间经历了失去父母的悲痛和生活的困顿、工作中莫名其故的波折：这就是难得的砥砺，就是"苦其心志"啊！无论在任何环境里，他都坚持在学中干，在干中学，知行合一，此为其勤奋。学习、临床、研究、管理、议政、社会活动，在有些人可能视之为相互纠结乃至矛盾，难免马虎从事，而在洪欣，则能把握众多头绪中的共性和有机联系，不但做到从容应对，相互促进，还从中知其所未知，"增益其所不能"，大概此即所谓悟性吧。然而如果"拳打脚踢"违背了科学（即诸事物本有的规律），也将事倍功半，或顾此失彼，以致失败。我曾暗自猜测，这大概和他以中医为本位致力于与西医

1

结合有关吧，把握两个不同的科学体系且于自己胸中汇通，所受到的科学思维训练自会格外全面。

中医药学在洪欣那里已不仅仅是其运用和研究的"对象"，当然更不是其谋职、升迁的阶梯和工具，而是他报答亲人、师友、患者和时代的一瓣心香，医与己已经融化为一。他在本书前言里提到了自己"感恩"的心情，就是这种真情的流露。大医之所以精诚，关键在此！

我之对中医药感兴趣并在与世界不同文明对话时常常以中医药为例，是因为在我看来，它最全面、最系统、最具体、最生动地体现了中华文化的核心：天人合一，身心合一，唯物辩证，以人为本，尊重区别，外内结合（外在证候与内在变化），防患未然，随机适应，方式丰富；中医绝不是单纯的医学，借用西方对科学的并不那么科学的分类言之，它是哲学、心理学、天文气象、环境科学、动植矿物等等的综合学科。近年来我高兴地看到，中医药学在新形势下正在不断创新，中西医学交流日益频繁，二者结合的实践和成果越来越多，如果今后再注意把中医药学的根本理念介绍给其他国家，不但会加快中医药走向世界的步伐，让五大洲更多的人，尤其是发展中国家的人民"享受"中医，而且也将让更多的人从根本上了解中华民族，这是中国人在 21 世纪对世界应尽的义务。

洪欣已经在中医药国际交流方面尽了力，我真诚地希望他再接再厉，凭着他在医理、临床、疗效、哲学等领域的积累，为人类的健康做出更大的贡献。这是时代放到他肩上的"大任"。

是为序。

第九届、第十届全国人大常务委员会副委员长

中国民主促进会中央委员会原主席　　许嘉璐

中华文化发展促进会名誉主席

2013 年元月 2 日于日读一卷书屋

张 序

认识洪欣同志是在 1995 年秋冬之际，黑龙江中医学院主要领导来部里汇报工作，特别提到更名黑龙江中医药大学时机成熟，需要卫生部、国家中医药管理局支持，洪欣当时是院党委委员、院长助理参加了汇报。3 个月后，洪欣作为副院长来京汇报并邀请我参加黑龙江中医药大学更名庆典，汇报工作思路清晰，条理分明，对于他的年轻干练我多少还有点惊讶。1996 年 5 月我参加学校更名庆典并对黑龙江省中医药工作进行调研。庆典活动隆重节俭，井然有序。调研期间，无论是省主要领导，还是中医药管理部门的同志对洪欣都赞扬有加。了解到洪欣在本科时期就自强不息，脱颖而出，研究生时期潜心学习，放弃出国机会随著名中医专家张琪教授攻读博士研究生，专心传承中医学术。他 30 多岁就被破格晋升为教授、博士研究生导师，成为远近闻名的名医，并承担省领导的中医保健工作。担任院领导后，他锐意进取，主抓学校教学、医疗工作也已初见成效。

面对社会关注的医药领域有关问题，当时我向洪欣提出如何有效解决药品回扣问题，如何从机制上保障中药质量？一年后，国家中医药管理局主办、黑龙江中医药大学附属医院承办召开了全国"放心药房"建设研讨会，洪欣当时是副校长兼任学校附属医院院长。全国各地与会代表对黑龙江中医药大学附属医院的"放心药房"建设工作给予了充分肯定。

1999 年洪欣任黑龙江中医药大学校长，当时正是全国高等教育改革发展的关键时期，我希望他作为全国最年轻的中医药大学校长，在中医药高等教育改革上要勇于探索，敢闯新路。短短几年，就看到黑龙江中医药大学以学分制为主的教学改革、临床教学基地建设、学科建设以及科学研究等方面取得了可喜成绩。

2003 年 3 月，卫生部国家中医药管理局党组在对洪欣校长进行考核的基础上，决定将他调任中国中医研究院院长，作为全国中医药行业最高科研综合机构负责人。洪欣上任就面临防治 SARS 战役，和他谈话时，希望中医研究院在防治 SARS 中发挥作用。洪欣充满信心，主动请缨，和班子同志们一起带领全院干部职工防治 SARS，推进科技体制改革，稳步推进研究院的发展建设。两年后，我应邀参加中国中医研究院更名为中国中医科学院暨建院五十周年庆典，为他们工作取得的成绩而欣慰。

洪欣作为全国政协委员，积极参加教科文卫体委员会和医卫组的各项活动。在调研、义诊、讲座等活动中，他认真履行职责，发挥专家作用，积极为发展中医药建言献策。在全国政协联组会上"把发展中医药作为国家战略"的主题发言，全国政协常委会上"发挥中医药在慢性病防治中的作用"，以及"加强基层中医药能力建设"的提案被评为全国政协优秀提案等，反映了洪欣能把握中医药发展的关键问题，有较强的参政议政能力。

不久前，洪欣邀我为他的著作作序，看到《中医心悟》样书，我颇有感想。一则本书集合了中医药发展战略、学术思辨和临床研究，而临床大多为疑难重症的验案，体现了弘扬中医药特色优势和洪欣多年潜心研究所取得的丰厚成果。二则本书紧密围绕中医医疗、保健、科研、教育、产业、文化和国际发展等方面的关键问题，成说立论，提出建议；紧密围绕研究中医药学科、学术、思路、方法等重要问题以及临床疑难病症，总结经验，整理提高。三则洪欣的医德医术得到行业内外的广泛赞扬。他从点滴做起，精心诊治每个患者，积累了 20 余万人次的临床资料，据我所知，其中至少一半以上是业余时间义诊，在当今时代，这种无私奉献精神值得大力弘扬。

《中医心悟》一书，可以说是洪欣同志几十年来从事中医临床、教育、科研和管理等工作成就的总结和凝练。它既有深厚的实践基础，又有睿智的真知灼见，映射了一代中医人为发展中医药事业的执着与追求。我想，无论是从事中医药医疗、教育、科研等业务工作的同志，还是从事管理工作的同志阅读此书，都将获益匪浅。有感于此，欣然为序，祝洪欣在中医药服务民众健康事业中不断创造新成绩，也希望本书对中医药同道和关心与享受中医药的朋友有所裨益。

第十一届全国政协常委

全国教科文卫体委员会副主任　张文康

原卫生部部长

2012 年 12 月 17 日

王 序

　　中医药是中华民族的瑰宝，是我国重要的医药资源、科技资源和文化资源，也是我国具有自主知识产权的重要领域。推动中医药事业发展，关键在人，关键是要培养一大批坚持读经典、跟名师、多临床、有悟性、善思辨、医德医风好的中医药人才。

　　洪欣教授学习、实践中医30余年，经历了中医专业本科、硕士、博士的系统学习，又从师于全国著名中医药专家，多年来坚持临床，悉心救治病患，积累了丰富的临证经验。长期担任中医药教育、科研岗位领导工作，有着丰富的管理经验，获得了多项国家级中医药研究成果。坚持临床带教，言传身教，提携后进，培养了一批优秀的中医药人才。洪欣教授还是第十一届全国政协委员，他认真履行职责，为发展中医药事业积极建言献策。最近，洪欣教授将多年来对发展中医药事业的思考建议、理论研究和临床验案等汇集为《中医心悟》一书，可以说这是洪欣教授长期从事中医药临床、科研和管理工作的总结和凝练，体现了他对中医药事业的热爱和奉献，值得广大中医药工作者参考借鉴。

　　近年来，随着健康观念的变化和医学模式的转变，中医药整体思维、辨证论治和"治未病"保健方法的优势进一步凸显，国际社会和当代生命科学越来越重视和关注中医药，中医药发展的空间越来越广阔。衷心希望广大中医药工作者抓住机遇，加快继承创新，不断成长进步，为我国中医药事业发展做出新的更大的贡献。

原卫生部副部长兼国家中医药管理局局长
中华中医药学会会长　王国强

2012年11月6日

前　言

　　中医对生命与疾病认知的理论，来源于对人的生命活动和与疾病斗争的观察与实践，蕴含着丰富的中华优秀文化，是人文与生命科学有机结合的系统完整的医学知识体系，是中华民族研究人体生命过程以及维护健康、抵御疾病的科学。它不仅为中华民族的繁衍昌盛做出了重要贡献，而且对人类健康和世界文明进步产生了深远的影响。

　　中医"天人合一""形神统一"的整体观念，以阴阳平衡、脏腑经络气血和调来认知人体健康状况和疾病的动态变化，形成了藏象、经络、精气神等理论，认为人与自然、人体自身和谐一致，平衡失调就会发生疾病。经过几千年实践、形成了丰富发展，中医药形成了以人为核心的独特的养生与诊治疾病的技术与方法；形成了运用望、闻、问、切四种诊法，获取健康与疾病信息，通过辨证分析判断病情，确定相应的治疗方法，体现了理、法、方、药的有机统一。中医对生命与疾病认知的理论至今仍有效地指导着养生保健、疾病防治，特别是对亚健康、慢性病、疑难病以及原因不明的突发性疾病疗效确切。遵循中医对健康和疾病的认知规律，认识中医理论与实践的先进性，不断传承创新、丰富发展，是我30多年学习、实践、研究与发展中医的深刻体会。

　　立足在临床实践中发现问题、研究问题、解决问题，是中医认知人类健康与疾病的基本规律，也是我坚持把基于中医临床实践的理论创新作为研究方向的主要原因。只有理论与实践相结合，理论指导实践，实践升华理论，不断提高防病治病能力，才能真正实现在服务民众健康中弘扬发展中医药。30多年来，我诊治患者20余万人次，积累了丰富、完整的临床资料；作为中央保健专家，为我国和部分国家首脑、政要医疗保健服务；对中医药治疗心血管病、脾胃病、肾病等疑难病症取得了显著疗效。我每周诊治患者近400例，周六、周日常常每天诊治120～140人，连午饭都无法保证。给患者诊病我从未感到疲倦，治愈患者所带来的喜悦难以言表，每一个病例我都铭记在心，成为不断学习进步的驱动力。多年来，无论在黑龙江还是后来到北京，无论管理工作有多繁忙，我坚持为百姓诊病，越来越多来自全国各地罹患各种疑难重病的患者慕名而来，成为就诊者的主体。我一直把患者当作老师，在他们身上能学到书本里没有的健康与疾病变化的知识。治疗的患者越多，涉及的病种就越广，内、妇、外、儿各科疾病的诊疗体现了中医诊疗模式的全科特点，同时，也对自己的知识和能力不断提出更高的要求。

把学习、研究和感悟中医理论与实践推广传播，使更多的人真正认识和享受中医是中医人的天职。我积极推进中医药知识与学术的传播，在国际国内学术会议、论坛做学术报告和专题讲座200余次，应邀赴俄罗斯、美国、英国、奥地利、澳大利亚、韩国、马来西亚、新加坡等20多个国家讲学或为国际友人、政要医疗保健。学术水平、临床疗效与医德医风得到国内外学术界和患者广泛赞誉，1995年获全国首届百名杰出青年中医银奖，1997年被批准为国家有突出贡献中青年专家，2002年被评为黑龙江省名中医；获俄罗斯国际合作发展奖、俄罗斯自然疗法协会盖伦奖章（共授予13名专家，其中非俄籍专家两名）、意大利中医学会希波克拉底国际合作奖，受到奥地利卫生部、日本东京药科大学等表彰。

担任《中华医学百科全书》中医药学类（27部）总主编，主编普通高等教育"十五""十一五"国家级规划教材《中医基础理论》（七年制），发表学术论文300余篇，主编学术著作40余部。2007年被批准为国家首批非物质文化遗产（中医生命与疾病认知方法）代表性传承人，2009年获何梁何利科学与技术进步奖，兼任中华中医药学会副会长、中国中西医结合学会副会长、中国保健协会副理事长、中国民族医药学会副会长、北京市中医协会副会长，《国际中医中药杂志》《亚太传统医药》、澳大利亚《针灸与中药杂志》《世界科学技术·中医药现代化》等20余种国内外期刊的主编、副主编、学术顾问等。

高度重视中医药发展战略研究，自觉培养战略思维。2004年我主持国家中医药管理局重点课题《中医现代化发展战略研究》，提出中医现代化发展的战略重点与主要任务；主持完成中国中医科学院《"十一五"与中长期发展规划》，推进以"三大工程"为重点任务的全面实施。参加"国家中长期科学和技术发展规划战略研究——人口与健康"专题研究，作为中医药专题负责人之一，提出建设"中医临床研究基地"等战略，列入《国家中长期科学和技术发展规划纲要（2006—2020）》，已在全国实施，获国家中长期科技发展规划战略研究荣誉证书。2007年作为论证委员会专家，参加了科技部、卫生部、财政部主持的国家重大新药创制与艾滋病和病毒性肝炎等重大传染性疾病防治重大科技专项的论证工作，项目实施后已取得阶段性成果。2008年参加了卫生部"健康中国2020"战略规划研究，作为中医学研究组副组长以及科技支撑和领域前沿研究组——中医药科技组组长，完成中医药促进全民健康的科技发展战略研究。

作为全国政协委员、全国政协教科卫体委员会委员，我认真履行职责，围绕"中医药养生保健服务体系建设""发挥中医药防治慢性病的作用""推进中医药自主创新""发挥中医药在医改中的作用"等中医药服务民众健康的关键问题，积极建言献策。5年来，牵头提案17篇，会议交流发言10篇，新闻专访20余篇。在2008年、2010年习近平副主席、李克强副总理参加的政协联组会上分别作"把发展中医药作为国家战略""构建具有中国特色的医疗卫生保健体系"专题发言。牵头的提案"加强基层中医药能力建设"被评为全国政协优秀提案，同年国家中医药管理局等五部局启动了"基层中医药服务能力提升工程"。

作为国务院学位委员会第六届中医学、中药学学科评议组召集人，与第五届学科评议组召集人王永炎院士组织完成对全国15所中医药院校博士研究生培养质量调研工作，结合调研结果，提出提高中医药博士研究生培养质量的建议；组织完成全国中医药研究生学术创新平台（暑期学校、博士论坛）计划编制并推进实施；组织完成国务院学位委员会委托编制的《中医学、中药学一级学科简介》《中医学、中药学博士、硕士学位基本要求》，努力构建中医药研究生培养质量评价体系。

创建中医药传承博士后人才培养机制，将著名中医药专家学术经验传承与博士后研究相结合，开辟中医药高层次人才培养传承与创新的新途径，得到全国博士后管委会肯定并受到人力资源和社会保障部表彰。注重德才兼备、临床科研并举与言传身教相结合的研究生培养模式，已培养博士研究生40名，博士后21名，包括来自美国、韩国、马来西亚、新加坡等国留学研究生，部分研究生已成为青年名中医、学科带头人、博士研究生导师及国家级科研项目的主持人。

多年来，集中医药医疗、教学、科研和管理于一身，各项工作相互促进，积累了一定经验并取得了可喜成绩。为促进中医药发展尽微薄之力，将自己有关中医发展战略研究、观点和建议，以中医为主体的学术研究与部分临床治疗经验编著成册，名曰《中医心悟》。全书分为发展中医、研究中医、实践中医和专访报道四篇。凡在重要会议上的发言或报告均在文前标出，已发表的文章在文后标明出处；独立撰写的文章不再署名，主持撰写的论文与研究报告均标明作者。附篇专访报道收录了部分媒体的采访报道，以期更全面反映自己的学术观点与成长全貌。附录一为主要获奖成果、荣誉证书与社会兼职；附录二为已出版的主要著作和教材名录。对运用现代科学技术研究中医药的内容将以专题形式编著。

《中医心悟》即将付梓之际，诚挚感谢全国人大常委会周铁农副委员长精心题写书名，衷心感谢第九届、第十届全国人大常委会许嘉璐副委员长，全国政协教科文卫体委员会副主任委员、原卫生部部长张文康，原卫生部副部长兼国家中医药管理局局长王国强在百忙中为此书作序。

感谢中国中医药出版社对本书出版的大力支持，感谢林超岱副社长亲自担任责任编辑，认真严谨校对书稿，以保证出版质量。感谢以博士后、博士研究生为主体的研究团队，及时帮助整理资料、核对书稿。附篇收录了20年来部分记者在不同时期对我的专访和有关文件，感谢他们对我成长历程和学术观点的整理和辛勤付出。

借此机会，向多年来所有关心和支持我的各级领导、老师、朋友以及信任我的每位患者表示诚挚的谢意，是你们给了我信心、力量和学习研究的机会。

诚挚希望《中医心悟》能对读者了解中医、享受中医、发展中医有所裨益。限于水平，不当之处，敬请大家提出宝贵意见。

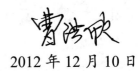

2012 年 12 月 10 日

再版前言

2020 年是令人难忘、催人奋进的一年，新冠肺炎疫情流行蔓延，严重危害民众健康与社会经济发展。出于中医人责任、使命与担当，1 月 23 日，我在中国法学会召开的新冠肺炎防治专家座谈会上作了"依法保障中医药防控新冠肺炎疫情"的专题发言；1 月 25 日参加共渡难关抗击肺炎志愿医生团队，开始防治新冠肺炎值班义诊；1 月 27 日、29 日通过《人民政协报》（网）、中国志愿医生新媒体平台发布基于透邪解毒法研究的新冠肺炎中药防治方——金柴饮，依托世界中医药学会联合会真实世界研究专业委员会，由北京本草方源药业有限公司支持，通过互联网平台收集需求信息，为疫情防控压力较大的相关部门、单位和企业职工免费提供金柴饮（汤药），为防控新冠肺炎疫情与保障复工复产贡献力量。同时带领团队与微医华佗云构建中医药抗疫平台与国际中医药抗疫平台，为海内外新冠肺炎患者每天诊疗 12 小时，义诊 100 天；通过中国志愿医生平台，义务为湖北罹患新冠肺炎医务人员康复提供中医药诊疗服务；通过诊疗实践与研究，体会到中医药治疗新冠肺炎的优势作用；应邀为国际抗疫大讲堂，美国、英国等专业学会作中医药防治新冠肺炎学术报告 10 余次，传播中医药防治新冠肺炎的理论、方法与作用；发表学术论文与建言献策文章等 30 余篇，得到新华社、教育部、中国法学会等有关部门表扬，体现了中医药人防控疫病的责任、情怀与担当。

2013 年《中医心悟》出版以来，得到国医大师路志正、邓铁涛、张琪、朱良春、李振华等前辈大家的赞扬与鼓励，温长路先生、毕国昌先生分别发表书评，诸多专家、学者和同道、朋友的广泛关注与支持，为我增添了信心和力量。近 10 年来，从国家中医药管理局规财司、科技司到中华中医药学会工作，无论是出诊服务民众健康，还是中央保健与博士研究生培养等，我始终秉承"医乃人术""大医精诚"，坚持遵循中医药规律，有效发挥中医药作用，致力发展中医、研究中医、实践中医、享受中医于一体，虽有疲于忙碌之感，然亦乐在其

1

中。在中国志愿医生工作委员会组织下，2017年起通过中国志愿医师平台，我带领中医团队赴60多个贫困县开展扶贫义诊与乡村医生中医适宜技术培训，得到社会、领导、专家与同道的支持与赞誉，2020年获"志愿医生脱贫攻坚功勋章"；赴国外为首脑、政要提供医疗保健，良好的疗效与高尚的医德得到国家有关部门的表扬；主动发挥智库专家作用，被东西部区域发展和改革研究院授予2019年度"特殊贡献奖"、2020年度"智库产品影响力奖""厉无畏奖""国策人物奖"；致力于博士、博士后高层次人才培养，2017年被评为"当代教育名家"；2019年被国务院参事室聘为特约研究员，2020年被聘为国务院学位委员会学科发展咨询委员；作为首批国家级非物质文化遗产项目——中医生命与疾病认知方法代表性传承人，积极推进中医药非物质文化遗产保护、传承、利用与发展，2020年中国非物质文化遗产保护协会中医药委员会组建成立，作为会长，推进中医药非遗保护传承平台、机制与队伍建设；2021年被北京市东城区认定"东城杰出人才"，被中国医学科学院授予"明德奖"，为更好地发展中医药、服务民众健康贡献力量。

作为第十一届、十二届全国政协委员，全国政协教科卫体委员会委员，通过专题调研、研讨，结合对中医药的深刻认识，积极为中医药发展建言献策。在全国政协的支持下，总结政协委员的提案、会议发言与随感以及相关报道，编著《悬壶贤哲 大医精诚》（25万字），录入《政协委员履职风采》丛书；汇集有关中医与养生认识、诊疗经验与学术研究，以及传承弘扬中医药思路和建议等，名为《心悟中医》（29万字），收入《政协委员文库》，分别于2018年、2019年由中国文史出版社出版。

面对2008年在全国政协界别联组座谈会上发言"建议把发展中医药作为国家战略"目标的实现，感慨于中医药在新冠肺炎疫情防控中的重要作用，全面落实习近平总书记"传承精华、守正创新"指示精神，发挥中医药在维护民众健康、建设健康中国与构建人类卫生健康命运共同体的作用，中医药人自信、自立、自强，"从我做起，勇于担当"，是当前中医药传承、创新与发展的重要使命。鉴此，经与出版社协商，决定再版《中医心悟》，并精选2020年6篇代表性文章加入相关部分，期望对大家有所帮助。

由衷感谢各级领导、各位同道、朋友的关心支持，感谢我们团队博士后、博士的共同努力与付出，感谢中国中医药出版社同仁的精心指导与大力支持！

曹洪欣

2021 年 8 月 21 日

目　录

上篇

发展中医

加强具有中国特色的医疗卫生保健体系建设

一、中医药的优势和地位

中医药学是中华民族灿烂文化的瑰宝，是世界上保存最完整的传统医学体系，几千年来，她以显著的疗效、独特的诊疗方法、系统的理论体系，显示出强大的生命力，成为人类医学宝库的共同财富。

1. 中医药在我国医疗卫生保健中发挥着不可替代的作用。中医药医疗体系已经逐步完善，对重大疾病（传染性疾病）的防治具有良好的效果

中医药是我国卫生事业的重要组成部分，在我国医疗卫生保健中发挥着重要的作用，也是我国卫生事业的特色和优势所在。近 50 年来，党和国家高度重视中医药事业的发展，中医药事业取得了长足进步，中医药医疗体系逐步完善，在防治一系列重大疾病（如消化系统疾病、老年病、肿瘤、心脑血管疾病、糖尿病、精神病等）中显示出良好的疗效，尤其在防治慢性病、疑难病、老年性疾病和亚健康等方面发挥了不可替代的作用，近年来在肝炎、艾滋病、非典型肺炎等重大传染性疾病防治中亦显示了独特的优势。

截至 2004 年年底，全国共有县及县以上中医医院（包括中西医结合和民族医院）2973 所，病床约 30 万张，绝大多数的综合医院也都设有中医、中西医结合和民族医科，有 89% 的社区卫生服务中心和 50% 的社区卫生服务站能提供中医服务。截至 2003 年，全国共有中医执业医师（含助理医师）、执业中药师 226046 人，据 10 省市调查结果表明，中医门诊服务量约占门诊服务总量的 1/4。

2. 随着中医药现代化的推进，中医药健康产业已经成为许多省市的支柱产业，在国民经济发展中占有重要位置

中医药是我国最具产业优势的领域之一。面对产业结构调整、经济转型、知识产权保护等对中国医药产业的挑战，发展现代中医药产业更具资源优势、知识优势和效益优势。中医独具特色的养生保健业、中医药制造业和中药种植业具有良好的产业前景。作为我国独具民族特色和发展优势的产业，必将成为我国国民经济和社会发展中一项具有较强发展优势和广阔市场前景的战略性产业。

近年来，在国家科技部等部门的支持下，先后建立了两个"国家新药（中药）临床试验研究（GCP）中心"、8 个中药现代化科技产业基地。在国家发展和改革委员会的支持下批准的 4 个中药工程技术研究中心的建设，进一步加强了中医药科研与工程化、产业化的技术支撑能力，为中医药现代化发展奠定了坚实基础。2002 年统计数据表明，全国中成药企业 1100 多家，中药类产品当年销售产值 725 亿元，占中西药销售总值（中药和化学药）的 27% 左右，同比增长 22%，高于医药行业的平均值（16%）。可生产中成药 4000 余种，产量 30 多万吨，中成药和中药饮片的销售占国内医药市场份额的四成以上。自实行《新药审批办法》以来，共审批中药新药逾千个，批准生产 700 余种。中药产业已经初具规模。

中药研究与生产逐步规范化。国家医药管理部门针对中药行业的特点先后颁布了医药行业 GAP、GLP、GCP、GMP、GSP 等标准规范以及中药新药研制和注册规范，中药药品标准研究中心及中药质量、安全评价中心已经组建；有关中药药品注册、安全评价与中药市场的管理，中药新药、仿制中药、进口中药审批程序，中药生产、流通、使用的中药产品质量监督等规范已基本形成，符合中药特点的中药材、中药饮片和中成药的质量控制标准已经建立；现代生物工程技术开始引入中药材种植，大孔树脂吸附、二氧化碳超临界萃取、膜分离技术正应用于中药工业化生产，有些中药生产过程实现了计算机在线控制；通过科学技术研究，中药剂型也由原始的丸散膏丹发展到 40 多种，中药生产技术明显提高。

许多省市将中医药健康产业作为支柱产业、高新产业和战略产业来培育和扶持，中医药产业正成为我国国民经济新的增长点，在国民经济发展中占有重要位置。

3. 中医药理论与实践的优势与现代生命科学的发展趋势相适应，特别是中医药对疾病的早期干预、对机体的综合调节作用和个体化诊疗模式等方面成为现代生命科学追求的目标

生命科学是 21 世纪的前沿科学。运用整体观和系统观进行医学科学研究，顺应生物 – 心理 – 社会 – 环境医学模式，西医学科学研究开始立足于整体观和系统观，研究生命系统的整体行为、演化规律及生命系统各部分间的关系。这种基于整体观和系统观的分析将深入揭示生命的本质，了解和预测生命的发生、发展和演变以及疾病的发生、发展和转归。这种趋势符合中医的特色和优势。

中医药无论从维护健康、干预亚健康到疾病的防治，都提倡未病先防，既病防变，愈后防复，有效地实现了"治未病"的理念，尤其是辨证论治的运用更适合疾病的早期干预。其次，中医强调整体综合调节的治疗方式，临床上几乎所有疾病都是多因素所导致的，中医治疗不单纯是针对某一靶器官、靶细胞发挥作用，而是在整体观念指导下，注重综合治疗与调节，注重调和阴阳、以平为期，这种综合调节更有利于多因素所致的疑难病症治疗。第三，中医强调因人、因地、因时制宜的个体化诊疗模式，这是中医的突出优势。这些优势的存在，为发展中医药事业提供了良好的机遇。

4. 在国际上，中医药地位不断提高，涉及医疗、科研、教育及产业等各方面

随着社会的进步和现代科技的发展，疾病谱和医学模式发生了转变，同时，化学药物较大的毒副反应使人们逐渐认识到西医学的局限性，"崇尚自然""回归自然"成为人类健康发展的新潮流。WHO 也认为传统医学是世界医药的一个重要组成部分，包括欧美等国在内的世界发达国家已组建了有关天然药物管理机构，中医学正在世界范围内得到重视。

在东南亚、南亚等受我国传统文化的影响较大、华人居住较多的国家和地区，中医医疗市场较大；在欧洲、美洲、南美洲等许多国家和地区，中医也有一定的医疗市场。

随着我国改革开放的深入，中医药的对外交流与合作不断加强，尤其是政府间的交流与合作不断增加，中外政府间合作协议框架指导下的高等院校、科研、生产机构间的合作持续增多，由于得到双方政府的大力支持，使得中医药国际交流的水平和层次明显提高。

目前，世界许多国家越来越重视中医药在医疗保健中的作用。中医药的国际合作已经从民间医疗合作向政府间多领域合作转变。2004年温家宝总理与意大利总理签署了两国政府间中医药合作项目，并开始实施；高强部长接待的30多位外国卫生部长，几乎都提到了中医药国际合作；中国中医研究院2004年接待了12位部长级以上外国政府官员，他们都期望在中医药立法、标准化建设、高层次人才培养、中医药治疗疑难病及科学研究等方面广泛合作。这些都为中医药发展提供了广阔的国际空间。

二、中医药发展存在的问题

改革开发以来，我国经济持续高速发展，社会全面发展，尤其是进入21世纪后，生命科学获得飞速发展的形势，中医药的发展形势总体上相对滞后，与国家和政府的期望、人民群众的需求不相适应，与国际中医药的发展现状与趋势不相适应。主要表现在以下几方面。

1. 中医药特色与优势淡化、服务领域缩小，不能满足人们医疗保健的需求

中医学之所以能够与西医学共同构成我国医疗卫生体系，就是具有西医学所不具有的优势和特色，正是中医学自身的优势与特色，为西医学的发展乃至为整个生命科学的发展提供了新的思路和方法。但近年来，中医界乃至整个医学界和科学界，对于中医优势特色的认识始终不能统一，中医在发挥自身优势特色上缺少有效举措，导致中医的优势特色逐渐淡化。

长期以来，中医理论研究与临床实践未能紧密地结合，固有的理论优势在重大疾病防治的临床实践中也没有得到充分发挥，其理论的特色和优势逐渐趋于淡化。在临床，目前尚未建立符合中医特色的临床研究体系，缺乏促进中医临床优势特色发挥的研究方法和评价体系，影响了中医临床优势特色的发挥。

近年来，中医的服务领域在城乡社区、在整个医疗服务中所占比例逐渐缩小，2000～2004年，从卫生部有关所有医疗机构以及国家中医药管理局有关中医医疗机构中，就诊人次、急门诊人次和住院人次的情况比较来看，中医医疗服务所占比例不足10%，这与中医应有的作用不相符。中医的卫生技术人员、中医机构中中医人员数近几年呈逐年下降的趋势，这使中医在疾病预防和医疗保健领域的作用越来越小，不能满足人类健康需求。

2. 中医药发展与当代科学技术发展不相适应，中医理论与技术创新难以取得突破性进展，中医的"整体论"与西医的"还原论"未能形成优势互补或有机融合

21世纪以生命科学、生态科学、信息科学和系统科学为前沿学科的世界科学技术迅猛发展，自然科学与人文科学间的交叉、渗透、融合，新技术、新方法的不断涌现，新兴学科不断产生，使中医药发展面临新的挑战。

中医学理论体系，是中医学基于中国传统的思维方式和长期临床实践体会，对人类生、长、壮、志、已的生命活动及其调控规律、原理与法则的系统理性认识，不仅具有指导临床实践的实用价值，而且蕴含丰富而深刻的科学内涵。但综观50年的中医药学术发展，虽然在对中医学理论的微观实证和科学解析方面取得了多方面的进展和成果，但理论建设滞后已成为制约中医药发展的首要科学问题。中医的"整体论"与西医的"还原论"未能形成优势互补或有机融合。

此外，中医固有的诊疗技术没有得到充分的继承和发扬，与多学科融合的诊疗技术研究与开发未能找到很好的契合点，创新技术缺乏。

3. 中医药行业的基础条件和人才队伍薄弱，管理体制不健全，社会对中医的认知偏见等，影响着中医药事业的发展

中医底子薄，基础设施相对落后、薄弱，科技投入严重不足，已经不能适应中医的现代发展。中医队伍中有许多人对中医发展缺乏信心，加之基础研究难以出成果，研究人员待遇不高等原因，导致优秀中医药基础研究人才流失和严重缺乏，特别是中医理论研究及多学科复合人才严重不足，影响着中医药基础研究的质量。在管理体制上仍不健全、不完善，还有一些省尚未成立相对独立运行的中医药管理局，造成中医药管理体系多年来一直处于"高位截瘫"状态。县一级的中医药管理工作则更为薄弱，致使中医药管理职能与作用的发挥受到限制，严重影响了中医药事业的发展。

三、建议

充分发挥中医药优势，完善具有中国特色的医疗卫生保健体系，努力在以下几个方面加大力度取得突破，这样中医药事业才能够实现可持续发展。

1. 加快完善具有中国特色的医疗卫生保健体系，使中医药在我国的医疗保健事业中发挥更大的作用

中医药学是我国医学的重要组成部分，与西医学共同构成我国医学的一体两翼，坚持中西医并重，实现中西医协调发展，是我国一贯坚持的卫生工作方针。中西医优势互补、协调发展，才是解决我国医疗卫生工作问题的根本途径，形成具有中国特色的医疗卫生保健体系。

贯彻落实以人为本，全面、协调、可持续发展的科学发展观，科学构建中医医疗服务体系。以全面建设小康社会对医药卫生的需求为导向，统筹规划，协调安排，突出重点，有效利用国内外高新科学技术的最新成果，丰富和发展中医理论体系，发扬中医优势特色，促进中医理论与技术创新，培养各类人才，扩大服务范围，充分发挥中医在医疗卫生保健体系中的作用。

2. 加强国家中医药科学研究基地建设（包括中医药科学实验研究平台、中医药信息与数据平台、中医药临床研究平台等），保持我国中医药原始创新的国际领先地位

加强国家中医药科学研究基地建设，积极建立中医药科技创新体系，主要包括三大平台建设。第一，中医药科学实验研究平台，用现代科学技术手段研究和发展中医药。第二，中医药信息与数据研究平台，整合协调全国中医药信息网络，开展中医信息学研究。构建和完善中医科学数据共建与共享平台，形成特色鲜明的中医药学术创新基地，把握数字化发展方向。第三，中医药临床研究平台，以中医优势病种研究为重点，主要以中医优势病种临床诊断治疗的新技术、新方法以及诊断及疗效判断标准规范等研究为主，为中医优势疾病研究提供临床研究基地。

加强对中医药科研院所的支持力度，加强中医药国家实验室、国家工程技术研究中心的建设，建立人力、设备、技术、种质、信息等资源共享平台，提高资源利用率。推进中医科学数据、文献共享服务平台建设，完善基础信息、临床信息等共享体系。保持我国中医药行业在国际上学术创新、科学研究的领先地位。

3. 推进中医药健康产业的发展，为我国经济发展做出更大贡献

中医药产业是国民经济的一个重要组成部分，产业领域日益扩大，对国民经济和社会发展的促进作用越来越明显。

目前，我国中医药产业方兴未艾，国内外众多企业家、投资家及相关政府部门高度关注这一领域，国内更是视其为战略性支柱产业之一，希望由此开创健康产业新局面。全国各地已有大大小小中医药企业数千家，存在着规模小、底子薄、赢利能力弱、创新不足的现状。

根据中医药理论和临床诊疗需求，研究开发中医药的诊断、治疗、康复以及保健等方面的仪器、设备与器械等，创立中医药新兴产业。要以构建中医药健康产业为目标，利用市场运作机制，引进现代企业制度，加快新老企业的组建和改造，组建一批实力雄厚、竞争力强的符合国际社会要求的大型中医药现代化企业，使中医药产业逐步成为我国的支柱产业，为我国经济发展、为维护和增强人类的健康做出更大贡献。

4. 推进中医药国际发展战略，使中医药在国际交流与合作中发挥更大作用

积极推进中医药国际发展战略，积极开展高水平、多层次、宽领域的国际合作，使中医药为世界上更多的国家所接受。通过国际间的交流与合作，大力推广中医文化；通过合作办医，广泛开展境外医疗服务；与世界各国开展中医药国际教育合作；利用国际科研基金及各国政府支持的科学研究项目，开展高水平中医科学研究；与世界卫生组织积极合作，促进中医药标准、指南研究，推进中医药国际发展进程。

随着中医现代化水平的不断提高，其特色和优势将会被国际社会广泛理解、接受和应用，越来越多的国家将重视中医的立法管理和标准化建设，相关国际组织、各国政府、大型医药企业将会广泛开展中医药医疗、教育、科学研究和产品开发，中医药诊疗技术将在世界范围得到更广泛的应用，中医必将成为世界医学的重要组成部分。

保持和发扬中医药理论与实践的先进性
充分发挥中医药在社会经济发展中的作用

——建议把发展中医药作为国家战略

中医药学起源和发展于中国，它蕴含着中华传统文化的丰富底蕴，凝聚着中华民族的伟大智慧，是中华民族创造的医学科学，至今在保障人民健康方面发挥着重要作用。

一、充分认识中医药学理论与实践的先进性

经过几千年的发展，中医药学形成了独特的理论体系，至今在保障人民健康方面发挥着重要作用。中医药学理论与实践的先进性决定了中医药的特色和优势，主要体现在以下几个方面。

1.强调"天人合一"，注重人与自然、社会和谐生存状态为主的健康模式，是当代人类健康追求的方向。

2.根据人体健康状况和生命信息的外在表现把握疾病的动态变化，有效地实现了维护健康，防止疾病发生发展的目的。

3.以辨证论治为主的个体化诊疗模式，注重整体调节，达到阴阳平衡、脏腑和调的以人为本的医疗保健目标。

4.中药、针灸、推拿等丰富的诊疗手段和方法，具有效果可靠、毒副作用小等优势。

5.简、便、验、廉的诊疗手段，能够有效地解决健康需求不断增加、诊疗技术飞速发展与医疗保健费用不断增长等矛盾。

二、高度重视发展中医药的重要性

1. 中医药是提高全民健康水平的重要手段

中医药是我国医疗卫生服务体系不可或缺的组成部分。据 2006 年全国中医药统计数据显示，中医医院门急诊人数近 3 亿人次，住院人数约 689 万人，另外综合医院中医

科、专科医院、社区卫生服务中心（站）、乡镇卫生院、村卫生室和个体诊所也承担了大量中医医疗服务。中医药有着广泛和深厚的群众和社会基础，对许多重大疾病、疑难疾病有良好的疗效，在国内外具有广泛需求。许多百姓热爱运用太极拳、按摩等进行自我保健，对促进民众健康发挥着重要作用。

2. 中医药发展有利于弘扬中华文化，推进和谐社会进程

中医药学作为我国优秀文化的瑰宝，蕴含着丰富的人文科学和哲学思想。是传播和弘扬我国民族文化的重要载体。中医药学重视以人为本，融合了平衡理念，强调形神合一、整体协调，强调人与自然、人与社会的有机统一，这与建设和谐社会的理念相一致。因此，发展中医药对提高人文素质、推进社会主义和谐社会建设具有重要的现实意义。

3. 中医药最具原创优势，有利于在创新型国家建设中发挥作用

中医药理论与诊疗方法和技术是中华民族独创的，是我国自主创新的重要资源，在建设创新型国家中具有独特作用。对中医药学理论与方法学的深入研究，挖掘中医药学原创优势，将对世界科技和医学发展做出更大贡献，更有利于建设创新型国家目标的实现。

4. 中医药产业的迅速发展有力促进经济发展

目前我国中药产业经济规模已突破千亿元，总产值占医药工业总产值的26%，中药产品年进出口总额达16亿美元。中药材种植已成为农民增加收入和脱贫致富的一个重要来源，对于促进社会经济发展起到十分重要的作用。

5. 中医药国际发展有利于提升我国的国际地位

中医药已传播到160多个国家和地区，国外中医医疗机构遍及130多个国家达10万多家，从事中医、针灸医疗产业的医师达20多万人，每年有30%的当地人和70%以上的华人接受中医药服务，国际市场对中药产品的需求日趋加大。越来越多的国家和国际组织寻求与我国的合作，有70多个国家与我国签订了含有中医药内容的政府间协议91个，有几十位外国国家首脑接受过中医医疗服务，中医药事业发展已成为世界各国发展传统医药的典范。随着中医药在国际上影响的逐步加大，必将为提升我国的国际地位与软实力起到积极的促进作用。

当前，中医药已进入快速发展的轨道，然而，在社会上还存在对中医药缺乏正确认识的现象，中医药的管理体制和运行机制不尽完善，继承与创新能力相对薄弱，中医中药发展不协调，人才队伍建设与事业发展和民众需求不相适应等薄弱环节，这些都不同程度地制约着中医药事业又好又快的发展。

三、建议把发展中医药作为国家战略

发展中医药，有利于缓解群众看病难、看病贵问题，有利于传承中华传统文化，有利于推进创新型国家建设，是贯彻党的十七大精神，落实科学发展观，构建社会主义和谐社会的重要内容。因此，我们提出以下建议。

1. 全面落实"中西医并重"基本方针

"中西医并重"是我国重要的卫生工作方针,体现了党中央、国务院对中医药发展的战略决策,然而至今在管理体制、经费投入、条件建设、科学研究等方面落实中西医并重方针上还存在很大差距。建议国家出台相关政策,采取有效措施,全面落实"中西医并重",扶持中医药事业健康发展。

2. 大力推进中医药在养生保健与医疗服务中发挥作用

发挥中医"治未病"优势,全面开展中医养生保健方法和技术研究,全面推广、普及中医药养生保健知识,推进中医药养生保健知识进课堂、进家庭,积极构建中医药养生保健服务体系。大力推进中医药在新型农村合作医疗及社区卫生服务中的应用,制定中医药服务进农村、进社区、进家庭的激励政策,完善有利于中医药特色优势发挥、并能够满足民众医疗服务需求的补偿机制,推进"三名"战略,实施"六位一体"的全面发展思路,积极促进中医药参与医疗卫生体制改革,使中医药的优势得到充分发挥,使中医药在"人人享有基本医疗卫生服务"中发挥作用。

3. 全面提高中医药创新能力与防病治病能力

加强以中医药科研机构与高等院校为主体的知识创新体系和以企业为主体的技术创新体系建设,重点支持代表国家水平的公益性中医药科研机构建设。建设中医药国家实验室,促进中医药理论与技术创新。着力解决制约中医药特色优势发挥的重大科技问题,在重大疾病、疑难病防治方面取得突破,切实提高中医药创新能力与防病治病能力。

4. 积极推进中医药国际发展

积极推进《中医药国际发展纲要》的实施,加强与国外政府和国际组织间的合作与交流,开展国际间高水平、多途径、宽领域的中医医疗、教育、科研、产业等方面的合作,在国外建立示范中医院、中医学校及跨国中医药企业,举办中医药国际博览会,推进中医药文化国际传播。开展高水平中医药国际学术交流与合作,推进中医药科学研究国际合作重大专项,建设中医药国际合作研究平台与基地,加快中医药国际发展进程,为人类健康服务。

(《中国中医药报》2008 年 3 月 5 日)

2010 年 3 月 4 日中共中央政治局常委、国务院副总理李克强出席全国政协医药卫生、对外友好、社会福利保障界别召开的联组座谈会并发表重要讲话。全国政协委员曹洪欣院长在座谈会上作了"发挥中医药优势 构建具有中国特色的医疗卫生保健体系"的主题发言

发挥中医药优势
构建具有中国特色的医疗卫生保健体系

2009 年，《中共中央国务院关于深化医药卫生体制改革的意见》（中发〔2009〕6 号）颁布后，出台了《国务院关于扶持和促进中医药事业发展的若干意见》（国发〔2009〕22 号），充分表明党和政府对中医药历史及现实作用的肯定，明确中医药发展思路与措施，为我国中医药事业发展指明了方向。

中医药是中华民族的伟大创造，是具有自主知识产权的优势领域，在西医学快速发展的今天，仍拥有不可替代的作用。中医学对健康与疾病的认识以及其"天人合一""形神统一"的整体观念，倡导以人为本、个体化的诊疗模式充分体现了中医学理论与实践的先进性，不仅与西医学模式转变相适应，而且与人类健康追求的目标相吻合。中医药具有养生保健作用独特、临床疗效确切、诊疗方式灵活、费用相对低廉、毒副作用较小的优势，不仅为中华民族的繁衍昌盛做出了巨大贡献，至今在我国医药卫生事业中仍发挥积极作用，具有深厚的民众基础，而且已被世界许多发达国家广泛应用。

20 世纪 70 年代，我国充分发挥中医药作用，医疗保障体系覆盖率达到 85%，以世界 1% 的卫生事业费，解决了世界 22% 人口的医疗保障问题，被世界卫生组织誉为各国学习的楷模。

坚持"中西医并重"，构建具有中国特色的医疗卫生保健体系，是满足健康需求不断增加、解决诊疗技术飞速发展与医疗保健费用不断增长等矛盾的必然选择，也是建设创新型国家与构建和谐社会的战略举措。

目前，我国的医疗卫生工作，重视中西医并重，把握了医学战略前移的方向，强化了健康对社会发展的促进作用，但存在着中医药预防保健与医疗服务体系尚不健全的现状，面临着防治慢病、重大疾病以及突发性疾病的艰巨任务；同时，在如何发挥中医药对促进中华文化的伟大复兴以及促进经济发展、拉动内需的巨大潜力方面还缺乏有效的机制和措施。

因此建议。

全面贯彻落实《中共中央国务院关于深化医药卫生体制改革的意见》及《国务院关于扶持和促进中医药事业发展的若干意见》，根据中西医并重的战略方针，采取有效措施，积极构建具有中国特色的医疗卫生保健体系，实现适合中国国情，人人享有优质、高效、经济、安全的医疗保健服务。

第一，在深化医疗卫生体制改革中，充分认识中医理论与实践的先进性，发挥中医药在防治慢性非传染性疾病、突发流行性疾病以及养生保健等方面的优势作用。

制定规划，完善中医药防控慢性非传染性疾病体系，特别是加强覆盖城乡社区的中医药防治慢病服务体系建设，真正实现防治慢病重心下移、有效控制的目标。

构建中医药防治突发流行性传染性疾病机制，保障中医药在及时控制突发传染病中发挥优势；加强传染病医院中医防治能力建设，致力形成中西医结合防治传染病体系。

加快中医药养生保健预防体系建设，统筹协调，将中医药养生保健纳入国家疾病预防医学体系。

第二，坚持主体发展，推进自主创新，发挥中医药在创新型国家建设中的作用。

发挥中医药原创优势，大力推进中医药自主创新。以提高防病治病能力为根本，以提高科技创新能力为核心，以服务人类健康为目标，坚持基于中医临床实践的自主创新，坚持基于文献与理论研究的原始创新，坚持有效利用现代科学技术，引进、消化、吸收后再创新。

继续加强以高等院校和科研院所为主体的中医药知识创新体系建设以及以企业为主体的技术创新体系建设，制定政策、重点扶持打造大中药产业，提高中药企业的核心竞争力和国际竞争力，使中药产业成为具有自主知识产权的国家支柱产业与我国经济形式转变、拉动内需的新的增长点。

第三，把中医药作为中华文化复兴的重要载体，发挥中医药传承中华优秀文化和医学知识宝贵财富的作用。

推进古医籍抢救保护工程；重点建设中医药博物馆、中医药医史文献博物馆与中医药科技博物馆；做好中医药非物质文化遗产保护传承工作，将中医药核心理论、文化精华以及优势领域申报世界文化遗产和记忆工程，使其在世界范围内得到有效的保护、传承与发展。

推进高水平、多层次、宽领域的中医药国际合作，把握中医药国际合作的主动权，加强中医药知识产权保护，引领中医药国际发展方向，在中医药服务人类健康中不断增强国家对外交流的软实力。

大力弘扬中医药文化的核心价值理念，倡导"大医精诚"的职业风范，充分发挥中医药在传承中华优秀文化与健康理念以及构建和谐社会的积极作用。

总之，坚持中西医并重，构建具有中国特色的医疗卫生保健体系，推进中医药自主创新，是解决民众日益增长的医疗保健服务需求以及医疗费用不断增长的有效途径，是实践科学发展观、促进国家健康、和谐、可持续发展的战略选择。

（《亚太传统医药》2010 年第 3 期）

实践科学发展观
发挥中医药在创新型国家建设中的作用

随着学习实践科学发展观活动的深入展开，我们深深地体会到，学习实践科学发展观，在学习的基础上重点是实践，关键是促进发展。作为中国中医科学院院长，我一直在思考，通过学习实践科学发展观活动，怎么样能够把学习体会、学习成果运用到促进中医药事业发展上来？如何通过学习实践推进中医科学院科学发展？这是摆在我们面前的重要任务。在去年我们中医科学院举行的干部培训班和学习十七大精神报告中，我曾讲过中医药作为我国自主知识产权优势领域，怎样不断创新，怎样可持续发展，怎样能够与时俱进、代表我们国家的优势领域，与世界发达国家竞争。这是一个非常重要的命题。在认真思考的基础上，我选择了"实践科学发展观，发挥中医药在创新型国家建设中的重要作用"这一题目，与大家共同交流。

一、创新型国家发展战略

1. 战略的提出

2006年1月9日，胡锦涛主席在全国科技大会上强调，未来15年我国科技发展的目标，是建设创新型国家。创新型国家的建设，就是把科技作为经济发展的重要支撑。参加这次大会，我确实感觉到这一战略的提出催人奋进。10个月后，党的十七大明确提出"提高自主创新能力，建设创新型国家"。我国为什么提出建设创新型国家呢，通过学习科学发展观，我们更深刻地认识到，如果不提高自主创新能力，不提高我国的核心竞争力，就不可能有效地解决资源、环境、社会和谐的问题，就不可能有效提高我们国家的国际竞争力，这一战略是促进国家全面、协调、可持续发展的重要举措。

2. 何谓创新型国家

创新型国家就是将科技创新作为国家的基本战略，大幅度提高创新能力，形成科技优势日益强大的国家。目前，在世界上有美、日、德、英等20多个国家被称为创新型国家。创新型国家有哪些特征呢？国际上对创新型国家有一个基本的标准。首先，创新型国家的研发投入占GDP的2%以上，目前我国在1.3%左右。在这个基础上，我国提出创新型国家建设，就要加大科技投入。我国相继启动的重大科技专项，就是加大科技创新的战略举措。二是科技进步的贡献率在70%以上，国家对外技术的依存技术指

中医心悟（第二版）

标在 30% 以下。我们国家科技进步的贡献率目前在 40% 左右。尽管我们国家发展很快，但是与发达国家相比还是有一定的差距。三是创新产出。目前世界公认的创新型国家获三方（美、日、俄）发明专利数量占全世界总数的 97%，而中国在美国专利数仅占非美国人的 0.2%。应该说我国在创新产出方面还有很大差距。

在这样的背景下，我国提出建设创新型国家的发展目标，具有重要的战略意义。按照科学发展观的要求，第一要义是发展。科学发展靠什么？必须靠科技创新。那么，如何认识中医药在创新型国家建设中的作用呢？

二、中医药在建设创新型国家中的作用

1. 中医药是我国自主创新的优势领域

中医药是我国自主创新的优势领域。为什么这么说？因为中医药理论与实践是中华民族的伟大创造。中医药在养生、保健、医疗、康复等方面具有独到优势，这种优势还在不断与时俱进地解决人民的医疗保健问题。通过 30 余年学习实践中医学的经历，我深刻体会到中医药的优势与疗效。我认为：中医学理论与实践的先进性决定了它的特色优势，中医药对常见病、多发病、疑难病、慢性病、重大疾病等疗效确切，在我国医疗卫生保健中发挥着不可代替的作用。中医药是中国的，因为它根植、发展于中国；中医药也是世界的，因为它为人类的健康做出了贡献；中医药是传统的，因为它形成发展了5000 年；中医药是现代的，直到今天在防病治病中仍然具有明显的优势。作为具有自主知识产权的优势领域，中医药在创新型国家建设中具有重要作用。

2. 中医学理论与实践的先进性

中医学对疾病的认知方法和治疗理念，顺应了当今健康观念的深刻变化和医学模式的转变，顺应了 21 世纪医学发展的趋势和世界医药市场的新需求，展示出强大的生命力和广阔的发展前景。

中医学理论与实践的先进性主要体现在：①根据人体的健康状况和生命信息把握疾病动态变化，有效地实现了维护健康，防止疾病发生发展的目的。②注重人与自然、社会和谐生存状态为主的健康模式，是当代人类健康追求的方向。③以辨证论治为主的个体化诊疗模式，注重整体调节，达到阴阳平衡、脏腑和调的以人为本的医疗保健目标。④中医学在养生摄生、调整亚健康、延缓衰老以及保护生态、回归自然等方面有着明显优势，中医"治未病"理念有利于未病先防、既病防变，食疗、太极拳、气功等手段有利于提高生存质量。⑤中药、针灸、推拿等丰富的诊疗手段和方法，具有效果可靠、毒副作用小等优势。⑥"简、便、验、廉、安"的诊疗手段，能够有效地解决健康需求不断增加、诊疗技术飞速发展与医疗保健费用不断增长的矛盾等。

随着经济和社会的发展，人类生存环境发生了重大变化，人们物质生活水平不断提高，健康观念和医学模式也在深刻转变，总的趋势是更加注重预防、自我保健和生态环境改善，更加注重综合治疗和个体化治疗，从以疾病为中心向以健康为中心转变。这正与中医学强调人与自然和谐、"上工治未病"等理念相吻合，与中医药学的整体观、辨证论治的本质特征相一致，特别是包括系统生物医学在内的生命科学，出现了从分析向

综合、从局部向整体的发展趋势，也使得中医药的整体观念、天人合一的价值被重新认识。因为中医是根据人外在的信息来把握疾病的变化，特别是注重天人相应、形神统一等，根据这些信息综合分析就能够有效地早期干预。一方面能够实现养生、维护健康、防治疾病，同时又能控制疾病发展。例如中医治疗 SARS，在尚未查出冠状病毒前，就能根据病毒侵犯人体以后表现的外在征象来辨证用药，这就是中医治疗原因不明疾病的优势。对于亚健康的治疗也是如此，只要人体有异常感觉，中医根据症状体征综合分析，运用辨证论治的方法，就能及时干预控制亚健康状态向疾病的发展。

中医疗法，只要正确应用，毒副作用小、安全性高，能够解决人们对健康的需求，特别是解决健康需求与医疗费用增高之间的矛盾。因此，必须从战略高度与满足民众需求的角度充分认识发展中医的重要意义。

3. 中医药健康产业已成为我国许多区域的支柱产业

随着中医药现代化进程的推进，中医药健康产业已经成为许多省市的支柱产业。所谓"支柱产业"的概念很明确，就是在一个省的国民经济收入中占相当的比重。目前我国已有 13 个省市明确提出要建设中医药大省，有 4 个省明确提出建设中医药强省。说明中医药在这些省市的经济发展中占重要地位，也说明这些省市的人民离不开中医药。

从 2007 年我国医药工业总产值分析，中药饮片和中成药为 1796.26 亿元，占 31%，这是具有我国自主知识产权的优势领域。分析占 60% 以上的化学原料、药物和生物生化制品，真正拥有我国自主知识产权的药品有多少？这种状况很值得我们深思。总体看，结合自主知识产权分析，中医药在我国国民经济和社会发展中占有非常重要的地位。

4. 中医药国际发展前景广阔

（1）从医学的认识变化分析，中医理论与实践的先进性与现代生命科学的发展趋势相适应，如现在世界范围内兴起的"转化医学"。所谓"转化医学"认为，医学发展到今天应该以临床医学促进基础医学的发展，即从临床中发现和提出问题，把基础医学转化为临床问题的深化研究。近两年我国部分大学相继成立转化医学中心，相应的学术会议风起云涌。而中医就是从临床实践中提出问题，升华为理论，再指导临床实践的过程，这一优势恰恰体现了以人为本的医学，与转化医学的理念相适应。

（2）中医药国际地位不断提高。国际上，中医的优势逐步被人们认识，中医药的应用也越来越广泛，表现在 162 个国家有中医药和相关的产品。使用中医药或天然药物的人群超过 40 多亿，这个数字占世界人口的 70% 左右。包括美国在内的发达国家，对针灸、中医药有着广泛的需求。

近几年政府间中医药合作也越来越广泛。2004 年温家宝总理在意大利签署的合作协议，就有中医药合作项目。中法、中奥、中俄、中美也都相继签署了政府间的合作协议，反映了发达国家对中医药的高度重视。2008 年王国强副部长随王岐山副总理访问美国，中医药被列入中美战略合作框架内容之一。再从中医药国际合作领域分析，从 20 世纪 80 年代的针灸医疗合作、人才培养到 20 世纪 90 年代的医疗、保健、科技合作等，到 21 世纪我国与发达国家开展高水平中医药科学研究的广泛合作，体现了国际社会对中医药的认识不断提高。

发达国家如美国、德国、法国等，都在加大投入研究中医药。而日本已经认识到研究中药不是单纯地追求化合物，而是重视研究体现中医药优势的中药复方。特别是世界一流的制药企业，相继在中国建立研发机构，研究中药或植物药。在这种形势下，如果我们国家再不高度重视，如果我们中医药行业不能自立自强，很可能把几千年来先人留给我们的宝贵财富丢失。有人说，21世纪中国人将向国外学习中医药，也有人说要防止墙内开花、墙外结果，这并非是骇人听闻。这也是我们中医科学院、中医药行业面临的巨大挑战，我们深感担子重、责任大。

三、中医药创新发展面临的主要问题

尽管中医药有这些优势，有这么多先进性和特色，但是我们也应该看到，中医药在创新型国家建设以及在科技发展中还存在一些问题，主要体现在以下几个方面。

1. 基于临床实践的中医药理论创新能力有待提高

中医学来源于临床实践，临床研究是中医理论创新的源泉。近几十年来，基于临床实践的创新越来越薄弱，导致了大家所关注的"找好中医难""高水平的中医药研究成果少"等问题。

2. 散在于大量古籍文献中的中医知识、方法和技术有待挖掘、整理和升华

中医和西医不同，中医很多的理论、方法和技术是在著书立说中体现的，每一部文献里都蕴含有丰富的中医精华。因此，抢救、挖掘古籍文献中的宝贵医学知识，是推进中医药创新的有效途径。

3. 中医药与现代科学技术有待进一步融合

中西医是两种不同的理论体系，中医药理论与现代科学技术难以融合。现在的系统生物学，虽然强调了系统，却还没有摆脱还原论理念。陈竺部长在太平洋健康峰会上致辞讲到，中西医理论知识的有机融合，带来的可能不仅是医学的突破，而是世界科技上的突破。

4. 中医诊疗技术有待不断推广与创新

中医药诊疗技术有待进一步开发和推广，其中包括保健方法和技术。大家知道，现在国外非常重视研究什么样的人适合做什么样的太极拳，什么样的体质适合做什么模式的瑜伽。可是在我国，原创的太极拳并没有得到广泛普及。我们提倡太极拳，因为这种健身方法，注重形动和神动的有机统一。任何一种保健方法，只有形动与意动相结合，才是最好的办法。实际上，中医的很多保健方法都是形、神互动的方法，这些保健方法，应该有待进一步推广普及，有利于促进国民健康。

四、创新型国家建设要求中医药提高自主创新能力

1. 国家创新战略的实施对中医药发展提出新要求

创新型国家建设对于中医药的要求，就是提高自主创新能力。曾经有一段时间，我们不敢提创新，一提创新似乎就是把继承扔掉，因此一提就是"继承与创新"。实际上，

任何创新都离不开继承。创新是发展的灵魂与动力，中医药的自主创新面临着更高的要求，中医药科技发展具有良好的机遇。

2. 国家重大科技专项的实施为中医药自主创新提供了支撑

目前，我们国家相继启动了16个重大科技计划，其中两个重大科技专项有中医药内容，一是重大新药创制，二是重大传染病防治。两个重大专项的实施，为中医药创新提供了难得的发展机遇，同时也要求中医药行业首先树立创新精神，造就创新人才，形成有利于创新的体制和机制。大力推进知识创新、技术创新、制度创新等，通过中医药的自主创新实现行业的跨越式发展。

中国中医科学院综合性新药研发技术大平台得到了国家重大科技专项的支持，包括从新药研发到中成药的产出10个单元平台，突破20项关键技术，研发30种新药，形成40个国家标准，与发达国家开展实质性国际合作，提供700项研发服务，培养10～15个国际领先的领军人才等建设任务。这些都为我们推进中医药自主创新、完成国家赋予我们的使命提供了有力支撑。

五、中医药自主创新的目标

1. 中医理论的先进性得到进一步发扬

中医药自主创新的目标是什么？首先就是使中医理论的先进性得到进一步发扬，中医理论得到丰富和发展。古医籍中有许多中医理论精华，还没有挖掘出来，也没有得到系统整理。例如，在中医诊断书里，"五更泄"体现了"天人相应"。可"天人相应"的基础是什么，"天人相应"的理论是什么并没有全面阐述。五运六气是其中一部分，教材里讲得很少，不能满足临床的需要。通过推进自主创新，可以使中医理论得到丰富和发展，中医理论的先进性得到进一步发扬。

2. 中医养生保健与医疗服务水平不断提高

中医自主创新的核心是使中医药的养生保健和医疗服务水平不断提高，满足人民日益增长的防病治病需求。现在人们都希望有一个好的中医保健，以提高健康水平。应该看到，中医药的适应范围十分广阔，只是我们中医防病治病的能力能否满足人民的需求？这是人们关注的热点，也是发展中医的关键。

3. 中医药优势及国际竞争力不断增强

中医自主创新的重点是使中医药的优势和国际竞争力不断增强。四年前，韩国的韩医研究院来我院进行交流，当时我感觉压力很大。韩医研究院成立了十几年，一年的经费投入是我院经费的几倍。2005年中医研究院更名为中医科学院之后，韩国马上把韩医研究院升格为副部级，接着进一步加大投入。难得的是近几年国家加大了对中医药的支持力度，如果没有重大科技专项等专项投入，我们真担心韩国中医研究会走在我们前面。特别是近年来发达国家热心中医药研究，更给我们提出了挑战。作为炎黄子孙，我们有责任使中医药发扬光大，并保持国际领先地位。只有通过自主创新能力的提高，才能不断增强我们的国际竞争力，才能使中医药更好地为人类健康服务。

六、中医药自主创新的基本思路

中医药自主创新的基本思路是什么呢？我们认为，应该坚持以提高防病治病能力为根本，以提高自主创新能力为动力，以中医药医疗、科研、教育、产业、保健、文化六位一体，全面协调可持续发展为方向，以服务人类健康为目标。

为人类健康服务是我们中医人的最终目标，我们提高防病、治病能力，提高自主创新能力，目的是为人类健康服务。前几天有一个国外的卫生部长到中医科学院访问，问了一句话：中医治疗心血管病有什么优势？我说，西医治疗心血管疾病，就拿冠心病来说，西医将病死率降低了，但至今没有解决冠心病发病逐年上升、生活质量下降、发病年龄逐渐年轻这些问题。而解决这些问题恰恰是中医的优势。中医治疗冠心病，是从提高生活质量入手，预防心脏事件发生。这就是中医的优势，这就是中医能够在促进人类健康中发挥作用的关键。

中医自主创新主要有三条途径：一是基于临床实践的原始创新。因为中医就是从临床中来到临床中去，所以在临床中创新是根本。二是基于文献整理和知识挖掘的理论创新。在古今中医药文献中蕴含着大量的宝贵财富，有待于抢救、挖掘、整理与提高，这是丰富发展中医药理论的源泉。第三是利用现代科学技术引进、消化、吸收后再创新。要坚持中医主体，利用现代科学技术服务于中医药的创新发展。

七、中医药自主创新的重点任务

我们中国中医科学院在《"十一五"与中长期发展规划》中提出实施岐黄、仲景、时珍三大工程。三大工程基本涵盖了中医药自主创新与科学发展的重大理论问题和重点领域，也是推进中医药自主创新的重点任务。

1. 岐黄工程

岐黄工程是以中医理论传承创新为主要目标，以丰富发展中医理论为主要任务，着力解决中医理论传承与创新的重大科学问题。加强濒于失传的古医籍抢救，全面系统地整理中医药古医籍中的学术精华，提炼与升华中医学理论；开展中医药核心理论的基础研究，如藏象、经络、气血等；开展基于临床实践的养生、保健、诊断和治疗等重大理论问题研究；探索适于中医特点的理论研究方法，构建中医研究的方法学体系。

近百年来中华文化遭到破坏，中医发展也受到了很大影响，应该说中医的主体发展相对缓慢。我想利用这个难得的机会和大家谈谈对"中医"概念的认识。中医是医学，不是文化；中华民族在维护健康、防治疾病的几千年实践中形成了中医学体系，然而它受中华文化、中国哲学的深刻影响，具有丰厚的文化底蕴；所以它在医学基础上带有丰厚的文化底蕴，是中华文化传播的有效载体。

围绕着推进岐黄工程，近年来我院修订了《中国中医古籍总目》《中医药主体词表》，出版了七批共 100 种《中医孤本大全》、69 部《海外回归中医善本集萃》，完成了 1100 种中医药珍籍秘典的整理抢救，开展了基于信息技术对中医古籍文献的知识挖掘与基于文献整理挖掘的中医理论创新研究工作，一批以中医核心理论为重点的研究项目正在稳步推进。

2. 仲景工程

仲景工程是以提高防病治病能力为主要任务，不断拓宽中医药服务的优势领域；开展中医养生保健方法和技术研究，推广、普及和规范中医养生保健理念、方法和技术，使中医延年益寿与"治未病"的优势在促进人类健康中更好地发挥作用。

中医药研究要重视重大疾病，而常见病、多发病、慢性病研究更是民众的需求。在常见病、多发病防治上中医有独到优势，所以，仲景工程把常见病、多发病也作为重点研究领域，包括传染与非传染性疾病等，目的是从整体上提高中医药防病、治病能力。对原因不明、多因素致病以及复杂性疾病开展中医临床研究，如肿瘤、心脑血管疾病、阿尔茨海默病、代谢性疾病、自身免疫性疾病、肝炎、艾滋病等，开展中医提高生存质量的方法、方案以及中医疗法、中医诊疗技术、辨证论治规律、中医疗效评价方法等研究。2005 年以来我院启动了中医优势病种的临床研究专项，投入 2000 多万元，对中医药治疗心血管疾病、肿瘤、肛肠疾病、血液病、糖尿病、艾滋病、骨伤科疾病、眼科疾病等 100 个项目开展中医临床研究。立足"中医特色明显、疗效突出，具有丰富的临床经验积累，支撑条件较好，在国内有较大影响，具有专病门诊、病房或专病治疗中心，门诊量或住院人数能够满足临床研究需要"。目的是拓宽中医药治疗常见病、多发病的优势领域，探索适合中医规律的临床研究方法，实现提高疗效的目标。

3. 时珍工程

时珍工程是以中药研发、标准建设、疗效评价和共性技术研究为主要任务，研究适合中医药自身发展规律的前沿技术与方法。加强中医药基础标准、技术标准和管理标准的研究。重点建设中医药疗效评价体系，开展适合中医理论与实践的前沿技术、中医诊疗技术、中药炮制技术、中药资源可持续利用技术和中药制药关键技术的研究与开发；培育疗效显著、拥有自主知识产权、能够满足临床需要的中药新药。加强新药研发技术平台及关键技术的研究；加快重大疾病的新药研制，研制一批技术含量高、疗效确切、毒副作用小的新型治疗用药；加强名优中成药的二次开发及院内制剂的开发研究；开展中药制药质量控制关键技术和成药质量标准的基础研究；开展生物技术等新型技术在中药开发中的应用研究；探索方剂多组分的药物代谢与相互作用关系等。

中医科学院的综合性新药研发大平台建设提出 10 个单元平台、研发 30 种新药的目标，为中药研发真正体现中医的特色和优势、推进时珍工程起到促进作用。

八、中医药自主创新的体制机制与团队建设

明确中医药自主创新的思路和重点任务，应该说更重要的是推进自主创新的体制机制。对于中医药行业，包括我们中医科学院，通过深化改革，就是要完善鼓励科技创新和成果转化的运行机制。科技体制改革的要求，就是向科研人员倾斜，向科技成果产出倾斜，这种机制还没有完全建立起来。我们有决心逐步完善支持自主创新的激励机制，调动广大科研人员的积极性，同时建立科学家自主选题、自主创新的机制。我们中医科

学院从 2006 年开始启动了自主选题的创新机制，尽管这个机制还不尽完善，但他的积极作用是毋庸置疑的。我们将通过深化改革不断探索实践，致力形成推进自主创新良性运行的新机制。

1. 中医药自主创新团队建设

推进自主创新最重要的是创新团队建设。通过科技项目促进重点学科、重点研究室建设以带动创新团队建设，更重要的是造就一批科研水平高、临床能力强，能够把握中医药发展方向的领军人物。中医科学院承担着引领中医药发展方向的使命，我们的首席研究员、学科带头人应该是站在全国中医药科研的高度思考问题，这就对人才的素质和能力提出了更高的要求。目前我们中医科学院正积极推进人才队伍建设的"1386"工程，努力造就一流的人才队伍。

2. 中医药自主创新条件建设

条件建设是推进自主创新的支撑，我们中医科学院主要从四个方面来加强条件建设。

（1）中医药创新体系：建设中医药创新体系是国家科技体制改革的要求。通过近 5 年的科技体制改革，中医科学院形成了包括基础所、中药所、针灸所、信息所、医史所、临床基础所、实验中心为主体的中医药创新体系。创新体系的科研设备得到明显改善，新增设备逾亿元，为推进自主创新奠定了坚实的基础。

（2）中医临床研究基地：中医科学院作为国家唯一的公益性中医药科研机构，中医临床研究基地建设是我们的重要任务。临床基地建设重点有两个方面：一是建设既遵循中医临床诊治规律，又符合循证医学要求的中医疗效评价体系；更重要的是通过优势病种的临床研究，把名医、研究团队和专科专病建设紧密地结合起来，全面提高中医临床研究能力与防病治病能力。

（3）综合性中药新药研发技术大平台：综合中医新药研发技术大平台，是得到国家上亿元支持的重大科技专项。综合性中药新药研发大平台，我们设计了两个体系：一是基于临床疗效对新药发现和优化的体系，二是中医新药研发的技术体系。前者是处方和源头，后者是处方源头确定后，从中药资源一直到新药形成与评价。这个大平台的建设有利于整合全院优势资源，促进中医与中药相结合、基础研究与临床研究相结合，构建特色鲜明的中药创新体系。

（4）中医药信息与数据研究平台：以信息所为核心的中医药信息与数据研究平台，承担着古医籍知识挖掘与信息分析等任务。陈竺部长到信息所调研时曾说过，在中医科学院看到了传统与现代结合的示范。把现代科学技术与中医知识挖掘结合在一起，确实是一个新的发展方向。

3. 创新认识与文化

正确认识和科学评价中医药创新，是把握中医药发展方向的关键。首先要坚定推进自主创新的信心和理念，同时要正确地认识中医不断创新的成果，还要弘扬创新文化，营造创新文化氛围，弘扬崇尚科学、尊重知识、激励创新、宽容失败的风尚，倡导学术民主、鼓励学术争鸣。这些对推进自主创新十分重要。

总之，在建设创新型国家过程中，大力推进自主创新，中医药必然大有所为。只要我们中医药人统一思想、坚定信心、明确目标、共同奋斗，我们就能够在创新型国家建设中不断发展中医药，就能够使中医药为人类的健康做出新的、更大的贡献。

自由问答与互动交流

问： 中医重视个体疗效，而中医药的存在和提高、发展，最关键的是稳定和提高临床疗效，没有临床疗效一切无从谈起。现在的问题是，循证医学在世界范围内已经广泛地兴起，中医药以个体化疗效为疗效评价体系，和循证医学似乎相悖。所以我的问题是，我们发展中医，如何处理这个瓶颈问题？刚才曹院长也点出了解决的办法，那就是个案为主的临床评价，我认为起码这个课题可以解决这个瓶颈，建议这个课题应该上升到高一级研究课题。如果不解决个体疗效与循证医学这个瓶颈问题，中医发展势必受到影响。这个问题在目前来讲是中医药发展的一个很重要问题。谢谢！

答： 循证医学引入到医学领域之前，西医非常讲究对照研究，到循证医学又是一个发展，广泛地应用于医学的科学研究中。但是，现在对循证医学的认识，无论是中医还是西医，都有不同的看法。为什么呢？因为如果过分追求统一的证据，那肯定不是高疗效。因为多中心、大样本等等只是说明证据可信。然而医学科学研究的目的是什么？目的是提高疗效，为患者服务，所以目前的循证医学方法也存在局限性。现在研究的趋势，一方面大样本研究，如何体现中医的个体化治疗优势的问题；另一方面是中医的个案怎么样带动大样本的问题。我们中医科学院评价中心这几年的工作，就是力求探索既能够体现中医个体化诊疗，又能够和现代循证医学相衔接的方法体系。当然，这个方法体系的探索是一个很艰难的过程。现在，国际上倡导"转化医学"，强调个案的评价，特别是认为在个案中往往能挖掘出更高疗效的方法和技术。我认为关键在方法学上。如果能够真正把既体现群体又体现个体的方法学体系有机地结合起来，应该是方法学上的突破。

更重要的是，在医疗服务和科学研究目标的定位上，以人为本是核心。无论是个体化治疗或者是个案的研究，目标是提高疗效，目的是给患者带来健康，这个转变是医疗模式的根本立足点。要努力摆脱为了研究而研究的弊端，致力于为了提高生活质量、提高人的健康状态而研究，尽管这个转变很难。希望未来方法学的融合、方法学的创新能够带来中医和西医融合上的突破，中医药在促进人类健康上发挥更大作用。

问： 我想问您两个问题。第一，您今天主要讲创新型国家建设中中医药的创新。对于研究生教育的创新，您对未来有什么展望？第二，我们现在是在读的研究生，将来要从事临床。您对我们这些将要进一步发展的学生有什么更好的建议，如何为中医药创新发展做出更大的贡献。谢谢。

答： 第一，中医研究生教育走过了30年历程，形成了完善的中医药学位与研究生教育体系，培养了一大批优秀的高层次中医药人才，应该说这是中医药发展史上的巨大进步。然而在肯定研究生教育取得成绩的同时，也应该看到研究生教育中存在的问题，主要有人才培养方面继承不足、创新不够，如中医理论研究薄弱、中医临床研究不足、中药学研究特色不突出等。这就要求我们认真思考如何创新研究生教育，培养优秀的中医药人才。我想可以在三方面努力实践：一是积极探索在高等教育规律下如何遵循中医人才成长规律，突出高等教育与师承教育相结合的研究生培养模式；二是推进培养与管理模式的创新；三是不断深化课程体系与实践模式改革。应该说这方面确实有很多工作要探索实践。

第二，我们的中医研究生如何成长、怎样创新？我的体会，中医临床需要有扎实的中医知识，学习中单纯靠读经典是不够的，应广泛地涉猎，包括古代、现代的医学知识，为我所用；重要的是大量接触患者，积累悟性，这也是不断实践与提高的过程。我看病的时候开经方，也开时方，但是几乎没有自己临时编的方剂，贵在古方基础上的化裁。临床能力的提高也是循序渐进的过程，能否把握疾病变化规律是检验临床水平的关键。因为任何疾病都在不断地变化，只有坚持临床实践，才能把握疾病包括慢性病的变化规律，并在这个规律中不断调整治疗思路，使之与病情的进展相适应。在医疗实践过程中，要善于保存资料，善于总结，通过资料的积累逐渐发现问题，就能更好地解决问题。中医创新就是在继承当中不断创新的过程，二者相辅相成。扎实的中医基础知识和临床能力，加上不断积累悟性，再结合科学研究，就能为中医药创新做出贡献。

问：中医的创新，必然是从理论到实践都有一些新的发展。请问您觉得依据什么评价中医创新；怎么区分今天的中医是原汁原味的中医，还是发展创新的中医？

答：我们这代人的教育都受到了俄罗斯包括西方文化的影响，所以我们学的大学课本，包括课程体系，都是以俄罗斯模式为主，包括英美模式的教育体系。所以，我们思考问题的时候，总是摆脱不了"现代科学"，包括西方科学对我们的影响。我们想什么问题，都首先想到标准。提到这个问题，令我首先想到的就是创新的标准。我认为看待中医的创新，就是要用中国的思维、中华的文化和中医的思维与视角去分析。在临床中能够不断地提高疗效，本身就是创新；能把古代的知识用于临床，而且又有发展，也是创新；在研究中应用了现代科学的方法，揭示了中医药作用机理，无疑也是创新。我们中医科学院过去研究的标志性成果青蒿素，这是世界首选的治疟药物，是从中药中提取出来的，尽管有人说已不是中药。我认为这是一种创新。第二种创新，如血瘀证与活血化瘀研究，属于引进、消化、吸收、再创新。这个创新的贡献在于它是中西医结合的示范，因为这项成果利用现代科学技术揭示了中医药活血化瘀的作用机理，促进了学术进步，产生了巨大的社会和经济效益。近年来我国中医药研究有很多创新成果，但在中医药主体创新方面成果较少。主体创新是什么，是围绕中医理论与实践基础上的升华。在这个基础上，有效地利用现代科学技术，运用新的技术与新的方法，服务于中医主体创新，这是中医发展的根本。

至于如何区分当今不同的中医，我认为作为中医应该是系统掌握中医理论知识和必要的医学知识，并能运用中医思维指导临床实践，这样才能保持中医药的优势和特色。

然而对于从事不同岗位或不同层次的中医，应该有不同的标准。

问：我是搞课题评估、项目评估研究的，今天听了您的报告以后，感到很振奋，尤其是对您讲的中医药创新能力。我的问题是：对中医药创新能力应该是可以衡量的。您对整个中医药的创新能力，对我们科学院的创新能力，甚至科学院内的所、研究室的创新能力的评估有什么思路。谢谢！

答：中医药创新能力关键在于人才队伍。对我们中医科学院来说，我们的优势应该得益于两次高水平人才的引进：一次是建院初期一批优秀专家进入，第二次是在20世纪80年代又引进一批优秀的专家。这些"大家"为我院中医药创新做出了突出贡献。中医科学院创新队伍大概有三种：一种是以中药、针灸为主，利用科学技术推进原始创新，引进、消化、吸收、再创新；另外一种是运用现代科学方法、包括现代技术来研究中医，立足于作用机制的揭示；还有一种临床的"大家"，就是基于临床的研究创新。多年来，形成了名医和研究室相结合、临床研究与实验研究相结合、中医药与多学科相结合的优势。

近年来，我院通过科技体制改革，加强了中医药创新体系建设，各科研院所学科设置、功能定位、发展方向更加明确，无论是人才队伍还是课题承担数量和完成质量都发生了很大的变化，应该说创新能力有了显著的提高。尽管如此，临床水平高、科研能力强、懂得现代方法技术，又能够团结一批人的领军人物，目前还不能满足我院发展的需求。今年我院开展首席研究员遴选工作，明年遴选学科带头人，大力推进"1386"工程，目的是培养优秀的人才队伍，完成和承担起国家赋予的使命。

问：针灸研究在我院中医药自主创新任务中占多大比例？它的作用如何？

答：在我院岐黄、仲景和时珍工程当中都有针灸领域的研究。针灸研究以针灸所为主体，包括揭示针灸机理研究的团队、立足于针灸标准与针灸文献研究团队、针灸临床研究团队。针灸研究不仅仅在中医科学院占有一定的地位，更重要的是立足于领先世界的发展。陈竺部长到针灸所调研时明确提出，希望利用系统生物医学方法揭示针灸整体作用的机理。针灸学科的发展要突出主体，培养针灸领军人才或者多学科人才。在条件建设上，针灸楼的建设已经列入中医科学院的发展计划，针灸研究的设备条件建设正在稳步推进。在能力上，我们要有效地整合中医科学院资源，比如有效地整合针灸医院、广安门医院临床研究与针灸研究所基础研究团队，实现基础和临床的结合，实现传统研究和现代研究的结合，同时积极引进高水平的现代设备与科学技术，在提高疗效的基础上揭示针灸的作用机制，这是我们今后的重要任务。我们期望针灸研究不断创新，针灸研究应该在中医科学院与中医发展中占有非常重要的地位。

（《中医药发展报告》科学出版社2009年）

中西医学优势互补　共同促进人类健康

进入 21 世纪，虽然世界经济、社会日益得到发展，科学水平不断提高，但对于人类健康，仍然是各个国家共同面对的一个重要问题。如何找到有效途径抵御疾病，保持和提高人类健康水平，也将是一个永恒的探索话题。WHO1996 年在《迎接 21 世纪的挑战报告》中提出："21 世纪的医学，不应该再继续以疾病为主要研究对象，而应该以人类健康作为医学研究的主要方向"，重视养生保健、善于治人正是中医学的医学模式和特色所在。

中医学是具有中国特色的生命科学，她蕴藏着中华民族在从传统走向现代过程中追求健康的智慧。她以科学与人文的完美结合、系统整体的理论体系以及有效的临床实践方法，在其理论体系形成并逐渐完善的 2000 多年后的今天，其理论与实践的先进性越来越受到更加广泛的重视，必将在维护人类健康中发挥更大作用。

中医学的先进性主要体现在理论和实践两个方面：理论上的先进性是以整体观念、辨证论治、养生与"治未病"和调节阴阳、以平为期为特征；实践上的先进性则以根据机体反应状态把握疾病变化规律和个体化诊疗模式等为特征。

整体观念：一方面，将人看作一个有机整体，强调"五脏相关""形神统一"，人的躯体与精神都是涉及人体健康的重要内容；另一方面，将人与自然、社会看作一个有机整体，季节、气候、地域以及社会的各种异常变化都是影响健康的重要因素。因此，在健康观念上，中医学强调躯体与精神的和谐统一，人与自然、社会环境的和谐统一。

辨证论治：是用望、闻、问、切四种诊法，收集人体的健康信息，并将症状、体征、地域环境、季节气候等因素综合地联系在一起，经过系统地思维、分析，判断出患者机体的整体状态（证候），并根据证候，确定相应治疗原则和方法。

养生与治未病：在维护健康方面，中医学强调养生与"治未病"并重的原则，一方面注重运用多种方法养生调摄，使机体状况、精神情绪与适应能力等均达到最佳状态，另一方面，注重对疾病早期防治，"上工治未病"，高明的医生在疾病尚未发生或尚未向严重阶段发展时就采取有效的干预手段。

调节阴阳、以平为期：在保健与疾病治疗上，中医学不是单纯的补充或与疾病对抗，而是强调治人、提高生活质量，通过中药方剂、针灸、按摩、食疗等方法调节人体的整体机能，使人的阴阳、气血、脏腑等功能达到平衡状态。

中医学是根据机体反应状态认识人体的健康状况与疾病的发生发展变化规律，因此

上篇　发展中医

23

对亚健康的早期干预，对原因不明、多因素致病以及复杂性、疑难性疾病的治疗在临床实践上具有优势。

个体化诊疗模式：中医学十分重视个体（体质和心理素质）差异以及个体所处时空差异等诸多因素对健康和疾病的影响，因此，辨证论治实践过程中，针对每个人综合情况制定相应的治疗方案，即便是同一种疾病的不同患者，治疗方案也有差异。

虽然中医学与西医学研究的对象都是人，但由于历史与文化背景的不同，思想方法与发展轨迹的差异，两种医学之间存在着显著的差异，对生命、健康和疾病的认识以及抵御疾病、维护健康的干预手段却有显著不同。

中西医学发挥各自所长，优势互补，将能共同促进人类健康。

在中国，中医与西医一样，均是主流医学。人们可以根据自己的意愿自由选择两种医学体系。

中医与西医两种医学体系，并存于同一个历史条件和社会体系中，二者相互结合、取长补短、相互促进、共同发展，是中国对医学发展和解决健康问题的一个战略选择。

在中国，中西并重、优势互补、相互结合已经走过 50 多年的历程。中西医结合作为国家的一条卫生政策，得到了政府的支持与保护，并已将中西医结合医学列为一门新学科。经过不断探索，已经取得了一些成功的经验。事实上，有许多人更倾向于选择中西医结合方法作为医疗卫生保健的主要手段。

在骨折的动静结合治疗方法，部分急腹症的非手术治疗、综合治疗多脏器衰竭，活血化瘀方药在心脑血管病中的应用、扶正祛邪治疗肿瘤、中药治疗病毒性疾病、针刺麻醉与镇痛原理及藏象本质的研究等均取得较大进展，充分运用现代科学包括西学成就和手段，从中药中研究和开发新药也取得了诸多成就，如从青蒿中提取青蒿素、从砒霜中提取三氧化二砷及四氧化四砷、从五味子中提取联苯双酯、从川芎中提取川芎嗪、从薏苡仁中提取苡仁内酯、从青黛中提取靛玉红等。

中西医结合已经从同时采用中、西两种诊疗方法应对一个患者，向通过相互融合 – 达到构建新理论、产生新方法，构建新学科——中西医结合学的方向发展，即综合运用中、西医药学理论与方法，以及在中、西医药学互相交叉综合运用中产生的新理论、新方法，研究人体系统结构与功能、人体系统与环境系统（自然与社会）关系等，探索并解决人类健康、疾病及生命问题的科学。

中国的实践证明，中西医结合不仅可以相互补充，提高疾病防治的效果，还可以产生新的诊疗方法、技术和新的理论或假说，对某些健康和疾病等深层次认识上，为中医、西医互参提供了条件，不仅促进了中医学的发展，也促进了西医学的发展。这也是东西方文化相互交融，科学发展走向交叉、综合、系统化、国际化和多元化的必然趋势。中医和西医相互结合，取长补短，融会贯通，不但能够有效地提高医疗实践能力和疗效，发展新的医疗模式，创新医学理论，也是将人类健康作为医学研究主要方向应选择的一条有效路径。

发挥中医药优势　加强国际交流合作

中医学是运用中国科学哲学文化理论认识研究人体的生命活动规律并指导临床实践的一门学科，具有鲜明的文化特征和自然科学属性，充分体现了人文科学、社会科学与自然科学的高度融合，是具有完整的养生保健医疗思想的理论体系与实践体系。几千年来，中医学为中华民族的繁衍昌盛发挥了重要作用。

一、中国中医药发展的基本状况

20 世纪以来，随着科学技术的迅猛发展，中医学也取得了飞速进展，尤其是近 50 年以来，中医学在医疗、教育、科研、产业等方面获得巨大进步。

20 世纪 40 年代末，中国的中医医疗服务形式以诊所和联合诊所为主。经过 50 多年的发展，截至 2004 年年底，全国共有县及县级以上中医医院（包括中西医结合和民族医院）2973 所，病床 301178 张，绝大多数的综合医院也都设有中医、中西医结合和民族医科，有 89% 的社区卫生服务中心和 50% 的社区卫生服务站能提供中医服务。截至 2004 年，全国共有注册中医执业医师（含助理医师）、执业中药师 40 余万人。在防治慢性病、疑难病、老年性疾病和亚健康等方面发挥了不可替代的作用。

1956 年，北京、上海、成都、广州等地率先成立了中医学院，经过 50 多年的发展，到目前我国已有高等（本专科）中医院校（含民族医院校）47 所，全国有 128 所高等医学院校和综合性院校设置了中医药学院、系或专业，148 所卫生学校开设了中医药专业。到 2004 年年底，全国高等院校中医药专业在读博士、硕士研究生 16802 人。在校普通本、专科生 227362 人。国家也非常重视中医药师承教育，组织了三批师承工作，共确定老中医药专家 1607 人，培养继承人 2285 人；遴选了 200 余名优秀中医临床人才，进行重点培养。

1955 年中国成立了第一所专门的中医科学研究机构——中国中医研究院（今中国中医科学院，现有 11 个研究所、4 所附属医院、4200 多名职工、4 位院士、120 余名博士生导师）。经过 50 多年的发展，目前，全国已有 98 个中医药科研院所，近 10 年来，涌现出一批民营中医药研究机构，形成了中医药科学研究体系。据统计，至 2004 年，共取得部局级以上中医药科技成果共 1468 项。其中针刺镇痛与针刺麻醉的研究促进了针灸在全球的广泛使用。青蒿素治疗疟疾，血瘀证与活血化瘀系统研究，中西医结合治疗休克、急性 DIC 等危急重症，中西医结合通腑泻下等方法治疗急腹症，活血化瘀、泄热醒神治疗脑出血，中西医结合治疗 SARS 等，在理论与实践上取得了重要进展，并获得了国家级科技成果奖，对西医学理论与技术产生了一定影响。

50 年来，中国中药行业发展迅速，截至 2004 年年底，全国中药制造企业有 1468 家，其中中成药企业 1048 家，中药饮片企业 420 家。全国中药制造业（中药饮片和中成药制造）经济运行稳步增长，2004 年中药工业总产值突破 900 亿元人民币，总资产约 1525 亿元。初步形成了规模化的中药产业。

二、中医学的特色与优势

中医学的特色主要表现在中医理论体系中，它不仅包含着"天人合一""形神统一"等整体观，也包括辨证论治及以辨证论治为核心的丰富多彩的医疗保健方法。中医学的优势是突出以人为本的临床实践。

中医学的特色与优势主要体现在以下几个方面。

1. 重视"治未病"，贵在早期干预

中医学"治未病"的预防思想，强调未病先防、既病防变、愈后防复。中医学中具有丰富的行之有效的中医养生保健方法和技术，药物及非药物干预等养生保健和预防疾病的方法，在疾病预防中发挥着重要的作用。对疾病的干预，不只是防止该病的发展，而且要防止其传变和愈后复发。重视疾病的早期干预则是中医学区别于其他医学的关键所在，实属中医学的独到之处。西医学强调治疗疾病重点是干预的战略前移，而中医学无论是对人体信息状态、功能状态的认识，还是调整功能状态与结构，均能够把握干预的战略前移；从维护健康、干预亚健康到疾病的防治都具有前移的优势。

2. 强调整体观念，注重个体化诊疗模式下的整体调节

中医学强调人体是一个有机的整体，人与自然界以及社会环境之间也是不可分割的整体，这种内外环境的统一性以及机体自身整体性的思想就是中医学的整体观念。整体观念贯穿于中医学的生理、病理、诊法、辨证、养生和防治等各个领域，是中医学基础理论和临床实践的指导思想。

中医学十分重视自然、社会对人体健康的影响，注意从人与自然、人与社会和人体内在的普遍联系和动态变化中，去分析、认识和把握疾病发生、发展、变化的客观规律。基于"天人合一"观念在理论上创立了"五运六气"学说；同时有别于西医学的组织解剖学定位，认为人体也是一个物质与精神和谐统一的有机整体，即"形神统一"，通过对人体"脏腑经络""气血津液""四肢百骸"等生理功能的认识，形成了独特的理论体系。中医的养生观始终强调要"顺应自然"，这就决定了中医的养生理论必须遵循人体内外环境相统一的客观规律。

在诊断疾病时，注意观察局部的异常变化，从而测知内在脏腑的病变，即从外测内；注意从整体活动中去分析和研究局部病变的实质；除了脏腑病变可以互相影响外，脏腑内在的病变也可以反映于体表官窍等外在组织。

在治疗疾病时，十分注重"阴平阳秘"状态的调整，注重"以平为期"，这就必须考虑影响平衡的相关因素，如体质、心理、社会和环境因素等；也注重整体层次的调整，如治肝病时，采取先安未受邪之地的方法，调理脾胃等，控制疾病传变。针灸、推拿等非药物疗法也是通过对体表穴位及特定部位的适宜刺激来调节人体的机能状态，充分调动机体自身的调整能力，达到防病治病的目的，这些都体现了中医学对人体的整体综合调节作用。

中医学既强调整体观念，又注重个体差异，认为由于人的体质、年龄、性别等个体差异，会出现各种不同的生理活动或病理变化，对疾病的发生、发展和转归也有不同的影响。通过"望闻问切"对个体功能状态及病症反应状态进行描述和划分，作为中医药防治疾病的依据，构成中医药因人、因时、因地的个体化诊疗模式。这种在辨证论治思想指导下的个体化诊疗非常适合"以人为本"的理念，也充分反映了中医学整体观念的基本思想，是辨证论治原则性和灵活性的集中体现。

3. 丰富多彩的医疗保健方法，具有整体综合的治疗优势

中医药学是中国人民在防病治病、养生保健的长期实践中积累总结而形成的独具特色的医学体系，在其生命观、健康观以及医疗模式的指引下，形成了系统的养生保健、延年益寿的理论和丰富多彩的医疗保健方法。

中药复方是中医临床应用最广泛的药物疗法之一，它针对人体的多种因素，应用方药的不同配伍，通过多途径、多环节、多靶点，达到整体调节的作用，以适应于人体多样性和病变复杂性的特点。以针灸、推拿为主的非药物疗法，是对人体体表经络及腧穴施以一定的手法，以通调卫气营血、调整经络、脏腑功能而达到整体治疗疾病的目的。这种通过对人体体表刺激进行整体调节的方法，成为现代治疗学的重要内容和补充。

三、发挥特色优势，加快发展步伐

随着疾病谱的变化、老龄化社会的到来、健康观念的转变及突发公共卫生事件的出现，中医学的特色优势越来越明显，为了进一步发挥中医学的特色与优势，加快中医学发展，我们应该做到以下几点。

1. 立足传承中医理论，丰富完善中医理论体系

中医药历经数千年的临床实践，至今仍在人类的医疗保健中发挥不可替代的作用，是由于其自身理论的科学性和优势所决定的。立足传承中医理论，首先要继承中医理论的精髓，要全面整理中医经典著作、各家学说、不同流派的思想和观点，完善中医学理论体系的框架结构，丰富中医学理论的内涵，总结、提炼、阐明中医学理论中蕴含的规律、原理与法则。同时，随着社会医疗保健的需求和疾病谱、医学模式及生态环境的变化，从新事实、新经验的积累中进行理论的总结与升华，从而促进中医学理论和实践的创新。

2. 继承和发扬中医优势疗法，在干预亚健康和防治重大疾病中发挥更大作用

中医学经过数千年的临床实践，积累了丰富的临床诊疗技术与方法，这些诊疗技术与方法在中华民族几千年繁衍生息中发挥着重要的作用，现在也正被越来越多的国家和地区的人民所认可。因此，应该充分发挥中医干预亚健康、早期诊疗、治疗疑难疾病和重大疾病和提高患者生存质量的优势，充分发挥中医学以人为本的诊疗思想、个体化诊疗模式和自然疗法的优势。在提高中医药防治常见病、多发病、疑难危重症的临床疗效的基础上，加强对艾滋病、肿瘤、心脑血管疾病、阿尔茨海默病、代谢疾病、病毒性疾病、免疫性疾病、药物依赖性疾病等重大疾病以及亚健康状态、突发性传染性疾病的研究。对临床具有一技之长的各种特色疗法，应注重探索其作用机理、研究适应证、提高临床疗效。通过临床优势的继承与发扬，进一步提高中医防病治病能力，为人类健康事业做出更大贡献。

3. 建立适应中医学优势发挥的评价体系，科学评价中医的理论和实践

中医应建立适应中医学优势发挥的适合自身特点的评价标准体系。在标准建设上立足中西"双向接轨"，一方面，中医自身的标准体系，要努力得到国际认可；另一方面，西医标准中有益中医发展的部分，要积极吸收、互相融合。根据中医理论体系的特点，逐步建立起适合中医特点的标准体系是促进中医发展和现代化的关键。

首先应在优势学科及领域加强标准建设，在国内实施推广并借助世界卫生组织向国际推进。目前标准的制订基本以单独性个案性的方案制订为主，如世界卫生组织已经委托中国中医研究院进行针灸"经络腧穴"标准的研究以及某些疾病的标准制定。另外，世界卫生组织还委托中国中医科学院牵头制定"常见病的中医药治疗指南"，研究工作已经开始。通过世界卫生组织在全球的推广，中医药必然会得到越来越广泛的接受。

4. 完善相应的以人为模型的系统、整体、复杂的科学研究方法

中医学是在"以人为本"的临床实践中发展起来的，中医药科学研究既要从传统中医药理论出发，又要密切联系临床实践，注重将临床实践中遇到的难题，从理性高度把握重点，广泛开展以人为模型的临床研究。在中医药科学研究方法上既要积极采用传统研究方法，又要采用并大胆引进适于中医药研究的现代科学研究的技术和方法。在中医基础理论指导下，促进多学科的交叉、融合、渗透，通过建立自身方法学体系，探索系统论与还原论相结合的途径与方法，从而进一步丰富和发展中医药理论，提高中医药防治疾病水平。

四、加强国际交流与合作，为人类健康服务

加强中医药与世界其他传统医药的国际交流与合作，是人类健康的共同需要。随着中医学的快速发展，其特色和优势已被国际社会所广泛理解、接受和应用，越来越多的国家更加重视中医的合作与交流。我们要一如既往的坚持"立足国内，以内促外；因地制宜，双向接轨"的方针，积极搭建中医药国际交流与合作平台。与相关国际组织、各国政府、高等院校、科研院所及医药企业广泛开展中医药医疗、教育、科学研究和产品开发。要进一步巩固和发展国际民间中医药交流与合作，形成多形式、多渠道、多层次国际交流与合作的格局，推进中医药国际发展进程。

在新的历史条件下，我们要充分发挥中医学特色优势，提高中医药临床实践能力和水平，促进中医药国际交流，加快中医学发展，使中医药在人类健康和医疗保健事业中发挥更大作用！

了解中医　享受中医　发展中医

第一部分　了解中医

一、什么是中医

中医（民族医药）是我国各族人民在几千年生产生活实践和与疾病做斗争中逐步形成并不断丰富发展的医学科学。

中医学起源和发展于中国，是中华民族研究人体生命过程以及维护健康、抵御疾病的科学，它蕴含着丰富的中华传统文化，是人文与生命科学有机结合的系统整体的医学知识体系。为中华民族繁衍昌盛做出了重要贡献，对世界文明进步产生了积极影响。

中医药是中华民族的伟大创造，是我国自主创新的优势领域，在服务人类健康、弘扬中华文化、构建和谐社会和建设创新型国家中具有重要作用。

二、中医的科学内涵

中医学是研究人体生命健康与疾病防治的医学科学，其科学内涵主要表现在以下几方面。

1. 不断丰富发展的理论体系有效地指导着人体的养生保健、医疗实践，形成理、法、方、药有机统一的中医理论体系。

2. 强调人体阴阳平衡、脏腑协调、形神统一、天人相应，注重人体内部整体恒动及与自然、社会和环境的和谐生存状态。

3. 运用望、闻、问、切四种诊法，收集人体的外在信息，通过综合、分析、判断人体的整体状态（证候），确定相应治疗原则和方法。

4. 中医药、针灸、推拿等丰富的诊疗手段和方法，疗效可靠，毒副作用小。

三、中医的文化特征

中医药作为中华民族的瑰宝，蕴含着丰富的中华文化和人文精神，是我国文化软实力的重要体现。其"天人合一"的整体观念、"形神统一"的方法论特征以及"大医精诚"的伦理追求，是中华文化的集中体现。

1. 以整体观为核心的生、长、壮、老、已的动态生命观

中医学强调人体内部、人与自然是一个有机的整体，人体的生命活动是一个不断变化的动态过程。

2. 以阴阳平衡为理论基础的人体动态平衡观

中医学认为，"阴平阳秘，精神乃治，阴阳离决，精气乃绝"。"生病起于过用"，疾病的发生乃阴阳"两者不和"。强调"谨察阴阳所在而调之，以平为期"，从而达到"阴平阳秘"的平衡状态。

3. 强调"治未病"的预防保健思想

"治未病"包括未病先防、既病防变和病后防复，体现了中医早期干预的思想。在养生保健方面，强调"正气存内、邪不可干"；提出"上古之人，其知道者，法于阴阳，和于术数，食饮有节，起居有常，不妄作劳，故能形与神俱，而尽终其天年，度百岁乃去"。

4. 医乃仁术、大医精诚的道德伦理观

中医学把治病救人作为医生的道德底线，把医德修养作为衡量医生素质基本要求，把"大医精诚"作为医生的医德医术至高追求。

5. 儒、释、道对中医养生学的影响

儒、释、道是中国传统文化中三足鼎立的思想体系，其哲学思想渗透于中医养生理论之中，体现了中医养生学奠基于中国古代哲学基础之上的这一鲜明特色，同时，中医养生方面的实践又将儒、释、道思想合理内容广泛运用并充分发挥。儒家在"主中庸、倡中和"思想的指导下，提出了"仁者寿"的养生思想，形成了中医道德养生的理念和方法。佛家以"超尘脱俗、追求解脱"思想为主旨，创立了佛家气功养生法，丰富了中医"养神""固精""节欲"等养生内容。道家"崇尚自然，清静无为"的思想创制了以道家气功为代表的众多的养生术，丰富了中医养生理论体系。

四、中医理论与实践的先进性

中医学之所以经几千年的历史而不断发展，并日益为世界所重视，显示出强大的生命力，是由中医理论与实践的先进性所决定的。

1. 根据人体的健康状况和生命信息把握疾病动态变化，注重形神统一，在养生、保健、治疗与康复等方面采用早期干预理念与方法，有效地实现了维护健康，防止疾病发展的目的。

2. 以辨证论治为主的个体化诊疗模式，实现了阴阳平衡、脏腑和调的以人为本的医疗保健目标。

3. 强调天人相应，注重人与自然、社会和环境的和谐生存状态为主的健康维护，是当代人类健康追求的方向。

4. 具有中医药、针灸、推拿等丰富的诊疗手段和方法，注重人体功能的整体调节，激发人体的抗病能力和康复能力。

5. 中医简、便、验、廉的诊疗手段在实现医学目标中发挥重要作用，可有效地解决健康需求不断增加、诊疗技术飞速发展与医疗保健费用不断增高等矛盾。

第二部分　享受中医

中医学注重人与自然、社会和谐生存状态，以效果可靠、毒副作用小的特点，在养生保健方面具有独特的优势。

一、中医养生保健的概念

1. 养生

养即是保养、调养、护养；生即生命、生存、生长。

2. 保健

保健即保护、维护健康。

3. 养生保健

养生保健即遵循生命发展规律，以中医理论为指导，采取各种方法保养机体，增强体质，促进健康，预防疾病，达到延年益寿的目的。

二、中医养生保健医疗的优势

1. 丰富的养生保健知识与广泛的民众实践基础。

2. 中医"治未病"理念与实践具有养生防病、早期干预的优势。

3. 亚健康的普遍存在对中医药的需求不断增加。

4. 几千年的医疗实践证实中医药对常见病、多发病、慢性病、传染性疾病以及疑难病等具有良好疗效。

三、中医养生保健医疗的基本原则

（一）"天人相应"，顺乎自然

中医学认为，必须遵循自然界的变化规律，顺乎自然界的运动变化来护养调摄，才能实现人与天地阴阳的协调平衡。

"天人相应"学说，是中医学顺应自然养生保健的理论基础，"春夏养阳，秋冬养阴"是人体适应四时阴阳变化规律的体现，春生、夏长、秋收、冬藏，自然界四时季节的变化，阴阳交替的规律，直接影响万物的生长壮老已。顺应四时的变化规律，调整饮食起居，炼形调神，达到保全"生气"，养生保健，延年益寿的目的。

《素问·四气调神大论》云："春三月，此谓发陈。天地俱生，万物以荣。夜卧早起，广步于庭，被发缓形，以使志生……此春气之应，养生之道也。逆之则伤肝，夏为寒变，奉长者少。"

"夏三月，此谓蕃秀，天地气交，万物华实，夜卧早起，无厌于日，使志无怒，使华英成秀，使气得泄，若所爱在外，此夏气之应，养长之道也。逆之则伤心，秋为痎疟，奉收者少，冬至重病。"

"秋三月，此谓容平。天气以急，地气以明，早卧早起，与鸡俱兴，使志安宁，以

31

缓秋刑，收敛神气，使秋气平，无外其志，使肺气清，此秋气之应，养收之道也。逆之则伤肺，冬为飧泄，奉藏者少。"

"冬三月，此谓闭藏。水冰地坼，无扰乎阳，早卧晚起，必待日光，使志若伏若匿，若有私意，若已有得，去寒就温，无泄皮肤，使气亟夺，此冬气之应，养藏之道也。逆之则伤肾，春为痿厥，奉生者少。"

（二）身心合一，形神共养

形：即形体、躯体；神：广义的指一切生命活动，狭义的指人体的精神、意识、思维活动，是形之主、生命活动的统帅。人之三宝"精""气""神"，中医重视人体整体调摄，提倡形神共养，达到形体健壮而精力充沛。《黄帝内经》"上古之人，其知道者，法于阴阳，和于术数，食饮有节，起居有常，不妄作劳，故能形与神俱，而尽终其天年，度百岁乃去"。

"形神统一"的健身方法是养生保健的最佳方式。如太极拳、八段锦、五禽戏等，这种形体和意念的有机结合能够使人体达到"形与神俱"的养生目的。

"调情志，重养德"：是中医养生理论的重要内容，《黄帝内经》强调："恬惔虚无，真气从之，精神内守，病安从来？"

"调情志，安脏腑"："七情"包括喜、怒、忧、思、悲、惊、恐七种情绪，七情的条达与脏腑功能的正常有着密切关联，中医认为每一个脏腑都对应于一种情志——"心主喜，肺主忧（悲），脾主思，肝主怒，肾主恐（惊）"。调畅情志有利于脏腑功能协调、气血运行正常。

导引气功：通过对身心两方面进行自我锻炼，调整脏腑气血功能，使身体达到最佳平衡状态。气功养生有调身、调心和调息三个环节，通过站、坐、卧、行等不同姿势，呼吸自然、集中意念，达到养心、调神、健体的作用。

（三）动静结合，协调平衡

静：精神上的清静。心静→气清→神凝→心定。动：形体上运动和劳动。心神宜静，形体宜动，动静结合，保持协调平衡，符合生命活动的客观规律。

《黄帝内经》云："五劳所伤，久视伤血，久卧伤气，久坐伤肉，久立伤骨，久行伤筋。"

倡导"动静结合"的养生保健方法。

（四）调整阴阳气血，协调脏腑功能

药膳、针灸、中药等，具有调整脏腑功能、增强机体的抗病能力、延缓衰老等作用。

食养、药膳概念："神农尝百草""药食同源"。

孙思邈《备急千金要方》云："不知食宜者，不足以存生也……是故食能排邪而安脏腑，悦神爽志，以资血气。若能用食平病，释情遣疾者，可谓良工。""夫为医者，当须先洞晓病源，知其所犯，以食治之。食疗不愈，然后命药。"

按摩、针灸具有补益脏腑精气、调节机体平衡与通畅经络气血的作用。

中药具有养生保健、延缓衰老的作用。常用补气养阴、健脾补肾、疏肝理气等中药，药如人参、西洋参、冬虫夏草、黄芪、麦冬、当归、枸杞子、黄精、炒麦芽等。

第三部分　发展中医

《中共中央国务院关于深化医药卫生体制改革的意见》（中发〔2009〕6号）提出："要坚持中西医并重的方针，充分发挥中医药作用。"

一、关键

正确认识中医（资源、载体、领域、外交）。

二、核心

自立自强，坚持主体发展，使中医药在人类健康事业中发挥更大作用。

三、重点

推进继承创新，有效利用现代科学技术，促进中医药特色优势的发挥。

四、难点

1. 对中医药维护健康和弘扬中华文化的作用认识。
2. 提高中医传承创新能力，丰富完善中医理论体系。
3. 中医药养生保健作用与防病治病能力。
4. 中医诊疗技术开发和推广。
5. 中医药与现代科学技术进一步融合。

五、战略目标

1. 推广中医药养生保健知识，提高国民健康素质。
2. 提高中医防病治病能力，拓宽中医药服务领域。
3. 完善中医医疗服务体系，扩大中医覆盖面。
4. 加强中医药创新体系建设，为全民健康提供科技支撑。
5. 发展中医药相关产业，成为服务国民健康的有效资源。
6. 提高中医原创思维对西医学的贡献度和中医诊疗模式对人类健康事业的贡献度。

六、重点任务

（一）加强中医药的推广普及

加强中医药科普宣传，推广普及中医药养生保健及防病治病知识；积极开展中医健康教育、健康咨询等活动，大力推广具有中医特色、适合我国国情和民众生活习俗的养生保健方法与技术，如太极拳、五禽戏，药膳等；推广亚健康中医诊疗方法，提高全民健康素质。

（二）繁荣发展中医药文化

中医学蕴含着丰厚的中华文化，是中华文化传播与推广的有效载体，对促进中华民族的伟大复兴具有重要作用。

中医药文化建设应纳入国家文化发展战略，做好中医药非物质文化遗产保护传承工作，完善保护传承机制。弘扬"大医精诚"的职业道德，构建和谐的中医发展氛围；加强中医药文化资源开发利用，打造中医药文化品牌。

（三）推进三大工程建设，提高中医药自主创新与防病治病能力

1. 岐黄工程——以丰富和发展中医药理论为主要任务，着重解决中医药理论传承与创新的重大科学问题。

加强濒于失传的古医籍抢救工作，全面系统地整理中医药古医籍中的学术精华；深入开展藏象学说、经络学说、证候理论、经络腧穴、方剂配伍与中药药性等关键理论问题的基础研究；开展基于临床实践的养生、预防、诊断和治疗等重大理论问题研究；探索适于中医特点的理论研究方法，建立中医研究的方法学体系。开展濒于失传的中医诊疗技术和散在民间的具有显著疗效秘方验方的抢救工作。

2. 仲景工程——以提高防病治病能力为主要任务，拓宽中医药服务的优势领域。

全面开展中医养生保健方法和技术的研究，深入开展中医防治常见病、多发病及重大疾病诊疗方法的研究，提高中医诊疗重大传染性疾病、非传染性疾病的能力和应对突发性公共卫生事件的能力，提高重大疾病的早诊早治率，降低重大疾病发病率和病死率，使突发流行性传染性疾病得到有效控制，全面提高我国医疗卫生保健水平。

3. 时珍工程——以中药研发、标准建设、疗效评价和共性技术研究为主要任务。

研究适合中医药自身发展规律的前沿技术与方法；加强中医药基础标准、技术标准和管理标准的研究；重点建设中医药疗效评价体系，开展适合中医理论与实践的前沿技术、中医诊疗技术、中药炮制技术、中药资源可持续利用技术和中药制药关键技术的研究与开发；培育疗效显著、拥有自主知识产权、能够满足临床需要的中药新药。

（四）推进中医药国际发展

随着越来越多的国家和地区高度重视传统医药的巨大价值和市场潜力，中医药的国际化发展面临着新的历史机遇和挑战。

本着"高水平，多层次，宽领域"的国际发展策略，加强中医药国际合作与交流，促进中医药的国际发展。

1. 开展高水平中医药科学研究的国际合作，加强中医药的学术交流。

2. 在境外合办示范中医院，派遣中医药医疗队，拓宽中医医疗与保健服务领域。

3. 扩大招收国外留学生，或在境外合办中医药院校，大力培养中医药人才。

4. 将中医药纳入双边文化年或文化节的宣传内容，举办国际中医药博览会，或通过电视、网络、报刊等宣传媒体，大力宣传中医药知识，推进中华文化走向世界。

5.加强中医药标准建设，引领中医药发展方向。

总之，中医药是传统的，因为它经历了五千年的发展历史；同时中医药又是现代的，因为它能不断与时俱进解决当代防病治病问题；中医药是中国的，它根植发展于中国；中医药是世界的，它在人类健康中发挥着不可替代的作用。中医学理论体现了中华文化的核心内涵，中医学理论体系的特点和丰富的诊疗手段在当今社会人类养生保健、防病治病方面显现出巨大优势，应在充分认识中医学理论与实践的先进性的基础上，发扬中医药的特色和优势，为人类健康做出更大的贡献！

（《部级领导干部历史文化讲座2009》国家图书馆2010年）

发展中医　弘扬中华优秀文化

文化的概念内涵十分丰富。广义的文化指人类创造的物质和精神财富的总和，既包括世界观、人生观、价值观等意识形态内容，也包括自然科学和技术，语言和文字等非意识形态部分。文化是人类社会实践的产物，由人所创造，为人所特有，由人来传承发展，有了人类社会必然形成相应文化。

中医学是我国各族人民在几千年生产生活实践和与疾病做斗争中逐步形成并不断丰富发展的医学科学。中医学起源和发展于中国，它蕴含着丰富的中华优秀文化，是中华优秀文化传承弘扬的重要载体，是人文与生命科学有机结合的系统整体的医学知识体系。

一、中医文化与中华文化

在几千年的发展进程中，中医学蕴含了丰富而深厚的中华文化精华，形成了中医文化特色，体现在哲学、人文与生命科学的有机结合。中医文化作为中华文化的重要组成部分，是中医学理论与实践的精神财富和思想基础，也是发展中医学的灵魂和动力。

如何深刻认识中医文化，提高中医文化的认同感，理清繁荣发展中医文化的思路，是摆在我们面前的重要任务。近年来，学术界围绕着中医文化的核心内涵进行了广泛的讨论，基本形成了共识。作为全国政协委员，在全国政协十一届三次会议上，我们提交了《发展中医，繁荣中华文化》的提案，建议通过中医服务民众健康，传承弘扬中华优秀文化，为中华民族的伟大复兴贡献力量。

二、中医学的科学内涵

中医学是研究人体生命健康与疾病防治的医学科学，其科学内涵主要表现在以下几方面。

1.有效地吸取哲学、天文、地理以及人文等自然与社会科学成就，形成系统完整的生命科学知识体系。几千年来，不断丰富发展的理论有效地指导着人们的养生保健与医疗实践，形成理、法、方、药有机统一的中医理论体系。

2.强调天人相应、阴阳平衡、脏腑协调、形神统一、"正气存内，邪不可干"，注重人体内部整体恒动以及与自然、社会和环境的和谐生存状态，是人类健康追求的方向。

3.运用望、闻、问、切四种诊法，收集人体的外在信息，通过综合、分析、判断人体的整体状态（证候），确定相应的治疗原则和方法。这种辨证论治的理论与实践既充分体现了以人为本的个体化诊疗模式，又能够有效实现早期干预的医学"战略前移"的目标。

4. 中医药、针灸、推拿等丰富的诊疗手段和方法，注重人体功能的整体调节，激发人体的抗病能力和康复能力。一方面疗效可靠、毒副作用小，另一方面能有效解决健康需求不断增加、诊疗技术飞速发展与医疗保健费用不断增高等矛盾。

三、中医文化的核心内容

中医学蕴含着丰富的中华文化和人文精神，是中华优秀文化软实力的重要体现。

1. 中医学的哲学思维

以"天人合一""形神统一"为核心，强调人体内部、人与自然是一个有机的整体的生、长、壮、老、已的动态生命观，认为人体的生命活动是一个不断变化的动态过程。以阴阳平衡为理论基础的人体动态平衡观，认为"阴平阳秘，精神乃治，阴阳离决，精气乃绝"，疾病的发生是阴阳"两者不和"所致，强调"谨察阴阳所在而调之，以平为期"，从而达到"阴平阳秘"的平衡状态。

2. 中医学的诊疗理念

强调"治未病"的早期干预的养生保健思想；运用司外揣内、以象测内的逻辑思维与悟性思维相结合的辩证逻辑为主的诊断思维模式；平衡阴阳、协调脏腑、扶正祛邪的治疗观念。

3. 中医学的道德伦理观

"医乃仁术"的价值取向、"大医精诚"的医德医术是中医不懈追求的理想信念。治病救人是医生的道德底线，医德修养是衡量医生素质基本要求，大医精诚是医生的医德医术至高追求。

四、中华文化对中医理论形成与发展的促进作用

中医学根植于中国文化，中国传统文化是中医萌生、成长的土壤。中医文化是中华优秀文化不可分割的组成部分。中医文化来源于"天人合一"的哲学思想，以阴阳五行作为生命和自然界的基本属性，以取类比象的方法来认识生命运动的基本规律，是一种生命文化，是有关生命与疾病的认知文化。

中华传统文化既是中医理论形成的基础，又是发展中医理论的动力。《周易》《河图》《洛书》等形成的哲学观、宇宙观、整体观、变易观，是中医学独特理论体系形成的基础。《黄帝内经》把中华文化应用于认识健康领域，标志着中医学理论体系的形成。

中医学的许多理念和《周易》相通，并逐步地融入儒、释、道的文化精神，吸收了自然科学成果，逐渐形成独特的理论体系。中医学关于养生的方法、技术和丸散膏丹的制备与道家文化密切相关，如道家"道法自然""恬惔虚无"与重视"精、气、神"的保精、练气、存神的养生方法以及倡导内丹（静功）、导引（动功）等大大促进了中医养生理论的发展。有关医德的观念，渗透了中国传统道德理念，深受儒家文化的影响，如"主中庸、倡中和"，"仁者寿"的主张，促进形成中医道德养生的理念。佛教传入中国以后，中医养生吸收了许多佛学理念，如"修禅""安神""养心""修炼"等，使中医更加重视养心宁神的养生与治疗方法。

37

《伤寒杂病论》确立了中医辨证论治的理论体系，其诊治疾病体现了丰富的整体思维、辩（辨）证思维与中和思维。如"千般疢难，不越三条"的病因观，"见肝之病，知肝传脾，当先实脾"的整体治疗观，"观其脉证，知犯何逆，随证治之"辨证治疗观等。可以说，历代中医名著的问世与中医重要理论的形成，既汲取中华文化的先进理念，又促进了中医理论与实践的丰富发展。

中医学具有广泛和深厚的民众基础和社会基础，之所以历经几千年的历史而不断发展，并日益为世界所重视，显示出强大的生命力。一方面，是由中医理论与实践的先进性所决定，集中表现在一直有效地指导着人们的养生保健、防病治病。另一方面，中医学有着丰富深厚的中华优秀文化底蕴，蕴含着中华民族在从传统走向现代过程中追求健康的智慧，得到中华民族的广泛认同。

五、发展中医，传播中华文化

正确认识中医，高度重视中医学在服务人类健康中传播中华优秀文化的不可替代的重要作用。同时，要避免两种倾向，一是忽视中医文化的深刻内涵及其作用，二是过分夸张中医文化而忽视中医学的医学科学本质。因此。首先我们必须自立自强，坚持中医学主体发展，使中医药在维护人类健康、繁荣中华文化中发挥更大作用。第二要立足提高能力，坚持自主创新，有效利用现代科学技术，不断提高中医药防病治病能力，拓宽服务领域。第三深刻认识中医学理论的文化底蕴以及在维护健康和弘扬中华文化中的作用，不断丰富完善中医理论体系，积极创造中医发展的和谐宽松环境，使中华民族创造的这一宝贵财富得到发扬光大。

（一）加强中医学知识的推广普及

随着人们生活水平的提高，养生保健意识的增强，中医不仅能治疗"已病"，更要发挥"治未病"优势，有效实现服务健康关口前移。采取群众看得懂、听得懂、喜闻乐见的形式，在社会广泛营造运用中医药的良好氛围，提高民众对中医药的认知度，使中医药进社区、进农村、进学校、进家庭，让群众了解中医药、享受中医药，如冬病夏治的机理、煎药的流程、理疗的途径、针灸推拿的作用、中药保健方的服用方法、中医养生方法与技术等，促进中医药在医疗保健服务中发挥更大作用。

（二）繁荣发展中医文化

将中医文化建设纳入国家文化发展规划。加强中医药文物、古迹保护，大力推进中医药非物质文化遗产的保护传承，加大对国家级非物质文化遗产名录项目的保护力度，为国家级非物质文化遗产中医药项目代表性传承人创造良好传承条件。加强中医文化基地（中心）建设，大力推进中医知识与文化的普及传播，加强中医药文化资源开发利用，打造中医药文化品牌。积极营造全社会尊重、保护中医学知识与文化和关心、支持中医药事业发展的良好氛围。

（三）推进中医药国际发展

充分利用现代信息网络技术，借助媒体、报纸、期刊、学术会议等途径与手段，加强中医药科普知识广泛宣传；完成一批用于中医药国际医疗、教育和科普宣传的教材、中医经典医籍的翻译和编撰；建立激励机制，加大对中医药学术期刊国际发展的支持力度，促进中医药期刊走向世界；加强世界非物质文化遗产和世界记忆工程的中医药项目的保护，积极拓宽中医文化走向世界的途径和渠道，全面展示中医药的安全性、有效性、科学性、实用性及其与西医药的互补性，使中医学与中医文化获得更广泛的民众认知和认同，造福于民众健康。

中医学理论思想体现了中华优秀文化的核心内涵，中医学理论体系和丰富的诊疗手段在当今社会人类养生保健、防病治病方面体现出巨大的优势。充分认识中医学理论与实践的先进性，发扬中医学的特色和优势，必将为人类健康与繁荣中华优秀文化做出更大贡献！

（《中医杂志》2011 年第 1 期）

上篇　发展中医

中华优秀文化建设的战略思考

胡锦涛总书记在耶鲁大学演讲时指出："中华民族在漫长历史发展中形成的独具特色的文化传统，深深影响了古代中国，也深深影响着当代中国。现代中国强调的以人为本、与时俱进、社会和谐、和平发展，既有着中华文明的深厚根基，又体现了时代发展的进步精神。"党的十七大提出"弘扬中华文化，建设中华民族共有精神家园"。弘扬中华优秀文化，增强中华民族的向心力，凝聚中华民族共同理想和信念，不断提升国家的软实力，为国家的可持续发展创造良好的国内外文化环境，这既是我国构建和谐社会的基本要求，更是促进中华民族伟大复兴的必然选择。

一、从文化概念分析认识中华优秀文化

文化的概念内涵十分丰富。广义的文化指人类创造的物质和精神财富的总和，既包括世界观、人生观、价值观等意识形态内容，也包括自然科学和技术，语言和文字等非意识形态部分。文化是人类社会实践的产物，由人所创造，为人所特有，由人来传承发展，有了人类社会必然形成相应文化。

在世界文明发展史上，有巴比伦文明、古埃及文明、古印度文明、古希腊文明、古罗马文明等，唯有中华文明五千余年绵延不断，传承至今。

文化是一个群体（国家或民族、企业、家庭）在一定时期内形成的思想观念、行为规范、风俗习惯、文学艺术、生活方式、风土人情、代表人物等，以及由这个群体形成共识而进行的一切活动。

文化的概念应用十分广泛，表述略异，代表着不同的内涵。如传统文化指有悠久的历史积淀，形成一定传承脉络的文化，其中有优秀内涵，也有糟粕存在，强调传统常给人以厚古薄今之感。中国文化指中国几千年形成的文化积淀，强调地域性则有厚中薄西狭隘之嫌，又有失民族大家庭之弊。

中华文化博大精深、源远流长。中华文化包括文学、艺术、宗教、武术、中医、饮食文化、民族风俗、传统节日、建筑风格、服饰、各种学科（天文学、数学、地理、海洋等）等。

从世界范围看，中华文化是一个独立发展的体系，有一个连续不断的发展过程，具有空间上的统一性、时间上的连续性。中华文化"强调时空统一、'天人合一'、知行合一、情景合一，强调整体至上、人伦道德、中庸和谐等"，这些中华文化的精华深深融入中华民族的血脉中。

中华文化具有很强的包容性与强大的自我更新机制与能力，19世纪中叶以来，中国传统文化的现代转型，将传统文化与现代化，将民族精神与时代精神，将本土文化与

外来文化，相调节、相整合、相超越而更新自我。这一时期，中国社会由传统的农业文明向现代工业文明、科技文明转变，中华文化随之发生深刻变化。随着西方文化的不断楔入，在与中华文化矛盾冲击的过程中，中华文化与西方文化互相会通融合，经过长期的历史积淀与传承，而形成纵贯古今、融汇中西，具有主旋律导向的中华优秀文化。

1988年在巴黎的一次世界性会议上，80多名诺贝尔奖获得者达成共识："如果人类要在21世纪生存下去，必须上溯2540年去吸收中国以儒家思想为代表的不朽文化。"

因此，深刻认识中华优秀文化在社会发展中的历史与现实作用，大力弘扬中华优秀文化，对于增强中华民族凝聚力和提升国家软实力具有极其重要的意义。

二、中华优秀文化的核心内涵和价值取向

文化作为民族凝聚力的根本要素，对国家经济、政治等社会生活的各个方面，有着巨大的作用力和影响力。文化资源、人文环境和民族素质，是国家社会保持可持续发展的重要因素。深入发掘中华优秀文化核心内涵和价值取向，大力推进继承、保护、弘扬和利用，将为国家经济建设和社会发展提供强大的精神动力。

（一）中华优秀文化的核心内涵

中华传统文化经历数千年的积淀，在思想、学术、哲学、教育、典章、道德、文字、文学、艺术、地理、医药、科技、建筑以及衣食住行、民间习俗等各个方面，都有着丰富的内容和鲜明的特色，堪称一座包罗万象的文化宝库，激励着中华民族世世代代不断去探索自然界和人类社会，创造出新辉煌。

首先，中华文化的核心内涵体现在对自然界规律的认识上，《易经》说"天行健"，"地势坤"，"穷则变，变则通，通则久"。自然界一切事物都是客观存在的，是不以人的意志为转移的，它们有自己运动变化规律。人类生活在自然界中，时刻受自然界的影响，必须遵从自然界中的一些规律，所谓"天人合一""天人相应"，并且在生活中形成一些大家共识的规则而共同遵守。

其次，中华优秀文化的核心内涵体现在和合文化，倡导和合共进、求同存异的发展观，两千多年前，儒家文化、佛家文化与道家文化是中华文化的三大主流，儒、释、道构成了中华文化的总体格局，其许多先进的理念是中国优秀文化的核心与灵魂。儒家文化最鲜明的特征是"和"，和合、和谐、仁爱，孔孟提出"修身、齐家、治国、平天下"，强调"仁者爱人""和为贵""君子和而不同"理念，具有极高的思想境界。后世形成的和顺文化，和是美好生活追求的目标，顺指和谐发展的规律。贯穿中心的总方向是不变的，这便是中华优秀文化的内核——美好和谐，摒除邪恶，期望全人类一起走向理想的美好和谐境界。

第三，中华优秀文化的核心内涵体现在"多元一体"的文化认同。几千年来，中华民族历经磨难而绵延不绝，一个重要原因就是有着深厚的文化传统和强烈的文化认同。中华民族共有的核心价值观念、道德准则、民族精神，是国家统一、民族团结、社会稳定的思想基础，是中华优秀文化的重要组成部分，是中华民族团结和谐的文化内核，是国家统一意志的集中体现。

第四，中华优秀文化的核心内涵体现在注重因时变革、不断创新的精神。《礼记·大学》"苟日新，日日新，又日新"，《盐铁论》"明者因时而变，知者随事而制"等，表明一个民族的文化，如果没有这种精神，就会失去创造力，甚至衰亡。这也是优秀文化的生命力之所在。正是由于中华文化所具有的独特的创造力，它才得以不断丰富发展，源远流长，博大精深。

中华优秀文化内涵十分丰富，特别是"自强不息"的向上精神，"天下兴亡、匹夫有责"的爱国情操，"民为邦本、民贵君轻"的民本思想，"积善之家，必有余庆"的道德价值观，"己所不欲，勿施于人"的处世之道，以及尊师重教、勤俭持家、吃苦耐劳的传统美德等，凝聚着中华民族，代代相传。

（二）中华优秀文化的价值取向

1. 完善与时俱进的中华优秀文化核心价值观，形成中华民族的共识

当前，我国正处于一个历史性的大转折、大发展时期，在我们这样一个有着众多人口的经济文化比较落后而且发展很不平衡的国家，进行如此深刻的转向市场经济和调整结构的巨大变革，这是人类历史上前所未有的重大课题。人们的利益关系面临新的调整，思想观念、生活方式受到冲击，各种思想异常活跃并错综复杂。同时，我国还长期面临发达资本主义国家经济、科技优势的压力和西方意识形态渗透的影响。在这种情况下，更加需要我们弘扬中华优秀文化，构建中华民族共有的精神家园。

中华优秀文化起源发祥于中国，经过几千年的去伪存真、去粗取精、不断地扬弃、改造和更新，形成了中华民族的共有财富。这是中华民族几千年来创造的文明成果，在社会主义现代化建设中保持着旺盛的生命力，对现实生活给予永不枯竭的推动力，充分体现了中华文化发展的动态本质。

文化是一个民族的灵魂，既要广收博采、熔铸万物，又必须保持其鲜明的个性和独立的品格。古今中外许多事实证明：国家要独立，不仅政治上、经济上要独立，思想文化上也要独立。在经济全球化趋势日益发展的新形势下，民族文化的发展面临着难得的机遇和严峻的挑战。各种思想文化相互影响，相互激荡，竞争日趋激烈。文化领域的竞争，不仅表现在文化产品的市场覆盖上，更表现在文化理念与价值观的渗透上。而后者的影响往往更加深远。由于中华文化深厚的基础和强大的生命力，特别是我们党对文化建设的正确领导，我国新时期的文化建设取得了巨大的成就。但是，外来文化的影响不容忽视，要大力弘扬中华优秀文化，振奋民族精神，努力提高民族文化产品的质量及国际竞争力，增强中华文化主体发展的活力，旗帜鲜明地反对和坚决抵制一切腐朽思想文化的侵蚀。

把中华优秀文化建设与党的执政纲领结合起来，中华优秀文化是社会主义核心价值体系的坚实基础，是增强民族凝聚力、建设国家软实力的关键，是弘扬中华民族精神与形成中华民族共识与认同的核心。

2. 坚持主体发展，形成纵贯古今、融汇中西、引领未来的文化价值取向

弘扬中华优秀文化，首先要深入挖掘、揭示支撑中华民族几千年思想文化的儒、释、道的思想观念中具有恒久价值的理念、范畴、命题、原理。同时，要结合社会实际和时代发展，对中华文化资源进行现代转换，给以创新阐释和价值重建，发展其中富有价值的先进文化。

继承和发展中华优秀文化成果。任何时代的文化，都离不开对文化传统的继承，任何民族的文化，都不可能抛弃民族的传统而重新开始。文化建设不能割断历史，我们民族历经沧桑，创造了人类发展史上灿烂的中华文化，形成了具有强大生命力的文化传统。包含着思想观念、礼仪制度、思维方式、价值取向、道德情操、生活方式、风俗习惯、宗教信仰、文学艺术、科学技术等不同层面的丰富内容。这些优秀文化遗产，几千年始终保持延续发展，维系着民族成员的心理纽带，对于中华民族的繁衍、统一、稳定和自立于世界民族之林发挥了巨大作用。

发展中华优秀文化必须自尊、自信、自强，因为他是中华民族伟大复兴的必然选择。

三、中华优秀文化在世界文明中地位和作用

中华优秀文化对人类的进步和发展产生了广泛而深远的影响。我们的祖先发挥聪明才智，创造了发达的物质文明和光辉灿烂的精神文明，为世界文明的发展做出了不可磨灭的贡献。

（一）古代物质文化

发达的古代物质文化，既体现在农业和手工业方面，也体现在以"四大发明"为代表的古代科技发明创造等方面。

1. 农耕文明发祥地之一

农耕生产是人类社会从蒙昧状态走向文明社会的重要标志、是人类文明形成发展的动力。黄河中上游和长江中下游地区发展早期的农耕生产，出现了原始农耕文化，使中国成为世界上最早的农耕文明的重要发祥地之一。中国古代农业发达，农业技术发展全面，无论是耕作技艺、品种改良、水肥管理，还是各种农具的发明和改进，都达到古代世界的先进水平，成为农耕文明的一大典范，对于世界农业文明的发展做出了巨大贡献。

2. 手工业领先世界

冶金技术长期领先于世界各国。瓷器是我国古代伟大的发明之一，我国有"瓷器大国"和"世界瓷国"的美称，瓷器的生产技术长期领先于世界。养蚕缫丝技术的发明和不断改进，为人类纺织文化做出了一大贡献。造船事业更是遥遥领先世界，明初郑和七下西洋，远达非洲东海岸，堪称历史壮举，他所乘船只是当时世界上最大的船只。当时绘制的航海图早已蜚声中外，在海外交通史和航海技术史研究上具有重大价值。

3. 科技长期领先于世界

"四大发明"对整个人类文明的发展进程做出了巨大的贡献。中国古代的发明创造浩如烟海，占据世界领先地位的远不止四大发明。据1975年出版的《自然科学大事年表》记载，明代以前，世界上重要的创造发明和重大的科学成就大约300项，其中属于中国的大约175项，占总数的57%以上，我国古代领先于世界的科技成就在天文历法、

数学、医学等方面表现得十分突出。

（二）辉煌灿烂的传统文化

中国创造出了世界上独具特色的文化。劳动人民和无数的哲人先贤，以其丰富的精神文明成就，不断充实着世界思想文化宝库。美国研究中国问题的专家费正清先生指出："对于社会学家来说，中国在人类学、社会学、经济学、政治学及历史学方面的文献记载，就某些时代或某些领域而言，远比西方丰富、翔实。"古代文学创作、精粹鸿篇不胜枚举，春秋战国诸子哲学、先秦散文、汉魏传经事业、汉赋、唐诗、宋词、元曲、明清小说异彩纷呈。艺术美不胜收，绘画、雕塑、音乐、舞蹈、书法等优秀作品，在世界上享有盛名。史学也是中华文明的重要组成部分，中国古代史学之发达，史料之丰富，史学理论之丰厚和史学体例之完备，是世界仅有的。李约瑟曾说："中国所能提供的古代原始资料比任何其他东方国家、也确比大多数国家都要丰富……中国则是全世界最伟大的编纂历史传统的国家之一。"教育事业兴旺发达，长期走在世界前列，像孔子那样具有深远影响的教育家，在世界上是独一无二的。我国汉代太学是世界上最早出现的以研究学问、培养人才为目的的高等学府。

（三）中华文化对世界文明的发展影响深远

古代中国，作为东方文明的中心，对世界文明的进步影响深远，贡献巨大。古代中国同世界各国的交往是逐步发展的。首先是周邻的国家和地区，如朝鲜、日本、东南亚，以后逐渐扩展到印度、波斯、阿拉伯，最后是欧洲、东非和北非。与之相适应，中华文化先后出现了东渐和西传的局面。

1. 中华文化对亚洲国家的影响

中华文化不同程度地传播到亚洲的一些地区和国家。中华文化对东方世界的影响，是广泛、博大、深远的，它们至今还保存在东方各国特别是日本、朝鲜等国的语言、文字、思想、宗教、文学、艺术、饮食、服饰以至于风俗习惯里。

特别是目前韩国等国家以中华民族的节日、人物以及以我国文化内涵为主体的著作申报世界文化遗产，一方面证实中华文化的国际影响，另一方面要高度警惕中华优秀文化的流失。

2. 中华文化对欧洲影响

中国的物质文明为欧洲的文艺复兴和近代化奠定了物质基础。中国的丝绸、瓷器等产品自古以来就为西方各国人民所喜爱。四大发明对世界文明发展史的贡献是世所公认的，可以说中国古代科技起了开启西方近代文明先河的作用。在《中国科学技术史》的序言中，李约瑟先生说："谁要是不嫌麻烦，从头至尾读完这本书，我相信他会惊奇地看到，欧洲从中国汲取去的技术是何等的丰富多彩！"中国的伦理哲学、政治理想，尤其是儒家思想对欧洲的启蒙主义运动产生过巨大的影响。通过来华耶稣会士的传播，欧洲不少重要的思想家，都曾对中华文化发生兴趣。伏尔泰、卢梭、孟德斯鸠、狄德罗、霍尔巴赫、爱尔维修、魁奈等，都不同程度地受到中国学术思想的影响。中国哲学对于德国近代哲学也有广泛的影响。

中华优秀文化是中华民族 5000 年间不断取其精华、去其糟粕后的宝贵财富，她曾创造出世界上最辉煌灿烂的古代文明，长期走在世界的前列，并对世界文明的发展进程起了巨大的推动作用，产生至为深远的影响。今天，中华优秀文化不断传承创新，会以其丰富的内涵，与时俱进为全世界、全人类做出贡献。

四、制约中华优秀文化传承与发展的主要因素

（一）观念性因素

民族虚无主义、自信心不足以及对中华文化认识存在偏见、甚至否定，严重影响着中华优秀文化的传承发展。这种人不但歪曲中国历史，而且对我们伟大的以爱国主义为核心的民族精神，源远流长的灿烂文化也恣意抹杀。在一些人的笔下，我们的民族不仅"愚昧""丑陋"，而且充满"奴性"、安于现状、逃避现实等等。一个民族的精神被矮化、丑化，优秀的文化和文化传统被否定、抹杀，民族独立的历史被嘲弄、糟蹋。

（二）教育问题

中华文化知识浅薄与文化素质降低普遍存在。当前，在教育中普遍忽视对学生进行传统文化教育，在弘扬中华民族传统文化方面还做得不够，表现为年轻人缺少理想信念，最起码的基础文明不懂，学习无目的，贪图享受，缺乏吃苦耐劳的精神。这些问题现象恰巧与中华民族传统文化倡导的吃苦耐劳、奉献社会、遵纪守法、孝敬父母等优良品德相违背。因此必须在基础教育中加强中华文化普及，使中华优秀文化代代相传。

（三）西方文化的强劲影响

随着西方文化产品的多渠道大量输入，西方社会的政治理念、价值观念、意识形态和生活方式使本土文化、民族传统受到极大影响。比如，一些优秀的传统伦理道德遭到不同程度的破坏，这就引发了严重的社会问题，比如诚信危机，再如"孝"，现在尽管人们已经较之过去有了更为雄厚的经济基础来孝敬老人，但很多人孝心缺失，孝敬父母不是有心无力，而是有力无心等等。

（四）体制机制因素

文化事业与产业管理体制与中华民族的伟大复兴目标不相适应。我国文化管理在许多方面不同程度存在条块分割、多头管理、政企不分等问题，没有真正形成"大一统"的国家体制。法规政策不完善，尚没有发展文化产业的基本大法，文化产业领域内的一些基本法也处于缺失状态，导致地方在文化立法上受到限制，增加了地方立法的难度。文化传播方式落后。我国的演出业、影视业、出版业等诸多文化产品的传播，仍停留在传统技术基础上，运用高新技术创新不够，与发达国家存在较大差距，导致文化产品缺乏吸引力和竞争力。

五、坚持中华优秀文化的主体发展

（一）中国共产党的正确领导与多元文化发展的先进理念，是发展中华优秀文化的巨大优势

改革开放以来的文化建设实践，我国逐渐形成建设中国特色社会主义文化的基本理论和基本政策，这就是发展面向现代化、面向世界、面向未来的民族的、科学的、大众的社会主义文化，以不断丰富人们的精神世界，增强人们的精神力量。坚持马克思列宁

主义、毛泽东思想和邓小平理论在意识形态的指导地位，用"三个代表"重要思想统领社会主义文化建设。坚持"二为"方向和"双百"方针，培育"四有"公民，大力发展先进文化，去粗取精，在内容和形式上积极创新，不断增强中国特色社会主义文化的吸引力和感召力。正是对这些思想的积极实践，更加深刻认识到中华优秀文化建设的必要性、紧迫性。

中华优秀文化建设必须解放思想，转变观念，遵循社会主义精神文明建设的特点和规律，适应社会主义市场经济发展的要求，树立新的文化发展观。要不断深化对文化地位和作用、文化发展方向、文化发展动力、文化发展思路、文化发展格局、文化发展目的的认识，坚决冲破一切妨碍发展的思想观念，坚决改变一切束缚发展的做法和规定，坚决革除一切影响发展的体制弊端，做到思想上不断有新解放，理论上不断有新发展，实践上不断有新创造。大幅度提高我国文化的整体实力和国际竞争力，推动中华文化走向世界。

（二）致力形成与中国特色社会主义道路发展相适应的优秀文化体系，是兴党兴国的战略抉择

中华优秀文化建设应具有先进性、信仰性、普适性、民族性。形成中华民族的认同和共识与核心价值观和系统完整的文化体系。中华优秀文化建设是发展国家的动力，凝聚民族的灵魂。要牢牢把握先进文化的前进方向，用"三个代表"重要思想统领社会主义文化建设，不断增强中国特色社会主义文化的吸引力和感召力。

文化是一个民族和国家赖以生存和发展的重要基础，也是区别于其他民族和国家的重要标志。文化的力量，深深熔铸在中华民族的生命力、创造力和凝聚力之中。继承和发扬中华优秀文化，着眼于世界文化发展的前沿，吸取世界各民族的长处，不断创造具有鲜明时代特点、适应改革开放和现代化建设要求的社会主义文化。实现弘扬主旋律和提倡多样化的统一，使中华优秀文化真正实现大发展、大繁荣。

（三）弘扬中华优秀文化是建设社会主义核心价值体系的基础

党的十六届六中全会强调，社会主义核心价值体系是建设和谐文化的根本。建设社会主义核心价值体系，必将有力地推动构建社会主义和谐社会的伟大进程。大会指出，马克思主义指导思想，中国特色社会主义共同理想，以爱国主义为核心的民族精神和以改革创新为核心的时代精神，社会主义荣辱观，构成了社会主义核心价值体系的基本内容。这一概括既突出了我们党和国家的指导思想，又强调社会主义理想信念的重要作用；既继承吸收中国文化的优秀传统，又结合当今社会主义精神文明的本质特征，指明了社会主义和谐文化的发展方向。

六、加强中华文化载体建设，推进中华文化的广泛传播

（一）中医药在防病治病中传播中华文化的作用

中医根植于中国文化，中国传统文化是中医萌生、成长的土壤。中医是中华民族优秀传统文化不可分割的组成部分。中医文化来源于"天人合一"的古老哲学思想，以阴

阳五行作为生命和自然界的基本属性，以取类比象的方法来认识生命运动的基本规律，是一种生命文化，是有关生命与疾病的认知文化。中医药的许多理念和《周易》相通，以后逐步地融入儒、释、道的文化精神，吸收了自然科学成果，逐步形成独特的理论体系。中医药关于养生的技艺和丸散膏丹的炮制与道家文化有很密切的联系。关于医德的观念，渗透了中国的传统道德理念，明显受到儒家文化的影响。佛学说传入中国后，中医的养生文化吸收了许多佛教的理念精华。比如，中医讲的养心治心就是接受了佛教的理念等。

中医药文化是中华民族优秀传统文化的重要组成部分，是中医药学发生发展过程中形成的精神财富和物质形态，是中华民族几千年来认识生命、维护健康、防治疾病的思想和方法体系，是中医药服务的内在精神和思想基础。可以说，中医药文化是传统文化传承的重要载体，对中华民族的繁衍和发展起到了非常重要的作用。因此，发展中医药、服务民众健康，就是弘扬中华优秀文化，推进中华文化的广泛传播，走向世界，促进中华民族的伟大复兴的重要内容。

（二）中华饮食对传播中华文化的作用

中华饮食文化涉及"饮"与"食"两个方面。"饮"主要指代表酒类和非酒类饮料茶等；"食"则是我国长期形成的以五谷为主食，蔬菜、肉类为副食的传统饮食。中华饮食文化作为中华优秀传统文化的组成部分，是民族心理、生活方式长期积淀的结果，其内涵反映了饮食活动过程中饮食品质、审美体验、情感活动、社会功能等所包含的独特文化意蕴。

1. 酒文化

中华酒文化以道家哲学为源头，庄周主张，物我合一，"天人合一"，齐一生死。追求绝对自由、忘却生死利禄及荣辱，是中华酒文化的精髓所在。在中华文学艺术中，酒文化无所不往，它对文学艺术家及其创造的登峰造极之作产生了巨大深远的影响。因醉酒而获得艺术的自由状态，这是古老中华的艺术家解脱束缚获得艺术创造力的重要途径。"李白斗酒诗百篇，长安市上酒家眠，天子呼来不上船，自称臣是酒中仙。"（杜甫《饮中八仙歌》）"元四家"中的黄公望也是"酒不醉，不能画"。"书圣"王羲之醉时挥毫而作《兰亭序》，"遒媚劲健，绝代所无"。自由、艺术和美是三位一体的，因自由而艺术，因艺术而产生美，这种境界是中华酒文化精神的典型体现。文人为从酒的诗情中寻找灵感，去升发更畅美的诗篇；政治家们把酒当风，豪迈痛饮中，彼此间不知不觉架起了诗一样的彩虹；外交家们以之为媒，杯杯香浓，让人体会到的，不仅是中华民族好客的心地，更是这个严肃的民族诗性的另一面，体现了"酒文化"的生动侧面。

酒能活血通络，适量饮用有益于健康，但饮酒不可过量，酗酒伤身损寿、贻害无穷。

2. 茶文化

茶文化倡导的"陶冶情操""和静礼人"等社会功能。唐代刘贞亮在《茶十德》中曾将饮茶的功德归纳为十项：以茶散郁气，以茶驱睡气，以茶养生气，以茶除疠气，以茶利礼仁，以茶表敬意，以茶尝滋味，以茶养身体，以茶可雅志，以茶可行道。茶文化是雅静、健康的文化，茶道中的"清""寂""廉""美""静""俭""洁""性"等，侧重个人的修身养性，通过茶艺活动来提高个人道德品质和文化修养。以"和"为核心的茶道精神，以茶敬客，提倡和诚处世，以礼待人，建立和睦相处、相互尊重、互相关心的新型人际关系。

3. 食文化

中国人膳食，不仅是一日三餐、解渴充饥，它往往蕴含着中国人认识事物、理解事物的哲理。食文化已经超越了"吃"本身，寓有更为深刻的社会意义。通过中西交流，我国的饮食文化又出现了新的时代特色。如于色、香、味、型外又讲究营养，中华饮食就其深层文化内涵可概括成精、美、情、礼四个方面。

（1）精：是对中华饮食文化的内在品质的概括。孔子说过："食不厌精，脍不厌细。"这种精品意识作为一种文化精神，却越来越广泛、越来越深入地渗透、贯彻到整个饮食活动过程中。选料、烹调、配伍乃至饮食环境，都体现着一个"精"字。

（2）美：体现了饮食文化的审美特征。中华饮食之所以能够征服世界，重要原因之一，就在于它美。这种美，是指中国饮食活动形式与内容的完美统一，是对臻美味道和外在形状的完美统一，它给人们带来的不仅是味觉的体验，更是一次审美愉悦和精神享受的饕餮之旅。

（3）情：这是对中华饮食文化社会心理功能的概括。饮食，不仅是简单的解饥渴，它实际上是人与人之间情感交流的媒介，是一种别开生面的社交活动。庆功祝福、婚丧嫁娶、送往迎来，人们都习惯于在饭桌上表达心情，这是饮食活动对于社会心理的调节功能。中华饮食是"饮德食和、万邦同乐"的哲学思想和由此而出现的具有民族特点的饮食方式。

（4）礼：是指饮食活动的礼仪性。中国饮食讲究"礼"，这与我们的传统文化有很大关系。《礼记·礼运》中说："夫礼之初，始诸饮食。""三礼"中几乎没有一页不曾提到祭祀中的酒和食物。礼指一种秩序和规范。座席的方向、箸匙的排列、上菜的次序……都体现着"礼"。它不简单地是一种礼仪，它更是一种内在的伦理精神。这种"礼"的精神，贯穿在饮食活动过程中，从而构成中国饮食文明的逻辑起点。

中国饮食文化作为中华文化的重要组成部分，是一种广视野、深层次、多角度、高品位的悠久区域文化，是中华民族几千年生产和生活实践中，创造、积累形成的宝贵物质财富及精神财富。

（三）儒、释、道在传播中华文化中的作用

儒、释、道学既凝聚着中华文化的精华，又是传承中华优秀文化的载体。大力推广国学知识，传播佛教、道教中的文化精髓，有利于中华文化广泛传播。释家文化最鲜明的特征是强调"慧"，智慧、般若、觉者、顿悟、禅悟；强调"大智大慧""明心见性"。道家文化最鲜明的特征是强调"生"，贵生、乐生、全生、养生、长生；强调"人人得一生"。许多文化理念对促进社会发展具有积极作用。

加强中华优秀文化载体建设还应推进文化走出去战略，如大力推进孔子学院、孔子中医学院建设，推进中华武术传播，充分发挥传媒传播文化作用、开发新型文化产品等，加强文物保护、非物质文化遗产保护、推进中华再造善本工程与中华医藏工程等等。

　　总之，弘扬中华优秀文化是传承中华文明的需要，是发展中华民族文化的需要，是提高综合国力的需要。丰富中华优秀文化理念、制定中华优秀文化发展战略、拓宽发展文化载体、完善推进措施，实现代表先进文化前进方向的中国共产党引领中华民族伟大复兴的宏伟目标。

2012 年 5 月 21 日在第二届尼山论坛上的报告 2012 年 6 月 8 日在太湖文化论坛中医药发展（高级别会议）上的报告

中医学是弘扬中华文化的重要载体

党的十七届六中全会提出建设社会主义文化强国的战略目标，指明党和国家文化发展的前进方向。推进文化改革发展，提高全民文化素养与共识，必须充分利用我国深厚的文化底蕴和丰富的文化资源，建设与其相适应的、凝聚中华民族力量的、体现社会进步与时代发展的富强民主和谐的文化强国。

文化的概念内涵十分丰富。广义的文化指人类创造的物质和精神财富的总和，既包括世界观、人生观、价值观等意识形态内容，也包括自然科学和技术，语言和文字等非意识形态部分。文化是人类社会实践的产物，由人所创造，为人所特有，由人来传承发展，有了人类社会必然形成相应文化。

2010 年 6 月习近平副主席在出席澳大利亚皇家墨尔本理工大学中医孔子学院授牌仪式上指出：中医药学凝集着深邃的哲学智慧和中华民族几千年的健康养生理念及其实践经验，是中国古代科学的瑰宝，也是打开中华文明宝库的钥匙。中医学是中华民族的伟大创造，其理论与实践凝聚着中华文化精华，在维护人类健康中对传播弘扬中华文化具有不可替代的作用。

一、中医学与中华文化

中医学是我国各族人民在几千年生产生活实践和与疾病做斗争中逐步形成并不断丰富发展的医学科学，它蕴含着丰富的中华优秀文化，是人文与生命科学有机结合的系统整体的医学知识体系。

中医学植根于中华文化土壤，是中华文化传承的重要载体，它既有自然科学的内涵，也有丰厚的人文哲学底蕴。中医学在形成发展过程中，不断汲取中国古代儒、释、道等诸家文化的精华，形成了中医文化特色。中医文化作为中华文化的重要组成部分，是中医学理论与实践的精神财富和思想基础，也是中医学不断发展的灵魂和动力。

中华文化促进了中医理论的形成和发展，同时中医学也承载着中华优秀文化的核心内涵，体现在哲学、人文与生命科学的有机结合。中医学蕴含的中华文明动静结合的哲学思维、人与自然和谐的整体理念、形神统一的个体化辨证论治诊疗模式、理法方药有机统一的治疗艺术以及医乃仁术、大医精诚的道德修养，至今有效地指导着人们维护健康与防病治病，是中医理论与实践先进性的集中体现。

二、中医学凝聚着深厚的中华优秀文化

文化是民族的血脉，是人民的精神家园。在我国五千多年文明发展历程中，各族人民紧密团结、自强不息，共同创造出源远流长、博大精深的中华文化，为中华民族发展壮大提供了强大精神力量，为人类文明进步做出了不可磨灭的重大贡献。

中华优秀文化是中华传统文化的精髓，是中华民族凝聚力、向心力的思想基础，具有高度的民族文化自觉与广泛的社会认同，无论是"天行健，君子以自强不息"拼搏精神，"地势坤，君子以厚德载物"包容理念，以及"通变""和合"的整体思维，还是仁、义、礼、智、信的文化修养等，在中医理法方药中都有鲜活的体现。

中华优秀文化在中医学中的核心内涵主要体现以下几方面。

1. 中医学的哲学思维

以"天人合一""形神统一"为核心，强调人体内部、人与自然社会是一个有机的整体的生、长、壮、老、已的动态生命观，认为人体的生命活动是一个不断变化的动态过程。以阴阳平衡为理论基础的人体动态平衡观，认为"阴平阳秘，精神乃治，阴阳离决，精气乃绝"，疾病的发生是阴阳"两者不和"所致，强调"谨察阴阳所在而调之，以平为期"而达到"阴平阳秘"的人体平衡状态。

2. 中医学的诊疗理念

"治未病"的养生防病治病思想，有效指导未病先防、既病防变、病后防复的早期干预的健康维护目的；司外揣内、以象测内的逻辑思维与悟性思维相结合的辩证逻辑为主的诊断思维模式，体现以人为本的辩证论治为主的个体化诊疗思维，实现平衡阴阳、协调脏腑、扶正祛邪的整体治疗观念。

3. 中医学的道德伦理观

一是"仁者寿"的道德养生观；二是"恬惔虚无，真气从之，精神内守，病安从来"的心理养生方法；三是"医乃仁术"的价值取向；四是"大医精诚"的医德医术追求。道德与心理健康既是个体养生的追求，也是社会进步的体现。治病救人是医生职业道德的底线，医德修养是衡量医生素质基本要求，大医精诚是医生的医德医术至高追求。

三、中医学是弘扬中华优秀文化的重要载体

中医学根植于中华民族，中华文化是中医萌生、成长、发展的土壤。中医学把古代"天人合一"的哲学思想、以阴阳五行作为生命和自然界的基本属性，以取类比象的方法来认识生命运动的基本规律，汲取历代优秀文化理念与人的生命现象与疾病的认知有机结合起来，形成中医学人文与生命科学相结合的理论特色。

中华文化既是中医理论形成的基础，又是发展中医理论的动力。《周易》《河图》《洛书》等形成的哲学观、宇宙观、整体观、变易观，是中医学理论体系形成的基础。

《黄帝内经》把中华文化应用于认识生命、健康与疾病，是中医学理论体系形成的标志。中医学的许多理念受《周易》影响，并逐步融入儒、释、道的文化精髓，吸收了自然科学成果，逐渐形成独特的医学理论体系。中医学有关医德的观念，深受儒家文化

的影响，如"主中庸、倡中和""仁者寿"的理念，形成中医道德养生文化。中医学许多养生方法、技术和丸散膏丹的炮制与佛家、道家文化密切相关，如佛家"禅定"，道家"道法自然""恬惔虚无"与重视"精、气、神"的炼气、保精、存神的养生方法以及倡导内丹（静功）、导引（动功）等促进了中医养生理论的发展。

《伤寒杂病论》确立了中医辨证论治的理论体系，把中医理论应用于临床实践。其诊治疾病体现了整体思维、辩（辨）证思维与中和思维。如"千般疢难，不越三条"的病因观，"见肝之病，知肝传脾，当先实脾"的整体治疗观，"观其脉证，知犯何逆，随证治之"的辨证治疗观等。可以说，历代中医名著的问世与重要中医理论的形成，既汲取当代中华文化的先进理念，又有机地结合了对人的整体把握与疾病发生发展规律的认识，促进了中医理论与实践的丰富发展。

中国医学史上，有"不为良相，愿为良医"，以张仲景为代表的医学大家；也有许多著名的跨文化学者，亦道亦医者如葛洪、孙思邈，亦僧亦医者如鉴真、慎柔，亦儒亦医者如朱丹溪、陈修园等，他们深厚的文化底蕴与中医理论的时代创新和精湛诊疗技术，对中医学术的发展起到积极的推动作用。

概言之，中医学与中华优秀文化水乳交融，从医生到患者，从养生到治病，从理论到实践，中医学有效地传承着中华优秀文化，尤其是在防病治病的医疗保健实践中，使中华文化不断传播并弘扬光大，为人民健康事业发挥了重要作用。

中医学承载着中华优秀文化又不同于其他传统文化，体现在中医学理论指导实践，实践中凝练升华理论，中华优秀文化有机地贯穿其中；特点是中医学立足基于人的健康与疾病的认识，融合于人的防病治病知识与人文理念，人文与生命规律息息相关。如中医养生文化与道家、佛家养生文化的区别在于，中医养生追求的是健康防病、延年益寿，而道家与佛家养生追求的是成仙与佛，不同的目标，成就了各自不同的养生理念与方法。再如中医和西医区别，中医学是治人的医学，在人身上发现问题，解决问题，更重视人文艺术与整体观念在防病治病的作用，从人的整体上把握健康维护与疾病的防治；西医是治病的医学，是建立在科学实验的基础上，从动物到人，离人文相对较远，从微观上分析健康与疾病调治。

中医学具有广泛和深厚的民众基础和社会共识，之所以经几千年的历史而不断丰富发展，且日益受世界医学界重视，显示出强大的生命力。一方面是由中医理论与实践的先进性所决定，集中表现在至今有效地指导着人们的养生保健、防病治病。另一方面，中医学蕴含着丰富深厚的中华优秀文化底蕴，凝聚着中华民族从传统走向现代过程中追求维护健康、抵御疾病的智慧，得到中华民族的广泛认同，是有效传承、传播与弘扬中华优秀文化的重要载体。

四、维护健康，促进中华文化走向世界

正确认识中医，坚持中医理论与实践的主体发展，使中医学在维护健康、防病治病与繁荣发展中华文化中发挥更大作用。首先要深刻认识中医理论与实践的先进性与深厚的中华文化底蕴；其次要科学评价中医学在维护健康和弘扬中华文化中的重要作用；第

三要致力传承创新，提高中医防病治病能力，不断丰富发展中医理论体系，使中医学在服务人类健康中传播弘扬中华优秀文化。

中医学是中华民族的伟大创造，是我国自主知识产权的优势领域，推进中医学在维护人类健康中发挥更大作用，对传播中华文化，促进中华民族的伟大复兴具有重要作用。

（一）传播中医知识，繁荣中华文化

随着医学模式的转变、回归自然的呼声与人们生活水平的提高和健康意识的不断增强，中医不仅对治疗慢性病、复杂疑难性疾病以及突发传染性疾病有确切疗效，更能发挥"治未病"优势，对养生与亚健康等防治疾病关口前移的优势凸现。

采取民众对中医药看得见、听得懂、喜闻乐见的形式，科学推广中医学知识，提高社会对中医知识的认知度。组织中医专家走基层、进社区、进农村、进家庭，通过为广大民众普及中医防病治病知识和方法技术，使民众了解中医药人文信息，掌握中医药防病治病方法，熟悉中医防病治病理念、冬病夏治机制、煎药流程、理疗途径、针灸推拿作用、中药膏方服用方法与中医养生知识等，让百姓真正体会到中医药方便、快捷、安全有效与整体调节的优势，营造社会重视中医药的良好氛围，引导民众早期应用中医学防病治病的技术和方法，从而达到不得病、少得病、晚得病的目的，促进中医学在民众医疗保健服务中发挥更大作用。

高度重视中医文化建设的重要作用，加强中医药文物、古迹保护，做好中医药非物质文化遗产保护传承工作，加大对国家非物质文化遗产名录项目的保护力度，为国家级非物质文化遗产中医药项目代表性传承人创造良好传承条件，确保中医学术后继有人、代代相传。

坚持文化体制改革的正确发展方向，推进中医文化建设，弘扬大医精诚的职业道德，开展中医文化普及教育，加强宣传教育基地建设。加强中医文化资源开发利用，打造中医文化品牌。加强舆论引导，营造全社会尊重、保护中医学知识传承与创新的氛围，通过中医知识的传播，繁荣发展中华优秀文化。

（二）发挥防病治病作用，弘扬中华文化

中医学根据人体的健康状况和生命信息把握疾病动态变化，运用望、闻、问、切四种诊法，收集人体外在信息，通过综合、分析、判断人体的整体状态（证候），确定相应的治疗原则和方法。体现了以人为本、早期干预的个体化诊疗模式。这种诊疗模式对健康维护与治疗原因不明或多因素导致的疾病具有独特优势。

因此，不断提高中医传承创新与防病治病能力，特别是在临床实践中，坚持中医在治人中升华理论，突出人文与生命活动结合的理论特色以及整体观念、辨证论治的优势，通过临床实践与研究，不断创新丰富中医理论，升华中华文化。

坚持中医主体发展，推进自主创新，不仅是发展中医学的根本途径，也是弘扬中华文化的有效措施，更是不断满足人类健康需求的巨大动力。必须以提高防病治病能力为根本，以提高自主创新能力为核心，以服务人类健康为目标。坚持基于中医临床实践的自主创新，坚持基于文献与理论研究的传承创新，坚持有效利用现代科学技术，引进、

53

消化、吸收后再创新，在传承创新中，传播弘扬中华文化。

（三）服务人类健康，推进中华文化走向世界

中医学为中华民族繁衍昌盛做出了重要贡献，对世界文明进步产生了积极影响。随着全球社会经济进步、人类生存环境、健康观念、疾病谱与医学模式的变化，一方面中医理论与实践的优势更加凸现，另一方面也对中医学创新发展提出了更高的要求。

规划中医学国际发展战略，探索中医文化走向世界的途径和渠道，展示中医药的安全性、有效性、科学性、特殊性及其与西医药的互补性，使中医学与中华文化得到世界更广泛认同。倡导中医外交理念，创造条件，通过中医防病治病的优势领域，为国外人民健康服务，实现中华文化的有效传播。建设一批与孔子学院相适应的中医临床基地，为中华文化可持续传播奠定务实有效的载体。充分利用现代信息技术和网络技术，借助媒体、国际会议、报纸期刊等，加强中医知识宣传与中华文化传播。加大对中医药学术期刊国际化进程的支持力度，促进中医药期刊走向世界；加强中医药非物质文化遗产和世界记忆工程的保护，促进中华民族的伟大复兴。注重培养造就一批临床能力强、科研水平高、能够把握中医药发展方向的领军人物，立足引领未来，造就一流的人才队伍。

中医学是传统的，又是现代的；中医学是中国的，又是世界的。中医学理论思想体现了中华优秀文化的核心内涵，中医学理论体系特点和丰富的诊疗手段在当今社会人类养生保健、防病治病方面体现出巨大的优势。充分认识中医学在弘扬传播中华优秀文化中的重要作用，发扬中医药的特色和优势，必将为人类健康以及繁荣中华文化做出更大贡献！

（《求是创新》中共中央党校出版社 2012 年，
部分内容发表于《人民日报》2012 年 2 月 22 日）

保持和发扬中医理论与实践的先进性

中医是我国医疗卫生保健体系的重要组成部分，在维护人民健康、提供医疗保健服务方面发挥着重要作用。50 年来，中医事业的发展取得了令人瞩目的成绩，但在发展过程中也存在着一定的问题。未来 15 ～ 20 年，是中医发展的重要战略机遇期。因此，认清中医发展中存在的问题，并提出解决问题的对策，对促进中医事业的健康发展具有重要意义。

一、中医发展面临的机遇

1. 人类对健康需求提高为中医发展带来了广阔空间

随着社会经济的发展，老龄化社会的到来，人们的健康理念发生了转变，更加注重生活质量的追求，对预期寿命、特别是预期健康寿命的要求也越来越高。这给中医学"以人为本""天人相应""形神统一"的健康观念，"治未病"的诊疗思想和养生保健方法提供了广阔空间，在当今社会，中医学能够更好地适应健康需求的转变和延年益寿的需要。

随着生命科学的发展，医学模式发生了根本的转变，由生物医学模式转变为生物－心理－社会－环境医学模式。研究生命活动的整体行为、演化规律及生命系统各部分间的关系，以及疾病的发生、发展和转归，是医学科学发展的趋势，这种趋势恰恰与中医的整体观念相符合，为中医学融入并促进现代生命科学的发展提供了良好前景。

疾病谱的改变与新发流行性、传染性疾病不断出现是当今疾病发生发展的主要特征。而中医恰在治疗心身疾病、自身免疫性疾病与代谢性疾病方面，以及在应对病因不明的突发流行性传染性疾病时均具有明显的优势，这为充分发挥中医药在医药卫生体系中的作用提供了广阔空间。

随着我国新型农村合作医疗制度和加强农村三级卫生预防网的建设，中医诊疗方法简便、疗效可靠、副作用较小、诊疗费用低廉的优势将进一步得到发挥，有利于解决我国农村医疗卫生工作的根本问题。

2. 现代科技迅猛发展为中医科技创新带来新的机会和空间

21 世纪东西方哲学理念的碰撞交流，自然科学与人文科学间交叉、渗透、融合，新技术、新方法不断出现，新兴学科不断产生，形成了一大批交叉学科，以生命科学、生态科学、信息科学和系统生物学为前沿学科的世界科学技术正朝向整体、系统方向迅猛发展。中医学重视整体的思维模式、人文科学与自然科学融合的学科属性、独具特色的中药复方组合用药形式和针灸等非药物干预手段，越来越引起世界生命科学领域的重视。特别是"天人相应"理论和个体化诊疗模式对现代医疗模式认识的改变、中药复方组合用药形式对现代新药研发模式的变化、针灸推拿等非药物疗法对治疗观念的转变等都产生了重大影响。中医理论与实践的先进性给现代科学提出了新的命题，而现代生命科学朝向整体与综合发展的趋势也为中医发展提供了新的机会和空间。

中医学与现代科学技术间的不断交叉、渗透、融合和相互借鉴、相互促进，为中医科技创新能力的提高和中医科学研究方法体系的建立创造了条件，现代科学技术的迅猛发展为中医发展提供了前所未有的机遇。

3. 政府高度重视为中医发展提供了保障

我国政府高度重视中医药对经济社会发展的促进作用。目前，"中医药的传承与创新"已被列入国家"十一五"与中长期发展规划优先主题；十六届六中全会提出"大力扶持中医药和民族医药发展"是构建和谐社会的重要举措；温家宝总理在全国人大十届四次会议上强调"要支持中医药事业的发展，充分发挥中医药在防病治病中的重要作用"；吴仪副总理在中国中医研究院成立50周年暨更名为中国中医科学院庆典大会上指出"要继承发展中医药事业，努力加强中医药创新体系建设，充分发挥其在疾病防治方面的独特作用，造福于中国人民和世界人民"。国家"973"计划设立了中医理论基础研究专项；国家不但在科技支撑计划中加大了对中医药防治重大、疑难疾病及常见病、多发病的支持力度，而且也增加了体现中医药自主创新的部门科技经费和科研机构科技经费的支持；中医临床研究基地建设已经纳入了国家"十一五"计划。这些均表明政府对中医工作的日益重视，为中医的发展提供了政策保障，财政保障和人力资源保障。

二、中医发展仍面临严峻的挑战

我们必须清醒地认识到，中医在面临难得发展机遇的同时，也面临着严峻的挑战。中医理论有待丰富、中医科学研究方法与诊疗技术有待创新、中医养生保健作用与防病治病能力有待增强、基层中医医疗卫生保健服务网络有待完善、中医信息化与标准化建设有待加强、中医知识有待普及、国际交流与合作有待进一步扩大，及中医药管理体系不健全、经费投入与其他领域相比仍有较大差距、基础设施薄弱、优秀人才缺乏等，仍是制约中医理论与实践发展的主要问题。同时，行业外对中医缺乏正确认识，以及西医学的迅速发展对中医的冲击，如用西医标准衡量和评价中医、用西医的方法、手段研究中医等。这些问题仍制约着中医的发展，影响着中医在我国医疗卫生保健体系中作用的发挥。

三、中医理论与实践的先进性

中医学起源和发展于中国，研究人类生命过程以及抵御疾病、维护健康的科学。它蕴含着中华传统文化的丰富内涵，是以人文与生命科学有机结合的知识体系。其天人相应、形神统一的理论有效的指导着临床实践，在理论与实践方面仍然具有先进性。中医学先进的理论和实践方法，在中华民族五千年的繁衍昌盛中发挥了重大作用，至今仍在维护人类健康中发挥着重要作用。其理论与实践的先进性主要体现在以下几个方面。

第一，中医根据人体的健康状况和疾病的动态变化，采用"治未病"的干预措施与方法，有效地实现了维护健康、防止疾病发展的目的。

第二，中医建立了以"辨证论治"为主的个体化诊疗模式，真正达到了"阴平阳秘、脏腑协调"的"以人为本"医疗保健最高境界。

第三，中医注重人与自然及社会的和谐生存状态为主的健康维护，仍是当代人类健康追求的目标。

第四，中医具有中药、针灸、推拿等丰富的诊疗手段和方法；治疗中注重人体功能的调节，激发人的抗病能力和康复能力；针灸等非药物疗法具有毒副作用低等优势。

第五，中医简、便、验、廉的诊疗手段在实现医学目标中发挥重要作用；可有效地解决健康需求不断增加、诊疗技术飞速发展、医疗保健费用过高等问题。

四、保持和发扬中医理论与实践的先进性是中医发展的重要任务

面临良好的发展机遇，我认为中医发展的关键是如何正确认识中医理论与实践的先进性；重点是如何有效利用现代科学技术，促进中医药优势特色的发挥；核心则是如何使中医药在人类健康事业中发挥更大作用。因此，充分认识保持和发扬中医理论与实践的先进性具有重要的现实意义。

1. 立足主体是中医发展的根本

保持和发扬中医理论与实践的先进性，就要从根本上强化中医主体发展意识，在继承的基础上发展中医，兼容多学科研究成果，提高中医防病治病能力，不断拓宽中医服务领域，充分发挥中医在防病治病中的重要作用，建设具有中国特色的医疗卫生保健体系。

中医养生保健和防病治病能力的提高，以及中医医疗卫生保健网络的建设，是完善中医医疗卫生保健体系的核心内容。重点应包括以下方面。

（1）提高中医养生保健和防病治病能力：全面开展中医养生保健方法和技术的研究，探讨如何发挥中医养生保健的优势是建设中医医疗卫生保健体系的重点研究领域。在全国范围内全面推广、普及和规范中医养生保健理念、方法和技术，使中医延年益寿与"治未病"的优势得到充分发挥，以提高国民健康素质，延长预期健康寿命和预期寿命。

深入开展中医预防和治疗常见病、多发病及重大疾病诊疗方法的研究，提高中医诊疗重大传染性疾病、非传染性疾病的能力和应对突发性公共卫生事件的能力，提高重大疾病的早诊早治率，降低重大疾病发病率和病死率，使突发流行性传染性疾病得到有效控制，全面提高我国医疗卫生保健水平。

（2）加强中医医疗卫生保健网络建设：建立健全中医医疗卫生保健网络，特别重视发挥中医药在新型农村合作医疗体系和城市社区医疗卫生保健体系中的作用，大力培养适宜人才，推广适宜技术，充分发挥中医特色优势，加强基层中医医疗示范基地建设，拓宽中医服务领域，提高城乡社区中医医疗卫生保健能力，促进"人人享有健康"目标

57

的实现。

力争到 2020 年，中医防病治病能力显著提高。在中医特色优势得到全面继承和发扬的基础上，中医药对常见病、多发病和重大疾病的防治能力显著提高，中医在我国医疗卫生保健体系中的作用明显增强，使 30%～50% 的患者接受中医治疗，80% 的城乡社区广大民众能够得到中医医疗保健服务。中医医疗卫生保健体系基本完善，建设覆盖农村和城市社区的中医医疗卫生保健服务网络，进一步完善县及县以上中医医院内涵建设，建设 50 个具有指导和示范作用的中医临床研究基地。

2. 自主创新是中医发展的灵魂

自主创新是一个民族生存发展的灵魂。提高中医自主创新能力，加强中医创新体系建设也是中医发展的灵魂。重视中医基础理论的传承，开展中医理论与临床的原始创新研究，完善中医理论体系，促进中医发展。有效利用现代科学技术，建立适用于中医的科学研究方法体系，使中医诊疗技术创新获得突破，才能真正促进中医的发展。

在保持和发扬中医理论与实践先进性的基础上，有效利用现代科学技术，提高中医自主创新能力，加强创新条件建设，是中医发展的关键。重点包括以下几方面。

（1）提高中医自主创新能力：发挥中医学的原创优势，借鉴和吸收现代科学理念与方法，开展中医学理论和科学研究方法的创新性研究；从中医诊疗原理出发，充分利用现代科学技术的最新研究成果，开展中医养生保健、诊疗方法的技术创新。

（2）加强中医创新条件建设：以建设国家中医科学研究基地、国家中医临床研究基地、国家中医实验室、国家中医工程中心为重点，建设以科研院所和高等院校为核心的中医知识创新体系和以科技企业为核心的中医技术创新体系，建立开放共享的中医科技创新平台，组建精干高效的创新团队，为中医自主创新能力的提高提供条件保障。

力争到 2020 年，自主创新能力显著提高。充分发挥中医原创优势，在中医理论、中医科学研究方法、关键科学问题与关键技术研究等领域的科技创新取得重大成果。中医科技创新体系基本完善。完善以国家中医药科研基地建设为核心的中医科技创新体系建设；建设具有国际领先水平的国家中医药实验室，形成一批代表国家水平的中医药创新团队。

通过对中医理论与实践先进性的正确认识和保持发扬，不断提高中医药的防病治病能力和科技创新能力，使得中医在人类卫生保健事业中发挥更大的作用。

（《中华中医药杂志》2007 年 1 月 22 卷 1 期）

坚持主体发展　推进自主创新

中医药是中华民族的伟大创造，是我国自主创新的优势领域；中医根据人体的健康状况和生命信息把握疾病动态变化，注重天人相应、形神统一，在养生、保健、治疗与康复等方面采用"治未病"理念与辨证论治方法，有效实现了维护健康，防止疾病发展的目的；在我国医疗卫生保健体系中乃至人类医疗卫生保健事业中发挥着不可替代的作用。对常见病、多发病以及重大疾病（传染性疾病）疗效确切；随着中医药现代化的推进，中医药健康产业已经成为许多省市的支柱产业，在国民经济发展中占有重要位置。

中医药不仅在国内有深厚的群众基础，在国际上也面临难得的发展机遇和挑战，要求我们必须大力推进中医药自主创新。

中医药创新发展面临以下主要问题：基于临床实践的中医药理论创新能力有待提高；蕴藏于古医籍中丰富的中医药知识、方法、技术有待于挖掘、整理、升华；中医药与现代科学技术有待进一步融合；中医药诊疗技术有待进一步开发和推广。

提高自主创新能力是发展中医药的战略选择，也是发展中医药的动力。创新型国家建设必然要求中医药行业树立创新精神，造就创新团队，形成有利于自主创新的体制机制；国家创新战略的实施既为中医药提高自主创新能力提出新的要求，国家"重大新药创制""重大传染病防治"两个重大科技专项的启动，为中医药的自主创新提供有力支撑，也为中医药科技发展提供了良好的机遇。

中医药自主创新的主要目标：丰富发展中医理论，保持和发扬中医理论的先进性，更有效地指导临床实践。提高中医养生保健与医疗服务水平，满足人们日益增长的防病治病需求。利用现代科学技术与方法，增强中医药优势与国际竞争力，在服务人类健康事业中保持我国中医药国际领先地位。

中医药自主创新的基本思路：坚持中医药主体发展，以提高防病治病能力为根本，以提高自主创新能力为核心，以服务人类健康为目标。

围绕这一思路，中国中医科学院启动了三大工程：即以中医药理论传承与创新为主要任务的岐黄工程、以提高中医药服务能力为主要任务的仲景工程和以中医药关键技术研究与开发为主要任务的时珍工程。

中医药自主创新需要深化改革，完善鼓励技术创新和成果转化的运行机制，构建支持自主创新的激励机制。建设以科研院所与高等院校为主体的知识创新体系和以企业为核心、产学研结合的技术创新体系。构建科学家自主选题、自主创新机制。

中国中医科学院大力加强中医药自主创新条件建设，推进中医药创新体系建设、中医临床研究基地建设、综合性中药新药研发技术大平台、中医药信息与数据研究平台以及国际合作交流平台。通过依托重大科研项目、重点学科和重点研究室、国际学术交流和合作项目，积极推进创新团队建设。注重培养造就一批临床能力强、科研水平高、能够把握中医药发展方向的领军人物。立足引领未来，造就一流的人才队伍。正确认识与科学评价中医药创新是把握中医发展方向的关键，坚定推进自主创新的信心与理念，正确认识中医药不断创新的历史与现实。营造中医药创新的文化氛围，弘扬崇尚科学、尊重知识、激励创新、宽容失败的风尚，倡导学术民主、鼓励学术争鸣，促进学术进步。

在大力推进自主创新的进程中，中医药必然会大有作为。中医药人必须统一思想，坚定信心，明确目标，突出重点，抢抓机遇，求真务实，不断提高中医药的自主创新能力和防病治病能力，为人类健康服务。

（《中国中医药报》2009 年 11 月 18 日）

推进中医药自主创新的战略思考

创新是一个民族进步的灵魂，是国家兴旺发达的源泉和动力。从中医中药、丝绸陶瓷、十进位制到"四大发明"，千百年来，中华民族不断创新，生生不息。党的十七大提出增强自主创新能力、建设创新型国家，这是中央把握全局、放眼世界、面向未来做出的重大战略决策。作为具有几千年发展历史、为中华民族繁衍昌盛做出巨大贡献的中医药，如何不断与时俱进、推进自主创新，提高防病治病能力，是我们面临的重要任务。

一、中医药是我国自主创新的优势领域之一

中医药是我国最具原创优势的领域。创新型国家的建设目标，既对中医药提高自主创新能力提出了更高的要求，也为中医药科技发展提供了良好的机遇。

目前，世界许多国家越来越重视中医药在医疗保健中的作用。中医药的国际合作已从民间医疗合作向政府间多领域合作转变。自 2004 年温家宝总理与意大利总理签署了两国政府间中医药合作项目后，中法、中韩、中俄等几十个国家政府间中医药合作取得可喜进展；近五年我院接待了 30 个部长级以上的外国政府首脑官员代表团，他们都期望在中医药立法、标准化建设、高层次人才培养、中医药治疗疑难病及科学研究等方面开展广泛合作。特别是我们与世界卫生组织合作进行传统医学标准与临床实践指南的研究，对促进中医药的国际发展具有积极作用。

当今社会中医药之所以越来越被重视，是由中医理论与实践的先进性所决定的。中医药理论与实践的先进性决定了中医药的优势和特色，主要体现在以下几方面。

1. 根据人体的健康状况和生命信息把握疾病动态变化，注重形神统一，在养生、保健、治疗与康复等方面采用早期干预理念与方法，有效实现了维护健康，防止疾病发展的目的。

2. 以辨证论治为主的个体化诊疗模式，实现了阴阳平衡、脏腑和调的以人为本的医疗保健目标。

3. 强调天人相应，注重人与自然、社会和环境的和谐生存状态为主的健康维护，是当代人类健康追求的方向。

4. 具有中医药、针灸、推拿等丰富的诊疗手段和方法，注重人体功能的调节，激发人体的抗病能力和康复能力；同时辨证用药及针灸、推拿等非药物疗法具有效果可靠、

毒副作用小等优势。

5. 中医简、便、验、廉的诊疗手段在实现医学目标中发挥重要作用，可有效地解决健康需求不断增加、诊疗技术飞速发展与医疗保健费用不断增高等矛盾。

这些优势的存在，为发展中医药事业、推进中医药的自主创新提供了良好的机遇。

二、推进中医药自主创新的基本思路

推进中医药的自主创新，必须处理好继承与创新的关系。没有继承就不能保持中医药优势与特色，没有创新，中医药发展就失去原动力。既保持发扬中医特色优势，又能有效利用现代科学成果，一直是中医药发展中需要解决的核心问题。因此，在推进自主创新的过程中，坚持主体发展，把握符合中医发展规律的创新方向是其关键。要强化以中医为主体的发展意识，坚持在继承的基础上创新。

提高自主创新能力，必须坚持基于中医临床实践的自主创新。必须坚持基于文献与理论研究、知识挖掘的原始创新，必须坚持有效利用现代科学技术，引进、消化、吸收后再创新。中医药自主创新的根本是提高防病治病能力，目标是不断提高临床疗效，服务于人类健康。要加强原始创新，重视中医基础理论的传承，开展中医理论的原始创新研究，丰富发展中医理论体系。要重视集成创新，有效利用现代科学技术，建立适用于中医的科学研究方法体系，使中医诊疗技术创新获得突破。要加强引进消化吸收再创新，充分吸收国外传统医学研究的先进技术和成果，结合我国中医发展的实际需要，加速中医自主创新发展。

三、推进自主创新是中医药发展的动力

1. 树立创新意识

创新能力的提高，首先要牢固树立创新意识。只有在强烈的创新意识引导下，人的创新潜力和聪明才智才能被充分挖掘出来，从而释放创新激情，培育出创新性成果。这就要求我们必须树立强烈的创新意识。尤其是鼓励广大科研人员积极创新，通过组织和参与各种创新实践活动或科学研究工作，最大限度地调动科研人员的创新积极性，形成人人推崇创新，人人勇于创新的良好氛围。其次，要注重创新思维的培养。创新思维的培养，必须要有丰富的中医药知识储备和长期的临床实践，既要掌握本领域的相关知识，了解最新研究进展，同时也要对整个国家，乃至世界的科技发展趋势有所了解，当新兴学科或新的技术出现的时候，能够及早认识到其对本学科的发展意义。第三，是创新方法和创新技能的训练。主要包括一般工作能力、实践能力、信息加工能力、创新成果表达能力等等，这些都是专家、学者培育和激发创新思维的基础。

2. 造就创新人才与创新团队

自主创新，人才为本。培养造就高素质具有创新精神和创新能力的中医药人才，直接关系到中医药事业的发展。因此，我们必须把人才队伍建设作为一项紧迫而重大的任务。采取有力措施，加快人才培养和创新团队建设。依托重大科研项目、重点学科和重点研究基地建设、国际学术交流和合作项目，积极推进创新团队建设，努力培养一批德

才兼备、国际一流的中医药科技人才，特别是要注重培养造就一批临床能力强、科研水平高、能够把握中医药发展方向的领军人物。为中医药自主创新提供人才资源。

3. 加快中医药创新平台建设

围绕着中医药创新能力的提高，必须加强三个平台建设。一是中医药临床研究平台，以中医优势病种临床研究为重点，积极探索符合中医药自身规律的研究方法和评价方法，不断提高临床疗效，促进名医、名科、名院建设，形成代表国家水平的中医临床研究基地。二是中医药科学实验研究平台，利用现代科学技术手段研究和发展中医药，加强基础研究，形成代表国家水平中医药科学实验研究平台。三是中医药信息与数据研究平台，立足在继承中创新，建设既包括古医籍研究，也涵盖了中医药学科研究基本数据的中医药信息与数据研究平台，形成特色鲜明的中医药知识挖掘与学术创新基地。

4. 正确认识中医药创新，营造创新文化与道德风尚

从神农尝百草到《本草纲目》问世、从中医药防治瘟疫流行到抗击 SARS、从治疗疑难病到防治艾滋病、肿瘤等，都体现了中医药不断创新的过程；正确认识与科学评价中医药创新是把握中医发展导向的关键，一方面，我们要坚定推进自主创新的信心与理念，另一方面要看到中医药不断创新的成果与事实。要努力营造创新文化氛围，弘扬尊重创新、宽容失败的道德风尚，倡导良好的职业道德，尊重学术民主，鼓励学术争鸣，推进自主创新。以良好的条件激励人才，以宽容的精神善待人才，充分发挥人才在自主创新中的核心作用。树立追求卓越、勇攀高峰的信心和勇气，坚持"以人为本，解放思想、宽容自信、科学求实、锐意进取、自强不息"的发展理念。坚持"自主创新，主体发展，和合共进"的发展方向。形成宽松、和谐、向上的发展氛围。

四、推进自主创新是中医药服务人类健康的需求

坚持继承与创新并重，立足推进自主创新，才能不断丰富发展中医药理论体系，使中医药理论的先进性得到进一步发挥，更有效的指导中医药临床实践；才能不断提高中医药防病治病能力，使中医药养生保健与医疗服务水平不断提高，服务领域不断拓宽，满足人们日益增长的防治疾病需求；才能不断发挥中医药科技原创优势，使中医药优势及国际竞争力不断增强；才能更有利于中华文化建设，有利于中华传统文化的弘扬与广泛传播；有利于中医药在构建和谐社会与小康社会中发挥更大作用。

在国家大力推进自主创新的进程中，中医药必然会大有作为。我们必须统一思想、坚定信心、理清思路、突出重点、抢抓机遇，不断提高中医药的自主创新能力和防病治病能力，为把我国建设成创新型国家而努力奋斗。

（《中医杂志》2008 年第 5 期）

科学研究在中医药发展中的作用

纵观世界科学，科学研究具有基础学科与边缘学科融合、学科领域相互交叉、注重实证分析和应用成效、积极影响决策等发展态势。通过科学研究，中医药学与现代科学多学科的交叉、渗透、融合，相互促进、共同发展，正是符合科学发展的潮流和趋势。传统与现代的融合，科学与人文的结合、整体与局部的融合，对于认识人类健康和疾病，促进中医药的发展，具备着广阔的发展空间。

近几十年来的中医药发展历程表明，科学技术研究对提高临床能力和水平、促进中医药事业发展中具有重要作用。

一、中医药科学技术研究的基本状况

近 50 年来，特别是改革开放以来，我国中医药科学技术研究得到了长足的发展，应用现代科学技术和手段研究和发展中医药在全国范围内广泛开展。科学研究极大促进了中医药的医疗实践、教育和中医药产业的进步。以科学技术研究为支撑，中医药的临床疗效得到了提高；中医药的教育质量得到了明显改善；中医药产业是作为我国改革开放以来国民经济发展中增长最快的产业之一，引起了国内外经济界、产业界、医药学界以及各级政府的高度重视，特别是在我国加入 WTO 以后，中药产业作为我国具有自主知识产权的重点领域之一，得到我国政府的高度重视和大力扶持。国家科技部提出的第十个五年计划中曾提出"以中医药现代化为突破口，攻克中医药产业化关键技术，确保我国中医药产业的国际领先地位。加强创新药物的研制与开发，研究重大疾病的综合防治技术与设备开发，积极发展生物医学工程，带动医药及相关产业的发展"。

根据新时期的发展需求，2002 年 10 月，国家科技部等部门联合颁布了《中药现代化发展纲要》，标志着国家更加重视以科学技术研究为核心的中医药的现代化发展。

据统计，截至 2002 年年底，我国有独立的中医药科研机构 98 所，其中，专业技术人员 11160 人，形成了以国家、省市级科研院所、高等院校及医疗机构为主体的科研体系，凝聚了一支以中医药人员为骨干，不同学科、不同层次人才参与的科研队伍。近年来，在国家科技部等部门的支持下，先后建立了两个"国家新药（中药）临床试验研究（GCP）中心"、8 个中药现代化科技产业基地，在国家发展和改革委员会的支持下批准的 4 个中药工程技术研究中心的建设，进一步加强了中医药科研与工程化、产业化的技术支撑能力，为中医药现代化发展奠定了坚实基础。50 余年的科学技术研究取得了一系列的重大科研成果，据统计，1978～2003年共获中医药科技奖项961项，其中国家科技进步、国家发明奖80项，全国科学大会奖1项，全国优秀科技图书奖4项，全国医药卫生科学大会奖12项，国家中医药管理局中医药重大科技成果（科技进步）奖696项，卫生部、国家科委、国家教委、计生委、医药局、解放军等部委局科技进步、成果奖168项。这些科技成果对中医药事业的发展起到了积极的推动作用。

二、科学技术研究对中医药发展的推动作用

通过深入广泛的科学技术研究，促进了中医药的医疗实践能力和水平的提高，加快了中医药国际化进程。活血化瘀治疗心血管疾病，中西医结合治疗休克、急性DIC等危急重症；中西医结合通腑泻下等法治疗急腹症；破血化瘀、泄热醒神治疗脑出血以及针刺镇痛、针刺麻醉的研究等，在理论与实践上获得突破性进展，不断提高了中医药的临床诊疗水平，而且对西学理论与技术产生了一定影响。在中药研究领域中，应用现代科学技术研究的双氢青蒿素1994年被评为全国十大科技成就之一，在国内外产生了重大社会效益和经济效益；麝香的人工合成、冬虫夏草的人工培育及甘草的人工种植等现代生物技术的应用为资源利用开辟了新的途径；对珍稀濒危野生动植物品种开展了人工种植、养殖和人工替代品研究，使野生变家种取得了积极成果，许多已成为主流产品。"血瘀证与活血化瘀研究"获2003年度国家科技进步一等奖，标志着中医药科技水平上了一个新台阶。

以科技为支撑的中药产业，也有了长足的发展。2002年的统计数据表明，全国中成药企业1100多家，中药类产品当年销售产值725亿元，占中西药销售总值（中药和化学药）的27%左右，同比增长22%，高于医药行业的平均值（16%）。可生产中成药4000余种，产量30多万吨，中成药和中药饮片的销售占国内医药市场份额的四成以上。自实行《新药审批办法》以来，共审批中药新药逾千个，批准生产700余种。中药产业已经初具规模。

中药研究与生产逐步规范化，国家医药管理部门针对中药行业的特点先后颁布了医药行业GAP、GLP、GCP、GMP、GSP等标准规范以及中药新药研制和注册规范，中药药品标准研究中心及中药质量、安全评价中心已经组建；有关中药药品注册、安全评价与中药市场管理，中药新药、仿制中药、进口中药审批程序，中药生产、流通、使用的中药产品质量监督等规范已基本形成，符合中药特点的中药材、中药饮片和中成药的质量控制标准已经建立。

现代生物工程技术开始引入中药材种植，大孔树脂吸附、二氧化碳超临界萃取、膜分离技术正应用于中药工业化生产，有些中药生产过程实现了计算机在线控制；通过科学技术研究，中药剂型也由原始的丸散膏丹发展到40多种，中药生产技术明显提高。

在进入21世纪的今天，随着科学技术飞速发展，人类的社会、经济、文化也发生了翻天覆地的变化，特别是人类对健康的认识和追求也发生了根本改变：对健康的要求不仅是避免疾病和伤害，更重要的是要求身心健康和与社会、环境和谐统一的生存质量；医学模式也从单纯"生物医学模式"转变为"社会－心理－生物－环境医学模

式"。这些变化恰恰与中医学所强调的"治未病""天人合一"与"形神统一"有着相同的本质。

无论哪一个学科，若没有发展，不和时代同步前进，不能适应科学技术的发展，这个学科就没有生命力。当今人类社会对包括中医药学在内的传统医学的要求不会停留在传统医学的原始水平，传统医学的优势要得到保持和发展，就要不断适应时代的需要。

开展科学研究正是解决满足时代需要的有效途径和方法。无论中医药理论的发展，还是临床诊疗技术和水平的提高，都需要科学技术研究作为支撑。

要在充分继承和发扬中医药优势的基础上，依靠科学技术研究发展中医药。目前中医药的科学技术研究还很薄弱，应该大力加强。为了有效地加快中医药振兴，我们要认真总结几十年中医药科学技术研究的经验和教训，理清研究思路，立足自主创新，开展多学科联合攻关，把中医药的科学研究推向深入。

三、影响中医药科学技术发展的主要因素

虽然中医药科学技术研究已经取得了很大成就，但是仍然存在着诸多问题。

第一，对中医药学重大科学问题的系统研究，特别是中医药学对生命科学的认识、健康观念及医疗模式等理论问题仍然没有得到充分重视。

第二，适用于中医药科学研究的方法学问题还没有得到有效解决，中医药学的整体论和现代科学的还原分析方法没有得到有机融合，特别是对丰富和发展中医药理论的系统研究方法、对证候从定性到定量的研究方法、适合中医特点的诊断标准与疗效评价方法、对中药方剂整体功效的研究方法和复杂药效成分质量控制方法等没有得到很好解决。

第三，中医药科学技术创新体系尚不完善，中医药科技创新平台建设还十分薄弱，影响着中医药科学研究的整体水平。

第四，中医药学基础研究工作起步较晚，投入不足，高水平科研人员数量较少，影响着中医药事业的发展。

四、中医药科学研究应注意的几个问题

科学研究能够提高中医药的实践能力和水平，促进中医药现代化发展是不争的事实。但如何使科学研究能够在中医药现代化发展中发挥更大作用，避免事倍功半，少走弯路，仍然需要不断探索。在中医药科学研究中需要注意以下问题。

（一）坚持继承与创新并重

中医药的科学研究是中医药发展、创新的保障和根本途径。开展中医药科学研究，要正确处理继承与创新的关系，既要认真继承中医药的特色和优势，遵循中医药自身发展规律，又要勇于创新，积极利用现代科学技术，促进中医药理论的发展和实践能力的提高，促进中医药现代化。同时还要进一步解放思想，树立创新意识。不断形成新方法、新思想、新理论，为应用和开发研究提供源泉，增强持续创新能力。

（二）以提高临床疗效为科学研究的根本出发点

从历史上看，中医学是在"以人为本"的临床研究基础上发展起来的，这是中医学的特点和优势。因此，临床实践是中医药科学研究的源泉，而科学研究也是解决临床实际问题的根本途径。中医药科学研究既要从中医药理论出发，又要密切联系临床实际，注重将临床实践中遇到的难题，从理性高度深入分析，把握重点，不断探索，广泛开展"以人为本"的临床研究，使科学研究真正做到"源于临床、服务临床、发展临床"。使科学研究既能够为中医药学术发展提出新的方向和思路，又能够成为提高临床诊疗水平的先导和支撑。遵循实践—认识—再实践—再认识的科学发展规律，创立新学说，发现新理论，促进中医药学术进步。

（三）积极促进多学科的交叉融合

在中医药科学研究的方法上，既要积极运用传统的研究方法，也要采用并大胆引进适于中医药研究的现代自然科学研究的技术和方法。促进多学科的交叉、渗透、融合，联合攻关，实现在较高水平上的技术跨越。在中医基础理论指导下，其他学科与中医学的交叉渗透，是中医药研究取得突破性进展的关键。

（四）营造宽松民主的学术氛围，鼓励多种形式的科技创新

科学研究一定要将国家或地方中医药科学计划项目研究与科研人员自由探索相结合，既要合理布局又要突出重点；既要重视公益性研究，又要鼓励开展自主创新。充分发扬学术民主，创造相互平等、相互尊重、宽松和谐的学术争鸣氛围，充分调动研究者的主观能动性，通过扎实严谨的科学研究，共同推动中医药学术发展。

科学研究是发展中医药，提高中医药实践能力和水平的重要途径。通过广泛、深入、系统地开展科学研究，中医药一定能够不断发展，不断进步，一定能够在现代医疗卫生保健体系中发挥更大作用，为人类健康做出更大贡献。

（《中华中医药杂志》2005 年第 3 期）

加快中医药创新体系建设

科学发展观是全面建设小康社会和推进现代化建设始终要坚持的重要指导思想，是指导我们抓住机遇、加快发展的世界观和方法论。深刻认识和理解科学发展观，对于我们转变观念、理清思路、明确目标、加快发展具有重要的现实意义。

一、坚持发展是硬道理

党的十六届三中全会明确提出了"坚持以人为本，树立全面、协调、可持续的发展观，促进经济社会和人的全面发展"的指导思想；强调要"统筹城乡发展、统筹区域发展、统筹经济社会发展、统筹人与自然和谐发展、统筹国内发展和对外开放"。这充分体现了以胡锦涛为总书记的党中央在发展问题上的新思维，对全面建设小康社会、建设和谐社会提出了更高的要求。这一思想不但是全党、全社会工作的指导方针，对中医药事业的发展也具有重要的指导意义。

1. 用科学发展观认识和解决前进中存在的问题

发展是时代的要求，是人民的期望。任何一个单位或部门能否协调发展是一个关系到人心向背的问题。多年的工作实践证明，发展是解决困难的根本手段。大发展小困难，小发展大困难，不发展最困难。如果停留在原来的功劳簿上，安于现状，不谋求发展，不与时俱进，就要落后，就会遇到最大的困难，就要被时代所淘汰。

50年来，中国中医研究院为我国中医药事业发展做出了突出贡献，以"青蒿素"与"血瘀证与活血化瘀研究"为代表的一批科技成果得到海内外的广泛赞誉。然而近年来，由于种种原因，科技投入不足，规模发展与基本建设缓慢，科研设备陈旧老化，员工的工资福利水平偏低等严重影响着科研人员的积极性和创造性，影响着中医药科技体制改革和中医药科学技术的发展，影响着中医药现代化的进程。在众多的问题之中，既有客观的问题，更有主观的问题。面对发展中所遇到的困难，我们只有以科学发展观为指导，深入研究，找出影响和阻碍发展的问题和关键环节，理清发展思路，明确发展目标，树立和落实科学发展观，加快中医药创新体系建设，才能找到切实可行的解决办法。

2. 把握机遇，发挥优势，加快发展

目前，中医药发展正处于战略机遇期，其主要体现在：党和国家高度重视中医药事业发展。温家宝总理在十届全国人大三次会议所做的《政府工作报告》中明确提出要

"积极发展中医药事业"；2004年吴仪副总理在全国中医药工作会议上科学地阐明了中医药发展的方向，表明了国家对中医药事业的发展予以高度重视，并下决心大力发展。在国家中长期科技发展规划中，中医药的科技发展问题是人口与健康领域中科学与技术发展的重要内容；国家中药现代化发展纲要的实施，促进了中药现代化发展进程，成就已初见端倪；2005年国家重大基础研究发展规划（"973"）项目首次单列中医理论专项；国家中医药管理局明确提出，要建设一批研究型中医院。这些都为中医药事业创造了难得的发展机遇。

世界许多国家越来越重视中医药在医疗保健中的作用。中医药的国际合作已从民间医疗合作向政府间多领域合作转变。2004年温家宝总理与意大利总理签署了两国政府间中医药合作项目，并开始实施；高强部长接待的30多位外国卫生部长，几乎都提到要加强中医药合作；中国中医研究院2004年接待了12位部长级以上的外国政府官员，他们都期望在中医药立法、标准化建设、高层次人才培养、中医药治疗疑难病及科学研究等方面广泛合作。这些都为中医药发展提供了广阔的国际空间。

中医药之所以越来越被重视，其优势主要体现在三个方面。

首先，医学发展趋势使防治战略前移，提倡以预防为主，早期诊断，早期干预。而中医药从养生保健到治疗疾病恰恰都具有前移的优势：无论是维护健康、干预亚健康，还是疾病的防治，都提倡未病先防，既病防变，有效地实现了"治未病"的理念，尤其是辨证论治的运用更适合疾病的早期干预。

其次，中医强调整体综合调节的治疗方式。由于临床上几乎所有疾病都是多因素所导致的，中医治疗不单纯是针对某一靶器官、靶细胞发挥作用，而是在整体观念指导下，注重综合治疗与调节，注重调和阴阳、以平为期。这种综合调节更有利于多因素所致的疑难病症治疗。

第三，中医强调因人、因地、因时制宜的个体化诊疗模式，这是中医的突出优势。这些优势的存在也为中医药事业的发展提供了良好的机遇。我们只有紧紧抓住有利于中医药发展的良好机遇，乘势而上，加快发展，才能使中医药在我国医疗保健体系中发挥应有的作用。

3. 以科技体制改革为契机，加快中医药创新体系建设

温家宝总理在十届全国人大三次会议所做的《政府工作报告》中指出：要"深化科技体制改革，加快建立与社会主义市场经济体制相适应的科技管理体制、创新机制和现代院所制度"。我们正处于科技体制改革的关键时期，只有通过科技体制改革和机制创新，才能有效解决目前存在的问题和困难；只有以科技体制改革为契机，才能把中国中医研究院做大、做强，使其真正成为国家中医药行业的排头兵，成为国际一流的中医药科研院所。

中国中医研究院要发展，要成为国家中医药科技创新基地，成为国家科技创新体系中的重要组成部分，就必须加快一个基地、三个平台和四个中心的建设。一个基地就是将中国中医研究院建设成为名副其实的国家中医药科学研究基地，成为中医药科技创新基地。在这个基地里，建设三个大的平台。第一个平台是中医药科学实验研究平台，用现代科学技术手段研究和发展中医药，努力建成国家中医药实验室。通过科技体制改革，进一步加强基础研究，综合中医基础理论研究所、中药研究所、针灸研究所和医学实验中心的科研力量，建立一支高水平的科研队伍，使之成为国家中医药科学实验研究平台的重要组成部分。第二个平台是中医药信息与数据研究平台。进一步发挥中国医史文献研究所、中医药信息研究所的领先优势，立足在继承中创新，建设既包括古医籍研究，也涵盖中医药科学研究基本数据的中医药信息与数据研究平台，形成特色鲜明的中医药学术创新基地，把握信息化数字化发展方向。第三个平台就是中医临床研究平台。以中医优势病种临床研究为切入点，努力提高临床疗效，推进"名医""名科""名院"战略实施，进一步加强四所医院建设，构建中医优势突出的中国中医研究院临床研究平台。四个中心即是通过科技体制改革，将中国中医研究院建设成为解决中医药科技自主创新问题的中医药科学研究中心；建设成为拥有全国优势学科群和优秀人才的中医药科学研究组织中心；建设成为中国乃至世界培养中医药顶尖人才的中医药高层次人才培养中心；建设成为开展宽领域、多途径、高层次国际交流与合作的中医药国际交流合作中心，永远保持中国中医研究院在中医药行业乃至在国际上学术创新与科学研究的领先地位。

二、坚持以人为本，创建人尽其才的发展环境

"以人为本"是科学发展观的核心和本质。世间一切事物中，人是第一位的，脱离了人的需要，任何发展都没有意义。在改革与发展过程中，只要把人的问题放在首位，充分调动全院职工的积极性，最大限度地发挥人的主观能动性和创造性，正视现实，团结奋斗，克服前进中的困难，我们的事业就一定能够兴旺发达。

1. 采取有效措施，激发员工的积极性、主动性和创造性

采取有效措施激发全院职工的积极性、增强凝聚力是当务之急。只有使大家的精力集中到中国中医研究院的发展建设上来，集中到科学研究上来，集中到中医药事业发展上来，集中到全面建设小康社会上来，我们的改革目标才能得到最终实现。

2. 加快体制转换和制度创新

在体制上，应按照改革的要求完善现代院所的管理制度，建立职责明确、开放有序、评价科学、管理规范的现代科研院所运行机制，建立精干、高效的科学研究队伍和管理队伍。在人事分配制度上，要建立人尽其才、才尽其用、人才辈出的激励机制，调动一切可以调动的积极因素，推进中医药科技进步和科技创新。

3. 积极完善文化环境建设

坚持"以人为本、解放思想、宽容自信、科学求实、锐意进取、自强不息"的发展理念，以建院50周年为契机，认真总结50年来中国中医研究院形成的文化特色和优势，承前启后，继往开来。多年来，中国中医研究院已形成了海纳百川的风范，当前更需要追求卓越的精神和争创第一的气概。在抗击SARS的过程中，通过科研人员的努力，我们证明了中医药的安全有效；在继承中医药文化遗产中，我们抢救和整理了大量濒临毁坏的古医籍；在中医现代化科学研究中，以陈可冀院士为首的科技团队获得了国家科技进步一等奖。所有这些既是中国中医研究院的荣光，也是值得骄傲之所在。在今

后的工作中，我们既要营造宽松、和谐、向上的文化氛围，更要树立追求卓越的信心和勇气，勇于创新，追求更高、更好。

4. 构建精干、高效、统一、协调的中医药创新体系

按照科技体制改革的总体思路，根据国家和行业的需求，我们要通过调整结构、优化资源，使基础研究相对集中。同时，加强临床基础研究，使临床研究走向医院，开发研究走向市场。只有这样，中医药创新体系才能更加完善。

三、坚持全面、协调、可持续发展

"全面、协调、可持续"是科学发展观的基本内涵。所谓"全面"就是着眼于经济、政治、文化、生态等各个方面及人的需要；所谓"协调"就是各方面的发展相互衔接，相互促进，良性互动；所谓"可持续"就是既要考虑当前发展的需要，也要考虑中华民族子孙后代的问题。国家在提出经济和社会全面发展的同时，强调物质文明、政治文明和精神文明协调发展，这对于中国中医研究院来说，就是以中医药科学研究为核心，加强中医药创新体系建设，促进医疗、教育、产业的全面协调发展。这种协调发展包括既要搞好非营利的、公益性的科研院所建设，又要搞好医疗单位和教育、产业单位的建设，保证研究院在一个和谐、向上的氛围中快速发展。

1. 做好五方面的统筹工作

如何做到协调发展，国家提出的五个统筹是推进我们工作的指导思想。结合中国中医研究院的具体情况，应统筹兼顾好以下几方面工作。第一，统筹中医、中西医结合和多学科的协调发展，发扬海纳百川的精神，为中医、中西医结合和多学科人才提供施展才华的舞台。第二，统筹中医、中药的协调发展，丰富和完善中医药创新体系，保持中医药的固有优势和完整体系。第三，统筹好中医理论研究和临床研究的协调发展，立足在中医药自主创新上下功夫。第四，统筹好研究院发展和不断满足职工需求的关系，既要加快发展，又不断提高职工的福利待遇。第五，统筹基础设施基本条件建设和人文环境建设的协调发展，为科研人员出高水平成果创造良好条件与文化氛围。

2. 取得五方面的突破

作为国家级中医药科研院所还应加大改革力度，在以下几方面取得突破，以实现可持续发展。一是进一步突出中医药的优势和特色，致力于中医药科学研究自主创新，推进中医药科技进步。二是把系统、整体的研究和还原分析的方法相结合作为切入点，力求实现中医药研究方法学上的突破；有效利用多学科的方法和技术，促进中医药与多学科的广泛融合。三是加强中医基础理论研究，着力解决中医理论发展滞后这个瓶颈问题。四是坚持以提高临床疗效、扩大中医药服务领域为重点，使中医药在我国医疗卫生保健体系中发挥更大作用。五是突破文化障碍，积极开展高水平、多层次、宽领域的国际合作，特别要做好国际上政府间合作项目及与 WHO 合作项目，推进中医药国际发展进程。

总之，我们只有牢牢树立和全面落实科学发展观，才能抓住机遇，加快中医药创新体系建设的步伐，才能促进中医药事业的蓬勃发展。

（《中医药管理杂志》2005 年第 2 期）

上篇 发展中医

自主创新　主体发展　和合共进
开创中国中医科学院发展的新局面

　　为贯彻全国科学技术大会精神，落实中共中央、国务院《关于实施科技规划纲要　增强自主创新能力的决定》，今天我们在这里隆重召开中国中医科学院科学技术大会，诚邀院内外著名专家学者共商我院"十一五"与中长期发展大计，这对于增强我院自主创新能力，更好地促进中医药创新发展具有重要战略意义。

一、"十五"期间我院科技工作简要回顾

　　在卫生部、国家中医药管理局的正确领导下，在科技部等国务院相关部门的大力支持下，全院广大职工紧紧围绕科学研究这一中心工作，团结奋进，勇于攀登，在中医药科学研究方面取得了很大进展。"十五"期间，先后承担国家"973"计划 1 项，"973"专项课题 4 项，"863"计划 5 项，国家科技攻关项目 14 项，重大科技专项 33 项，国家自然科学基金项目 107 项，国家中医药管理局科研基金 132 项等。目前，全院在研课题511 项，研究经费突破两亿元。获国家、部（局）级奖 77 项，其中"血瘀证与活血化瘀研究"获国家科技进步一等奖，冠心病介入治疗后再狭窄的中医干预研究、小切口治疗拇外翻临床研究、栝楼属植物的系统演化及其药材的分子鉴定研究、病毒性心肌炎中医药治疗研究、中医、中西医结合治疗 SARS 研究等项目获国家科技进步二等奖，中医药治疗 SARS 的疗效得到了世界卫生组织的认可。

　　方剂关键科学问题的基础研究、中医药防治糖尿病早期微血管病变、肺癌中位生存期中医药治疗方案、艾滋病中医药防治、亚健康状态中医基本证候研究等重大项目均取得可喜进展。为有效提高中医防病治病能力，着力建立适合中医理论与实践特点的研究方法和评价体系，我院首批启动了体现自主选题的 38 个中医优势病种临床研究专项。

　　系统开展了道地药材研究，理清了道地药材研究基本思路，构建了道地药材研究模式。率先对关木通、广防己等含马兜铃酸的中药毒性进行了机理研究，为正确认识和合理使用"有毒"中药提供科学依据。

　　启动了濒于失传中医古籍抢救工程，修订了《中国中医古籍总目》，整理出版了 55本《孤本大全》，从海外回归 266 种珍善本（整理出版 69 种），建立了中医珍善本古籍数据库，为更有效地保护和利用古医籍、依托古医籍进行知识挖掘、丰富发展中医药理

论奠定了坚实基础。

我院组织全国 30 多家高等院校和科研院所，建立了代表国家水平的中医药科学数据研究平台和 61 个专业基础数据库，充分发挥科技信息对中医药自主创新的支撑作用。

"十五"期间，我院全面启动了科技体制改革工作。目前 8 个非营利性科研机构已经完成了结构调整，学科方向得到优化，科技资源配置更加合理。通过全员聘任、竞争上岗，组建了高效、精干的创新团队，形成了"开放、流动、竞争、协作"的运行机制，健全了科学技术委员会咨询制度和职工代表大会监督制度，初步建立了现代科研院所制度。

各位领导、各位专家，"十五"期间，我院取得的成绩，离不开各级领导的关心与支持，离不开国内外同道的通力协作，离不开全院职工的团结奋斗、无私奉献。在此，我代表中国中医科学院向关心和支持我院发展的各级领导、同道表示衷心的感谢，向为我院发展做出突出贡献的历届领导、专家学者及辛勤工作在一线的全体职工致以崇高的敬意！

二、推进自主创新，坚持主体发展，倡导和合共进

自主创新是中医药发展的原动力。中共中央国务院提出了建设创新型国家的宏伟目标，明确了"自主创新、重点跨越、支撑发展、引领未来"的科技发展指导方针。中医药作为我国具有自主创新的优势领域，面临难得的发展机遇。中医学具有东方系统思维特征，体现了科学与人文的有机融合，其天人合一、形神统一的整体观念，强调以人为本的个体化诊疗模式，根据机体反应状态把握健康状况与疾病动态变化的辨证论治方法，其理论的先进性至今仍在有效地指导临床实践。

主体发展才能把握中医药的前进方向。从有利于中医药服务人类健康出发，坚持从古医籍文献中继承发展中医药理论；坚持有效利用现代科学技术与方法，促进中医药理论升华；坚持基于临床实践的理论创新，切实提高中医药防病治病能力。

和合共进是中医药创新发展的重要保障。只有海纳百川的胸怀，才能调动各方面的积极因素，促进中医药的创新发展。为此，我们在健全科学技术委员会咨询制度的同时，成立了由院内外著名专家学者组成的中国中医科学院学术委员会（院外委员有两院院士 15 人，全国著名中医药专家 20 人），其宗旨是集大家睿智，指导我院发展方向，提高我院科学决策的水平。本着"自主创新，主体发展，优势互补，和合共进"的理念，我们组织全国部分科研机构、高等院校成立了中国中医科学院中医药创新体系建设合作委员会，有 40 个科研院所、高等院校积极响应，有 28 个科研院所与高等院校的院校长参加了我院召开的第一次会议，并签署了中国中医科学院中医药创新体系建设合作委员会宣言，携手并肩，共同促进中医药创新与发展。

三、统一思想，明确目标，推进我院各项事业的全面、协调、可持续发展

坚持以邓小平理论和"三个代表"重要思想为指导，贯彻落实科学发展观，深化科技体制改革，实施人才强院与创新兴院战略，坚持继承与创新相结合、中医研究与中药

研究相结合、基础研究与临床研究相结合，不断提高自主创新能力与防病治病能力，促进中医药科技进步，实现中国中医科学院全面、协调、可持续发展。

未来15年我院将发展成为队伍精干、优势突出、代表国家水平的中医药科学研究与临床基地，高层次中医药人才培养重要基地，中医药国际交流与合作的中心，创建世界一流的中医科学院。

为实现上述目标，我们的重点任务是：

（一）实施"三大工程"，提高自主创新能力和防病治病能力

《国家中长期科学和技术发展规划纲要（2006—2020年）》提出"以中医药理论传承和发展为基础，通过技术创新与多学科融合，丰富和发展中医药理论，构建适合中医药特点的技术方法和标准规范体系，提高临床疗效"的发展思路，据此，我们计划实施"三大工程"，促进中医药的继承与创新。

1. 岐黄工程

以丰富和发展中医药理论为主要任务，着重解决中医药理论传承与创新的重大科学问题。深入开展证候理论、藏象学说、经络学说、方剂配伍与中药药性理论等研究；进一步加强中药安全性与有毒中药合理应用研究；积极推进医史文献研究，加强对存世中医孤本、善本的保护与利用，通过开展海内外中医药古籍文献挖掘、整理及数字化研究等，促进中医药学理论创新。

2. 仲景工程

以提高防病治病能力为主要任务，以中医药治疗优势病种临床研究为重点，开展中医药防治肿瘤、心脑血管病、糖尿病、艾滋病、乙型肝炎等重大疑难疾病研究，以及骨与关节疾病、视网膜与视神经疾病等中医优势病种研究，全面提高临床疗效；系统研究中医药养生保健、亚健康干预的理论和方法，为拓宽中医药服务的优势领域提供支撑。

3. 时珍工程

以标准建设、疗效评价和共性技术研究为主要任务，研究适合中医药自身发展规律的前沿技术与方法；加强中医药基础标准、技术标准、管理与工作标准的研究；重点建设中医药疗效评价体系，开展适合中医理论与实践的前沿技术、中医诊疗技术、中药炮制技术、中药资源可持续利用技术和中药制药关键技术的研究与开发；培育一批疗效显著、拥有自主知识产权的中药新药，满足临床需求。

同时，重点建设20个中医药行业领先、辐射作用明显、优势突出、竞争力强的重点学科。创建1～2个达到国家水平的重点实验室。组建中医药发展中心，积极开展中医药理论与实践重大问题，以及中医药发展的前瞻性和战略性问题研究。

（二）加强中医临床研究基地建设

根据我院医疗机构的功能定位，重点强化专科（专病）建设，充分发挥中医药特色优势，以推进百项中医优势病种临床研究项目为切入点，积极开展重大疾病防治的国内外联合攻关，建立符合中医特点的临床研究方法和疗效评价方法，有效提高中医药防治重大疾病的能力和水平，培育一批国内外知名、能够解决中医临床重大问题的名医，建设中医药防治重大疾病的国家临床研究基地。加强中医药防治肿瘤、艾滋病、肝炎的临床研究机构建设。发挥中医药干预常见病、多发病及疑难病的特色和优势，创建30～50个中医特色突出、优势明显、疗效显著的名科。发挥中医药对新发传染性疾病早期治疗的优势，加强应对突发公共卫生事件的中医药早期干预能力建设。加强中医药适宜技术的研究，积极向社区、农村普及推广。

（三）构建中医药创新团队

围绕中医药科技创新，实施1386人才工程，即两院院士10名，首席研究员30名，学科带头人80名，学术骨干600名，形成以两院院士、首席研究员和学科带头人为核心的优势创新团队。

实施"三百"人才计划。以中医临床研究基地建设和百项中医优势病种临床研究项目为依托，造就和培养100名社会认可、医德高尚、医术精湛的名中医；根据我院创新发展的需要，引进和培养100名优秀科技人才；为提高管理水平与对外交流能力，着力培养100名优秀管理人才。

（四）加强科技创新条件与平台建设

以医学实验中心为核心，加强医学实验和大型科学仪器共享实验室条件建设，建立面向全院和社会开放的医学实验共享平台。以中医药科学数据中心和信息研究中心为支撑，建立科技信息服务平台。加强对中医孤本、善本的保护与利用，开展中医药古文献的挖掘与整理，充分应用信息技术，建立中医药文献研究与利用平台。结合临床重大疾病和疑难疾病的研究，建立适合中医临床特点的研究方法与评价体系。制定与完善药用种质资源数据标准，建立药用植物种质资源共享平台。依托中药新药研发中心、中药复方新药开发国家工程研究中心、国家新药临床研究中心等，形成我院新药研发平台。

加强科学研究基础设施建设，完成医学实验中心、针灸研究楼、国际合作交流中心、中医药博物馆、中医药防治病毒研究中心（P3&P4实验室）、西苑医院、广安门医院、望京医院、眼科医院、针灸医院与实验药厂等工程建设。

（五）加强中医药科技国际交流与合作

坚持"主体发展、优势互补、平等互利"的原则，积极开展高层次、宽领域、多途径的国际中医药学术交流与合作。重点开展高水平的国际科技合作，加强与国际著名科研机构、高等院校、知名企业的合作，争取取得一批有利于提高中医药国际地位、造福于人类健康的科研成果。加强与国际组织、学术团体的合作，促进中医药的学术交流。组织实施"1211"工程，即在境外建立10个示范中医医疗机构；在20个国家开展研究生培养与继续教育培训；接受100个国家的短期人才培训；派出100名中医药专家赴国外研修。

（六）进一步深化科技体制改革

坚持科学办院、民主办院、依法办院，按照"职责明确，评价科学，开放有序，管理规范"的要求，深化科技体制改革，完善院所长负责制，健全科学、民主的决策机制，健全现代科研院所制度。完善科学技术委员会咨询制度与职工代表大会监督制度。以中国中医科学院中医药创新体系建设合作委员会为基础，加强与科研机构、高等院校的合作，建设有利于中医药知识与技术创新的长效机制。充分发挥院内外著名专家组成的学术委员会在我院发展中的咨询与指导作用。

加强科研过程和经费管理，重点加强科研档案管理。积极推行课题制，充分调动课题负责人的积极性。鼓励科学家自由探索，建立我院自主选题、自主创新机制与资源统筹、协调机制，优化科研资源配置，集中力量形成优势学科和研究基地。

对全院非营利性科研机构及医疗、教育、产业、后勤服务等机构实行分类管理。根据国家科技体制改革的要求，进一步完善非营利性科研机构全员聘用制和岗位目标管理制度，实行按岗定酬、按任务定酬和按业绩定酬的分配制度，构建有利于优秀人才脱颖而出的机制和环境。加强对医疗、教育、产业、后勤服务等机构管理，鼓励制度创新，完善激励机制，增强自我发展能力。完善职工社会保障体系，不断提高职工生活水平。

（七）科学作风与文化建设

坚持"以人为本，解放思想，宽容自信，科学求实，锐意进取，自强不息"的理念，倡导海纳百川、追求卓越的精神。建设科学与人文结合、有利于我院发展的文化环境，营造良好的创新文化氛围，倡导良好的职业道德、尊重学术民主、鼓励学术争鸣，反对急功近利，加强医德医风建设，树立大医精诚的职业风范。

各位领导，各位专家，同志们，中国中医科学院前进方向、发展目标、主要任务已经明确，让我们振奋精神、统一思想，以本次大会为契机，以海纳百川的胸怀，自强不息的精神，全力推进自主创新，致力主体发展，倡导和合共进，在国家中医药管理局的领导下，在国务院相关部门的大力支持下，在兄弟院所的通力协作下，团结奋斗、锐意进取、开拓创新，努力开创中国中医科学院发展的新局面！

（《中国中医药报》2006 年 6 月 21 日）

中医现代化发展探索

　　中医现代化概念由来已久，早在 20 世纪 40 年代，就已经有人明确使用中医现代化这个概念，认为中医现代化就是"应该义无反顾地去接受新学理与新见解"，说明早在那个时代，中医界就有人主张以开放的胸怀，宽广的视野接纳新科学、新技术。然而几十年来，如何推进中医现代化一直是行业内外关注的问题。未来 10 ～ 15 年是中医发展的战略机遇期，统一认识，抓住机遇，明确方向和目标，全面推进中医现代化，对于中医的可持续发展具有重要意义。

一、中医现代化发展的困惑

　　近 50 年来，中医现代化得到全面发展，对中国医疗卫生事业做出了贡献，为保障社会稳定、促进经济建设发挥了重要作用。然而，面对我国经济、社会持续快速发展，生命科学发展日新月异的形势，持续半个多世纪的关于中医现代化发展问题，至今争论不休。

　　20 世纪 50 年代以来，有人提出中医现代化的主要方向是中医科学化。也有人提出，中医科学化的实质是中医西医化，认为中医"落后"于西医，中医"有技术而无科学"，中医不科学，需要改造，提出"中医现代化是用西医的理论来阐释中医的内涵，或者运用诸如数学方法、实验方法、系统科学方法等，对中医学理论进行合理的架构和重建"。对于这种观点，有人旗帜鲜明地指出："中医现代化就是否定中医，是打着现代化的旗号否定中医的优势和特色。"

　　也有人认为"中医的文化特征是中医现代化的最大障碍，首先应该剥去中医学概念、理论的文化哲学外壳，还原其医学内核，才能将其置于现代科技条件下来研究"；"中医现代化的目的在于把问题提出来，从传统思想的注解方式中开发出一条新途径，使之符合目前现代科学的标准，能够随着科学的发展而发展，与西医学思想沟通并融合，对整体医学的发展起促进作用"；也有人认为中医现代化是坚持中医学理论体系，遵循自身的固有规律，实行自主发展。

　　更有甚者把中医事业发展中存在的问题，全部归咎于中医药现代化发展，否认中医发展的现实。

　　尚不评价上述观点是否正确，纵观近五十年中医药事业的发展，认真研究中医现代化发展思路，明确发展目标，是摆在我们面前的首要任务。

　　20 世纪 90 年代末科技部、国家中医药管理局主持的《中医现代化科技发展战略研

上篇　发展中医

究》中指出，中医现代化"就是按照中医自身发展的规律，满足时代发展的需求，充分利用现代科学技术，继承和发扬优势与特色，使中医药学从理论到实践都产生新的变革与升华，成为具有当代科技水平的医学理论体系的发展过程"。吴仪副总理在2004年全国中医药工作会议上强调指出，"要切实推进中医现代化……要在中医理论的指导下，在不断实践的基础上，借鉴、运用现代科学理论和技术手段，对既有的经验进行系统总结，制订科学的评价方法和技术标准，逐步实现中医诊疗的规范化，促进中医的现代化发展"，给中医的现代化发展指明了方向。

二、中医现代化面临的机遇

进入21世纪，人类对健康的认识和追求发生了根本改变：对健康的要求不仅是避免疾病和伤害，更重要的是要求身心健康和与社会、环境和谐统一的生存质量；医学模式也从单纯"生物医学模式"发展成为"生物－心理－社会－环境"模式。这些变化恰恰与中医学所强调的"治未病""天人合一"与"形神统一"理论有着相同的本质。从社会、经济、科学、文化发展的角度看，中医学正面临着前所未有的发展机遇。

1. 政策环境

我国实施的"科教兴国"战略和"可持续发展战略"给中医现代化发展提供了基本的政策保证。在国家中长期发展规划，涉及人口与健康的中长期发展战略研究中，已经十分重视中医药的现代化发展。特别是温家宝总理在第十届全国人民代表大会第三次会议上所做的《政府工作报告》中，明确提出了"积极发展中医药事业"。体现出政府对中医发展工作更加重视，政府投入有所增加，为中医现代化发展营造了良好的政策环境。

2. 科技环境

生命科学是21世纪的前沿科学。顺应生物－心理－社会－环境医学模式，立足于整体探求生命和健康的奥秘是生命科学发展的方向。这符合中医的理论特色和实践优势。近年来，在我国乃至世界科技界对中医药发展更加关注，国内外许多科研机构从不同领域、不同角度开始探索中医原理、研究中医理论与技术，为中医现代化发展创造了科技环境。

3. 社会经济环境

"科学技术是第一生产力"的思想促进了科技成果的转化和高新技术的产业化。国民经济的迅速增长，资源节约、环境友好型经济发展模式，健康需求的增高，农村潜在的巨大健康市场均为我国中医药产业的发展提供了良好的发展前景。重视发展天然药物为我国具有传统优势的中医药产业发展创造了良好环境。

4. 国际环境

随着中医现代化水平的提高，其特色优势越来越被国际社会所广泛理解、接受和应用，越来越多的国家将重视中医的立法管理和标准化建设，相关国际组织、各国政府、大型医药企业将会广泛开展中医药医疗、教育、科学研究和产品开发，中医药诊疗技术将在世界范围得到更广泛的应用，中医将成为世界医学的重要组成部分，中医现代化必将促进国际化的步伐加快。

5. 特色优势

随着中医的发展和人们对医疗保健需求的增加，中医的特色和优势越来越明显，如何保持和发扬中医的特色优势，不仅受到行业内的高度重视，而且也引起了行业外及国际社会的广泛关注。发挥中医特色优势是中医发展的需要，也是我国卫生保健事业发展的需要，也是中医现代化的重要内容和目标。

三、中医现代化是历史的必然抉择

中医现代化问题也得到了党和国家的高度重视，《中共中央、国务院关于卫生改革与发展的决定》中指出，"要正确处理继承与创新的关系，既要认真继承中医药的特色和优势，又要勇于创新，积极利用现代科学技术，促进中医药理论和实践的发展，实现中医药现代化"。《中华人民共和国中医药条例》中明确规定"发展中医药事业应当遵循继承与创新相结合的原则，保持和发扬中医药特色和优势，积极利用现代科学技术，促进中医药理论和实践的发展，推进中医药现代化"。国务院副总理吴仪指出："要切实推进中医现代化。中医在诊断治疗、预防保健、养生康复等方面积累了非常丰富的经验，要在中医理论的指导下，在不断实践的基础上，借鉴、运用现代科学理论和技术手段，对既有的经验进行系统总结，制订科学的评价方法和技术标准，逐步实现中医诊疗的规范化，促进中医的现代化发展"。

国家中医药管理局立项专题开展"中医现代化发展战略研究"，该项目由中国中医研究院承担，设有"中医理论现代发展战略研究""中医现代化关键技术发展战略研究""中医标准化发展战略研究""中医医院内涵建设与办医模式研究""中医国际发展战略研究""中医现代化人才战略研究""中医知识产权保护战略研究""中医现代化政策保障研究"8个子课题，共有100余名专家参加了该项课题的研究。我们认为：中医现代化是在新的社会发展条件下，按照中医自身发展规律，有效利用现代科学技术，继承和发扬中医优势和特色，丰富和发展中医理论，提高临床实践能力和水平，使中医在小康社会建设与人类医疗保健事业中发挥更大作用的实践过程和发展目标。

四、中医现代化的发展思路、战略重点和主要任务

中医现代化是中医事业发展的重要途径。中医现代化发展，必须把握这样的原则：立足中医特色优势，突出发展重点，强调在继承中发展，目的在于发展。要立足传统中医理论，以中医理论、方法、技术、产品和装备的创新为根本发展途径，中医的基础研究、现代适用技术和高新技术研究合理布局，中医、中药的协同发展。要在以中医特色、资源和知识产权的优势促进中医药健康经济发展的同时，注意资源的保护，实现人与自然的和谐、可持续发展。要面向人类健康需求，积极推进中医药走向世界。

我们这一代中医药工作者，承担着中医发展承前启后的责任。一方面，我们要理清中医现代化的发展思路，将中医的发展引向一条正确道路；另一方面，要在涉及中医现代化过程中的重点领域有所突破，努力实践中医现代化。

1. 发展思路

我们认为，中医现代化发展应该遵循着这样的原则：以中医理论的完善和发展为主线，以提高中医科技水平和临床疗效为目标，充分吸纳现代科学技术的理论、方法、手段，以揭示中医药防病治病的科学原理为切入点，遵循"实践—认识—再实践—再认识"的科学发展规律；要以信息化带动中医现代化，以标准化建设促进中医现代化，突出"以人为本"的临床研究，建立多元化的人才培养模式，发展和完善辨证论治体系、技术创新体系、中医评价体系，提高中医对重大疾病的诊疗能力与水平，提高中医药应对突发公共卫生事件的能力，从而使中医药能够为我国的社会、经济发展和人类健康做出更大的贡献。

2. 战略重点

根据中医现代化发展存在的机遇与挑战，以全面提升中医现代化发展能力和质量水平为目标，实施主体战略、创新战略，加快中医现代化进程，促进中医可持续发展。

（1）主体战略：必须坚定发展中医信念，强化中医主体发展意识，坚持突出中医特色优势，全面加强中医内涵建设，丰富和完善中医理论及研究方法，不断吸取现代科技成果，发展中医诊疗技术，加强适合中医特点的标准和评价体系建设，提高临床疗效，扩大在医疗卫生保健领域的服务范围，提升中医现代化发展能力和质量水平。

（2）创新战略：以提高临床能力为目标，以中医理论的丰富发展与诊疗技术创新为重点，有效利用现代科学技术，完善与多学科融合的现代中医科学技术创新体系，促进中医自主创新，在中医重大科学问题、科学研究方法和关键技术方面有所突破，提升中医现代化发展动力。

3. 主要任务

未来 10～15 年，中医现代化的主要任务应包括以下几方面。

（1）中医理论与技术的传承和创新：中医理论的发展要立足主体发展，面向人类卫生保健事业的重大需求和中医自身学术发展的重大需求，从整体论的高度确立中医理论现代发展的战略目标，从中医基础理论和方法论层次，发掘中医学理论的原创优势。对中医历代各家学术思想进行全面系统整理，丰富和完善中医学理论体系，在重大理论问题上与现代科技广泛交融，使中医研究方法上有所突破，促进中医学理论的自主创新，有效指导临床实践。

（2）重大疾病及亚健康的防治：以中医优势病种的临床研究为重点，开展中医治疗重大疾病和疑难病症方法和技术的研究，制订和完善中医对慢性病和疑难病的有效综合治疗方案，建立符合中医特点的诊疗与疗效评价体系，提高中医对重大疾病的整体治疗水平。

把对亚健康的干预作为中医发挥优势的重点领域。全面开展中医干预亚健康方法和技术的研究，并在城乡社区医疗卫生保健体系中全面推广和普及，使中医"治未病"的优势得到充分发挥，预防疾病发生，提高国民健康素质。

（3）加强国家中医科技创新体系建设：创新是中医现代化发展的动力。加强对国家和地方中医药科研机构的支持力度和国家中医药实验室、国家中医药工程技术研究中心以及研究型医疗机构的建设。同时，要以临床需求为导向，以促进和保持人民健康为动力，调动高等院校、研究机构、医疗机构和企业创新能力，从而建立行业覆盖面广、机制先进、创新能力强的中医药科技创新体系，促进中医创新发展和可持续发展并将中医药创新体系建设纳入国家创新体系发展规划，得到国家持续高强度的支持。

（4）建设适应中医现代化发展的人才队伍：把调整人才结构和提高人才培养质量作为重点，制订人才标准，完善人才评价体系，创新人才激励机制，营造适合人才成长的宽松环境。根据中医发展的需要，优化中医人才队伍结构，实施终身教育制度，造就不同领域的优秀人才，注重临床人才、创新人才、基层适宜人才的多元化人才培养模式，全面提高人才培养质量，建设适应中医现代化发展的人才队伍。

（《中医现代化发展研究》科学出版社 2007 年 8 月）

2005 年 11 月 19 日在中国中医科学院更名庆典大会暨首届中医药发展国际论坛（北京）上的报告

抉择与突破　中医药现代化发展的探索

在进入 21 世纪的今天，随着科学技术飞速发展，人类的社会、经济、文化也发生了翻天覆地的变化。人类对健康的认识和追求也发生了根本改变，对健康的要求不仅是避免疾病和伤害，更重要的是要求身心健康和与社会、环境和谐统一的生存质量。医学模式也从单纯的生物医学模式转变为生物 – 心理 – 社会 – 环境医学模式。这些变化恰恰与中医学"治未病""天人合一"与"形神统一"理念有着相同的本质。吴仪副总理在 2004 年全国中医药工作会议上强调指出，"要切实推进中医现代化……要在中医理论的指导下，在不断实践的基础上，借鉴、运用现代科学理论和技术手段，对既有的经验进行系统总结，制订科学的评价方法和技术标准，逐步实现中医诊疗的规范化，促进中医的现代化发展。"作为我国医疗卫生保健体系中特色部分的中医学，如何在保持和充分发挥自身优势的同时，有效利用现代科学技术的方法和手段，建立现代中医药学的科学技术创新体系，提高中医药医疗卫生保健的能力和水平，促进现代中医药产业的发展，更好地为我国人民和世界人民的健康事业服务，为"建设我国更高水平的小康社会"贡献力量，是新的历史条件下我国中医药领域面临的重大课题。

1. 中医药现代化是历史的必然选择

首先，现代科学技术不断向中医药领域渗透，传统中医药必将向现代中医药转变。其次，中医药学与西医学及其他学科相互渗透，中医药必将逐步融入现代生命科学体系之中。第三，我国社会经济的飞速发展，人们对健康的追求不断提高，必将促进中医药走向现代化；第四，中医药国际化程度必将加快中医药理论、实践与技术的现代化进程。

长期以来，对于中医药现代化的讨论异常激烈，对于中医药现代化概念的认识也是见仁见智。中医现代化与中西医结合一直是学术界争论的重要问题，争论的焦点是中医现代化与中西医结合有何区别，二者在概念、目的、标准、内容、途径和方法上是否相同。有相当一部分人认为，中医现代化就是用西医的理论来阐释中医的内涵。也有人认为，中医现代化必须坚持中医学理论体系，遵循自身的固有规律，实行自主发展；中医现代化绝不是拆除自身的根基，泯灭自身的特色和优势；如果中医药的学术特色得不到保护和发扬，中医药事业就没有前途。有人从理论和方法学角度认为，中医学现代化必须建立系统完整的科学方法体系，运用现代科学方法诸如数学方法、实验方法、系统科学方法等对中医学理论进行合理的解构和重建；中医理论体系的解构与重建，应该采用结构分析方法对中医学进行多层次、多结构挖掘，使认识层次达到微观水平。更有人认为，中医现代化应该用现代人的思维方式和方法去证明和论证中医的科学性，使之达到先进的科学技术水平。也有人认为，中医药现代化，验证是不可避免的，但仅仅验证显然不能适应中医发展的需要，因为它并不能给中医学增添新的内容。还有人认为，中医的文化特征是中医现代化的最大障碍，中医现代化研究首先应该剥去中医学概念、理论的文化哲学外壳，还原其朴素的医学内核，然后才能将其置于现代科学技术条件下来研究。无论何种观点，都是在为中医药的发展探索，都是在百花齐放、百家争鸣氛围下的学术讨论。我们认为，中医现代化是一个发展过程。在新的历史条件下，中医现代化发展，一定要按照中医药学自身发展规律，充分利用现代科学技术，继承和发扬中医优势和特色，完善和发展中医理论，提高临床实践能力和水平，使中医药在小康社会建设与人类医疗保健事业中发挥更大作用。

2. 继承和发扬中医药的优势和特色，是现代化发展过程中的必备要素

什么是中医药的优势和特色呢？首先，中国的先哲们强调"天人合一""形神统一"系统整体的生命观，中医学的基本理论就是在这种整体观念下发生、发展，并逐步完善的。在整体理论指导下，中医学在临床实践上，特别强调动态把握人的整体生理状态和病理过程；治疗上，也强调针对人整体功能状态，采用整体综合调节的治疗方式进行动态性干预，也就是辨证论治。同时，还强调"以人为本""治未病""因时因地因人制宜"的医疗保健思想。将中医药这些优势特色发扬光大，既是中医药现代化的前提，也是现代化的目标。

任何学科之所以需要不断发展，不断进步，就是因为它并没有尽善尽美的境界，并不能圆满回答和解决本领域的一切问题。中医学的成就是几千年来先人辛勤和智慧的积淀；中医药的辉煌更需要当今和未来学人用辛勤和智慧去创造。我们必须清醒地认识到，中医药除了优势和特色以外，还存在着很多问题，影响着中医现代化发展。中医基础理论发展滞后、中医的优势与特色得不到充分发挥是制约中医发展的首要科学问题，缺乏适应自身特点的诊疗标准和评价标准体系是临床研究的瓶颈问题，缺乏中药复方特点的技术规范和标准是中医产业化、国际化的羁绊，缺乏适用的高新技术和尚未建立和完善的中医技术创新体系制约着中医科技发展的能力建设。此外，基础设施薄弱，投入严重不足；多学科交叉型复合型人才严重缺乏；缺乏有效的运行机制；有限的资源没有得到合理的配置；社会各界对中医的认知程度不高等都是影响中医药现代化发展的现实问题。我们必须面对现实，而不是躺在祖先留给我们的宝贵财富上吃老本。中医药现代化发展，必须把握这样的原则：立足中医优势和特色，突出发展重点，强调在继承中发展，目的在于发展。要立足传统中医药理论，以中医药理论、手段、技术、产品和装备的创新为根本发展途径，中医的基础研究、现代适用技术和高新技术研究的合理布局，中医、中药的协同发展。要在以中医特色、资源和知识产权的优势促进中医药经济健康发展的同时，注意资源的保护，实现人与自然的和谐、可持续发展。要面向国际社会健康的新需求，积极推进中医药走向世界。

我们这一代中医药工作者，承担着中医药发展承前启后的责任。一方面，我们要理

83

清中医药现代化的发展思路，将中医药的发展引向一条正确道路；另一方面，要在涉及中医药现代化过程中的重点领域有所突破，努力实践中医药现代化。我们认为，中医药的现代化发展应该遵循着这样的思路：以中医药理论的完善和发展为主线，以提高中医药科技水平和临床疗效为目标，充分吸纳现代科学技术的理论、方法、手段，以揭示中医药防病治病的科学原理为切入点，遵循"实践—认识—再实践—再认识"的科学发展规律。要以信息化带动中医药现代化，以标准化建设促进中医药现代化，突出以人为本的临床研究，建立多元化的人才培养模式。发展和完善辨证论治体系、技术创新体系、中医标准体系、提高中医对重大疾病的诊疗能力与水平，提高中医药应对突发公共卫生事件的能力，从而使中医药能够为我国的社会、经济发展做出更大的贡献。

未来 15～20 年，应该在中医药理论体系建设方面有所突破，使中医理论能够用现代语言表述，并能与现代相关学科广泛交流，使中医药理论指导临床实践的作用进一步加强。应该在中医药现代化研究的方法学上有所突破，使中医学的"整体论"与"还原论"的方法得到有机融合，使适用于中医药理论与实践的现代高新技术与方法得到广泛应用。应该在中医药科技创新体系建设方面有所突破，使中医药的基础与应用研究能够在高效运转平台上有效开展。应该在相关技术规范和标准的建设方面有所突破，使中医药的诊疗技术、制药技术得以规范发展，使具有中医特色的诊疗标准和疗效评价标准得到国内外相关行业的认可。应该在中医药防治重大疾病的手段和疗效上有所突破，加强以人为本的临床研究与临床研究平台建设，使中医药在我国医疗卫生保健体系中的作用得到进一步加强。

在当今世界经济竞争日趋激烈、科学技术飞速发展的形势下，中医药的创新发展比任何时候都显得更为紧迫和重要。这是实现中华民族伟大复兴的重要使命。中医药现代化是一个漫长的发展过程，需要国家的重视，需要社会的关心，更需要几代中医药工作者的不懈努力。这就需要我们"要用更博大的胸怀，更宽广的视野，更开阔的思路，提高认识，大胆实践，勇于探索，走出一条中医药健康快速发展的路子来"。

（《中医杂志》2005 年第 1 期）

人类健康与中医“治未病”

中医药在长期的实践中形成了维护健康、抵御疾病独特的理论体系与有效方法和手段，至今在人类健康事业中发挥着重要作用。

1. 人类健康理念逐渐向中医“治未病”的诊疗思想转变

人们的健康需求更注重生存质量和预期寿命。中医学“以人为本”“天人相应”“形神统一”的健康观念以及“治未病”的主导思想和养生保健方法能够更好地适应这种健康需求的转变。

医学模式正由生物医学模式转变为生物－心理－社会－环境医学模式。疾病谱的改变、化学药品的毒副反应、药源性疾病、医源性疾病的日益增多以及新发流行性、传染性疾病的不断出现，中医更凸显优势。诊疗技术的快速发展，使得医疗费用日趋高涨，为减少医疗保健费用的巨大投资，各国的医疗保健策略逐渐从以疾病为主导向以健康为主导转变，我国也提出了从“治疗疾病”向“预防疾病”重点转变的“前移战略”，这种健康维护理念的变化与中医“治未病”的主导思想息息相关。

2. 中医“治未病”理论与方法将引领“健康维护”的方向

中医学在长期的发展过程中形成了较为完整的预防学思想和有效的防治原则。早在《黄帝内经》中就提出了“上工治未病”的理念。中医“治未病”的预防学思想，包括未病先防、既病防变和愈后防复。

未病先防，中医学既强调在疾病未发生之前调摄情志、适度劳逸、合理膳食、谨慎起居，并倡导气功、太极拳等有益身心健康的健身方法，同时强调可以运用针灸、推拿、药物调养等方法调节机体的生理状态，以达到保健和防病作用，提高人们的整体健康水平与生活质量。

既病防变是指早期诊治，根据人体阴阳失衡、脏腑功能失调的动态变化，把握疾病发生发展与传变规律，以防止疾病的发展与传变。在疑难病及慢性病治疗中，采取积极的干预措施，达到阻止疾病进展的目的。如中医药在防止冠心病等心血管病向心衰的演变、减少糖尿病并发症的发生以及延长肿瘤患者的生存时间、改善生活质量等方面都具有一定的优势。

愈后防复是指疾病初愈时，采取适当的调养方法及善后治疗，防止疾病复发，其是中医理论中的重要组成部分，向来为历代医家所重视，一直有效地指导着临床实践。

发挥中医学特色和优势，以“治未病”为核心，突出亚健康干预，将慢性非传染性疾病控制在发生之前、传染病控制在感染前，才能有效地提高人类的健康水平，促进和谐社会的建设。

（《人民日报》海外版 2007 年 1 月 11 日）

中医"治未病"与亚健康防治

随着经济发展和社会进步，人们对健康的追求也越来越高。与此同时，对于健康的认识，也发生了根本性变化。1984 年世界卫生组织在其《宪章》中提出了健康新概念："健康不仅仅是没有病和不虚弱，而且是身体上、心理上和社会适应能力上三方面的完美状态。"1990 年世界卫生组织在健康定义的阐述中又提出了道德健康的概念，就是指不能损害他人利益来满足自己的需要，能按照社会认可的道德行为规范准则约束自己及支配自己的思维和行为，具有辨别真伪、善恶、荣辱的是非观念和能力。在如何维护健康方面，世界卫生组织在 2000 年提出了"合理膳食，戒烟，心理健康，克服紧张压力，体育锻炼"等促进健康准则。由此看出，人类对健康的认识在不断提高，朝向一种整体的、积极向上的健康观念，这种健康观念的变化，是与社会、经济发展以及人类生活水平同步的。正是在这样的背景下，人们在强化预防疾病和维护健康观念过程中，衍生出介乎于健康与疾病的中间状态，即"亚健康"。

亚健康（sub-health）概念是 20 世纪 80 年代首先由苏联学者提出的。20 世纪 80 年代中期，苏联学者 N·布赫曼教授以及后来的许多学者通过研究发现，人体确实存在着一种非健康非患病的中间状态，人们把这种状态称为亚健康状态，也称病前状态、亚临床期（sub-clinic）、临床前期、潜病期等。

虽然亚健康是介于健康与疾病的中间状态，机体无明显疾病，但是人体却呈现活力降低，适应力下降并伴随一系列不适症状的状态。据我国抽样调查结果显示：亚健康人群约占我国总人口的 60%，其中主要以中年群体居多，占 48%～50%。亚健康状态在城市居民、青年学生、知识分子、机关干部和军人中普遍存在。据统计，我国目前在高级知识分子、企业管理者中亚健康状态的比例高达 70%。

亚健康状态的发展趋势主要有两方面：一方面，如果机体长期处于亚健康状态而忽视调理，就可能导致疾病的发生；另一方面，通过合理的干预，就能使机体恢复健康状态。因此，亚健康的防治对于维护人类健康具有极其重要的战略意义。

中医学倡导"上工治未病"，十分注重人与自然、环境、社会的和谐统一，注重情志等因素对人的影响，强调整体观念、辨证论治，主张"未病先防""天人合一""形神统一"和"动静结合"等医疗卫生保健思想。这些理论恰恰与人类健康观念的变化以及医学模式的转变相适应。因此，中医学"治未病"对于亚健康的防治具有独特优势。

一、中医学"治未病"思想是干预亚健康的基本原则

预防是医学的首要原则。中医学在长期的发展过程中形成了较为完整的预防学思想和有效的防治原则。中医学"治未病"包括未病先防、既病防变和愈后防复，是干预亚健康的基本原则。一方面，通过养神健体，防止亚健康的发生；另一方面，可以对亚健康早期干预，阻止其向疾病转变，同时对疾病痊愈后进行有效干预，防止复发。

未病先防即在疾病未发生之前，采取各种措施，做好各种预防工作，以防止疾病的发生。"正气存内、邪不可干"，中医学既强调在疾病未发生之前调摄情志、适度劳逸、合理膳食、谨慎起居，并倡导气功、太极拳等有益身心健康的健身方法，同时强调可以运用针灸、推拿、药物调养等方法调节机体的生理状态，以达到保健和防病作用。中医学的养生之道不仅能预防亚健康的发生，还可增强体质、提高生活质量与整体健康水平。对于预防亚健康的发生具有积极的意义。

既病防变是指早期诊治，并掌握疾病发生发展的规律及传变途径，以防止疾病的发展与传变。由于亚健康处在健康与疾病的中间状态，因此，防止其向疾病转变对预防疾病，维护健康具有重要意义。中医学可以在"治未病"思想的指导下，根据证候特点判断亚健康可能的发展方向，并采取积极的预防措施，从而达到阻止其向疾病转变的目的。

愈后防复是指疾病痊愈后，采取适当的调养方法及干预措施，防止疾病复发。中医学对于急性病愈后防复以及慢性病、疑难病病情缓解后防复或术后提高生活质量均能发挥重要作用。

二、中医学整体观念和辨证论治为干预亚健康提供了理论基础和实践方法

整体观念和辨证论治是中医学理论的基本特点，也是中医理论的精髓。从整体的角度认识健康和疾病与准确的辨证是中医取得疗效的关键。

1. 整体观念是从整体认识亚健康的理论基础

中医学非常重视人体自身的完整性及其与外界环境的统一性，认为人体是以五脏为中心，通过经络将脏腑、肢体、官窍等联结而成的有机整体。构成人体的各部分之间，在结构上不可分割，在功能上互相协调，在病理上相互影响。健康是人与自然、社会协调以及自身阴阳动态平衡的结果，是"阴平阳秘""形神统一"的状态。亚健康虽然症状表现繁多，但总体而言是阴阳失衡、脏腑功能失调为主的人体功能状态异常。中医学从整体出发，采用"司外揣内"的诊断方法，判断人体的整体功能状态，大大超越了人体生理解剖学所限定的范围，形成了独特的生理和病理理论体系——既重视发病的脏腑，也重视脏腑之间及脏腑与经络和形体官窍的联系，这种整体观可以将看似毫无联系的诸多症状统一起来，对于全面了解亚健康各种症状之间的内在联系，进行有针对性的临床治疗具有指导意义，可以有的放矢，提高干预的效果。

2. 辨证论治是干预亚健康的有效实践方法

防止亚健康向疾病转化对于提高健康水平具有重要意义。然而，由于亚健康没有明

显的病理变化，尚未达到疾病状态，致使西医无法采取针对性的干预措施，而只能采取改善睡眠、增强免疫系统功能、抗疲劳、抗抑郁等缓解单一症状的方法。相比之下，中医辨证论治的方法在干预亚健康的过程中则能发挥非常积极的作用。

辨证论治是从整体出发，着眼于人体的异常感觉和异常特征，通过对不同症状的分析、综合，来推测原因、性质与部位，并概括、判断为某种性质的证候，根据证候的性质进行针对性的治疗。这种独特的诊治方法，在未明确病因的症状出现开始即可进行治疗，而无需等到病理指标出现阳性改变才进行治疗，能够对亚健康状态进行及时而有效地干预，阻止其向疾病的转变。可以说，中医这种辨证论治的诊疗方法，为干预亚健康提供了有效的实践方法。

三、中医个体化诊疗是诊断与干预亚健康的有效模式

不同的个体，由于体质、生活环境等内外因素的不同导致其生理特征、病理变化也不尽相同。因此治疗也应"因时、因地、因人制宜"。个体化诊疗即是在突出个体特征的临床诊断基础上采用与其相应的个性化治疗方法。中医学的辨证论治是一种典型的"个体化诊疗"方法。

中医学重视体质在发病中的作用。在《内经》中就有依据患者的体质属性进行诊治的记载。从健康到亚健康再到疾病，体质因素的影响不可忽视。各种体质类型包含的相对稳定的阴阳偏颇是亚健康状态时阴阳失调的内在依据。同时，由于体质的不同导致机体亚健康的转归也不尽相同、发病情况各异。因此，采用辨证论治的个体化诊疗模式，对不同体质进行综合考虑，制定不同的干预方案，对于亚健康的治疗大有裨益。

个体化诊疗模式有利于对亚健康的不同证候表现进行判断治疗。由于亚健康是多种因素作用于不同个体的结果，其临床证候表现也多种多样；同一个体的证候表现也因时间与环境的改变而不断变化。中国中医科学院临床评价中心对北京地区1828名亚健康人群调查表明，证候频数出现4次以上的共72种，频数1～3次证候共114种，说明亚健康证候分布非常广泛。而辨证论治的个体化诊治恰恰能动态地把握不同证候以及同一证候的不同阶段的特点，适应对亚健康认识和干预的要求，因此可以说，中医个体化诊疗是诊断与干预亚健康的有效模式。

四、丰富多彩的自然疗法为亚健康的干预提供了多种有效途径

中医学的优势不仅仅体现在治疗疾病上，还体现在通过多种手段调整机体的失衡状态，使机体恢复阴阳平衡，防止疾病的发生。在长期的临床实践中，除以中药方剂调理外，还形成了针灸、推拿、气功、导引、食疗等多种适合不同要求的调治方法。如药物调养是长期服食一些对身体有益的药物以扶助正气，平调体内阴阳，从而达到健身防病益寿的目的。其对象多为体质偏差较大或体弱多病者。前者则应根据患者的阴阳气血偏颇而选用有针对性的药物，后者则以补益脾胃、肝肾为主。推拿，是通过各种手法，作用于体表的特定部位，以调节机体生理病理状况，达到治疗效果和保健强身的一种方法。针灸疗法，则是通过针刺手法或艾灸对穴位的特异性作用，通过经络调节使人体气

血阴阳恢复平衡，从而发挥治疗作用和保健防病效能。这些丰富多彩的自然疗法，在"治未病"、养生保健中发挥着重要作用，也为防止亚健康向疾病转化提供了多种有效的防治手段。

五、发挥中医"治未病"优势，有效干预亚健康的战略意义

目前，世界上老龄化问题日趋严重，疾病负担不断加重，新发传染病对人类构成很大威胁。健康问题对全球经济和社会发展的影响越来越大。

在我国，虽然在疾病控制、西医学和中医学研究、健康产业等方面取得了巨大成就，但人口老龄化加速，艾滋病、病毒性肝炎等传染病和恶性肿瘤、心脑血管病等慢性非传染性疾病威胁日趋严重等问题，严重影响着我国社会经济的发展和人民健康水平的提高。

面对这种情况，采取从以疾病为主导向以健康为主导转变的医疗保健策略，发挥中医学特色和优势，以"治未病"为核心，重视干预亚健康，将慢性非传染性疾病控制在发生之前、传染病控制在感染前，才能有效地提高人们的健康水平，保障医疗卫生保健事业的稳定、可持续发展。

中医"治未病"的理论与实践对亚健康的干预都具有明显的优势。把对亚健康的干预作为中医发挥优势的重点领域，深入挖掘中医"治未病"理论，全面开展中医"治未病"方法和技术的研究，建立"治未病之人"健康保障体系，对于预防疾病发生、提高国民整体健康素质，完善具有中国特色的医疗卫生保健体系具有重要的战略意义。

中医优势病种临床研究

中医学是我国医疗卫生保健体系的重要组成部分，几千年来，在维护人民健康、防病治病中发挥着重要作用。中医学理论与实践的先进性促进了中医学作用的发挥，也决定了中医学的特色优势。中医学发展，核心就是坚持中医学主体、保持和发扬中医学理论与实践的先进性，不断提高防病治病能力，立足在重点领域有所突破，才能使中医学在人类健康事业中发挥更大作用。

一、开展中医优势病种临床研究是提高防病治病能力的战略选择

中医防病治病能力的提高是发展中医的关键。如何有效地提高中医防病治病能力，既是我们面临的战略选择、也是我们义不容辞的责任。回顾近几十年的中医发展，我们深刻体会到，推进中医优势病种临床研究将是提高中医防病治病能力的重要途径。

（一）是推进中医自主创新的源泉

中医学是根据人体的健康状况和生命信息来把握疾病的动态变化，无论是养生、保健，还是诊疗疾病，中医都是基于以人为主的综合信息的分析、综合、判断，因此，中医创新，临床研究是根本。所谓中医优势病种，是指中医在治疗上具有优于其他医学的疾病或疾病的某一阶段，这些优势至今被广大民众广泛认可。如中医治疗肿瘤、代谢性疾病、心脑血管疾病、病毒性疾病等。对于这些优势病种开展基于临床的深入研究，既是提高临床疗效与发展中医的关键，也是中医自主创新的源泉。只有切实提高中医的防病治病能力，让老百姓真正享受到中医优质的医疗服务，才能够充分发挥中医理论与实践的先进性，使中医在维护人民健康中发挥重要的作用。

（二）是适应中医发展规律的主要途径

中医学理论、诊疗方法和技术是历代医家通过对人体的养生保健与医疗实践不断积累发展而成的。中医学的特征就是理论与临床紧密结合，理论升华来源于临床，诊疗方法与技术来源于临床。许多科学问题都是从临床实践中得到启发，提取凝练，深化研究，升华为理论，并且反复在临床实践中得到验证与完善，遵循了实践—理论—再实践—升华理论的规律。把中医优势病种的临床研究作为重点领域，开展中医治疗方法与方案的临床研究，探索符合中医整体观念、辨证论治、个体化诊疗等理论和实践特点的研究方法以及疗效评价方法，证实中医药治疗重大疾病、疑难病以及常见病、多发病的优势作用，这种临床研究符合中医自身规律，能够切实提高中医防病治病的能力。

（三）是中医可持续发展的主要任务

《中医药创新发展规划纲要》提出：中医药的优先领域之一要"以提高中医药防病、治病能力为目标。既要解决制约中医在防治重大疾病、常见病、多发病、疑难病中特色

优势的关键问题，又要加强个体化特色治疗经验总结。注重发挥中医在临床、预防、保健、养生、康复等方面的优势和特色，为拓展服务领域提升防治能力和学术水平服务"。因此，开展中医优势病种的临床研究是推进中医可持续发展的主要任务。要本着"有所为，有所不为"的原则，力争在中医优势领域有所突破。推进中医优势病种的临床研究，不仅有利于防病治病、提高疗效，更重要的能使中医药理论与实践的先进性得到继承和发扬，也是中医科学研究的主要方向，对促进中医事业发展具有重要意义。

二、推进中医优势病种的临床研究是坚持中医主体发展的动力

加强中医药继承与创新，是国家的期望与时代的要求，而中医临床优势弱化、源于临床创新不足是普遍关注的问题。坚持中医药主体发展，保持发扬中医特色优势，不断提高临床疗效，同时有效利用现代科学技术和方法一直是中医药发展的核心问题。中医主体发展的重点领域是临床实践能力的提高，只有坚持这一方向，不断提高中医防病治病能力，拓宽中医服务领域，才能充分发挥中医在防病治病中的重要作用。以中医优势病种的临床研究为切入点，积极探索符合中医自身规律的临床研究方法，培育一支临床与研究相结合的人才队伍，促进名医、名科和研究型名院的建设，从而有力地促进中医药的自主创新和主体发展。

三、开展中医优势病种临床研究的基本思路

（一）突出中医疗法，提高临床疗效

中医优势病种研究的目的主要是为了保持中医优势病种的领先地位，在疑难病、常见病、多发病的治疗中发挥优势作用。其核心就是临床疗效的提高。中医学更善于从对"患病的人"的整体状态的把握入手来诊治疾病，因此，临床研究比实验研究更适合于中医。在未来的 5～10 年，应进一步开展对常见病、多发病及重大疾病的中医临床研究，重点研究肿瘤、糖尿病、老年性痴呆、心脑血管疾病、自身免疫性疾病、肝炎、艾滋病等 100 种重大慢性疾病及重大传染性疾病，及其疗效显著的阶段和具有特色的治疗方法；开展中医提高患者生存质量方法及方案的研究。研究内容包括中医诊疗规范、中医疗法和中医诊疗技术、辨证论治规律、中医疗效评价方法等。研究中要围绕病种的中医治疗优势进行设计，治疗方法尽可能只中不西或能中不西。以提高中医临床能力和水平。

（二）立足临床研究，着力培养名医

中医临床人才的培养已是当前制约中医疗效提高的关键因素。吴仪副总理在 2007 年全国中医药工作会议上的讲话中特别提出要加强对名中医的培养。历来的临床大家、名医都是非常重视临床实践，并且在长期的实践中不断提高临床疗效和中医药学术素养的。在中医优势病种项目中，本着"以人为本"的原则，致力于在研究过程中培养出优秀的临床人才和过硬的临床研究队伍。通过项目培养高水平临床人才，依靠人才做出高水平项目，使中医临床总体水平提升到新的阶段。

（三）遵循中医规律，探索研究方法

多年来，我们一直按照西医的多中心、大样本、随机对照的方法开展中医临床研究，用西医所谓的"金指标"来衡量中医的疗效。这些方法使中医的个体化诊疗、辨证论治、整体调节的优势难以在临床中显现出来。因此，探索符合中医规律的临床研究方法与评价体系已经迫在眉睫。通过对中医临床治疗有特色、优势的病种进行系统的临床研究，形成该病种的中医诊疗方案、规范和疗效评价方法。

为确保项目的研究质量，各项目应该严格进行质量控制，包括研究过程所有环节的质量控制与质量保证措施；对研究人员进行统一培训，熟悉质量控制措施，保证临床研究结论的可靠性；还应设置质量监控专员，对研究全过程进行质量控制和监察，检查、确认所有研究数据、记录、报告以及病例报告表的填写，保证与原始资料一致。对研究方案设计要点、病例选择标准、疗效判定标准、安全性评价和卫生经济学评价等都可以进行规范，以确保研究结果的可靠性。

（四）构建中医优势病种临床研究的平台

中医优势病种的研究，不仅仅为了提高中医的临床疗效，还应与临床基地建设、专科、专病建设结合起来，构建中医疗效评价平台。

1. 示范基地

在全国建立中医优势病种临床研究的示范基地。中医优势病种的研究，不仅仅是各单位独立开展的研究，行业主管部门应该统筹规划，做好顶层设计，将某一领域具有优势的单位，组织起来，联合攻关。各单位要注重突出的自己优势特色，经过几年的研究，确定自己的优势领域。各级政府主管部门或相关单位，应重视中医优势病种研究，加大投入力度，在已有的基础上，遴选自己的优势病种。在项目开展过程中，注重建立和完善相应的运行机制。

2. 评价平台

要提高中医的临床疗效，应该建立一个符合中医特点的疗效评价平台。中医的疗效评价平台应该是既遵循中医临床诊治规律，又符合西医学重证据的要求，能够将两者有效地结合起来。在统一认识的前提下，各示范基地共同建立一个疗效评价平台，制定疗效评价的共同标准及相关标准。在一个共同的平台上，将临床数据汇交，设计初步的诊疗方案、疗效评价标准，经过反复的临床验证，不断完善诊疗方案、评价标准。中医疗效评价标准的制订不是短时间能够完成的，首先建立中医优势病种的公共疗效评价应用平台将能够推进中医疗效评价标准的制订和完善，从而推动中医学走向世界。

因此，我院在建院50周年之际，重新审视自身发展目标，按照中医自身发展规律，启动了"中医优势病种临床研究专项"。为保持中医优势病种的领先地位，在疑难病以及常见病、多发病的治疗中发挥优势作用，通过充分论证，从全院各医疗部门中遴选出中医药临床疗效好的病种，如对心血管疾病、肿瘤、肛肠疾病、血液病、糖尿病、骨伤科疾病、眼科疾病等开展了深入研究。申报病种要求"中医特色明显、疗效突出，具有较丰富的临床经验积累，支撑条件较好，在国内有较大影响；具有专病门诊、病房或专病治疗中心，门诊量（和／或年住院人次）可以满足临床研究需要"。2007年，浙

江、上海等地也相继启动了类似的研究项目。在项目开展过程中，注重建立和完善相应的运行机制。如我院为了推进中医优势病种研究，设立了自主选题项目，制订了"中国中医科学院中医优势病种临床研究项目管理办法"，对项目的实施、经费管理等都做了明确的规定；还专门成立了中医优势病种临床研究项目专家委员会，负责对申报项目的审查、论证与筛选，监督项目的实施等。在总结第一批项目研究经验的基础上，对第二批、第三批项目的研究方案设计要点、病例选择标准、疗效判定标准、安全性评价和卫生经济学评价等进一步做了规范，以确保研究结果的可靠性。通过对我院中医临床治疗有特色、优势的病种进行系统的临床研究，用2～3年的时间，形成该病种的中医诊疗方案、规范和疗效评价方法，从而整体增强医院的中医特色、不断提高中医诊疗水平。

（《中医杂志》2009年第1期）

2012 年 10 月 26 日在中奥中医药学术研讨会（奥地利）上的报告

中医防治慢性病的优势与实践

慢性病有广义与狭义之分，广义的慢性病（chronic disease）包括传染性疾病和非传染性疾病，狭义的慢性病是指慢性非传染性疾病（noninfectious chronic disease，NCD），世界卫生组织称为"非传染性疾病"，我国简称"慢性病"或"慢病"。

1. 慢性病防治对促进社会进步具有战略意义

通常所说的慢性病是指发病超过 3 个月的非传染性疾病，是与吸烟、酗酒、不合理膳食、缺乏体力活动、精神紧张等不良行为和生活方式密切相关的一类疾病，如心血管疾病、肿瘤、糖尿病、慢性阻塞性肺疾病等。慢性病具有病程长、病因复杂、迁延性、无自愈和极少治愈、个体健康损害和社会危害严重等特点，已成为全球关注的重要公共卫生问题。

据世界卫生组织报道，慢性病是全球致死和致残的首位原因，直接导致全球经济负担加重。随着我国社会经济发展和急性传染病的有效控制，人民生活水平不断提高，烟酒消费增加、饮食结构不合理、超重和肥胖人数增多等不利健康的因素普遍存在，工作节奏加快，精神压力大，老龄化进程加速等，慢性病人数显著增加，由慢性病引起的死亡已占我国居民总死亡数的 80% 以上。慢性病已成为我国越来越严重的公共卫生问题。然而人们对慢性病普遍缺乏充分的认识，对慢性病的防治重视不够，存在着个人与社会防治经费投入不足的现状，尤其是中华民族创造的、具有广泛民众基础的中医学的理论与实践在防治慢性病中的作用没有得到充分的发挥。

2. 中医防治慢性病的优势

慢性病控制的关键在于防危险因素、防发病、防严重疾病事件、防疾病事件严重后果、防疾病事件后复发，因此，早诊早治至关重要。中医学对慢性病防治有着系统的理论知识并积累了丰富的经验，其完善的理、法、方、药，统一的防治体系，以及针灸、推拿等多种非药物治疗手段，具备防治慢性病的优势。

（1）辨证论治的个体化诊疗模式：中医学根据人体的健康状况和生命信息把握疾病动态变化，运用望、闻、问、切四种诊法，收集人体外在信息，通过综合、分析、判断人体的整体状态（证候），确定相应治疗原则和方法。这种诊疗模式，一方面真正实现了个体化诊疗，另一方面可以早期干预、防止疾病传变，从而达到阴阳平衡、脏腑和调的以人为本的医疗保健目标。

慢性病病程长，病情复杂，不可能有一种药物或者一个处方对一类慢性疾病都有效果。例如治疗萎缩性胃炎的中西药物有几十种，但几乎没有一种药物能治愈该病。与其对比，运用中医辨证论治，根据患者处于萎缩性胃炎不同病程阶段的症状体征，通过望闻问切的方法，收集资料，判定属于何证，从而指导临床组方用药，并根据病情变化，调整药方组成，使患者痊愈的报道却有很多。可见，中医辨证论治的诊疗模式可以提高慢性病的疗效。

（2）整体观念与整体调节的防治手段：中医整体观念有三方面含义：一是人体内部是一个有机的整体。中医学认为，人体以五脏为中心，通过经络沟通，气血灌注，将六腑、官窍、四肢百骸、筋、骨脉、肉、皮毛、连接成一个有机的整体；二是人与自然界是一个有机整体。自然界的变化（如季节气候、昼夜晨昏、地区方域等）可以直接或间接地影响人体，人体则相应地适应自然界的变化而发生变化；三是与社会环境的统一。社会环境主要包括社会政治、经济、文化行为、群体精神状态和生活方式等方面，人是社会的组成部分，社会环境因素的变动，特别是社会的安定与动乱、进步与落后，个人在社会的地位变化、富贵与贫困，都直接或间接地影响着人体的健康状况，甚至导致疾病的发生。中医对人体的认识是在整体观念指导下，全面动态地把握人体的生理病理信息，注重人体阴阳平衡、脏腑协调、形神统一、天人相应，注重人体内部整体恒动及与自然、社会和环境的和谐生存状态，形成整体调节的治疗理论与实践。这种整体调节的治疗方式，如扶正祛邪、标本兼治、益气活血、滋补肝肾等等，对病因复杂、多脏腑罹患的慢性病，特别是在西医学缺乏有效诊治模式的慢性病危险状态等领域具有明显优势。

（3）"治未病"理念指导下的早期干预：中医"治未病"理念包括未病先防、既病防变、愈后防复三方面的含义，强调重视顾护正气，提高机体的抗邪能力，达到未生病前预防疾病的发生，患病后防止病情的进一步发展，疾病痊愈后防止复发的目的。"治未病"倡导早期干预，截断病势，在养生、保健、治疗与康复等方面采用早期干预的理念与方法，有效地实现了维护健康、防病治病的目的。以上可见，在中医学整体观念和辨证论治理论指导下，系统地认识人体，针对不同机体疾病状态，建立个体化诊疗方案，使机体逐步恢复阴阳平衡的健康状态；在"治未病"理论指导下，针对机体危险状态未病先防，减少慢性病发病；完善慢性病预防及早期干预措施，提高慢性病患者生存质量，降低慢性病病死率。

3. 中医防治慢病的研究与实践

2005年起，中国中医科学院积极推进以提高中医药防病治病能力为主要任务的"仲景工程"，启动了"中医优势病种临床研究专项"。该项目以中医治疗有优势的疾病或有优势的疾病某一阶段的临床研究为重点，对中医药治疗心血管疾病、肿瘤、肛肠疾病、血液病、糖尿病、艾滋病、骨伤科疾病、眼科疾病等103个项目开展中医临床研究，项目共3年，分3批启动，其中慢性病项目占80%。经过5年的研究实践，取得了可喜的阶段性成果，形成了研究团队与专科、专病、研究室建设紧密结合，中医临床与科研有机结合，以及既遵循中医临床诊治规律，又符合循证医学要求的中医疗效评价体系，为发挥中医药在防治慢性病中的作用、建设中医临床研究基地起到了示范作用。

结合临床实践，从 2009 年 1 月至 12 月我们对在门诊治疗的患者进行分析，排除无复诊病历，收集 113 个病例，对疾病分类、疗效进行分析。该组病例共涉及 33 种疾病，其中冠心病 27 例，占 23.89%；高血压病 19 例，占 16.81%；病毒性心肌炎及后遗症 12 例，占 10.62%；肾功能不全 8 例，占 7.08%；糖尿病 7 例，占 6.19%；慢性肾小球肾炎 5 例，占 4.42%；慢性肝炎 4 例，3.54%；系统性红斑狼疮 3 例，占 2.65% 等。除慢性肝炎及个别专科疾病不属于慢性病外，其余 75% 以上均属慢性病。每例患者均通过辨证论治，运用中药汤剂治疗，服药期间，停服其他药物。服用 7 ～ 15 剂中药后，症状缓解率达 95% 以上；经 3 ～ 6 个月治疗，综合好转率达 90% 以上，对冠心病硝酸甘油停减率为 100%。

4. 主要体会

结合中医药优势，从推进中医优势病种临床研究专项到临床治疗观察的病例分析，我们有如下几点体会。

（1）中医治疗慢性病在理论与实践方面均具有一定的优势，疗效可靠，副作用小，特别是注重人体功能的整体调节，激发人体自身的抗病能力和康复能力，有利于对病因复杂的慢性病的综合治疗与康复。

（2）中医药对冠心病、病毒性心肌炎、肿瘤、代谢性疾病等慢性病具有良好疗效，有广泛的民众基础，大力推广应用中医防治慢性病适宜技术和方法，特别是发挥中医既病防变诊疗思路，对控制慢性病具有重要意义。

（3）中医学诊疗模式能有效地解决健康需求不断增加、诊疗技术飞速发展与医疗保健费用不断增高等矛盾，且中医治疗慢性病方法简便、费用相对低廉，可有效减轻家庭与社会经济负担。

（4）发挥中医药在防治慢性病中的作用，加强中医防治慢性病的科学研究，不断提高临床疗效，是提高中医防病治病能力和自主创新能力的有效途径，同时有效防治慢性病对构建和谐社会具有重要意义。

（曹洪欣　王乐　蔡秋杰　张华敏《中医杂志》2011 年第 8 期）

把中医药防治慢性病纳入国家慢性病防控体系

随着社会的发展，生活方式的改变，疾病谱变化，慢性病（慢病）已经成为威胁人类健康的首要原因。充分发挥中医药在防治慢性病中的作用和优势，对建设我国医疗卫生体系、提高国民健康水平具有重要意义。

一、慢性病防治任务艰巨

慢性病是指发病超过 3 个月的非传染性疾病，又称慢病，是与吸烟、酗酒、不合理膳食、缺乏体力活动、精神因素等不良行为和生活方式密切相关而引起的一类疾病，如心血管疾病、肿瘤、糖尿病、慢性阻塞性肺部疾病等，具有病程长、病因复杂、迁延性、无自愈和极少治愈、健康损害和社会危害严重等特点，已成为全球关注的重要公共卫生问题。据世界卫生组织报道，慢病是全球致死和致残的首位原因，直接导致全球经济负担加重。

随着我国社会经济发展和急性传染病的有效控制，人民生活水平的不断提高，不良生活习惯（烟酒消费量大、饮食结构不合理、超重和肥胖人数增多）普遍存在，工作节奏加快，精神压力大，老龄化进程加速等，慢性病人数显著增加，慢性病引起的死亡已占我国居民总死亡数的 80％以上。慢性病已成为我国越来越严重的公共卫生问题。2009 年全国政协教科文卫体委员会提出《关于进一步加强慢性非传染性疾病防治工作的意见和建议》，并启动慢病防治系列活动，积极推进慢病防治工作。

二、中医学防治慢病的优势

慢病控制的关键在于防危险因素、防发病、防严重疾病事件、防疾病事件严重后果、防疾病事件后复发，因此早诊早治至关重要。中医学对慢病防治有着系统的理论知识、积累了丰富的经验，其完善的理、法、方、药统一的理论体系以及针灸、推拿等多种非药物治疗手段，形成了防治慢病的优势。

辨证论治的个体化诊疗模式：一方面真正实现了个体化诊疗，另一方面实现早期干预、防止疾病传变，从而达到以人为本的医疗保健目标。

整体观念与整体调节的防治手段：中医整体观念的含义，一是人体内部是一个有机的整体。二是人与自然界是一个有机整体。三是人与社会环境的统一。在整体观念指导下，中医学注重人体阴阳平衡、脏腑协调、形神统一、天人相应，注重人体内部整体恒动及与自然、社会和环境的和谐生存状态，形成整体调节的治疗理论与实践。这种整体调节的治疗方式，对病因复杂、多脏腑罹患的慢病，特别是在西医学缺乏有效诊治模式的慢病危险状态等具有明显优势。

治未病理念指导下的早期干预：采用早期干预的理念与方法，截断病势，有效地实现防止疾病发展的目的。

中医疗法综合干预的有效性：针对慢病病程长、多脏器受损的特点，包括中药、针灸、按摩等丰富的中医疗法，能够更好地发挥整体调节、综合干预的优势，更适合脏腑功能减退、代谢功能紊乱、罹患慢病的广大的中老年人群，提高慢病患者生存质量、减少慢病病死率。

三、问题与建议

由于慢病病程长，人们普遍缺少正确的认识，对慢病防治重视不够，对中医药作用认识不足，使中医药在防治慢病中的作用没有得到充分发挥。在城乡社区中医防治慢病缺医少药的现象普遍存在，相当部分的社区卫生站无中药饮片，基层中医防治慢病成为无源之水、无本之木。

特提出如下建议。

1. 把中医药防治慢性病纳入国家慢性病防控体系，纳入国家医疗卫生体制建设之中，制定完善的规划措施，政策上给予大力支持，使中医防治慢病的优势得到发挥。

2. 加强中医内涵的流行病学的调研与中医药防治慢病的科学研究，挖掘并推广简、便、验、廉的中医防治慢病的技术与方法，提高中医防治慢病的能力和水平。

3. 加强以中医药为特色的防治慢病的城乡、社区示范区建设，探索建设模式并逐步推广，使中医药优势和作用能够更好地得到发挥和推广，为防治慢病、提高民众健康水平服务。

中医药在防治突发流行性传染病中的作用

近年来，艾滋病、SARS、禽流感等突发性、传染性、病毒性疾病的不断出现，严重威胁着人类健康。中医药防治疫病具有悠久的历史，中医瘟疫理论产生、发展与防治瘟疫的实践，在历代瘟疫防治中发挥了有效作用，中医药治疗的综合调节作用在面对新发的流行性传染病中仍具有明显优势。2003 年防治 SARS 过程中，中医药治疗 SARS 安全性和有效性被国内外认可。然而，在防治突发流行性传染病方面，中医药的优势究竟体现在哪些方面？在面对随时可能突发的公共卫生事件中如何更好地发挥中医药的作用？这仍是值得深入探讨的问题。

一、中医药在与瘟疫斗争的实践中形成了丰富的防治疫病理论

这些理论源自实践，发展于实践，至今仍有效地指导着临床实践。历史上，中医药治疗热病及瘟疫方面积累了丰富的临床经验和诸多理论。在西方历史上，瘟疫流行常常带来人口数量大幅度下降。如发生于公元 6 世纪的世界上第一次鼠疫流行，使欧洲南部 1/5 的人口丧命；发生于 14 世纪的第二次鼠疫流行，整个中东地区有 1/3 人口死亡，其中城市人口有 1/2 死亡。但是在我国古代人口数维持相对恒定，瘟疫流行并没有引起大幅度的人口数量下降。自西汉一直到明代，我国人口数基本上在 4600 万到 6000 万之间波动，总人口数增长并不明显。到了清代，虽然从现存的文字记载看，这一时期瘟疫流行超过此前任何一个时期，但是此时中医温病学已经诞生，并在大江南北盛行。清代中国的人口数量有了大幅度增长，至乾隆年间，达到了两亿多。

回顾中国医学史的发展历程，可以发现两次具有划时代意义的瘟疫创新，产生发展于汉末与明末清初，这也是古代中医理论创新的两个重要阶段。一个是东汉末年，《伤寒杂病论》的产生；一个是明末清初"温病四大家"——叶天士、薛生白、吴鞠通、王孟英，提出各种辨病与辨证的方法，使温病学说进一步发展起来。中医瘟疫理论代表性的辨证方法，主要包括张仲景《伤寒论》中提出的"六经辨证"、吴有性《温疫论》中提出的"表里九传辨证"、叶天士《温热论》提出的"卫气营血辨证"和吴鞠通《温病条辨》中提出的"三焦辨证"等。这些辨证方法在中医药抗争瘟疫的斗争中发挥着重要的作用。

中医瘟疫辨证方法的共同特点，是以一类性质相同的"病"为基础，分析此类疾病整体发展过程，提炼能够代表这个发展过程的几个层次，并抓住外感热病的总体特征及分期特征，在中医病因病机理论指导下，将这些各具特征的各层次的认识串联起来并得

上篇　发展中医

以升华，形成指导临床的"辨证方法"，然后回到临床实践中去指导辨证。临床中则注重辨病辨证结合、抓临床特征、抓传变规律和病因病机等特点。

近几十年来，中医药在防治乙脑、流脑、出血热及非典等传染病中都发挥了重要作用，目前仍有许多有效方药在临床中应用。如世界卫生组织 2003 年 7 月 11 日全球 SARS 疫情报告，截至日内瓦时间 2003 年 7 月 11 日 17 时：中国内地累计报告病例数 5327 例，死亡 348 例，病死率 6.53%；中国香港累计报告病例数 1755 例，死亡病例数 298 例，病死率 16.98%；中国台湾累计报告病例数 671 例，死亡病例数 84 例，病死率 12.52%；加拿大累计报告病例数 250 例，死亡病例数 38 例，病死率 15.2%。尽管 SARS 在中国内地发病最为严重，但治疗效果最好，其病死率远远低于平均病死率。汇总各种治疗报告显示，中国内地对 SARS 的有效治疗得益于中医的参与。国家中医药管理局在总结广东和北京两地的经验后宣布，中医药治疗 SARS 具有缩短平均发热时间、改善全身中毒症状、促进肺部炎症吸收、降低重症患者病死率、改善免疫功能、减少激素用量、减轻副作用等优点。中医药对 SARS 的治疗作用也让美国震惊，美国国立卫生院认为，中国之所以能迅速有效地控制 SARS 疫情，中医药发挥了相当重要的作用，未来一旦纽约或美国爆发 SARS 疫情，中医的防治经验值得借鉴。

二、对于新发病因不明的传染性疾病，中医可辨证论治

虽然古代中医并不明了引起各种不同传染病的病原体，但是中医在防治瘟疫的实践中，发挥辨病与辨证相结合的特点，通过掌握临床特征及辨证论治的基本规律，能在紧急而又特殊的时候显示出令人瞩目的优势。中医瘟疫理论与实践的这一特点，使中医在国家民族遭遇突发传染性疾病的危急时刻，可以有所作为。

中医理论与实践的核心是辨证论治。辨证论治即是从整体出发，着眼于人体的异常感觉和异常特征，通过对不同症状的分析、综合，来推测原因、性质与部位，并概括、判断为某种性质的证候，根据证候的性质进行针对性的治疗。这种独特的诊治方法，在未明确病因的症状出现开始即可进行治疗，而无需等到病理指标出现阳性改变才进行治疗。因此，当面对新发的病因不明的传染性疾病时，中医不需要明确病原体，就可以根据四诊收集到的症状、体征来诊治患者，做到疾病的早期治疗。

中医学虽然未提出细菌、病毒的概念，但是提出的"戾气""邪气"等概念与现在的微生物致病特性有类似的地方。中医学强调天人合一，特别重视自然界对人体的影响，对于流行性传染病的防治尤其重视气候和地理环境的因素。如蒲辅周老先生在治疗乙脑时总结到"1955 年石家庄市因自然气候偏热，所发之脑炎，属暑之偏于热者，故用仲景人参白虎之法而收效特著；1956 年北京市因自然气候偏多雨湿，所发之脑炎，偏于暑之湿者，故用石家庄的经验而不能奏效，改用通阳利湿之法则疗效迅速提高。"因此，对石家庄的乙脑治疗经验进行符合北京市当年流行情况的补充，又提炼出"湿"这一证候要素，并相应提出了包括"通阳利湿法"在内的八大治法。

中医学以辨证论治为核心的个体化诊疗模式、强调"治未病"的诊疗思想和实现

"阴平阳秘、脏腑协调"的健康状态，"天人相应""形神统一"等理论有效地指导着病毒性疾病的防治。

三、中医药治疗病毒性疾病的关键在于调动人体的免疫功能

面对各种病毒性疾病，西医所能采取的办法，除了公共卫生预防外，一是注射疫苗以增强人体特异性免疫力，二是服用特效抗生药物以杀灭抑制病毒。然而由于病毒不断变异，今后引起传染病的病毒的结构和性质难以确定，现在研制的疫苗在今后不一定有效，这是疫苗预防的最大难题。

以往防治病毒性疾病，主要注重针对病毒本身，而忽视了人体内在的抗病毒能力的激发和增强。中医药治疗病毒性疾病则具有优势，中药治疗并非只针对病原体，而是通过整体调节，提高人体综合免疫能力，即提高人体的抗病能力，达到抑制病毒目的。病毒的不断变异，使人体的功能状态发生变化，表现出不同的临床征象，中医的辨证论治能够适应这种变化，根据患者的症状、体征即可进行诊断治疗，而不需要必须明确病原体。中医药治疗病毒性疾病不是强调单纯与病毒对抗，而是既注重驱邪，又注重增强正气，使邪有出路。研究表明，在作用于体外时，板蓝根、双黄连本身的抗毒效果不如病毒灵（吗啉胍），但患者服用后，中药的抗毒效果却明显好于西药。

我们课题组在临床运用透表解毒法治疗各种流感等呼吸道感染性疾病疗效明显的基础上，根据中医瘟疫理论及对 SARS 的认识优化了中药处方，形成了中药复方制剂安替威（金柴）胶囊。这是当时最早被证实对冠状病毒有抑制作用的中药复方。研究结果显示，安替威（金柴）胶囊的作用是多方面的，从整体来讲，有针对病因的抗病毒作用，有针对机体免疫功能的调节免疫力的作用，也有针对病变环节的抑制病毒及缓解化学物质引起的肺部炎性病变及退热等作用；从微观来讲，安替威（金柴）胶囊可直接作用于细胞本身，提高病毒攻击后的细胞膜脂质流动性，阻止病毒的进一步感染。同时，还可以抑制炎症因子 NO 的释放，降低由其引起的肺损伤，充分显示了中药作用的多环节、多向性，体现了中药在应对 SARS 等急性传染性疾病方面的优势。

四、中医药防治病毒性疾病具有毒副作用小、减少西药后遗症和并发症的优势

从中、西医治疗 SARS 的预后效果看，单独采用西药治疗的病例中，曾出现大面积股骨头坏死的情况。虽然激素对控制 SARS 患者病情，挽救患者生命起了不可替代的作用，但其副作用——骨坏死就是其中最常见、最严重的并发症之一。在北京两千多名 SARS 感染患者中有 400 多位医务工作者，2004 年 3 月北京市卫生局对这 400 多位医务工作者进行流行病学调查，证实有 138 位发生了骨坏死，发病率为 34.5%。李子荣等对 551 例 SARS 患者进行骨坏死普查，在使用激素 3 到 6 个月后，骨坏死发生率为 32.9%。课题组前期研究的结果表明骨坏死的发生率为 50%。而采用中医治疗的，基本无后遗症。这充分证明了中医药毒副作用小，能够减少西药后遗症、并发症的优势。

五、充分认识中医药防治突发流行性传染病的优势，提高中医药应对突发性卫生事件的能力

中西医学在认识疾病和治疗疾病上各具特色，这两种医学的差异和特色使其在治疗不同疾病或疾病不同阶段时各具优势。而上述的中医理论与实践的先进性，在防治突发病毒性传染病时正好可以弥补西医的不足，发挥中医药的主动性和积极作用。因此，我们应该充分认识中医药在防治突发流行性传染病中的优势，更好地发挥中医药在应对突发公共卫生事件的作用。

提高应对突发公共卫生事件的能力，首先要不断提高中医药防病治病能力和科技创新能力，提高参与公共卫生突发事件的能力。只有自身能力提高，才能在公共卫生突发事件中发挥更大的作用。2005年，当禽流感开始在全世界蔓延的时候，我国卫计委及时发布的《人禽流感诊疗方案（2005版修订版）》中有了完整的"中医药治疗"方案。中医药的快速介入说明，比起"非典"时期，中医药应对突发公共卫生事件的能力大大增强了。

其次，要在中医药领域建立开放、竞争、协作的机制，特别是要通过资源共享、协作攻关、优势互补、技术支持、联合共建等一系列形式建立协作机制，提高中医药在公共卫生突发事件中的整体能力。

第三，要发挥中医药理论与实践的先进性，加强中医药防治流行性传染病的研究工作，特别是中医药防治病毒性疾病研究，才能真正使中医药在突发公共卫生事件中发挥重要作用。

完善中西并重、优势互补的医疗
卫生保健服务体系建设

2009 年 4 月 6 日，中共中央、国务院发布了《关于深化医药卫生体制改革的意见》，标志着"医改"的全面启动。4 月 22 日出台了《国务院关于扶持和促进中医药事业发展的若干意见》（国发〔2009〕22 号），在充分肯定中医药历史与现实作用的同时，明确了中医药发展思路与措施，表明了国家扶持中医药发展的决策和行动。

近年来，党和国家更加重视坚持中西医并重的医疗体系建设。

一是中央财政投入大幅增加，为中医药事业发展提供了保障。2009 年中央财政共安排专项资金 47 亿元，是新中国成立以来投入最多的一年。其中，国家发展改革委安排专项资金 35 亿元，支持 101 个地市级中医医院和 165 个县级中医医院基础设施建设；财政部安排专项资金 10 亿元，用于基层中医药服务能力建设、人才培养、适宜技术推广以及中医药文化建设。财政部、科技部安排资金两亿多元，支持中医药科技创新体系建设。国家"重大新药创制"与"重大传染病防治"两个重大科技专项都注重支持中医药项目。

二是在基本医疗保障制度建设方面，推进鼓励和引导使用中医药的政策。在国家基本医疗保险、工伤保险和生育保险药品目录（2009 版）中有中成药 987 个，中药饮片 127 种，其中新增中成药 164 种。

三是在国家基本药物制度建设方面，也鼓励中药的应用。102 种中成药和颁布了国家标准的中药饮片被纳入《国家基本药物目录（基层医疗卫生机构配备使用部分）》。

四是在促进基本公共卫生服务逐步均等化方面，明确提出积极应用中医药预防保健技术和方法，充分发挥中医药在公共卫生服务中的作用。

五是在关于改革药品和医疗服务价格形成机制的文件中提出，将对中药饮片加价率标准适当放宽，逐步提高中医和体现医务人员技术劳务价值的诊疗、手术、护理等项目价格。

六是各省市、自治区纷纷出台与医改配套的支持中医药发展的政策措施。北京、广东、江西、山东、内蒙古、甘肃等地在基本医疗保障制度中，对中医药实施扶持政策。甘肃规定新农合和城市医保的中医药报销标准提高 10%，起付线降低 20%；广东将中医"治未病"服务项目纳入门诊报销范围。江苏在国家基本药物目录（基层部分）基

上篇 发展中医

础上新增中成药113种。北京允许符合条件的中医医师到执业地点以外的社区、农村行医，引导中医药资源向城乡基层流动，努力缓解群众"看病难"等问题。这些政策与措施的出台，为在深化医改中发挥中医药作用创造了条件，提供了保障。

在看到医改取得进展的同时，人们也更加冷静思考"医改"中存在的问题与解决问题的措施。目前在落实中西并重方针、构建完善的中西并重、中西医优势互补的医疗卫生保健服务体系方面还有很大差距，包括中医医院在内的医院补偿机制尚未形成，调动医务人员参与医改积极性的有效措施尚未建立，"以药养医"的现象依然严重，药品价格上涨的趋势尚未控制，基层中医医疗资源匮乏的现象还普遍存在。中医药可靠的疗效和低廉的费用本来是其发挥特色优势的前提，但费用的低廉反过来又影响了中医药的发展。这些问题有待深入研究并逐步解决。

一、中医药是我国特色的医疗服务体系

中医学是中华民族的伟大创造，是我国自主创新的优势领域。中医学理论与实践为中华民族繁衍昌盛做出了重要贡献，对世界文明进步产生了积极影响。中医学对健康与疾病的认识以及其天人合一、形神统一的整体观念，倡导以人为本、个体化的诊疗模式充分体现了中医学理论与实践的先进性，不仅与西医学模式转变相适应，而且与人类健康追求的目标相吻合。

中医学是具有中国特色的生命科学，她有着丰富深厚的中华传统文化的底蕴，蕴藏着中华民族在从传统走向现代过程中追求健康的智慧，是具有中国特色的医疗服务体系。一方面，中医学重视养生保健、善于治人，在养生、保健、治疗与康复等方面采用早期干预理念与方法，有效实现了维护健康，防止疾病发生发展的目的；中医学强调天人相应，注重形神统一，注重人与自然、社会和环境的和谐生存状态为主的健康维护，是当代人类健康追求的方向；在诊疗模式上，中医学运用望、闻、问、切四种诊法，收集人体的外在信息，通过综合、分析，把握疾病动态变化，判断人体的整体状态（证候），确定相应治疗原则和方法，在慢病、传染病防治等领域具有独到的优势。以辨证论治为主的个体化诊疗模式，实现了阴阳平衡、脏腑和调、邪祛正安的以人为本的医疗保健目标；在诊疗手段和方法上，中医学具有中医药、针灸、推拿等丰富的诊疗手段和方法，注重人体功能的调节，激发人体的抗病能力和康复能力；同时，辨证用药及针灸、推拿等非药物疗法具有效果可靠、毒副作用小、费用低、资源消耗低、环保等优势。

中医学具有广泛和深厚的民众基础和社会基础，中医"简、便、验、廉、安"的诊疗手段可有效地解决健康需求不断增加、诊疗技术飞速发展与医疗保健费用不断增高等矛盾，是具有中国特色的医疗卫生服务体系的重要组成部分。

二、构建中西医优势互补的医疗卫生保健服务体系

首先，加快中医预防保健体系建设。中医学强调"上工治未病"。其中未病先防主要体现在养生保健方面。中医养生内容十分丰富，如四季起居养生、情志养生、饮食养生、体质养生等，中医还有很多简便廉验的保健治疗手段，如刮痧、针灸、推拿、气

功、中药等，对维护健康具有重要价值。已病防变即早期治疗，中医的理论与实践，能够在疾病的早期阶段，及时治疗，防止疾病发展。通过加强中医预防保健体系建设，将这些宝贵知识财富推广普及，有利于控制疾病的发生发展，一方面能够真正实现预防为主的"战略前移"，另一方面能够节约大量的医疗资源，对于提高全民健康保健素质，不得病、少得病与晚得病，以及有效降低医疗资源的消耗具有重要意义。

其次，加强基层医疗机构中医能力建设。基层医疗卫生机构因条件限制，会影响到依赖实验室和大型医疗设备的西医诊断和治疗，而中医可通过望、闻、问、切等方法，以简便实用的诊疗技术，达到平衡阴阳、调整脏腑、扶正祛邪的治疗目的，在乡村、城市社区医疗机构中容易推广普及。全面加强基层医疗机构中医能力建设，构建符合国情的新农合以及城乡社区的医疗服务网络，对有效缓解"看病难、看病贵"具有积极作用。

第三，加强大型综合性医院中医机构建设。目前，综合性医院中有近40％未设中医机构，中医药人员不及医务人员总数的6％，不仅影响着中医药优势的发挥，形成了现实的中西医屏障。事实证明，使用中医药与中西医结合治疗手段会大大提高治疗效果。如中西医结合治疗肿瘤的术后恢复，减轻放、化疗的毒副反应等，中医与中西医结合治疗慢性病、传染病与流行病等，能明显提高临床疗效，缩短病程，提高患者的生活质量。同时，在医疗费用方面，中医也有一定的优势，一剂汤药多在10～20元，对于一些疾病较多或复杂性疾病的患者来说，某种程度也可以减少患者的经济负担。因此在建设好中医医院的基础上，加强大型综合性医院中医机构建设具有重要意义。

综上所述，坚持中西医并重、优势互补是我国医疗保健事业发展的必然选择，完善中西并重、优势互补的医疗卫生保健服务体系是实现医改任务与人人享有医疗保健目标的战略举措。

中西医并重是实现医改目标的战略决策

医改的指导思想是着眼于实现人人享有基本医疗卫生服务的目标，坚持公共医疗卫生的公益性，坚持预防为主、以农村为重点、中西医并重的方针。中国中医科学院不仅要学习好贯彻好医改方案，更重要的是认真思考、积极实践，领会医改的精神实质，在思想和行动上和中央保持一致。

一、深刻领会医改重大意义，中西医并重是实现医改目标的战略决策

1.《中共中央国务院关于深化医药卫生体制改革的意见》《医药卫生体制改革近期重点实施方案（2009—2011 年）》，体现了以人为本、服务民众健康，调动医务人员参与医改积极性和医疗卫生公益性的医改根本宗旨。

2. 医改《意见》和《实施方案》体现了构建和谐社会与小康社会建设目标实现的基本要求。

3. 医改方案体现了我国国情与保障民众健康事业的有机结合，并有利于在服务民众的医药卫生事业中，实现医药卫生（中医药与民族医药）事业的可持续发展。

二、自信自强、提高能力、抢抓机遇是中医药服务民众健康的有效途径

1. 提高认识、统一思想，坚定不移地推进医改方案的实施。把思想和行动统一到中央决策部署上来。要主动学习，深刻领会，与中央保持一致。

2. 坚定信心、把握机遇，致力发挥中医药在防病治病中的重要作用。

3. 领会精神、积极探索，充分体现中国中医科学院在医疗体制改革中发挥引领和示范作用。把学习文件精神和本单位的实际情况结合起来，主动把握机遇，实现可持续发展。

4. 深入调研、大胆实践，全面提高中医药防病治病能力。深化"岐黄""仲景""时珍"三大工程，让科研为医改形成有力支撑；加强中医临床研究基地建设，要高标准建设示范性基地；推进中医优势病种临床研究与中医药适宜技术创新推广，推荐一批颈椎病、肛肠病、针灸技术等常见病治疗项目。

（《中国中医药报》2009 年 4 月 17 日）

以中医防病治病为载体
促进中华文化走向世界

中华文化既是中医理论形成的基础，又是发展中医理论的动力。历代中医名著的问世与重要中医理论的形成，既汲取当代中华文化的先进理念，又有机地结合了对人的整体把握与疾病发生发展规律的认识，不断丰富发展中医理论与实践。中医凝聚着中华文化精华，在维护人类健康中对传播弘扬中华文化具有不可替代的作用。

中医承载着中华优秀文化又不同于其他传统文化，特点是中医学立足基于人的健康与疾病的认识，融合于人的防病治病知识与人文理念，与生命规律、疾病的发生发展息息相关。如中医养生文化与道家、佛家养生文化的区别在于，中医养生追求的是健康防病、延年益寿，而道家与佛家养生追求的是长生不老、成仙成佛，不同的目标，成就了各自不同的养生理念与方法。

中医之所以经几千年的历史而不断丰富发展，且日益受世界医学界重视，显示出强大的生命力。一方面，集中表现在至今有效地指导着人们的养生保健、防病治病。另一方面，中医学蕴含着丰富深厚的中华优秀文化底蕴，凝聚着中华民族从传统走向现代过程中追求维护健康、抵御疾病的智慧，得到中华民族的广泛认同，是有效传承、传播与弘扬中华优秀文化的重要载体。

中医不仅对慢性病、复杂疑难性疾病以及突发传染性疾病有确切疗效，更能发挥"治未病"优势，对养生与亚健康防治关口前移的有效作用更加凸显。科学推广中医知识，提高社会对中医知识的认知度，营造重视中医药的良好社会氛围，引导民众早期应用中医防病治病的技术和方法，达到不得病、少得病、晚得病的目的，促进中医在民众医疗保健服务中发挥更大作用。

弘扬中医"大医精诚"的职业道德，开展中医文化普及教育，加强宣传教育基地建设，加强中医文化资源开发利用，打造中医文化品牌，繁荣发展中华优秀文化。

发挥中医防病治病作用，弘扬中华文化。中医辨证论治的原则和方法，体现了以人为本、早期干预的个体化诊疗模式。这种诊疗模式对健康维护与治疗原因不明或多因素导致的疾病具有独特优势。因此，不断提高中医传承创新与防病治病能力，特别是在临床实践中，坚持中医在治人中升华理论，突出人文与生命活动结合的理论特色以及整体观念、辨证论治的优势，通过临床实践与研究，不断创新丰富中医理论，升华中华

上篇 发展中医

107

文化。

中医为中华民族繁衍昌盛作出了重要贡献，对世界文明进步产生了积极影响。随着全球社会经济进步、人类生存环境、健康观念、疾病谱与医学模式的变化，对中医服务人类健康提出了更高的要求。

首先，要立足国家利益、服务人类健康规划中医国际发展战略，探索中医药走向世界的有效途径和措施，展示中医药的安全性、有效性、科学性、特殊性及其与西医药的互补性，使中医在服务人类健康中促进中华文化的广泛传播。

第二，倡导中医外交理念，创造条件，通过中医防病治病的优势领域，为国外人民健康服务，实现中华文化的有效传播。

第三，有计划建设一批与孔子学院相适应的高水平中医临床基地，构建中华文化可持续传播的有效平台。

第四，充分利用现代信息技术和网络技术，借助媒体、国际会议等，加强中医知识宣传与中华文化传播。

第五，加大对中医药学术期刊国际化进程的支持，促进中医药期刊走向世界。

第六，加强中医药世界非物质文化遗产和世界记忆工程的保护与传播。

第七，立足引领未来，着力培养造就一批临床能力强、科研水平高、具有对外交流能力的人才队伍，为中医走向世界、弘扬中华文化奠定坚实的人才基础。

总之，充分发挥中医防病治病的作用，必将为人类健康、弘扬中华文化、促进中华民族的伟大复兴做出更大贡献。

把中医药文化建设纳入国家文化发展战略

中医学起源和发展于中国，是中华民族研究人体生命过程以及维护健康、抵御疾病的医学科学。它蕴含着丰富的中华传统文化，是人文与生命有机结合的系统整体的医学知识体系。

中医学"天人合一"的整体观念、形神统一的方法论特征及大医精诚的伦理追求，是中华文化的集中体现。

一、以整体观为核心的生、长、壮、老、已的动态生命观

强调人体内部、人与自然是一个有机的整体，人体的生命活动是一个不断变化的动态过程。

二、以阴阳平衡为理论基础的人体动态平衡观

认为，"阴平阳秘，精神乃治，阴阳离决，精气乃绝"。"生病起于过用"，疾病的发生是阴阳"两者不和"所致。强调"谨察阴阳所在而调之，以平为期"，从而达到"阴平阳秘"的平衡状态。

三、强调"治未病"的预防保健思想

"治未病"包括未病先防、既病防变、病后防复，体现了中医早期干预的思想。在养生保健方面，强调"正气存内，邪不可干"；提出"上古之人，其知道者，法于阴阳，和于术数，食饮有节，起居有常，不妄作劳，故能形与神俱，而尽终其天年，度百岁乃去"。

四、倡导医乃仁术、大医精诚的道德伦理观

中医学认为，治病救人、常怀仁爱之心是医生的道德底线，医德修养是衡量医生素质的基本要求，"大医精诚"是医生的医德医术至高追求。

总之，中华传统文化既是中医理论形成的基础，又是发展中医理论的动力。《周易》《河图》《洛书》等形成的哲学观、宇宙观、整体观、变易观，对中医学独特的理论体系的形成起到了奠基和促进作用。中医学是中华文化传播与推广的有效载体，对促进中华民族的伟大复兴具有重要作用。因此提出以下建议。

上篇 发展中医

1. 把中医药文化建设纳入国家文化发展战略，积极推进中医药文化建设工程，重点支持国家中医药博物馆建设。

2. 做好中医药世界与国家非物质文化遗产保护传承工作，完善适合国情、有利于事业发展的保护传承机制。

3. 倡导医药卫生系统弘扬"大医精诚"的职业道德，构建和谐的医学发展氛围。

4. 加强中医药文化资源开发利用，打造中医药文化品牌，为中华文化走向世界奠定坚实的基础。

（中国新闻网 2010 年 3 月 10 日）

倡导中医养生　促进民众健康

养生是中华民族的特有概念，历史上由于养生追求的差异形成了不同养生方法和内涵。中医养生指遵循生命发生发展规律，以中医理论为指导，采取各种方法保养机体，促进身心健康，达到提高生活质量、预防疾病、延年益寿的目的。

几千年来，中医积累了丰富的养生知识与经验，《黄帝内经》全书的162篇中，有33篇论及养生，如《素问·上古天真论》说："上古之人，其知道者，法于阴阳，和于术数，食饮有节，起居有常，不妄作劳，故能形与神俱，而尽终其天年，度百岁乃去。"强调了顺应自然及饮食、起居、情志调养对身心健康、延年益寿的作用。

随着医学模式转变与人类回归自然和崇尚天然潮流的兴起，医学朝向健康的观念越来越深入人心，全球性卫生工作的战略重心由治疗疾病向提高健康素质、减少疾病发生转移。因此，中医养生理论与实践的优势更加凸显。

生、长、壮、老、已是人类不可抗拒的自然规律。如何在有限的生命中，提高生活质量、减少疾病发生、延长寿命，这不是仅靠医学能够解决的问题。历史上，除医家之外，道家、佛家、儒家、方士以及其他不同阶层的人群，都会在"养生"名下，探索并实践各自的方法，以达到不同的目的。既有强身健体、减少疾病、延年益寿的期望，也有长生不老、羽化登仙的追求，甚至也有借养生为名，宣淫敛财、施行邪术的行径。然而，真正形成系统理论，并有大量专著存世，主要是中医养生与道家养生。两种养生理论的根本区别在于，中医养生追求健康长寿，而道家养生追求不死成仙，不同的目标成就了各自不同的养生理念与方法。

中医养生不仅在维护中华民族的繁衍昌盛已经并将继续发挥着重要作用，也为实现卫生工作战略"重点前移"提供思维创新源泉。近年来，中医养生得到社会的广泛关注，各种食疗、药膳、气功等方面的书籍大量出现，不同内容的养生讲座充斥媒体。一方面反映了民众对养生知识的广泛需求，另一方面也存在着中医养生与其他养生内容的混淆，以及偏离中医理论指导的求新求异方法宣传，甚至不属于中医范畴的知识，也打着中医养生的名义，把中医养生盲目神化、庸俗化及学术混乱的现象，影响了中医养生这一宝贵资源作用的发挥。特别是当某些养生宣传出现偏差或问题时，把责任归罪于中医，严重损害了中医的形象和声誉。

中医养生主张调动人体的自身功能，对内杜绝内伤疾病形成原因，对外防范外邪入侵，有效地实现医疗卫生战略重心前移的目标。中医养生的基本原则，一是"天人合一"顺应自然；二是动静结合，协调平衡；三是形神统一，身心共养；四是修身养德，仁者寿。基于以上原则，构建适合自身特点的养生保健模式，运用丰富的中医养生方法，从而使"苛疾不起"，提高生活质量，预防疾病发生，使人们能在健康自然的状态下，"尽终其天年"，使不同个体达到其最长的自然寿命。

构建适合自身特点的养生保健模式是提高养生质量的关键，以中医理论为指导，实现个体化的起居规律、饮食调节、情志调畅、适应能力提高、动静结合与形神共养的生活方式以及中医辨证调理等方法的有机结合，实现不得病、少得病、晚得病、延年益寿的目的。

中医养生是独具中华民族特色的优势领域。先进的理念与行之有效的方法，广泛的民众基础和高度社会认同对促进民众健康具有积极作用。传播中医养生知识，不可背离科学而将其神化，也不应忽视中医理论指导而使其庸俗化，更不能片面强调文化理念而忽视中医科学内涵。因此，建议尽快建立中医养生保健专业人员准入制度，加强中医养生行业的监管，大力推广中医养生知识，不断提高中医养生从业人员的能力和知识传播的科学化水平，为促进民众健康做出更大贡献。

加强基层中医药能力建设的建议

基层中医药能力建设是为广大群众提供安全有效和低成本医疗卫生服务、满足群众看病就医的基本需求，也是缓解民众"看病难、看病贵"等问题的有效途径，更是中医药在服务民众健康中可持续发展的关键。

基层中医药能力建设的基本范畴，主要指乡镇卫生院和村卫生室、社区卫生服务中心和社区卫生服务站的中医药专业人员、条件与诊疗技术为主要内容的建设。包括中医专业人员配备、以中药饮片、中成药为主的中药房、中医诊疗技术以及政策支撑等方面。使中医药更好地在基层发挥医疗保健的作用，形成具有中国特色、有利于民众防病治病、促进基层中医药可持续发展的运行机制。据2010年全国中医基本现状调查分析，村卫生室和社区卫生服务站约50%还不能够提供中医药服务，所提供的中医药服务也并非中医药优势领域。我们在调研中发现几乎80%的村卫生室、社区卫生服务站没有相应的中药房，中医药服务水平可想而知。因此建议。

在建设基层医疗卫生服务体系的基础上，重点加强乡镇卫生院、社区卫生服务中心和村卫生室、社区卫生服务站中医药能力建设。

一、加强人才队伍建设

一是把定向免费培养中医药专业人才作为解决基层中医药人才匮乏的重要举措，加强具有全科能力的临床中医师的培养。二是要进一步加强现有基层中医药人员的学历教育，支持乡村医生中医专业中专学历教育项目，开展具有中专学历的基层中医药人员中医专业大专学历教育项目，提高基层中医药人员的学历层次和水平。三是通过对现有乡村医生中医药知识与技能培训，重点加强中医诊疗技术培养。制定相应政策，将一技之长中医人员纳入乡村医生管理，提高基层中医药人员待遇和社会地位，建设一支稳定的基层中医药专业人员队伍，确保中医药服务基层的质量和水平。

二、加强条件建设

加强乡镇卫生院与社区卫生服务中心的中医药条件建设，中医科与以中药饮片为核心的中药房设置率达100%，村卫生室与社区卫生服务站中医专业人员与规模适宜的中药房80%以上。

上篇　发展中医

三、完善机制，大力推广中医药适宜技术

制定激励使用中医药适宜技术，特别是非药物疗法的政策措施，支持推广常见病、多发病中医药适宜技术，加强对适宜技术推广的考核评估，使丰富多彩的简、便、验、廉的中医药诊疗方法和技术在基层民众防病治病中发挥应有作用。

加强城乡社区基层中医药专业人才培养

随着医药体制改革的不断深入，基层医疗卫生服务体系与全民医保体系逐步建立，城乡社区基层中医药从业人员严重不足、水平不高已成为制约具有中国特色医疗卫生体系建设的瓶颈因素。由于政策的不配套，条件、待遇、发展空间等因素，许多优秀人才不愿选择学习和从事中医药专业，更不愿意到条件较为艰苦的基层（城乡、农村）工作。据 2010 年全国中医基本现状调查显示，34%的乡镇卫生院和 43%的村卫生室、24%的社区卫生服务中心和 48%的社区卫生服务站还不能够提供中医药服务。我们在调研中注意到，即使能够提供中医药服务的大部分乡镇卫生院和社区卫生服务中心，也仅能提供开中成药或按摩、理疗、拔罐等几种中医适宜技术服务，难以提供具有中医特色的辨证论治诊疗模式和中药饮片供给，远远不能满足民众对中医药防病治病的需求。

据民政部统计，全国共有 34170 个乡镇。如果每个乡镇卫生院培养一名中医药从业人员，需要 3 万多人，这对缓解基层中医药人才匮乏现状，提高中医药防病治病能力，为广大农民提供可持续的医疗保障、改善民生具有重要意义。

建议国家制定相应政策、采取有效措施解决基层中医药人才匮乏的关键问题。把定向免费培养中医药专业学生作为解决基层中医药人才匮乏的重要举措。设立国家财政专项经费（地方匹配 50%），每年定向培养 1 万名中医药专业大专生，利用 3 年时间，共培养 3 万名留得下、用得上的中医药专业人才。3 年后，基本可为全国乡镇卫生院（中心、室）提供 1 名中医药专业从业人员，以实实在在解决基层中医药人才短缺问题。

同时，引导各高等中医院校深化教学内容和课程体系改革，开设适宜基层中医药需求、以全科医师为培养方向的中医药专科专业，确保毕业生所学相关知识满足基层工作需要。制定相关政策，提高基层中医药人员待遇和社会地位，解决基层医务人员的医疗与社会保障问题，稳定基层中医药队伍，确保基层中医药服务的质量和水平。

（《人民日报》2012 年 3 月 9 日）

上篇　发展中医

推进三大工程
提高中医药自主创新能力和防病治病能力

中国中医科学院作为集科研、医疗、教育为一体的国家公益性中医药研究机构，长期以来，始终把基于国家和社会需求提高中医药自主创新能力和防病治病能力作为根本任务，把中医理论创新研究、中医临床研究和中医药关键技术研究作为重点领域，"十一五"期间全面启动了"岐黄、仲景、时珍"三大工程，为中医药传承、创新与发展起到积极的促进作用。

一、中医药理论的传承与创新——岐黄工程

以丰富和发展中医药理论为主要任务，着重解决中医药理论传承与创新的重大科学问题。加强濒于失传的古医籍抢救工作，全面系统地整理中医药古医籍中的学术精华，提炼与升华中医学理论；对现代中医药学术进展进行系统研究，做出新的理论诠释；深入开展核心理论问题的基础研究；开展基于临床实践的养生、预防、诊断和治疗等重大理论问题研究；探索适于中医特点的理论研究方法，建立中医研究的方法学体系。

2005 年以来，中国中医科学院积极推进中医药古籍抢救工程，修订出版了《全国中医图书联合目录》《中国中医古籍总目》等，抢救出版了六批《中医孤本大全》81 种，整理出版了《海外回归中医善本集萃》69 部，组织了"1100 种中医药珍籍秘典的整理抢救"和"针灸文物保护与针灸图库建设"等工作。开展中医古籍数字化与知识挖掘的示范研究，已建成由 400 种本草和方剂文献构成的古籍知识库系统，为古籍宝库的充分利用奠定了基础。

围绕"岐黄工程"的重点任务，2007 年中国中医科学院启动了体现科学家自主选题的自我创新课题 130 项，其中涉及岐黄工程 88 项。该项目立足学科发展方向及科研人员优势，着力解决影响中医药发展的理论与实践问题，促进中医药的理论创新。同时，在国家重点基础研究发展计划（"973"）项目中，中国中医科学院牵头组织参加了以"辨证论治临床评价基本原理、方法和技术平台研究""中药药性理论继承与创新研究"等为代表的中医药创新研究；以"中医各家学说及其理论创新研究""中医学理论体系框架结构与内涵研究"为代表的中医理论的研究；以"冠心 II 号基因水平的配伍规律研究"为代表的临床基础研究；以"穴位效应规律的研究、穴位不同组织结构在经穴内脏效应特异性中的作用及其机制""针刺麻醉的神经生物学机制"为代表的 9 项针灸机理研究。

二、中医药防病治病能力——仲景工程

以提高防病治病能力为主要任务，拓宽中医药服务的优势领域。全面开展中医养生保健方法和技术的研究，在全国范围内推广、普及和规范中医养生保健理念、方法和技术，使中医延年益寿与"治未病"的优势得到充分发挥，以提高国民健康素质，延长预期健康寿命和预期寿命。深入开展中医预防和治疗常见病、多发病及疑难病诊疗方法的研究，提高中医诊疗重大传染性疾病、非传染性疾病的能力和应对突发性公共卫生事件的能力，全面提高我国医疗卫生保健水平。

2005年，中国中医科学院率先启动了中医优势病种临床研究项目，立足"中医特色明显、疗效突出，具有较丰富的临床经验积累，支撑条件较好，在国内有较大影响，具有专病门诊、病房或专病治疗中心，门诊量或住院人数能够满足临床研究需要"，目的是通过中医优势病种临床研究，探索符合中医药自身规律的临床研究方法和疗效评价体系，致力提高中医临床疗效。3年来，中国中医科学院已启动103个项目，选择心血管疾病、肿瘤、肛肠疾病、血液病、糖尿病、艾滋病、骨伤科疾病、眼科疾病等中医药治疗有优势的病种进行研究，投入研究经费两千多万元。目前，一批阶段性成果在指导临床实践，提高临床疗效发挥了积极作用。

在中医优势病种临床研究的基础上，中国中医科学院积极整合优势资源、组织创新团队，参加"十一五"国家科技支撑计划的研究，承担重大疑难疾病中医药防治研究7项，中医治疗常见病5项。主要涉及非小细胞肺癌、胃癌、神经根型颈椎病、风湿性疾病、湿性老年性黄斑变性、冠心病心绞痛、强直性脊柱炎及骨科常见病等。在"十一五"重大传染病专项中，我院牵头整合全国资源联合开展中医药防治艾滋病和病毒性肝炎等重大疾病的研究。

三、中医药关键技术的研究与开发——时珍工程

以中药研发、标准建设、疗效评价和共性技术研究为主要任务，研究适合中医药自身发展规律的前沿技术与方法；加强中医药基础标准、技术标准和管理标准的研究；重点建设中医药疗效评价体系，开展适合中医理论与实践的前沿技术、中医诊疗技术、中药炮制技术、中药资源可持续利用技术和中药制药关键技术的研究与开发；培育疗效显著、拥有自主知识产权、能够满足临床需要的中药新药。

围绕"时珍工程"的重点任务，我院牵头组织中医药名词术语和疗效评价等标准研究。如《中医药学名词·基本名词》《穴位定位标准》以及"中医临床疗效评价方法的共性技术及数据管理规范"等研究工作，促进了中医药标准化建设。尤其是率先启动的临床科研一体化系统、中医药科技数据汇交系统对提高中医药科研水平具有积极意义。以12项国家自然科学基金课题为依托，着重开展对中药的药理、药化及炮制和制药关键技术进行研究。在"十一五"重大新药创制项目中，牵头承担11项，内容涉及中药开发、动物模型、药效评价及关键技术研究。特别是综合性中药新药研究研发技术大平台，是整合全院优势资源、系统集成新药研发关键技术的中医药行业唯一中标的国家级

重大项目。此外，在"十一五"国家科技支撑计划中医药行业专项中，我院承担了中医药标准、疗效评价、共性技术研究、技术开发等5个大项和15个子课题。

中国中医科学院组织或承担"岐黄工程"242项，"仲景工程"351项，"时珍工程"174项。通过"三大工程"的实施，已有一批科研成果在临床上应用，提高了临床疗效，丰富发展了中医药理论。还有一批科研成果得到国家、部局级奖励。据统计，自2006年以来，中国中医科学院已获国家科技进步二等奖两项，部省级一等奖14项，二等奖16项，三等奖16项。

为进一步推进"岐黄、仲景、时珍"三大工程，中国中医科学院将针对制约中医药防病治病能力提高的关键科学问题，有效利用现代科学技术与方法，开展中医药前沿领域的创新研究，主要包括以下几个方面。

1. 中医古籍文献的知识挖掘

开展对存世的中医孤本、善本的调研、保护方法与技术研究；开展海内外中医药古籍文献回归、整理研究；开展基于中医古籍文献的知识挖掘，对中医各家流派学术思想和诊疗经验进行整理和提炼，丰富和完善中医理论体系。

2. 中医基础理论核心问题研究

在把握几千年来中医以人为研究对象的医学研究模式基础上，遵循中医对生命现象、健康状态与疾病发生发展规律的认知方法，基于临床研究开展天人相应、形神统一、脏腑相合、气化学说、经络学说、证候理论、治未病、治则治法、方剂配伍与中药药性理论等基础理论核心问题的研究，创新和发展中医理论。

3. 中医药作用机理现代研究

充分利用系统生物学、生命科学、数学、信息科学等多学科的方法，开展中医药的现代研究，揭示作用机理。加强中医药研究技术平台建设，促进中医药的研究与现代科学技术的融合。在遵循中医药理论指导、提高疗效的基础上，积极探索适用于中医学的科学研究方法体系。

4. 中医防治常见病、多发病和重大疾病的临床研究

开展中医预防理论及方法的整理和挖掘研究；开展中医预防重大疾病方法与方案的研究；开展中医早期诊断方法与技术的系统研究；开展中医防止疾病传变干预方法与方案的研究。

深化研究并推广中医药防治100种常见病、多发病和重大疾病及其疗效显著阶段和具有特色的治疗方法，研制诊疗标准与规范、临床实用技术操作规范等；开展中医提高患者生存质量方法及方案的研究。

5. 中医疗效评价方法与技术研究

开展适合中医的疗效评价方法研究，完善中医疗效评价体系；开展基于病历报告的疗效评价标准研究；开展中医药早期干预延缓发病或控制并发症的大样本流调研究。

6. 中药新药创制关键技术研究

加强新药研发技术平台及关键技术的研究；加速重大疾病的新药研制，研制一批技术含量高、疗效确切、毒副作用小的新型治疗用药；加强名优中成药的二次开发及院内制剂的开发研究；开展中药制药质量控制关键技术和成药质量标准的基础研究；开展生物技术等新型技术在中药开发中的应用研究；探索方剂多组分的药物代谢与相互作用关系等。

7. 中医诊疗仪器设备的研发

运用信息学等多学科方法，开展中医四诊信息采集、识别、处理与分析的方法和技术研究，研发中医诊断系统和临床数据分析系统；基于中医非药物特色疗法的优势，研发一批符合中医整体调节原理，能够提高中医治疗水平的治疗仪器和设备，并切实能在临床上推广。

8. 中医药标准规范的研究

规范中医医疗卫生和中医药学科研活动，健全和完善中医药学标准体系。开展针灸、推拿、骨伤科等诊疗技术及其标准研究，完善技术操作方案，形成应用规范和指南，构建符合自身特点的中医药标准规范体系。

总之，"三大工程"紧紧围绕中医药科学研究与临床实践的关键问题，立足遵循中医药发展规律，是加强中医药传承、推进自主创新的战略选择。我们坚信，在全院科研人员的共同努力下，在各级领导的大力支持下，"三大工程"的实施，一定能为引领中医药发展方向、推进中医药事业健康发展发挥积极的促进作用。

（《健康报》2009 年 1 月 8 日）

2009 年 8 月 27 日在第八届中药全球化联盟会议（伦敦）教育论坛上的报告

适应中医药发展需求　培养高素质中医药人才

中医药事业发展人才是关键，如何培养一大批能够适应事业发展的优秀人才，满足人民维护健康、抵御疾病的需求，是摆在我们面前的历史使命。特别是随着经济社会的发展、健康需求的不断增加以及医学模式的转变，中医药优势作用更加凸显，中医药走向世界成为历史的必然，这些对中医药人才培养的数量和质量提出了更高的要求。

一、我国高等中医药教育事业发展迅速

20 世纪 50 年代以前，师承教育是中医人才培养的主要形式，国内仅有少数的私立中医学校，如 1885 年在瑞安成立的利济医学堂、1917 年成立的上海中医专门学校、1930 年成立的天津市私立中国医学传习所等，办学条件、人才培养规模和数量远远不能适应社会的需求。1955 年国家批准成立卫生部中医研究院后，1956 年成立了北京、上海、广州、成都 4 所中医学院，到目前我国有高等（本专科）中医院校（含民族医院校）47 所，全国有 128 所高等医学院校和综合性院校设置了中医药学院、系或专业，148 所卫生学校开设了中医药专业。大批名老中医在高等中医药院校任教，奠定了中医教育的良好基础；国家先后组织出版了由名医名师主编的七版国家级规划教材，形成了系统的中医教育课程体系与教学内容，为现代中医教育提供了保障；现代化教学设备的引进，促进了中医教学质量的提高。高等中医药院校，不仅开设中医学课程，同时也开设了西医学课程，中西医课程的比例约为 5～7：5～3，形成了中医为主、西医兼顾的课程体系。

高等中医药教育为中医药事业全面发展起到积极的推动作用，经过 50 多年的发展建设，中医药高等教育已成为我国高等教育的重要组成部分，形成了较完善的现代中医教育体系。回顾我国中医药教育走过的历程，概括其成就是实现了三个转变。一是实现了师承教育向规模化高等教育的转变，突破人才培养数量与规模的壁垒。二是实现了从单纯临床人才培养向多类型人才培养的转变，创新中医药与理、工、文、管多学科复合人才培养模式。三是实现了单一教育层次向多种教育层次转变，从中医药本专科生、本硕连读生，到科学学位、理学学位与专业学位，学士、硕士、博士学位层次，形成了完整的学位与研究生教育体系。三个转变的实现，使中医药全面融入高等教育，为培养多元化中医药人才、满足社会各方面需求奠定了坚实的基础。

二、深入思考中医药人才培养中存在的问题

充分认识高等中医药教育取得成绩的同时，人们也认识到中医药人才培养还存在一定的问题。主要表现在，高等中医药院校人才培养类型与质量与社会需求之间矛盾越来越突出，优秀临床人才与创新型人才培养不能满足社会与行业发展的需求，城乡社区实用性中医药人才匮乏的现状没有得到有效解决，严重影响了中医药防病治病作用的发挥。一是临床实用人才缺乏，尤其是服务基层的中医人才尤显不足。总体分析，城乡医师人才严重失衡，虽然全国各类医学院校均实行扩招政策，培养人才的总数是过去的 7～10 倍，但由于种种原因，医学院校（中医院校）的毕业生大多数还是流向城市。由于政策、人才、资金匮乏，乡镇卫生院中，1/3 的卫生院生存较好，1/3 处于勉强生存，1/3 濒于倒闭。二是创新人才不足，特别是高水平复合型人才不能满足中医学术创新的需求。三是对有一技之长的民间中医药人才、家传中医药人才的培养与管理措施不到位，这部分人才的作用没有得到有效发挥。四是人才标准建设不尽完善，按需培养人才还存在诸多困难。

三、适应社会需求，培养高素质中医药人才

中医强调"医乃仁术"，认为中医是仁义道德、乐于奉献的职业；倡导"大医精诚"，"精"指医术高超，"诚"为医德高尚，这是作为中医的不懈追求。因此，高等中医药教育首先应立足于精英教育，选择有志于从事中医药事业、服务民众健康的优秀生源，致力于培养德才兼备的优秀中医药人才，为中医药事业发展提供坚强动力。

1. 以人才结构调整和人才质量提高为重点，不断深化高等教育改革，坚持医学精英教育理念，遵循高等教育规律，突出中医药人才成长特色，构建多元化人才培养模式。

2. 完善终身教育制度，实施毕业后教育、继续教育与师承教育相结合的人才培养模式。

3. 注重创新人才、理论与临床人才、适宜人才与国际交流人才的培养，满足医疗、科研、教育、养生保健、产业与中医药国际发展的需求。

4. 建设适应中医事业发展的人才队伍，加强人才标准建设，构建人才评价体系，完善激励制约机制，为人才成长创造宽松和谐的发展环境。实施"抓两头"战略，采取有效措施，切实加强中医药领军人才培养，大力推进面向城乡社区的实用型中医药人才培养，加强中医药创新与临床团队建设，创新体制机制，全面提高中医药自主创新与防病治病能力。

总之，不断提高中医药人才培养质量是行业发展的永恒主题，也是满足社会需求的战略选择。只要我们积极探索、锐意创新、勇于实践，继承与创新并举、传统与现代结合、培养与使用兼顾，就一定能走出一条中医药人才培养的光明大道。

推进中医药传承博士后工作的思考与实践

人才队伍建设关系到中医药事业的科学发展，特别是高层次中医药人才培养，如何更好地满足中医药事业发展的需求，如何遵循人才成长规律并结合中医人才成长特点开展工作，如何把名老中医药专家学术经验传承与高层次人才培养结合起来？这是我从黑龙江中医药大学校长到中国中医科学院院长一直思考的问题。

在制定我院《"十一五"与中长期发展规划》期间，把博士后制度与师承教育模式结合起来的思路渐臻成熟，在充分论证的基础上，于2007年上半年我院启动了传承博士后导师遴选工作，探索把博士后制度引入著名中医药专家学术经验继承的有效途径。传承博士后合作导师的遴选注重了学术水平、临床科研能力、坚持一线工作、年龄与健康状况等多方面因素。25名导师确定后，通过学科交叉、双向选择、经费资助等一系列配套措施，充分发挥我院著名中医药专家的作用，立足在继承的基础上创新。将师承制教育这种有效的传统教育方式与博士后人才培养结合起来，以现行标准制式教育体系培养的顶尖人才来传承著名中医药专家的学术经验，以期尽快培养出新一代的中医药高层次人才，推动中医药学术及事业的发展，满足社会对中医药的更高需求。

选择学科交叉、德才兼备、有培养前途的优秀博士来做传承博士后研究工作，发挥著名中医药专家和青年学者的智力资源优势，通过跟名师的学习、传承与研究过程，培养出服务民众健康与发展中医药事业信心坚定，甘于传承，乐于奉献，能够在继承中创新的高层次优秀人才。

在中国中医科学院研究生院积极组织下，2007年9月10日，中国中医科学院召开首批著名中医药专家学术经验传承博士后工作启动会，这项工作得到了全国博士后管委会、国家中医药管理局的大力支持与充分肯定。之后，广安门医院等各二级单位相继召开了传承博士后工作室启动仪式，全院首批21名博士相继进站，开始中医药传承研究工作，使这项工作有序开展起来。

传承博士后工作的开展，一方面有利于中医药学术的传承，抢救名老中医经验；一方面有利于在传承中创新，突出基于临床实践的学术创新，更有利于突出中医特色的高层次人才队伍建设。

为了全面推进传承博士后研究工作，在出台《中国中医科学院著名中医药专家学术经验传承博士后研究实施办法》的基础上，2008年4月我院出台了《著名中医药专家学术经验传承博士后工作指导方案》，从制度建设上保障传承博士后工作的规范运行。中国中医科学院设专项经费资助每位传承博士后研究工作，保障传承研究工作全面开展。

在全面总结我院博士后工作的基础上，结合研究生院综合管理优势，完善了导师与博士后研究工作机制，规范了博士后进站遴选与审批、研究工作报告开题、中期检查、预报告等制度，从而保障中医药传承中创新的学术研究质量和水平。

努力构建传承创新激励机制，设立中国中医科学院"中健行中医药传承创新奖"每年奖金20万人民币，重点奖励做出突出成绩的优秀博士后；设立岐黄中医药基金会传承发展奖（每年奖金20万人民币），重点奖励运用中医药传统研究方法进行中医理论研究、传授中医传统诊疗技术的优秀专家。奖励机制的建立为调动导师和博士后传承创新的积极性，保障博士后传承创新与培养质量奠定坚实的基础。

2010年我院第一批传承博士后相继出站，我参加了部分博士后出站报告会，深入了解他们的研究成果并分享八九十岁著名中医药专家与精英型博士后传承中创新的喜悦，更加感受到这项工作的重要作用。

2009年我院第二批中医药传承博士后合作导师与博士后遴选工作已全面启动……

2010年中国中医科学院以博士后流动站建设与制度创新工作突出，被人力资源和社会保障部评为"全国优秀博士后科研流动站"。

2011年7月共有35名传承博士后进站开展传承研究工作，13名传承博士后完成研究工作出站。

坚持改革开放　促进全面发展

30 年前，党的十一届三中全会隆重召开，会议做出了把党和国家工作中心转移到经济建设上来、实现改革开放的历史性决策，开启了我国改革开放历史新时期，开辟了中国特色社会主义道路。在党的十一届三中全会春风吹拂下，各行各业都踏上了实现社会主义现代化的伟大征程。我国经济社会实现了前所未有的大突破、大跨越和大发展。思想不断解放，观念不断更新，改革逐步深化。作为卫生事业重要组成部分的中医药事业迎来了思想解放、深化改革、蓬勃发展的春天。中共中央 1978 年 56 号文件重申了党的中医药方针政策，确立了中医药在卫生事业发展中的地位和作用。1982 年通过的《中华人民共和国宪法》第 21 条明确规定"国家发展医药卫生事业，发展现代医药和我国传统医药"。之后，国家制定了一系列扶持发展中医药的政策，为中医药的发展提供了良好的物质条件和政策保障，中医药事业进入了快速发展的时期。

中国中医科学院的各项事业逐步得到恢复和发展，逐步健全了二级机构和科研、医疗等科室；科研医疗仪器设备大量增加，工作条件不断改善；医疗工作迈上新台阶；从学位与研究生教育入手，教育事业迅速发展，我院的各项工作逐步走向正轨。

一、发展概况

30 年来，在卫生部和国家中医药管理局的正确领导下，中国中医科学院发生了巨大变化，各项事业取得了长足的进展。科研、医疗、教育规模不断扩大，能力不断增强，学术地位不断提高，国际影响不断扩大。机构已从建院时的 4 个研究所、1 所附属医院，发展成为拥有 13 个研究所、6 所医疗机构、1 个研究生院、两家制药企业及中医古籍出版社、中医杂志社等学术单位，已成为集科研、医疗、教学、产业为一体的综合性中医药研究机构。拥有世界卫生组织（WHO）临床与信息、针灸、中药三个传统医学合作中心，是世界针灸学会联合会、中国中西医结合学会和中国针灸学会等五个一级学会及 38 个二级学会或专业委员会的挂靠单位。现有职工 4135 人，其中高级职称者近 1000 人。目前，中国中医科学院已成为全国中医药科学研究的组织中心和研究中心，中医药临床基地与高层次中医药人才的培养基地，中医药国际交流合作的窗口。

二、科学研究

中国中医科学院紧紧围绕国家和社会需求，广泛开展中医药基础与临床应用研究，在中医药各学科领域的科学研究取得了显著成就。全院拥有国家新药（中药）临床试验研究中心（GCP）和国家规范化中药药理实验室，中药复方药物开发国家工程研究中心及中药过程关键技术控制技术国家工程实验室，是国家中药安全性评价中心（GLP）建设单位；拥有国家中医药管理局重点学科 13 个、三级实验室 14 个、重点研究室 10 个和重点专科专病 18 个。青蒿素与双氢青蒿素的研究、活血化瘀系统研究等一系列重大科研成果，均达到国际领先水平。特别是青蒿素及双氢青蒿素的研究，获得了我国实施新药审批办法以来第 1 个一类新药证书（86 卫药证字 X–01 号），并荣获 1979 年度国家发明二等奖，1992 年获全国十大科技成就奖；血瘀证与活血化瘀研究，荣获 2003 年度国家科技进步一等奖。截至 2007 年年底，全院共获得各级科技奖励 979 项，其中部局级以上奖励 392 项。

自《中国中医科学院"十一五"与中长期发展规划》实施以来，中国中医科学院正逐步推进"岐黄、仲景、时珍"三大工程的实施，即以丰富和发展中医理论为主要任务的"岐黄工程"、以提高中医药防病治病能力为主要任务的"仲景工程"和以创新中药研究与标准建设、疗效评价和共性技术研究为主要任务的"时珍工程"。围绕"岐黄工程"的重点任务，中国中医科学院积极推进中医药古籍抢救工程，修订出版了《全国中医图书联合目录》《中国中医古籍总目》等；抢救出版了六批《中医孤本大全》81 种，整理出版了《海外回归中医善本集萃》69 部。组织了"1100 种中医药珍籍秘典的整理抢救"和"针灸文物保护与针灸图库建设"等工作。开展中医古籍数字化与知识挖掘的示范研究，建成由 400 种本草和方剂文献构成的古籍知识库系统，为古籍宝库的充分利用奠定了基础。2007 年中国中医科学院启动了体现科学家自主选题的自我创新课题 130 项，其中岐黄工程 88 项。该项目立足学科发展方向及个人优势，着力解决影响中医药发展的理论与实践问题，促进中医药的理论创新。同时，在国家重点基础研究发展计划项目（"973"）中，中国中医科学院牵头组织参加了 9 项课题，在"863"计划中承担 4 个项目，在国家自然科学基金课题中承担 25 项。围绕"仲景工程"的重点任务，中国中医科学院已在全国率先启动了中医优势病种临床研究项目，立足"中医特色明显、疗效突出，具有较丰富的临床经验积累，支撑条件较好，在国内有较大影响，具有专病门诊、病房或专病治疗中心，门诊量或住院人数能够满足临床研究需要"，目的是通过中医优势病种临床研究，探索符合中医药自身规律的临床研究方法和疗效评价体系，致力提高中医临床疗效。实施 3 年来，中国中医科学院已启动 103 个项目，选择心血管疾病、肿瘤、肛肠疾病、血液病、糖尿病、艾滋病、骨伤科疾病、眼科疾病等中医药治疗有优势的病种进行研究。目前，已形成一批阶段性成果，提高了临床疗效。在中医优势病种临床研究的基础上，中国中医科学院积极组织创新团队、整合优势资源，参加"十一五"国家科技支撑计划的研究，承担重大疑难病中医药防治研究 7 项，中医治疗常见病 5 项。主要涉及非小细胞肺癌、胃癌、神经根型颈椎病、风湿性疾病、湿性老年性黄斑变性、冠心病心绞痛、强直性脊柱炎及骨科常见病等。在"十一五"重大传染病专项，由中国中医科学院牵头整合全院资源联合开展艾滋病和病毒性肝炎等重大疾病的研究。围绕"时珍工程"的重点任务，中国中医科学院已牵头组织中医药名词术语和疗效评价等标准研究。如《中医药学名词·基本名词》《穴位定位标准》以及"中医临床疗效评价方法的共性技术及数据管理规范"等研究工作，为中医药标准建设发挥了应有作用。同时，参加了 12 项国家自然科学基金课题，着重开展对中药的药理、药化及炮制和制药关键技术进行研究。在"十一五"重大新药创制项目中，牵头承担 11 项，内容涉及中药开发、动物模型、药效评价及关键技术研究。特别是综合性中药新药研究开发技术大平台，是整合全院优势资源、系统集成新药研发关键技术的中医药行业唯一中标的重大项目。此外，在"十一五"国家科技支撑计划中医药领域项目中，中国中医科学院专家承担标准、疗效评价、共性技术研究、技术开发等 5 个大项和 15 个子课题。截至目前，中国中医科学院组织或承担"岐黄工程"242 项，"仲景工程"351 项，"时珍工程"174 项。为促进科技与经济相结合，中国中医科学院积极开展科技开发，成果转让与技术服务。据不完全统计，全院开发转让科研成果（项目）、技术 60 余项，产生经济效益数十亿元。

三、医疗工作

中国中医科学院始终坚持中医药特色优势，积极加强内涵建设，重视基础设施建设的投入，不断扩大了医院规模，改善就医环境，增强服务功能，有力地提高了医疗水平和服务质量。现有床位 2095 张，年门诊量逾 350 万人次，出院人数 3.7 万。附属西苑医院、广安门医院是全国三级甲等中医医院和全国示范中医医院，是全国中药新药临床研究基地。望京医院是以骨科为主的综合性三级甲等中医医院。眼科医院是以中医眼科为特色的专科医院。各医疗机构共开设内、外、妇、儿、针灸等几十个临床科室；拥有 CT、彩超、大型 X 光机等先进设备。拥有一大批享誉海国内外的知名专家，以传统的中医药治疗方法为主，结合现代诊疗技术，对多种常见病、多发病和疑难重症进行治疗，特别是在一些优势领域，如心血管、血液病、老年病、肿瘤、肛肠、糖尿病、骨伤与眼科等疾病的治疗方面，具有丰富的经验和独特的疗效，在国内外享有很高的声誉，每年吸引海内外大批患者前来就医。中国中医科学院中医门诊部是中医特色明显的医疗机构，设有内、外、妇、儿、肿瘤、老年病、眼科、皮肤、骨伤、针灸、康复以及临床化验、检查等专业科室。中国中医科学院针灸医院是北京市独具中医特色的涉外医疗机构，是 WHO 传统医学合作中心国际针灸培训留学生的临床教学基地，设有中医、针灸、内、外、妇、儿等 20 余个专业科室。

经过 30 年的发展，目前，中国中医科学院已拥有 9 个"十五"局级重点专科（专病），9 个"十一五"局级重点专科（专病）建设单位。专科（专病）建设为进一步发挥中医药特色优势起到了示范和带头作用。附属西苑医院、广安门医院、眼科医院还是局级"治未病"试点单位。广安门医院和望京医院成为局级急诊基地建设单位。

四、人才培养

中国中医科学院研究生院是国务院学位委员会最早批准的中医药专业学位教育单位之一，1976 年举办全国中医研究班，1978 年正式招收研究生，1984 年开始招收博士研究生。现有中医学、中药学、中西医结合三个一级学科博士、硕士授予权；有中西医结合、中医学、中药学三个一级学科的博士后流动站。2004 年国务院学位委员会开展学科评估，三个一级学科均名列前茅。至 2008 年，共培养毕业生 1628 人。现有在读硕士、博士研究生 500 名，博士后在站研究人员 176 名。基本建成了学科门类齐全、培养类型多样的具有中国特色的高层次人才培养模式，培养质量不断提高。结合中医药高层次人才培养特点，在全国率先启动了著名中医药专家学术经验传承博士后研究模式，将名老中医药专家经验传承与博士后研究工作相结合。首批遴选 25 位著名中医药专家作为博士后导师，已进站 21 名博士后，建立了名老中医研究或工作室，为培养临床与科研相结合的高层次中医药人才开辟了新的途径。大力推进"1386"人才培养计划，在第一批 10 名首席研究员后，又遴选聘任了第二批 15 名首席研究员，构建了首席研究员制度。聘请 Leroy Hood 等四位国际著名科学家为我院学术顾问；聘请院外 16 位院士及 20 位著名中医药学家担任中国中医科学院学术委员；创建中医药创新体系建设合作委员会，全国有 40 家科研院所、中医药大学与综合大学等加盟。目前，中国中医科学院现有两院院士 4 名，首席研究员 25 名，国家传统医药非物质文化遗产项目代表性传承人、全国名老中医师承指导老师 46 人，国家"973"首席科学家 3 人，"973"专项课题负责人 8 人，国家"十一五"科技支撑计划项目负责人 15 人。

五、国际交流与合作

中国中医科学院已与国外、境外 50 多个机构建立了合作关系，合作项目 100 余项。在完成政府合作框架项目的基础上，率先开展了中坦中药防治艾滋病项目，并与美国、俄罗斯、英国、澳大利亚、奥地利、德国、挪威、日本、法国、新加坡、马来西亚、印尼等国家的著名科研机构、高等院校与企业开展了实质合作。如中澳合作项目"中药治疗血管性痴呆（维脑康）临床与实验研究"在澳大利亚完成临床研究，并将开展国外多中心临床研究，成为具有我国知识产权的中药在国外进行临床研究并推广的示范。如广安门医院与美国 NCI 合作开展"扶正中药对荷瘤机体免疫调节作用及细胞分子机制研究"，得到美方的高度评价。另外，中国中医科学院与奥地利太平洋学术网络联合建立了中奥中医药合作中心，派出到奥地利从事博士后研究工作 10 人，启动以"中医药与老年疾病"为主的中奥科技合作项目。组建了中可中医药研究中心，开展了中医药保健饮料国际合作研究。近 3 年国家科技部资助我院国际合作项目 10 项。中国中医科学院举办了数十次国际性学术会议，承办了 3 次国际传统医药大会，均取得圆满成功，扩大了中医药的国际影响。加强与 WHO 中医药标准的研究与制定是中国中医科学院对外合作的重要措施。目前，已完成了 WHO 西太区《经穴穴位标准》研制，并已发布。完成第一批 WHO 西太区基于循证医学的临床实践指南（9+5）编制工作，组织启动第二批 16 种疾病临床实践指南编写工作。中国中医科学院还被国家科技部授予"国际科技合作基地"，广安门医院、针灸所、中药所、信息所分别被国家中医药管理局授予医疗和科研合作基地。

为许多国家首脑和政府要员提供优质的中医医疗保健服务，获得一致好评，分别被俄罗斯政府等授予国际合作发展奖、朝鲜一级友谊勋章等，有效地促进了中医药的国际发展。中国中医科学院依托研究生院、国际针灸培训班、院培训中心、世界针灸学会联合会及各二级单位的资源，积极为境外培训针灸及中医人才，每年来自其他国家约

2000 多人来我院留学和进修。

六、体制改革与学科优化

2000 年 3 月，中国中医科学院被国家科技部确定为科技体制改革试点单位。2001 至 2002 年先后启动了院直机关、中药所、基础所的改革试点工作。2005 年 6 月，中国中医科学院科技体制改革工作全面启动。截至目前，已基本完成科技体制改革工作的各项任务。在管理体制方面，建立了科学技术委员会咨询制度，在科技规划、科研立项、成果评审、学科建设等方面充分发挥了委员会的咨询作用。推进了民主管理与监督机制，建立了职工代表大会监督制。各二级科研机构均实施了院（所）长负责制。建立了"开放、流动、竞争、协作"的运行机制，实行了全员聘用，竞争上岗，完善了聘用机制和目标管理。建立了向优秀人才倾斜的激励机制，实现科技资源的开放与共享，建立健全了各项规章制度。根据中医药发展需要，调整、新组建了中医临床基础医学研究所和医学实验中心，成立了中医药防治艾滋病研究中心、中医药发展研究中心和信息管理中心。

通过改革，中国中医科学院稳步推进了结构调整与学科优化，实现了科研机构功能定位、发展方向与学科设置的有机统一，将 57 个业务科室（研究中心）合并调整到 41 个。根据学科发展的需要，增设了体现行业需求和发展方向的 14 个新兴交叉学科。科研条件与环境明显改善，特别是国家对中央级科研院所修购专项的投入，改变了设备投入经费低于设备折旧率的状况，近 3 年科研设备经费投入是前 50 年总和的一倍。创新体系人才队伍学历、年龄结构更加合理。科研人员申报科研项目的积极性显著提高，中标项目数及获得国家的经费数额均创历史最好水平，承担研究课题的高级职称科研人员达 100%，在研经费达 6 亿元，成果显著增加，一支朝气蓬勃、梯队合理、创新能力强的科研队伍已经形成。

回顾近 30 年中国中医科学院的发展历程，都是历届领导班子及广大干部职工始终不渝地贯彻落实党的中医药方针政策、坚持中西医并重、坚持发挥中医药特色优势而共同奋斗的结果；更与广大党员干部职工解放思想、实事求是、深化改革、开拓创新、勤奋工作是分不开的。

七、结语

面对新的形势和要求，中国中医科学院立足国家利益、服务人类健康，全面落实科学发展观，坚持解放思想，增强风险意识，提高抵御风险能力，在深化科技体制改革和医药卫生体制改革中，以提高中医药自主创新能力和防病治病能力为目标，以推进"岐黄、仲景、时珍"三大工程为重点，以"推进创新、强化质量、提高水平、科学发展"为核心，以综合性中药新药研究开发技术大平台建设为契机，全面加强中医药创新体系、中医临床研究示范基地、民族医药研究基地与人才队伍建设，努力创建世界一流的中医科学院。

（《中医药管理杂志》2009 年 1 期）

中医药国际合作研究

随着医药科学技术的不断发展和经济建设的需要，我国中药新药研究与开发也进入到一个新的时期。如何利用现代科学技术研究和开发我国特有的中医药宝贵资源，怎样更好地保证中药新药研究与开发沿着系统、规范、国际化方面发展，是我们面临的重要课题。为此，积极开展中医药国际合作的研究，将有益于我国中药新药开发沿着产业化、国际化方面发展，从而为我国中药新药研究与开发早日与国际接轨、进入国际市场，提供必要的理论先导。

一、国际交流背景与前景

历史上，中医药学不仅是对中华民族的繁衍昌盛做出了巨大贡献，同时它又东渐西传，为世界各国人民的医疗保健事业做出了重要贡献。从公元4世纪起，中医药相继传入朝鲜、日本、越南、印度、阿拉伯等亚洲国家。公元971年，我国特产如人参、牛黄、茯苓等58种中药材经阿拉伯传入西方各国，15世纪以后输入欧洲的主要药材有大黄、土茯苓、桂枝等。17世纪来华的波兰传教士卜弥格翻译了中医的脉学著作，并被转译成法文、意大利文。其后，英国名医弗洛伊德亦致力于脉学研究。18世纪以来，中医针灸医疗技术在欧洲引起了普遍关注，相继出现了多种著作和研究组织。这些事实说明中医药文化与西欧各国人民悠久的历史联系，并成为今天中医药进一步走向世界的内在基础。

伴随着科学文化在世界范围内的传播，西医药学跨越了民族、地域、文化、国家的界限，为世界人民共同享用，并已成为人类认识疾病征服疾病的医学主体。然而，随着人类健康事业的不断发展，单一医疗模式已不能适应人类卫生保健的需求。20世纪六七十年代以来，全球性的"针灸热""中医热"遍及各地，反映了人类对传统自然疗法的青睐。20世纪80年代，欧美发达国家率先兴起了"中药热"，仅美国中草药、中成药及保健品年营业额达20亿美元，每年全世界中草药、中成药贸易额早已突破150亿美元。在国际市场上，我国仅占7%左右。面对世界天然药物的巨大市场和传统医药的开发前景，我国中药新药的开发与研究已面临严峻的考验；尤其是面对知识产权保护对我国医药事业的挑战，更加促使我们积极投入到中药现代化和中医药走向国际市场的战略研究中去。

二、文化交流是中医药国际化的重要基础

我国是中药盛产大国，有着悠久的中医药文化历史。数千年来，沿袭至今，在疾病防治过程中，积累了丰富的经验，尤其是独特的"方药证治"体系，至今仍然显示着

巨大的临床优势，其卓著的疗效令世人瞩目。但是，要使世界更多的人认识、接受、共同享用这一宝贵财富，并非具有美好的愿望就能实现，更不是开发几类精档产品占领国际市场一举了事。这需我们认真考虑各国、各民族文化和科学进步水平，立足于中医药现代化、国际化长远战略目标，开展多层次的文化交流，逐步渗透。迄至今日，我国中药在国际上的主要市场还是以受中国文化影响深远的周边国家为主。因此，重视文化交流，逐步消除"文化屏障"，以科学的态度宣传解释中医理、法、方、药的有效机理和文化内涵，使世界范围内更多的人信赖中医药，才是中药现代化、国际化的重要基础。为此应从以下几方面开展文化交流与合作。

1. 重视中国文化的国际交流与合作

牢固树立开放思想，只有将我们自身的文化置身于国际大文化的环境中，才有可能让世界范围更多的人认识和了解我们文化中的优秀内容，中医药自然是这一优秀文化的一部分，它应成为国际上政府和民间文化交流的重要内容。

2. 重视中医药经典古籍的现代翻译和出版

这是文化交流十分重要的内容，能够让世界人民更多地了解博大精深的中医药文化。尤其是中医药古代文献的现代翻译工作，需组织专门编写翻译委员会，力求规范严谨，符合实际，通俗易懂，便于交流。

3. 举办"国际中医药博览会"

可在世界各地巡回展出，直观生动。在条件成熟的发达国家，可举办"中医药文化节"，设立主题，呼吁回归自然，倡导中医药自然疗法。这是中医药进入国际市场很重要的文化交流举措，需由政府和民间以及投资者共同协办。

4. 创办中医药国际文化期刊，适应各层次人群阅读欣赏

这方面工作我们开展得很缓慢，期刊内容也很局限，而且仅限于专业范围，今后，要立足于国内中药产业、中医药研究成果、中医教育、传统文化以及国际中药市场等内容的宣传和研究。

我们应深刻认识到，以中国文化为载体的中医药学，只有随着中国文化的开放传播，才能真正走向世界。目前，我国中医药研究与实践在总体上仍占优势，这种优势的主要内涵也就是文化优势。

三、重视教育，培养多层次国际中医药合格人才

从 20 世纪 50 年代我国就开始为友好国家培养中医针灸人才，据有关部门统计，1988 ～ 1993 年间，来华学习中医药的留学生约为 1.47 万人次，其中本科生 1000 余人，进修生 5000 余人，各种形式的短期培训 8000 余人。一些中医高等院校和研究所已培养或正在培养国外留学硕士、博士研究生；具有较高专业素质的高级进修、访问学者人数也不断增多。专业学科已从针灸扩展到中医、中药、气功、整骨、按摩、养生、食疗保健等。但是，面临国际中医药教育事业迅速发展的需求，我们应当清醒地认识到在教育体制、教学管理、质量评估、内涵建设等方面存在的不足。一味地追求直观经济效益，不注重内涵建设和教育质量的提高，势必导致国际中医药教育事业的萎缩，最终影响我

国中医药事业现代化、国际化的宏伟战略。结合我们十多年来留学生的培养经验，建议从如下几方面重点改革。

1. 健全教育体制，适应多层次人才培养需求

以往短期培训或各院校自行培养留学生的自由体制已不能适应当前中医药事业国际化发展的需求。因此，建立健全长期、稳固的，并在国际上有权威性的本、专科和硕士、博士研究生教育体制，是十分必要的。只有这样才是国际中医药人才培养的根本保证。

2. 重视内涵建设，提高教育质量

这是培养合格国际中医药人才的关键所在，各高等中医院校应借鉴以往取得的经验，结合留学教育的特点，在师资、教材、课程设置、教育方法、科学管理等方面大胆探索，结合各国学生的特点，逐步充实留学教育的内涵建设，确保教育质量的提高。

3. 严格考核制度，完善学位授予工作

1989 年，国家中医药管理局设立了"中国国际中医药考试中心"和"中国国际针灸考试中心"，先后在国内外举行了 5 次国际针灸专业人员和 1 次国际中医药人员水平考试，在国际上取得了良好的影响，受到世界卫生组织的极大关注。与此同时，我们还应完善中医药留学人员（本科以上）的学位授予工作，使其相互促进、完善、发展，从而增强我国中医药国际教育权威性，确保国际中医药人才业务素质不断提高。

4. 开展国际教育合作，培养更多的中医药人才

这是中医药国际化发展的有效途径，因此，总结我们已取得的经验，与世界各国开展中医药国际教育合作，以教学为中心，积极开展科研医疗协作，理论联系实践为各国培养合格的中医药人才，从而不断扩大中医药在世界的影响。

前不久，天津中医学院与加拿大一民间专业机构签订了合办中医学院的协议，可望争取政府认可。事实上，在美国民间就有 20 余所中医学院，英国也有类似的中医药学院，但它们无论在办学方向和规模上都较弱，教育质量难以保证。因此，我们不要对这种单一的民间教育期望过高，要真正担负起国际中医药人才的培养，必须争取政府的认可和支持，如果通过政府间合作，创办中医药学院，那么，我们将在师资、临床、管理、实习等诸多方面予以大力投入，争取在每个发达国家建设一所示范中医学院，并设有附属中医医院。同时，合格毕业人才应得到政府的承认。因此，政府间合作，才能推动中医药国际教育的发展。

四、谋求共识，广泛开展学术交流

随着中医药学在世界各国的迅速传播，中医药国际学术交流日渐增多，对于传统中医药学，由于历史文化教育的原因，可能有不同的看法，但从促进人类健康的需要出发，求同存异，谋求共识，加强国际间热心于这项事业的专业学者的联系，无疑是开展国际学术交流的良好开端。但如何正确认识中医药的本体，怎样处理中医药学与西医学的关系，始终是各国学者关注的焦点。因此，立足这一焦点，以科学的态度深入研究中医药产生、发展的文化前景，不断挖掘中医药学博大的科学内涵，是消除中西文化障碍、取得共识的关键，同时也是中医药国际发展的重要环节。

五、创建实体，增进医疗、科研的国际交流与合作

在世界范围"针灸热""中医热"的推动下，针灸和中医药逐渐普及，世界各地出现了大量的中医诊所和中医院。同时积极和我国合办诊所、中医院及研究机构的国家民间组织也逐年增加。值得一提的是我国北京中医药大学与德国施道丁尔先生合作，成功地合办了一所当地州政府批准的示范中医院。这项合作取得了令人瞩目的成绩，其中很重要的一条就是医院的创办得到了当地州政府的认可；当然，更重要的还是我们选派了高水平的中医专家。这就需要我们在今后合作中，注重这两条基本内容。离开了政府的支持，离开了高水平的中医医技，中医药是不可能跻身国际的。中医药的开发和利用毕竟是人类健康的组成部分，它过去、现在的强大生命力，足以证明将来发展的更大潜力。随着中医药国际合作的不断深入和扩展，世界人民和各国政府会越来越多地相信中医药，届时我国中药才会真正国际化。

（曹洪欣　门九章　《世界科学技术·中药现代化》1999 年第 1 期）

构建合作平台
推进中医药国际发展

在我院建院 55 周年之际，我们隆重举行 2010 国际中医药发展论坛暨中医药国际联盟成立大会。借此机会颁发岐黄中医药基金会传承奖。首先，请允许我代表中国中医科学院对莅临会议的周铁农副委员长、各位领导、专家和国际友人表示热烈的欢迎并致以崇高的敬意！向获传承奖的各位专家表示热烈的祝贺！向岐黄中医药基金会表示衷心的感谢！

当前，随着社会经济的发展和现代科技的进步，人类生存环境、生活水平发生了巨大变化，医学模式、医疗模式和疾病谱正在发生转变；中医药健康理念的先进性、医疗实践的有效性与西学的结合将可能为人类提供医疗卫生保健的新模式。一些国家也从法律、标准以及市场准入等方面支持中医药发展。WHO 强调，传统医药能够在实现"人人享有卫生保健"方面发挥重大作用。

中医药的医疗保健优势以及巨大的市场潜力正在世界范围内越来越凸显。加强中医药的国际交流与合作，搭建高水平、多途径、宽领域国际性的交流与合作平台，一方面立足科学把握中医药研究的发展方向，另一方面海纳多学科著名专家学者发展中医药，从而进一步推进中医药为世界人民健康做出更大的贡献。

中国中医科学院作为中国从事中医药科研、医疗、教学的国家级综合性机构，多年来一直倡导并实践高水平、多途径、宽领域的中医药国际交流与合作，把"坚持主体发展、自主创新、和合共进"作为我院国际交流与合作的主要原则，坚持把"发挥中医药特色优势、服务人类健康"作为我们义不容辞的责任。

作为 WHO 临床与信息、针灸、中药三个传统医学合作中心，我们本着"平等合作、互利共赢"的发展策略，积极与美国国立癌症研究所（NCI）、奥地利欧亚太平洋学术网、俄罗斯传统医学中心、澳大利亚西悉尼大学、挪威科技大学医学院、美国可口可乐公司等高水平国际科研机构、著名大学和知名企业开展中医药领域的科技合作，取得了可喜的进展，得到了各方的充分肯定。

本着"大医精诚""医乃仁术"的理念，我院积极为国外嘉宾提供安全有效的中医医疗保健服务。我院为 20 多个国家的元首、政界要人提供优质的医疗保健任务，取得了满意的疗效，扩大了中医药的国际影响。

上篇 发展中医

133

本着"加强交流、和合共进"的思路，我们积极主办或承办太平洋健康高层论坛、国际传统医药学术大会等20余次全球、区域及双边学术交流大会，加强中医药的学术交流，广交朋友，增进有志于发展中医药的专家学者之间的了解和友谊。

本着"培养高层次人才、提高防病治病能力"的对外教育理念，有数千人次的国外医生、留学生来我院接受培训和学历教育。

目前，我院已与世界上100多个国家和地区的科研院所、高等院校、企业及民间团体开展了广泛的合作与交流，与世界上32个国家和地区开展了80多项合作项目，每年接待10多批部长级以上的国外卫生科技代表团来访，成为我国中医药对外合作与交流的重要窗口。

为深化中医药国际交流与合作，进一步提高合作的层次和水平，我们决定成立中医药国际联盟，就是要构建高水平的中医药科学研究合作平台，创新高层次中医药学术交流与合作机制，拓宽多途径的中医药合作领域。联合海内外有志于中医药研究的著名专家学者，共同推进中医药的国际发展。

中医药国际联盟汇集了来自国内外国家级科研机构、著名大学、知名企业的一批热爱中医药、与我院有着良好合作基础及代表国内外最高学术水平的一流科学家，通过组织联盟年会、项目合作、学术交流等活动，实现中医药科技、医疗、教育等合作信息共享、形成合力，共同推进中医药传承与创新，提高中医药自主创新能力和防病治病能力。

成立联盟的倡议提出后，得到了海内外许多著名专家学者的积极响应，仅仅几个月的时间，有20多个国家的著名专家学者加入联盟，国内20余名两院院士，40余名大学与科研院所的院校长及专家，以及我院首席研究员与院所长近百人加入联盟，并对我院办好联盟寄予厚望。各位专家的大力支持，为我们做好联盟工作增添了无尽的力量。

我们坚信中医药国际联盟成立后，在各位国内外知名专家的共同努力下，必将进一步活跃世界范围内的中医药学术活动，促进中医药全方位、高水平、宽领域的交流与合作，全面提高中医药的国际地位和作用。

中医药促进全民健康的科技发展战略研究

  中医药作为我国独具特色的卫生资源，与西医药共同担负着维护和增进人民健康的重要使命，是中国特色医药卫生事业不可或缺的重要组成部分。中医药在治疗常见病、多发病和疑难病等方面独具特色与优势，并以其收费低、疗效好、副作用小等特点，深受广大人民群众的喜爱。据 2007 年统计，全国中医医院诊疗人次达 2.54 亿人次，是 1980 年（3337 万人次）的 7.5 倍，出院人数为 744 万。绝大多数综合医院设有中医科室，72% 的乡镇卫生院、92% 的社区卫生服务中心和 54.7% 的社区卫生服务站均能为群众提供中医药服务，以较少的中医药人力与物质资源，较好地满足了人民群众的中医医疗服务需求。据不完全统计，世界上已有 140 多个国家和地区设有中医医疗机构，总数已达 10 万多家，每年有 30% 的当地人和 70% 以上的华人接受中医药服务。

  中医与西医优势互补，相互促进，共同维护和增进人民健康，不仅成为中国特色医药卫生事业的显著特点和巨大优势，而且也为全人类的健康事业服务。随着人类健康需求的不断增加，科技对中医药支撑和促进作用的必要性和重要性更显突出。因此，科学规划中医药科技对促进健康的作用是我们面临的重要课题。

一、中医药科技支撑健康中国 2020 分析

（一）中医理论的先进性对医学发展的促进作用

  随着社会的发展、疾病谱的改变及人类养生保健意识的提高，医学模式已发生了转变。中医学重视整体的思维模式、重视天人相应的阴阳平衡状态的调节、个体化诊疗模式以及中药复方配伍用药的干预手段，越来越引起生命科学领域的重视，影响着医学观念和医学发展模式的转变。如天人相应、以"人"为研究对象、辨证论治的观念和治疗思想突出了"以患者为核心"的医学理念，而"治未病"以及养生保健领域的独特优势更是体现了中医学"防寓于治，防治结合"的思想，这些中医学的理念对西医学从以疾病为中心向以患者为中心的转变、从基础与临床相脱节向着转化医学的转变起到重大的促进作用。对这些理念的科学阐释将对医学发展起到更大的促进作用。中医药的国际发展，使中医药为人类健康服务，科技无疑是当今世界人们在知识和思维方面的通用语言，也就是要加强中医药的现代科学研究。在保持中医药特色与优势的前提下，遵循中医药自身的规律，对中医药的学科本质及科学内涵加以诠释，以阐明中医药的科学内涵，让更多的人了解、接受中医药。

（二）中医药防治疾病研究有利于提高人类健康水平

  随着对中医药科技投入的不断增加，有力地促进了科技与临床、生产相结合的中医药学术发展和技术创新。基于临床疗效的理论升华和方法技术创新，使中医药防病治病

能力不断提高。如中医、中西医结合治疗 SARS 的治疗方案，用科学的数据证明了中医药防治 SARS 的科学性和有效性，得到了世界卫生组织的认可。中医药治疗急性早幼粒细胞白血病、β-地中海贫血、氟骨症等显示出中医药治疗疑难病的优势。利用现代科学技术揭示中医药作用机理，促使中医药方法和技术的推广。如获国家科技进步一等奖的"血瘀证与活血化瘀研究"，对血瘀证及其活血化瘀治法进行了深入、系统的现代研究，取得了重大进展，为活血化瘀法的临床应用提供了科学依据，推广了活血化瘀法的应用。这些科技成果极大地促进了中医药临床疗效的提高和诊疗技术的应用，为提高人类健康水平做出了应有的贡献。中医药自主创新能力的提高将在维护人类健康中发挥更大的作用。

（三）中医适宜技术的推广能够在实现"人人享有健康"的目标中发挥重要作用

中医学丰富的治疗方法，尤其是各种非药物疗法如针灸、按摩、食疗、太极拳、气功等手段受到越来越多人的欢迎，并在调整亚健康、养生延衰、提高生存质量等方面具有独特的优势；中医药"简、便、验、廉"的诊疗手段及方法，在农村、城镇均有着较好的群众基础，更适合我国医疗投入相对较低国情的医疗模式的开展和实现，更能够有效地解决现代社会健康需求不断增加、诊疗技术飞速发展与医疗保健费用不断增长等矛盾。

中医药科技发展极大地推进了中医药更好地为人类健康服务，坚持把中医药科技纳入中医药事业发展乃至我国卫生工作的战略重点，是实现"人人享有基本医疗卫生服务"目标的战略支撑，是有效应对亚健康、老龄化社会的战略措施，是中华文化对世界文明做出新的更大贡献的战略选择。

二、中医药科技发展现状及存在问题

（一）现状

中医药的发展历程是在不断吸纳历代先进科技成果，不断创新、与时俱进的过程。中医药科技在其发展过程中发挥了巨大的推动作用，特别是近 50 多年来，中医运用传统和现代研究方法，多学科共同参与，在基础、临床、中药、针灸、中西医结合等不同领域中取得了一大批科研成果。据统计，至 2007 年，共获部局级以上中医药科技成果共 1847 项，其中全国科学大会奖 81 项、国家科技进步奖 82 项、国家发明奖 10 项、国家技术发明奖 4 项、国家自然科学奖 5 项、全国医药卫生科学大会奖 12 项、国家教育委员会科技进步奖 21 项、中国人民解放军科技进步奖 9 项、卫计委科技成果奖 181 项、国家中医药管理局科技成果奖 701 项、中华中医药学会科学技术奖 363 项、中国中西医结合学会科学技术奖 111 项、中国针灸学会科学技术奖 17 项。

目前，全国有 98 个中医药科研院所。中医现代科学研究机构从数量、规模、条件、人员结构等方面都有了明显的发展；同时高等院校、大型企业广泛参与中医药科学研究，已形成产学研结合、多学科参与的中医药科研体系，科研基础条件明显改善，建设了一批体现中医药研究特点的实验室和研究室。中医药科学研究日益受到重视，2007 年国务院十六个部委联合发布了《中医药创新发展规划纲要（2006—2020年）》，中医药科研项目已纳入国家及各级政府的各类科技计划，对中医药科学研究的支持力度不断增加。从中医药科技发展趋势可以看出，中医理论与实践的先进性已得到科学界更加广泛的认识，中医药利用现代科技研究成果的水平不断提高，部分研究成果得到国际医学界的认可，中国中医药科技发展水平在国际传统医药领域处于领先地位。

（二）问题

1. 中医药在人类健康中的作用有待进一步发挥

由于历史、文化背景和思维方式的差异，中医学与西医学有着显著的差异。在全社会都具备现代科学知识的背景下，人们对于基于中国传统文化的具有医学、哲学性质及自然科学和人文社会科学属性的中医学认识不够，制约中医药知识的传播和中医药优势的发挥，还存在着没有把中医作为医学的重要手段选择利用的状况，使得中医药在全民健康中的作用发挥尚存广阔空间。

2. 散在于汗牛充栋的古医籍中的知识、方法和技术有待于进一步挖掘、整理和升华

中医药学经过长期历史积淀，形成了理念先进、内容丰富的知识体系，这些知识、方法和技术蕴藏在大量的古医籍文献中，虽然历代学者持之以恒地开展着整理与研究，但全面系统的整理和挖掘仍然不够，这使得许多的古代已有知识和方法未被现代充分利用、吸收与借鉴。

3. 中医特色诊疗技术有待进一步开发和推广

中医诊疗技术在临床实践中发挥着重要作用，但面临科学技术突飞猛进的发展，中医诊疗技术没有得到充分的继承和发扬，还有待挖掘与提高。建立在东方文化与传统科学技术基础上的中医诊疗技术，难以找到与现代科学技术融合的契合点。因此，至今在充分利用现代科学技术丰富和发展中医诊疗技术方面，没有大的突破，致使中医诊疗手段发展缓慢。由于中医诊疗技术需要长时间的实践积累，传承推广困难。如中医"望、闻、问、切"四诊方法，依靠人体感官采集信息，对信息的定量能力和分辨能力较低，使基于四诊的中医个体化诊疗的可重复性与规范性有待提高。

4. 中医药与现代科学技术有待进一步融合

以生命科学、生态科学、信息科学、复杂科学和系统科学为前沿的世界科学技术的迅猛发展，新兴学科的不断产生，为中医药的发展提供了技术支撑。但如何在继承中医药理论的基础上，充分吸收和利用这些科学技术，促进中医药的创新，还有待中医药领域进一步探讨。这些问题的存在，制约着中医药服务人类健康作用的发挥和中医药事业的发展。因此，只有通过中医药科学研究，才能有利于问题的解决。

三、战略目标

（一）指导思想

全面贯彻落实科学发展观，以满足国民日益增长的健康需求为导向，坚持继承与创新相结合，坚持中西医优势互补，保持和发扬中医理论与实践的先进性，有效利用现代科学技术与多学科研究的最新成果，不断提高中医药自主创新能力和防病治病能力，建

设具有中国特色的医疗卫生保健体系，全面提高国民健康水平。

（二）目标

1. 总体目标

提高中医药的自主创新能力和防病治病能力和水平，使中医适宜技术在农村与社区惠及90%以上的人群，充分发挥中医药在维护全民健康中的作用；在常见病、多发病、重大疾病的中医、中西医结合防治方面达到国际领先水平；在中医学理论、中医药关键技术、中医药防治重大疾病等关键科学问题方面取得突破性进展，保持我国中医药科技的国际领先水平。

2. 阶段目标

（1）2015年：完善中医药创新体系建设，坚持中医药主体发展，加强中医药方法学研究，提高中医药的自主创新能力。中医诊疗技术和养生保健方法等适宜技术在农村及社区人群中的普及率达50%；大力普及推广太极拳、八段锦、五禽戏等养生保健方法；部分重大、疑难疾病具有确切疗效的中医药方法和技术在临床上广泛应用。

（2）2020年：在中医学理论、中医药关键技术、中医药防治重大疾病等关键科学问题研究方面取得突破性进展；中医养生保健等适宜方法和技术在社区人群中的普及率达90%；完成约500种针对重大疾病的新药、传统药物的二次开发；中医治疗100种常见病、多发病和疑难病的临床研究取得进展，部分重大疾病的中医、中西医结合防治达到国际领先水平；建构起国际认可的中医药评价体系。

四、战略重点

（一）重点领域

以全面提高中医药自主创新能力和防病治病能力为目标，开展基于文献知识挖掘的理论创新、基于临床研究的原始创新、基于现代科学技术的引进、消化吸收再创新，全力推进三大领域的创新工程。

1. 中医药理论的传承与创新——岐黄工程

以丰富和发展中医药理论为主要任务，着重解决中医药理论传承与创新的重大科学问题。加强濒于失传的古医籍抢救工作，全面系统地整理中医药古医籍中的学术精华，提炼与升华中医学理论；对现代中医药学术进展进行系统研究，做出新的理论诠释；深入开展核心理论问题的基础研究；开展基于临床实践的养生、预防、诊断和治疗等重大理论问题研究；探索适于中医特点的理论研究方法，构建中医研究的方法学体系。

2. 中医药服务能力的提高——仲景工程

以提高防病治病能力为主要任务，拓宽中医药服务的优势领域。全面开展中医养生保健方法和技术的研究，在全国范围内推广、普及和规范中医养生保健理念、方法和技术，使中医延年益寿与"治未病"的优势得到充分发挥，以提高国民健康素质，延长预期健康寿命和预期寿命。深入开展中医预防和治疗常见病、多发病及疑难病诊疗方法的研究，提高中医诊疗重大传染性疾病、非传染性疾病的能力和应对突发性公共卫生事件的能力，全面提高我国医疗卫生保健水平。

3. 中医药关键技术的研究与开发——时珍工程

以中药研发、标准建设、疗效评价和共性技术研究为主要任务，研究适合中医药自身发展规律的技术与方法；加强中医药基础标准、技术标准和管理标准的研究；重点建设中医药疗效评价体系，开展适合中医理论与实践的前沿技术、中医诊疗技术、中药炮制技术、中药资源可持续利用技术和中药制药关键技术的研究与开发；培育疗效显著、拥有自主知识产权，能够满足临床需要的中药新药。

（二）前沿课题

针对制约中医药防病治病能力提高的关键科学问题，充分利用多学科技术和方法，开展中医药前沿领域的创新研究。

1. 中医文献的知识挖掘

开展对存世的中医孤本、善本的调研、保护方法与技术的研究；开展海内外中医药古籍文献回归、整理研究；开展基于中医古籍文献的知识挖掘，对中医各家流派学术思想和诊疗经验进行整理和提炼，丰富和完善中医理论体系。

2. 中医基础理论核心问题研究

在把握几千年来中医以人为研究对象的医学研究模式的基础上，遵循中医对生命现象、健康状态与疾病发生发展规律的认知方法，基于临床研究开展天人相应、形神统一、脏腑相合、气化学说、经络学说、证候理论、"治未病"理论、治则治法、方剂配伍与中药药性理论等基础理论核心问题的研究，丰富和发展中医理论。

3. 中医药作用机制研究

充分利用系统生物学、生命科学、数学、信息科学等多学科的方法，开展中医药作用机理研究。加强中医药研究技术平台建设，促进中医药的研究与现代科学技术的融合。在遵循中医药理论指导、提高疗效的基础上，积极探索适用于中医学的科学研究方法体系。

4. 中医防治常见病、多发病和重大疾病的临床研究

开展中医预防理论及方法的整理和挖掘研究；开展中医预防现代重大疾病方法与方案的研究；开展中医早期诊断方法与技术的系统研究；开展中医防止疾病传变干预方法与方案的研究。开展中医药防治 100 种常见病、多发病和重大疾病及其疗效显著阶段和具有特色的治疗方法，研制诊断标准、辨证规范、临床实用技术操作规范等；开展中医提高患者生存质量方法及方案的研究。

5. 中医疗效评价方法与技术研究

开展适合中医的疗效评价方法研究，建立中医疗效评价体系；开展基于患者报告的疗效评价标准研究；开展中医药早期干预延缓发病或出现并发症的大规模流调研究。

6. 中药新药创制的关键技术研究

加强中药新药研发技术平台及关键技术的研究；加强治疗常见病与重大疾病的新药研究，研制一批技术含量高、疗效确切、毒副作用小的新型治疗用药；完成 50% 名优中成药的二次开发与再评价，提高临床疗效；推进院内制剂的开发研究；开展中药制药质量控制关键技术和成药质量标准的基础研究；开展生物技术等新型技术在中药开发中的应用研究；探索方剂多组分的药物代谢与相互作用关系等。

7. 中医诊疗仪器设备的研发

运用信息学等多学科方法，开展中医四诊信息采集、识别、处理与分析的方法和技术研究，研发中医诊断系统和临床数据分析系统；基于中医非药物特色疗法的优势，研发一批符合中医整体调节原理，能够提高中医治疗水平的治疗仪器和设备，并切实能在临床上推广。

8. 中医药标准规范的研究

规范中医医疗卫生和中医药学科研活动，健全和完善中医药学标准体系，实现规范化、标准化。开展针灸、推拿、骨伤科等诊疗技术及其标准研究，完善技术操作方案，形成应用规范和指南，构建符合自身特点的中医药标准规范体系。

（三）行动计划

通过中医理论创新、中医技术推广和中医能力建设三大行动计划，提高中医药的防病治病能力，充分发挥中医药在全民健康中的作用。

1. 中医理论创新行动计划

中医理论的创新要遵循三条途径，一是基于文献知识挖掘的理论创新，二是基于临床研究的理论创新，三是基于有效利用现代科学技术的理论创新。从以上三条途径重点开展中医学理论框架体系的完善和阐释研究，开展面向临床需求的中医证候理论、中医预防理论、温病理论、中医治则治法理论的应用与创新研究，开展天人相应、形神统一、气化学说、脏腑相合、方剂配伍、中药药性等中医核心理论的科学内涵与应用研究，建立中医药理论和文献研究平台。

2. 中医技术推广行动计划

随着我国新型农村合作医疗制度和加强农村三级卫生预防网的建设，发挥中医诊疗方法简便、疗效可靠、副作用较小、诊疗费用低廉的优势，将有利于解决我国农村医疗卫生工作的根本问题。针灸、推拿等非药物疗法具有疗效肯定、无副作用、群众接受性强、易于推广的特点，且使用成本较低。针对针灸、推拿、骨伤科等诊疗技术，通过规范性研究，形成应用规范和指南，在城市社区及农村加以推广。推广适合农村的安全、廉、验的中成药；发展中医远程诊疗技术和网络系统，建设农村中医远程诊疗试点并逐步推广。根据绿色中药材的出口标准，研究制定针对所有生产药材的通用绿色标准和栽培技术，并加以推广应用。开展传统中药炮制技术继承与规范研究，根据临床用药及中药饮片炮制研究成果，制定统一的饮片炮制标准，并加以推广。

3. 中医能力建设行动计划

重点提高中医自主创新能力与防病治病能力。开展中医养生保健方法与技术的整理与挖掘，推广普及中医药养生保健及防病治病知识；积极开展中医健康教育、健康咨询等活动，在全国范围内推广具有中医特色、适合我国国情和民众生活习俗的养生保健方法与技术，如太极拳、八段锦、五禽戏、药膳等，提高全民健康素质；开展亚健康中医证候学及中医诊疗方案研究，加以推广。以临床需求为导向，以科技创新为动力，调动科研院所、高等院校、医疗机构和企业的创新能力，形成与现代化发展相适应的中医药科技创新体系。重点加强国家中医临床研究基地、中医药国家重点实验室、国家中药新药研发基地、国家中医药信息中心、中医药临床评价中心建设。

（1）国家中医临床研究基地：加强中医临床研究基地建设，提高中医临床研究能力和水平，实现中医临床研究信息、技术等资源共享，包括建设研究型专科医院、临床基础研究中心，构建中医临床研究资源库与社区防治示范基地等。

（2）国家中医药重点实验室：进一步提高中医药科学研究能力和水平，促进中医药研究与现代科学技术的融合。建设中医药研究技术共享平台、科学仪器设备共享平台、证候动物模型研究平台、基础研究数据库，建设国家中医药重点实验室。

（3）国家中药新药研发基地：建立中药筛选处方优化及相关技术平台、中药药效学评价技术平台、药物代谢动力学技术平台、药物安全评价技术平台、新药临床评价研究单元技术平台、中药标准研究平台等。形成符合中药研发规律、代表国家水平的国家中药新药研发基地。

（4）国家中医药信息中心：建立中医药科技信息数据网络平台，实现中医药科技、医疗、教育、管理、产业等信息的共享；建立国家级中医药科学数据中心和情报研究中心等科技信息服务平台，为全国重点中医药机构提供信息支撑。结合中医医疗模式与医疗机构的特点，开发基于电子病历的中医临床数据共享与利用系统；开展中医远程教育与诊疗系统研究。

（5）中医药临床评价中心：加强临床疗效评价的共性技术平台建设，结合临床重大疾病和疑难病的研究，大力推进中医药临床研究和疗效评价与方法学研究，建立科学规范的、适合中医药特点的临床疗效评价方法及共性技术研究平台。

五、政策与体制

1. 法律与政策保障

建议尽快制定有利于促进国民健康的中华人民共和国中医药发展法。进一步加强对以中医药研究院所、高等院校为主体的知识创新体系和以企业为主体的中医药技术创新体系的建设，加大政策扶持与人财物的支持力度。完善监督、评估、奖励、认证、准入、保障与知识产权保护等制度与机制建设。

2. 创新国家中医科学院机制

统筹规划中医药科学发展，实施政府主导、中医科学研究统一部署、重点攻关的科研运行机制，保持中医药研究的国际领先地位。设立中医药科技发展专项基金，围绕中医药理论与实践的重大科学问题，整合资源，联合攻关，全面提升中医药防病治病能力。建议到2020年中医药科研经费增长幅度不低于国家科研经费投入的增长幅度，确保与中医现代化发展相适应的中医创新体系和中医科研平台的建设与有效运行。

3. 深化体制改革与机制改革

树立大中医观念，发挥国家中医药部级协调机制建设或国家中医药委员会建设作用，加大政府管理部门的宏观调控能力，积极对现有资源进行整合，优化配置，提高效率。建立完善中医医疗卫生与社会保障体系，尤其是落到实处的中医农村医疗保障体制，促进中医养生保健的普及，提高国民素质。

4. 努力造就高水平中医人才

以临床需求为导向，以临床能力提高为目标，以广大医患认可为标准，大力开展多种形式的中医临床人才培养；同时大力培养临床与科研并重的高水平中医药人才，吸引多学科人才，培养复合型人才；加强农村适宜人才的培训，制定农村适宜人才的相关政策，促进中医药在农村医疗保健中进一步发挥作用，建议开展10万中医下基层活动。

5. 倡导"中西互学"

制定政策，保障中西医互学，中医药院校要加强西医知识的学习与运用能力的培养，西医院校要学习必要的中医知识，并能在临床熟练运用；把中西医知识的丰富与更新列入继续教育计划。

（健康中国2020战略　科技支撑与领域前沿研究中医药部分　曹洪欣　崔蒙　张华敏　李宗友　罗增刚　李海燕　朱冬生《中国卫生政策研究》2009年7月第7期）

求实　创新　奉献

　　我是恢复高考后 1978 年入学的中医专业大学生，在党的培养下，相继获得学士、硕士、博士学位，1995 年任黑龙江中医学院（后更名为黑龙江中医药大学）副院长，1997 年任黑龙江中医药大学副校长兼附属医院院长，1999 年任黑龙江中医药大学校长，2003 ～ 2010 年任中国中医科学院院长，从一名青年中医专家成长为中医医疗、教育和科研三个法人单位的院校长，从全国最年轻的中医药大学校长到国家公益性综合性中医药科研机构负责人，如何肩负起历史使命，不辜负组织培养与群众的信任，求真务实、开拓创新、乐于奉献，是自己 15 年来深入思考和实践的课题，也是不断学习，提高政治素养与管理能力，推进中医药事业发展的动力。

一、自觉学习　不断提高领导能力和水平

　　自觉学习是领导干部提高理论与实践水平、提高政治修养与驾驭全局能力的有效途径。学习的形式多种多样，一是从书本中学，二是向群众学，三是在实践中学。通过主动学习，我深深体会到：用科学发展观武装头脑，致力于把学习知识转化为提高能力，把握中医发展规律并锐意创新，是胜任本职工作的保障。

　　一是把学习与提高素养结合起来。领导干部政治素养是影响事业发展的关键。素养决定价值观，素养决定人格，素养决定向心力、凝聚力。不断致力提高政治素养与行为规范，把做人、做事与做官结合起来，处理好当领导与做仆人的关系，全身心的为广大职工服务，为民众健康服务，是胜任本职工作的基础。

　　二是把学习与提高科学决策能力结合起来。工作中遵循科学决策、民主决策原则，积极发挥科技委员会、学术委员会、学位委员会在人才队伍建设、科研立项、成果评审、把握科研方向等方面的咨询作用，推进民主管理与民主监督机制的实施，倡导并实践院务公开，支持职代会履行职责，为实现依法办院、科学办院、民主办院奠定基础。在工作决策上坚持民主集中制原则，落实"三重一大"集体决策制度。按照《中国中医科学院行政工作规则》，发挥院务会对工作制度、行政重要工作等的决策作用。注重在提高科学决策、会议质量与决策落实上下功夫。坚持两周一次院务会、每季院所长例会制，每年两次工作报告制。根据中医药发展需求及年度重点工作，调整院所长目标责任指标，构建院所长考核评估体系，完善激励机制。

　　三是把学习与转变工作作风结合起来。中医科学院有十三个研究所、四所医院、研究生院等相关单位，各院所任务重、工作量大，一方面努力为院所长发挥作用创造宽松环境，另一方面坚持深入基层，带领班子成员到二级院所调研，积极帮助基层解决实际困难乃至制约发展的关键问题，更有效的支持院所长完成重点工作，致力形成主动为基

层服务的工作作风。

四是把学习与提高战略思维结合起来。作为院长，形成科学的办院理念与制定可行的发展规划是又好又快推动工作的有效途径，也是带领广大干部职工共同奋斗的需求。2005年在主持完成国家中医药管理局《中医现代化发展战略研究》的同时，主持制定了我院"十一五"与中长期发展规划，作为副组长参加了国家中长期发展规划——人口与健康中医学部分的研究工作，作为副组长完成"健康中国2020"（中医学组）中医发展战略研究报告。作为组长负责完成了"健康中国2020"战略规划（科技支撑与前沿领域组——中医学组）研究报告，通过战略课题的研究，提高了推进中医药科学发展的能力。围绕着"坚持中医药主体发展""推进中医药自主创新""发展中医、繁荣中华文化""中医优势病种临床研究"等中医药发展的核心问题在《人民日报》《健康报》《中医杂志》等发表发展战略研究文章20余篇，应邀做学术报告近百场。

五是坚持临床实践，乐于为人民健康服务，不断提高中医防病治病能力。从任校长、院长后，坚持用业余时间为患者服务，起早贪黑，不求名利，立足为患者解除病痛，致力实践"大医精诚"理念，诊治患者20余万人次，为8个国家的首脑和政界要员提供了保健服务，医德医术深受患者赞誉。

二、把握发展方向　推进中医药传承创新

中医学发展既面临着中医理论与实践的传承创新和发展的自身问题，又面临着提高服务能力、拓宽服务领域问题。在发展中如何把两个问题统筹协调、全面发展是其关键。

（一）实施《中国中医科学院"十一五"与中长期发展规划》，努力实现全面、协调、可持续发展

在科学论证的基础上，组织制定了《中国中医科学院"十一五"与中长期发展规划》。《规划》中明确提出我院的中长期发展目标：到2020年，发展成为队伍精干、优势突出，代表国家水平的中医药科学研究与临床基地，全国中医药科学研究中心与中医药科学研究组织中心，高水平中医药人才的培养基地，中医药国际交流合作的主要窗口，创建世界一流的中医科学院。提出并实施了1386人才工程与提高中医药防病治病能力和自主创新能力的"岐黄、仲景、时珍"三大工程，《规划》的制定与实施为中医科学院的全面、协调、可持续发展奠定了坚实基础。

（二）处理好改革、发展和稳定的关系，推进科技体制改革

科技体制改革是近年来我院的重点工作，也是难点工作。2000年3月，我院被国家科技部确定为科技体制改革试点单位，上任后即着手推进此项工作。经过充分论证，制定了院科技体制改革实施方案，于2005年6月全面启动。通过科技体制改革，在保留原5个研究所的基础上，组建了体现中医药科研"共享"的医学实验中心和中医特色鲜明的临床医学基础研究所。完成了科研机构结构调整和学科优化，推行全员聘用，实行评聘分开，完成首席研究员与学科带头人遴选，健全了议事和决策制度、职工代表大会监督制和科技委员会咨询制度，制定了《中国中医科学院行政工作规则》，构建了

"开放、流动、竞争、协作"的管理和运行机制。经过 5 年的努力，创新体系学科布局和人才队伍配置进一步优化，人才队伍学历、年龄结构达到验收标准，科研条件和环境明显改善，科研人员申报科研项目和参与科学研究的积极性显著提高，"民主办院、科学办院、依法办院"的管理体制基本形成。

（三）以三大工程为引领，提高继承创新能力

针对中医药发展中存在的问题和民众健康的需求，结合我院多年来中医药科技工作经验，实施体现中医药科技"自主选题，激励创新"机制的"三大工程"，即以丰富和发展中医药理论为主要任务的"岐黄工程"；以提高中医药防病治病能力为主要任务的"仲景工程"；以诊疗标准、疗效评价、共性技术研究为主要任务的"时珍工程"。围绕着"三大"工程，率先组织实施了《古医籍抢救工程》、中医优势病种临床研究（103项）、中药新药研发综合性技术大平台等专项，以四批自主选题项目（402项）为重点实施"三大工程"，促进了我院科技工作全面跨越式发展。在研科技经费由 2003 年的 2800 多万元，到 2010 年 8 亿元；科技奖励由 2003 年前 10 年没有国家奖到获国家科学技术进步奖一等奖 1 项，二等奖 10 项，国家技术发明奖 1 项；成为中医药行业的研究中心和科学研究的组织中心，体现了国家级科研机构的综合能力和水平。

（四）构建国际交流合作平台，提升中医药学术地位和影响

提出"高水平、多层次、宽领域"的我院中医药国际发展理念。与美国国立卫生研究院肿瘤研究所和补充与替代医学中心开展中医药科技合作；与奥地利欧亚太平洋学术网络组织建立了"中奥中医药合作中心"，开展了以"中医药与老年相关疾病"主题的 11 个合作项目，奥地利资助我院在奥培养了 20 余名博士后，资助我院近百名专家分四批赴澳开展学术交流或合作研究，奥地利科技部部长、卫生部部长等多次来我院交流访问，有效地促进了中医药在奥地利的发展；与美国可口可乐公司等机构开展中医药科技研究合作，成立"中可中医药研究中心"；有效地开展了中日、中韩合作项目，组织承办"东盟传统医学培训项目"，强化了与东盟国家的学术交流，与斯洛伐克医科大学、匈牙利科学院等开展了实质合作，填补了中医药合作空白。在亚洲赠予基金会资助下，主编英文版《中医学导论》《中医大辞典》等，应邀赴 30 多个国家和地区学术交流、讲学或医疗保健，积极推进中医学术国际传播。共接待近百个部长级以上代表团，与 16个国家的科研机构、大学、企业签订了合作协议，与 13 个国家开展了 30 项科技合作项目，探索出中医药国际科技合作的成功经验和模式。发挥我院 3 个 WHO 传统医学合作中心作用，加强与世界卫生组织的合作，推进中医药国际标准建设，在 WHO 西太区的资助下，组织完成《基于循证医学的中医临床实践指南》；与 WHO 西太区合作编制发布了《传统医学名词术语国际标准》《针灸腧穴定位国际标准》。作为专家组组长，由我院承办申报的"中医针灸"成功列入《人类非物质文化遗产代表作名录》；申报的《本草纲目》《黄帝内经》两部中医药古籍，成功入选"世界记忆工程"；成功承办太平洋健康峰会等高水平的国际学术会议；组建了 20 个国家著名专家参与的中国中医科学院中医药国际科技联盟，我院被国家科技部批准"中医药国际合作基地"。2007 俄罗斯外交部授予我"国际合作发展奖"，2009 年获俄罗斯自然疗法协会"盖伦奖章"，2009 年得

到奥地利卫生部的表扬，2010年日本东京药科大学授予感谢状。

（五）创新中医药人才培养机制，提高人才培养质量

充分利用科技体制改革契机，加强人才培养基地建设，将研究生部发展成为行业内第一个研究生院，健全组织结构，理顺教育体制，创新人才培养模式，发挥我院研究生导师与科技资源优势，着力提高人才培养质量。启动著名中医药专家学术经验传承博士后研究工作，开创了中医药继承工作的新途径，受到人力资源和社会保障部表彰。积极筹措资金构建人才成长激励机制，在研究生院完善裴元植奖学金机制的同时，设立了一方奖学金、完美奖助学金，中健行中医药传承创新奖；经国家奖励办公室批准面向全国设立了唐氏中药发展奖，结合中医研究特点设立了中医传承创新奖。组织制定我院《继续教育方案》，90％的在职专业人员接受了继续教育培训。组织实施1386工程，遴选聘任25名首席研究员、63名学科带头人。形成一批高水平的中医药传承创新团队。

（六）发挥优势，搭建中医药合作发展平台

倡导主体发展、和合共进的发展理念，2006年组建了包括北大、浙大等国内高等院校和科研院所为主体的中医药创新体系建设合作委员会，发布了合作发展宣言，并在若干大项目上开展了卓有成效的合作。积极探索扶持民族医药发展的有效途径和措施，推进我院"以藏医药为重点，促进维、壮、蒙等民族医学研究平台"的建设工作。与青海省共同主持联合五藏区省份加强"国家藏医药产业创新支撑平台"建设，与西藏藏医院开展对口支援合作。与新疆卫生厅、新疆维吾尔医医院（医药研究所）开展科、医、教全方位合作，民族医药信息平台、人才培养项目全面启动，并被列入卫生部援疆项目，得到卫生部陈竺部长表扬。

在清理逾百家虚假合作单位的基础上，全力整合院内资源，着力推进中医新药研发大平台、临床研究基地建设，形成体现我院优势与合力的产学研有机结合的中医药传承创新体系。

三、主要体会

1. 中医药是中华民族维护健康的宝贵财富，中医药只有在服务民众健康中才能可持续发展，因此提高中医药防病治病能力是发展中医药的关键。

2. 党和国家高度重视中医药的发展，必须自觉维护国家利益和不断满足人民群众不断增长的健康需求，有效调动各方面积极性，整合优势资源，形成发展中医药的合力和动力，通过深化科技体制改革与医疗体制改革，解决关系民生、引领中医药进步的重大科技问题，中医药的优势才能进一步发挥。

3. 作为领导干部必须坚持自觉学习，提高驾驭全局的能力与抵御风险的能力，注重提高政治修养与人格魅力，努力做到依法决策、科学决策、民主决策，处理好坚持原则与自觉抵制不正之风的关系，营造自强不息、宽容自信、尊重知识、尊重人才、自主创新的和谐宽松的发展环境，为服务民众健康和中华民族的伟大复兴贡献力量。

（《耕耘与收获》中共中央党校出版社2011年12月）

中西医结合防治癌症的策略与建议

在全球防控新冠肺炎疫情关键时期，人民政协报（网）组织召开"完善癌症防治体系建设健康中国"座谈会，是一场意义重大、高水平的建言献策、知识普及与学术交流活动。

一、癌症防控成为健康中国建设的关键问题与重点任务

癌症是世界范围内高发病率、高死亡率的难治性慢性病，全球每分钟确诊癌症约37人，死亡19人，死亡率超过患病人数50%，我国癌症发病例数约占全球的23.7%，每年死亡人数约230万，发病率、死亡率呈逐渐上升趋势，高于世界平均水平。

随着现代科学技术发展，癌症防治新方法、新技术不断涌现，然而诊疗费用不断攀升，癌症发病率、死亡率尚未得到有效控制，"谈癌色变""因癌致贫""因癌返贫"现状突出，严重影响着国家经济社会发展。

"癌症防治行动"是《健康中国行动（2019—2030）》15项专项行动之一，《健康中国行动——癌症防治实施方案》（2019—2022年）颁布实施，一系列防控癌症政策措施全面启动。完善癌症防治体系，对健康中国建设与建设富强民主文明和谐美丽的社会主义现代化强国具有重要意义。

二、中医药防治癌症的作用

中医药防治癌症具有丰富的理论、实践与方法技术，在癌症防治中独具特色与优势。首先，中医"治未病"理念，倡导"天人合一""动静结合""形神共养""饮食有节""起居有常""和调脏腑"等理念，有利于养生保健、远离癌症；同时对癌症相关疾病如肺部磨玻璃样结节、萎缩性胃炎、部分妇科疾病等，特别是肿瘤标志物异常而未查出癌症病变等，中医药"既病防变"实现有效干预，控制癌症的发生。第二，中医学强调"整体观念""辨证论治"的理论，治疗癌症注重整体调节与个体化诊疗结合，具有抗肿瘤与调动机体抗癌能力协同的优势作用。第三，在中医理论指导下，内服、外用、药物、非药物疗法的综合合理应用，具有"简、便、验、廉、安"特点，从而达到有效治疗癌症、防止恶化与带瘤生存、提高生活质量、延长生存期的目的。第四，几千年中医理论与实践的历史积淀，蕴含着丰富的防治癌症精华，特别是经典名方、特殊药物与民间特色疗法，有待深入发掘与研发，造福于癌症病人。

三、中西医结合是提高癌症防治水平的战略选择

经过几十年中西医防治癌症的实践，我国中西医结合防治癌症的优势作用凸显，形

成一批中西医结合专家团队与三氧化二砷、康莱特等系列中药制剂，其经验与模式有待凝练推广。然而随着健康中国建设与满足民众健康的广泛需求以及癌症发病率、病死率不断高发的现实，完善中西医结合防治体系建设迫在眉睫。因此提出以下建议。

1. 构建中西医结合防治癌症的体制机制

建设覆盖区域、省、市中西医结合防治肿瘤中心，加强面向基层的中医药防治肿瘤医院建设，推进中西医防治肿瘤网络医院建设。

2. 全面提高中西医结合防治癌症能力

加强中医药防治肿瘤学科与人才队伍建设，完善中西医结合肿瘤人才成长机制。同时，加强中医药与西医学防治癌症知识普及，提高社会民众中西医防治肿瘤意识、知识与能力。

3. 构建"中西医防治癌症"优先资助研究激励机制

优先支持中医药防治癌症"传承精华项目"，探索资助中医药防治癌症"特色项目"，同时加强中医药治疗癌症标准规范与评价体系建设，支持中医经典名方与名中医经验结合的防治癌症项目，研发特色鲜明、疗效确切的中医药制剂，为民众健康服务。

落实习近平总书记"传承精华，守正创新"指示，完善中西医防治癌症体系，致力实现不得癌症与提高癌症防治水平的目标，是健康中国建设、防控癌症的有效途径。加强中西医结合防治癌症体制机制与人才队伍建设，提高中西医结合防治癌症能力，有效降低癌症发病率、死亡率，提高癌症患者生活质量和生存期，为癌症防控，提高国民健康水平贡献力量。

[《人民政协报（网）》"完善癌症防治体系　建设健康中国"
座谈会上的发言 2021 年 1 月 29 日]

推动中医药高质量发展还应做好五方面工作

习近平总书记指出"传承精华，守正创新"，为中医药全面发展指明了方向，因而把握"守正创新"的深刻内涵，落实"强化提高人民健康水平的制度保障"，是摆在我们面前的首要任务。笔者认为，要把这一任务完成好，应做好以下五方面工作。

1. 正确把握中医药发展方向，遵循中医药发展规律，坚持中医药主体发展是"守正创新"的核心。

这需要全面落实《中共中央国务院关于促进中医药传承创新发展的意见》6方面20条重点任务，促进中医药医疗、科研、教育、文化、产业发展与体制机制建设，适应国家治理体系与治理能力现代化要求，以《中医药法》为保障，切实把祖先留给我们的宝贵财富继承好、发展好、利用好，为民众提供全方位全周期的健康服务，提高国民生活质量与预期寿命，助力健康中国建设。

2. 保持中医药优势与特色是"守正创新"的关键。

几千年来，中医药学不断汲取历代中华传统文化精华，有效地与人的生命、健康和疾病防治规律相结合，形成人文与生命科学相融合、优势突出、特色鲜明的系统整体的医学知识体系。主要体现在：一是基于人的诊疗模式，在人身上发现问题、提出问题、解决问题，形成以人的生命、健康、疾病为核心的诊疗模式与防病治病规律。二是"天人合一""形神统一""脏腑和调"的整体思维，强调人与自然、社会，形体与精神意识思维活动，脏腑与经络及四肢官窍等是一个有机的整体，这种整体观念对于养生保健、防病治病具有不可替代的作用。三是生、长、壮、老、已的动态生命观，女子以七岁、男子以八岁为一周期，不同年龄周期的生理病理特点不同，采取相应的养生、防病治病方法，实现维护健康、防病治病的目标。四是"阴平阳秘"的动态平衡观，既突出整体调节、扶正祛邪、疏通经络等治疗法则为一体，也与辨证论治的个体化诊疗模式以及丰富多彩的药物与非药物疗法等相互配合，体现了中医药理论与实践的先进性与优势作用。因此，坚持发掘中医古籍文献精华，不断丰富中医理论与实践，既是"传承精华"的重点，也是"守正创新"的有效途径、战略选择。

3. 发挥中医药养生保健与防病治病的独特优势和作用是"守正创新"的不竭动力。

中医药注重对人体"象"与"道"的把握，以及"证""术"的综合运用，融入儒、释、道文化精华，吸收我国历代自然科学成果，形成鲜明的诊疗优势。中医"司外揣内"、四诊合参对生命、健康和疾病的认知方法与辨证论治的诊疗模式，对养生保健、亚健康状态干预与突发性疾病、常见病、慢性病、疑难病的治疗，既能体现针对病因病机的个体化治疗，又能体现调动自我康复能力的整体调节作用，同时具有简、便、验、廉与安全的优势，在全方位全周期的健康服务中发挥中医药特殊作用，特别是在基层进一步加强中医药服务能力建设，不仅能有效实现不得病、少得病、不得大病的目的，而且能改善"因病致贫""因病返贫"的状况，这种特殊作用对维护健康、促进健康中国建设与实现中华民族伟大复兴的中国梦具有不可替代的作用。

4. 中西医优势互补、协同创新是"守正创新"的有效途径。

屠呦呦获得诺贝尔生理或医学奖，实现了诺贝尔奖设立 115 年来中国内地科学家零诺奖的历史突破；三氧化二砷（砒霜）治疗 M3 型白血病、黄连素治疗代谢性疾病等研究成果，显示了利用现代科学技术发掘中医药宝库精华的示范作用，同时也体现了传统与现代结合，有效传承发掘中药传统应用与新型制剂研发，对传承精华、守正创新具有示范作用。这需要我们坚持中西并重、优势互补，构建具有中国特色的医疗卫生服务体系，形成维护健康、防病治病的中国智慧与方案，为构建人类健康命运共同体贡献力量。

5. 营造珍惜、热爱、发展中医药的社会氛围，不断满足日益增长的民众健康的广泛需求是"守正创新"的根基。

《中共中央国务院关于促进中医药传承创新发展的意见》指出，实施中医药文化传播行动，把中医药文化贯穿国民教育始终……使中医药成为群众促进健康的文化自觉。这需要不断提高全民健康素养与中医药知识水平，推进中医药文化创造性转化与创新性发展，形成人人是健康第一责任人的社会风尚，只有了解中医，才能享受中医，只有充分发挥中医药治未病的主导作用、重大疾病治疗的协同作用、疾病康复的核心作用，才能为形成人人享有中医药健康服务的格局奠定坚实基础。

综上所述，必须坚持"四个自信"的基础上，强化中医药理论自信、实践自信与学术自信，不断提高中医理论水平与防病治病能力。只有把健全服务体系、发挥特殊作用、提升中药质量与产业发展、人才队伍建设、传承与开放创新、完善体制机制作为中医药高质量发展的根本出发点，使中医药真正成为国民维护健康、防病治病中坚力量，才能为健康中国建设与服务人类健康做出新的更大贡献。

（《光明日报》2020 年 2 月 4 日）

构建中西医优势互补的国家公共卫生体系

在以习近平同志为核心的党中央的坚强领导下，全党全军全国各族人民共同努力，医药卫生行业全力以赴防控新冠肺炎疫情，科学防治，精准施策，坚持中西医结合，发挥中医药作用，取得湖北、武汉保卫战决定性成果，有效防控新冠肺炎疫情成效令世人瞩目，我国疫情防控进入常态化。中医药防治新冠肺炎临床疗效确切，有效降低发病率、转重率、病亡率，促进了核酸转阴，提高治愈率，加快恢复期康复，发挥了重要作用。

6月2日习近平总书记主持召开专家学者座谈会时指出："中西医结合、中西药并用，是这次疫情防控的一大特点，也是中医药传承精华、守正创新的生动实践。""要加强中医药服务体系建设，提高中医院应急和救治能力。要强化中医药特色人才建设，打造一支高水平的国家中医疫病防治队伍。""要有针对性的推进传染病防治法，突发卫生公共事件应对法等法律修改和制定工作，健全权责明确、程序规范、执行有力的执法机制，进一步从法律上完善重大新发突发传染病防控措施。"构建起强大的公共卫生体系，切实为维护人民健康提供有力保障。

目前，新冠肺炎疫情全球持续蔓延，北京、青岛等地新冠肺炎疫情反弹，表明我国"外放输入，内防反弹"的压力依然艰巨。因此，大力推广中医药防治疫病的理论与方法，完善中医药应对突发流行性传染性疾病法治建设的必要性更加突出，构建中西医优势互补、防治结合的公共卫生体系迫在眉睫。

分析从西汉到清末民国时期555次大疫流行历史，深刻认识到中医药的防治疫病的理论与实践为中华民族繁衍昌盛做出巨大贡献，也体会到人类发展的历史也是与疫病不断斗争的进程。面对不断出现的突发流行性疾病，坚持科学防治与发挥中医药作用相结合，在把握新发疫病演变、防治规律与提高防治效果上下功夫，是有效防治新冠肺炎等突发疫病的关键。

中医认知疫病是通过病毒、细菌侵犯人体出现的各种临床反应，结合"因时、因地、因人"与疫病发病与演变特征，四诊合参、辨证论治、综合分析而采取相应的防治方法，体现了及时早期干预、融预防与治疗于一体、群防群治与个体化诊疗相结合的优势作用。在疫病流行期间，对易感人群、密切接触人群、无明确病因而有异常症状体征的疑似病例、无症状带毒者与确诊病人均能有效防治。这正是面对不明原因的新发传染性疾病，在明确疫病病原体之前或确诊之后，中医能有效防治的优势所在

中医药抗击疫情的重要作用有目共睹，中西医结合成为我国抗击疫情的重要法宝，为全球防治疫病提供了中国智慧与方案。然而在总结成绩的同时，也要看到中医药防控疫情中存在的问题：一是中医药应对突发公共卫生事件的法制与体制机制建设薄弱，面

对突发疫病，中医药及时到位还存在差距；二是中医药防治疫病的机构与人才队伍建设薄弱；三是中医药预防与治疗结合的优势作用尚未得到充分发挥。结合《中华人民共和国中医药法》、国务院《中医药发展战略规划纲要（2016-2030年）》《中共中央国务院关于促进中医药传承创新发展的意见》，围绕全面提高中医药服务能力、维护人民健康，提出如下建议。

1. 修订《传染病防治法》《突发公共卫生事件应急条例》等相关法律法规，为发挥中医药防治疫病作用，构建中西医优势互补、防治结合的公共卫生体系，完善有效防控突发流行性疾病的体制机制提供法律保障。

2. 加强中医药防治疫病机构与队伍建设。

一方面国家各级公共卫生体系增设中医药机构并充实中医药专业人员，另一方面加强公共卫生专业人员中医药知识培训，全面提高公共卫生领域中医药防治疫病能力，构建中西医优势互补、中西医方法并用、预防与治疗结合、特色鲜明、优势突出的国家公共卫生应急体制机制。加强古典医籍精华的梳理与发掘，传承利用中医药内服、外用等防治疫病方法，对易感人群、密切接触与疑似病人，及时有效干预，提高机体抗疫能力，扶助正气，驱邪避秽，实现被动隔离向主动防治转变，把新冠肺炎等突发流行传染性疾病控制在感染前、感染后控制其发病。同时，加强传染病院、综合医院与二级以上西医医院的中医药服务能力建设，完善中西医结合与优势互补的医疗卫生服务体系，全面提高新冠肺炎等各种突发流行性传染性疾病、重大疾病的综合防治能力，为维护人民健康提供有力保障。

3. 致力实现中医药"治未病"的主导作用、重大疾病治疗的协同作用、疾病康复的核心作用的发展目标，全面提高中医药服务能力。

在加强职责清晰的国家与地方临床研究基地与医学中心建设的基础上，重点建设符合中医药特点的引领"守正创新"发展的科研支撑平台——国家实验室与研究中心，全面加强面向基层的中医医疗机构与互联网＋中医药健康服务平台建设，为维护民众健康、实现人人享有中医药的格局，提供高水平、多途径、宽领域、全方位、全周期的健康服务。

紧紧依靠《中医药法》促进中医药发展，大力推进古代经典名方研发，突破制约中药经典名方研发藩篱，改革完善中药审评审批机制，发掘传统中医药精华，提高中医药对民众健康服务的贡献率。全力构建中西医优势互补的国家公共卫生体系，使中西医优势互补、中医药防治结合的优势得到有效发挥，是防治新冠肺炎等突发流行传染性疾病的不竭动力。同时，突出中医治未病、早期干预、整体调理与个体化诊疗优势，发挥中医药养生保健、亚健康干预、重大疾病与慢性病防治，以及疾病康复的重要作用，为维护民众健康、建设健康中国与构建人类健康命运共同体贡献智慧和力量。

（《决策研究》2020年11月27日）

中篇

研究中医

抢救古医籍　丰富发展中医药理论

《海外回归中医善本古籍丛书（续）》前言

　　《海外回归中医善本古籍丛书》首集出版于 2002 年。该丛书出版后，先后获 2003 年第四届全国古籍整理优秀图书二等奖，2004 年中华中医药学会科学技术奖·著作奖一等奖。然而该丛书首集仅收载 60 余种书籍，只是海外回归中医善本古籍中的一小部分。为了将海外回归的中医善本古籍尽快为世所用，中国中医科学院将该项工作纳入了"中医古籍抢救工程"。

　　"中医古籍抢救工程"得到国家财政专项支持，旨在全方位地对中医古籍进行抢救整理。将海外回归的中医善本古籍陆续整理出版，是该工程的内容之一。整理出版工作分影印与校点两部分。2006 年，我们整理出版了《海外回归中医古籍珍善本集粹》丛书（中医古籍出版社出版），2009 年，我们又整理了《珍版海外回归中医古籍丛书》（人民卫生出版社出版），以上两套丛书都属于影印本。为了使回归古医籍更广泛地为当代中医界所用，我们遴选了其中部分中医名著以及与临床紧密相关的古医籍，采用校点出版的方式，出版《海外回归中医善本古籍丛书（续）》，以飨读者。

　　将国内失传、流散海外的中医古籍抢救回归并整理出版，是中国中医科学院近十年来的一项重要工作，已经取得了可喜成果。中国中医科学院作为国家公益性科研机构，担负着发掘整理祖国医学宝贵遗产、并加以发扬提高的历史任务。为完成这项任务，我院荟萃了由医史文献、临床、实验、信息等许多方面专家学者组成的研究队伍，从不同的角度对中医宝库进行发掘整理。作为中医传承创新途径之一，抢救整理国内外现存中医珍善本古籍，是我院具有优势的研究领域。

　　我院从 1955 年建院之初，就创建了国内第一座中医专业图书馆，收藏中医古籍和各类相关文献。近 50 年间，我院在中医古籍的原生性保护与再生性保护两方面都取得了显著的成就，组建与培养出了一支强有力的医史文献、中医信息研究队伍。这支科研队伍担负了多项国家级中医古籍整理与保护重大课题，完成了许多中医经典孤本、善本及各种中医古籍的整理出版与保护（修复、缩微及扫描等）工作。从 1960 年至今，我院已经先后 3 次开展全国中医古籍资源调查与研究，2009 年出版了最新的《全国中医古籍总目》。与此同时，我院还开展了海外中医古籍资源调查与研究的艰巨工作。在此工作基础上，我们在近 10 年间，抢救回归了大批的国内失传、流散海外的中医善本古籍。

　　早在 1981 年，中共中央就发布了《关于整理我国古籍的指示》，指出："失散在海外的古籍数据，也要通过各种办法争取弄回来，或复制回来。同时要有系统地翻印一批孤本、善本。"为贯彻实施指示精神，经过十几年的酝酿和准备，我院于1996年启动了将流散海外中医古籍迎回故里的浩大工程。著名医史文献专家马继兴研究员、郑金生研究员等带领一批医史文献研究人员，在日本同行真柳诚教授及旅日中国医史文献学者王铁策教授的大力帮助下，协力开展了多项课题研究工作，于2002年将现知国内失传、流落海外的中医珍善本古籍复制回国，并陆续整理出版。

本次整理出版的《海外回归中医善本古籍丛书（续）》，含子书24种（另附录两种）。这套丛书中，有宋人医书5种，元人医书3种，明人医书15种，清初医书1种。在这24种古医籍中，不乏精品名著。例如元代的《风科集验名方》是国内失传的精品医方书，今依据元刊孤本予以校点。《黎居士简易方论》《十便良方》均为宋代医学名著。其中《十便良方》40卷，仅两种残本存世，中国藏宋刻残本（10卷），日本藏江户初影宋残抄本（31卷）。本丛书将这两种残抄本予以整合（共37卷），使之成为当今内容最丰富的现代整理本。本丛书年代最晚的是清·王宏翰《医学原始》，而该书却是考察清初西医传入最重要的书籍。该书9卷，我国仅存4卷，本次校点利用回归的日本抄本，使其得以全卷问世。其他诸书，多为与临床紧密相关的著作。

本丛书校点所依据的底本，主要复制于日本。其中日本国立公文书馆内阁文库、日本宫内厅书陵部，以及日本静嘉堂文库惠予我们复制其珍藏中医珍善古籍、并准予校点出版，谨此深表谢忱。日本医史文献专家真柳诚教授给予了我们很大的帮助，并参与其中的校点工作，一并致谢。

本丛书的出版是中国中医科学院在国内外中医古籍抢救整理工作方面的又一个新进展。然而抢救整理中医古籍的工作任重而道远，还需要我们持续不懈地努力。目前我院的"岐黄""仲景""时珍"三大工程正在全面推进，随着工程的进展，还会有更多的成果陆续问世，为当代中医药发展发挥其积极作用。

（人民卫生出版社2010年10月）

集《温病大成》 丰富发展瘟疫理论

《温病大成》序

2003 年，一场突如其来的 SARS 使医学界经受了严峻的考验，并促使人们反思诸多的医学和社会问题。曾几何时，由抗生素发明所引起的激动，使人们几乎产生了疾病将被征服的错觉。但是近年来，不断出现的突发病毒性传染性疾病，重新把传染病对人类健康与生存的威胁摆到了世人的面前。寻找有效的防治措施是目前医学界面临的重要使命。

中医药在瘟疫防治的长期实践中，发展形成了中医温病学说。这是中医学术理论体系的重要组成部分，在保障人民健康、防治疾病方面发挥了重要的作用。例如 20 世纪 50 年代防治流行性乙型脑炎及 2003 年抗击 SARS，中医治疗取得了举世瞩目的成就。但是，由于温病学说产生的时间还不是很长，大量的温病文献尚未得到及时整理，故其原创成就与原创思维至今还未能充分发掘与利用。

据《全国中医图书联合目录》记载，现存古今温病著作约 1300 种，其中温病、温疫、时病通论约 330 种，其他为疟、痢、痧、鼠疫、霍乱、麻、痘、白喉、喉痧等专病类著作。然而当前出版且流通较广的仅有二三十种，加上散见于各类丛书中的温病著作，总数大约也就只有 60 种。此外，还有许多温病书籍仅存抄本或孤本，尘封蠹蚀，濒于失传。这些宝贵的文献记录了医学先贤们的独特医疗经验，如果不抢救整理与保护，这份宝贵医药遗产就可能散失殆尽。

抢救与整理温病文献的难度很大。现存的温病线装古籍散在于各地图书馆中，很难为广大的临床工作者检索利用，从而影响中医药在当代卫生防疫体系中发挥作用。经过抗击 SARS 之后，中医界普遍认为应该系统地总结温病学的成就，以利于中医在今后的突发性公共卫生事件中再显身手。因此，系统整理并出版温病学著作，将其推向现代社会，服务广大人民，已成当务之急。中国中医科学院通过专家论证及多方调研，决定全面整理温病学说，出版汇集重要温病学著作的温病学全书——《温病大成》，并将其列入中医古籍抢救工程。同时，对这些著作的深入研究，也成为中国中医科学院 2005 年所承担的国家 973 课题"中医各家学说及其理论创新研究"（2005CB523504）的理论文献研究部分。

温病学说的体系形成于明清时期。明末吴又可写出了第一部温病专著——《温疫论》（1642 年），此后，经过清代戴天章、杨栗山、余师愚、叶天士、薛雪、吴鞠通、王孟英等人的继承发扬，使温病学的理论和辨证论治方法更臻完善，形成了历史上著名的温病学派。这也是继汉代张仲景伤寒学说的提出、金元各家医学理论的争鸣之后，中医学的重大原创成果之一。清代最大的医学贡献就在于建立了完整的温病学理论体系。嗣后，近百年之中，中医应用温病学说在与传染病的斗争中积累了丰富的经验，对经典的温病学术理论也有不少创新与突破，尤其是针对不同时期、不同传染性疾病的防治，创立了不少行之有效的方药。这些经验都是宝贵鲜活的临床资料，亟待整理发掘。因此，系统整理研究温病学著作，对中医临床、中医基础理论、中医学术发展史的研究，以及提高中医防治疫病的能力均具有重要意义。

有鉴于此，编纂《温病大成》的意义有二：其一是抢救保护，使大量珍贵医药文化遗产得以留存后世；其二是资源共享，系统发掘前人防治温病的经验，将散在各地的文献整理出版，使之造福当代及子孙后代。作为学术平台建设的一项基础性工作，本项目讲求学术上的两翼齐飞，即充分注意理论研究层面与临床实用层面。为了达到这一目的，编纂《温病大成》的工作理念是集大成、精要求、顾两头。

所谓"集大成"，是指本次整理出版《温病大成》，旨在通过深入研究，系统整理并校点出版古今优秀温病著作。其中重点放在温病学的原创成就方面，尽量做到搜罗全面。同时，特别注意以往未被发掘利用的温病学抄本、孤本，争取汇集温病著作精华，故以"大成"名书。

所谓"精要求"，体现在精选书种、精选版本、精心校点。其中精选书种指所选书籍必须顾及"两个层面、一个体系"。理论研究层面体现在选择反映温病学说重要理论内容的经典著作；临床实用层面则把各地珍稀临床实用之温病书籍搜罗汇集，再披沙拣金。特别注意选择具有临床原创意义的孤本、稿本和抄本。一个体系是指选书能从源到流地体现温病学说发展演变的完整体系。按这个思路，《温病大成》选择了通论、专病、医案等不同类型的重要的温病学著作 100 多种，以体现温病的内容体系（见本丛书第一至第五部）。

在所收文献的时间跨度上，作为《温病大成》主体的各类专著，其年代从明末吴又可《温疫论》刊行的 1642 ～ 1949 年，前后跨越 307 年。为了体现温病的完整理论体系，我们也注重兼顾其他时代产生的温病文献与资料。为此我们确立了"顾两头"的编纂原则，即顾及温病体系形成之前以及在 1949 年以后有关温病的重要资料。而《温病大成·第六部》中的"温病滥觞"，经研究梳理，收集了《温疫论》问世之前与外感温热病相关的论述，以反映温病学术之源；"温病薪传"则系统遴选了 1949 年以后的温病相关研究资料精华，以反映温病学说在当代的发展状况。这一神龙首尾俱全的编纂创意，使《温病大成》超出了一般古籍整理丛书的含义，而更具有学术研究的价值。

概而言之，《温病大成》旨在反映温病学术的发展脉络，囊括温病学说的原创精华，体现现代文献整理的学术研究特色，为现代温病学说的传承与创新服务。在编纂方法上，我们综合了丛书、类书、全书、书目四种文献的特点，合理编排内容。与以往的同类著作相比，本项目研究具有以下几方面特点。

1. 文献选择全面

入选著作数量上超过以往的同类著作，而且是在将全部现存温病学著作进行调研之后，经过 4 轮筛选。首先剔除麻痘类著作，约 660 种；其次剔除属于普及教育类的传抄、注释、歌诀、方解类著作，约100种；再次剔除辗转传抄内容相似的专病类著作，最后取书100余种。经4轮精选，所存书籍基本上都是学术价值较高的温病学著作。

2. 精选经典著作版本

温病学的一些经典著作，比如著名的《温疫论》《温热论》《湿热论》《温病条辨》等，此前均经过了多次的整理校点。本项目的研究中对这些著作的传本传承情况进行了深入研究，选择了最佳版本作为底本进行校点，力求科学、合理地回答一些长期以来悬而未决的问题。

3. 最大限度地整理珍稀文献

本项目得到了国家古籍抢救基金及"973"课题的资助，故保证了底本调研与复制方面的经费。另一方面，中国中医科学院拥有全国中医古籍藏书最多的图书馆。因此，项目研究有得天独厚的条件，可以选择较多的孤本、稿本、抄本，使这些珍稀文本能够走出全国各地的图书馆，与广大读者共享。这也是《温病大成》比较明显的一个特色。

4. 专设温病医案册

温病医案是此前温病著作整理中很少涉及的领域，但实际上这是与临床医生关系最为密切的内容，蕴藏着丰富的宝贵临床经验，应该是中医药应对突发性公共卫生事件中最能直接发挥作用的重要部分。本丛书充分注意到了这个问题，专设"医案类"，将分散在各种著作中的温病医案汇集在一起，把以往很少看到的温病医案文献集中呈现给广大的使用者。

5. 反映温病学说发展的源流

任何一种理论或学说产生与发展均应有一个学术铺垫的过程。而任何一种具有实用意义的科学也必将在当今的条件下继续使用、发展。有鉴于此，《温病大成·第六部》的"温病滥觞"与"温病薪传"，从源到流清晰地向读者呈现了温病理论的发展脉络。

6. 补充全书提要与现存书目

《温病大成·第六部》最后还设有"文库书目内容提要"和"现存温病学著作书目"，把文献学与中医学的内容熔为一炉，从而使之重点突出，疏而不漏，方便读者继续深入研究。

7. 与读者共享研究成果

文献研究是一个十分艰辛的过程，我们将把这个过程以最简洁的语言收入每一种温病学著作的"校后记"中，与读者分享我们文献研究的成果。"校后记"将包括该书的现存版本考查与选择版本的依据、内容提要以及作者平生与相关学术源流的考证等，相信会有助于读者加深对相关著作及其学术背景的理解，同时，也便于读者对我们的研究工作进行监督审核。

《温病大成》的工作量很大，尽管我们的科研人员工作非常努力，付出艰辛，但不足之处可能依然存在。欢迎读者向我们提出宝贵意见，以提高我们的工作质量与水平。

（福建科学技术出版社，2006年11月18日）

挖掘中医养生精华　服务民众健康

《中医养生大成》序

随着人类回归自然和崇尚天然潮流的兴起,《黄帝内经》提出的"治未病"理念,以及由此不断丰富发展的中医养生理论与实践,越来越受到世界的瞩目。中医养生不仅对维护中华民族的繁衍昌盛发挥了重要作用,也可为实现卫生工作战略"重点前移"提供思路。为贯彻落实《国务院关于扶持和促进中医药事业发展的若干意见》,推进中国中医科学院"岐黄工程"中《古医籍抢救工程》计划的实施,丰富和弘扬中医养生理论,我们组织专家在对中医养生类古籍进行调研与反复论证的基础上,编纂了大型中医养生丛书《中医养生大成》。

编撰力求全面反映中医养生理论,总体思路是:立足严谨的中医养生文献挖掘整理研究,而不是海选中国古代各种养生法,更不去迎合某些市场运作而故弄玄虚,而是致力于交给读者一部能够较准确体现中医养生理论体系的著作。

根据薛清录主编《中国中医古籍总目》(2007 年版),我国现存历代养生相关著作约 574 种,其中"养生通论著作"300 种,"导引气功"148 种,"炼丹"37 种,食疗食养著作 89 种。再加上散见于各综合性中医书籍、丛书、类书中的有关内容,涉及养生理论的古籍约 600 种。但目前对于此类古籍的整理、研究、利用做得还很不够,许多宝贵的养生知识有待挖掘。近几十年来,虽然陆续出版了一些养生学著作,但能够体现中医养生理论的多数著作还深藏在图书馆中,尚不能得到推广和应用。

历史上,除医家之外,道家、佛家、儒家、方士以及其他不同行业的人群,都会在"养生"名下,探索并实践各自的方法,以达到不同的目的。既有强身健体、延年益寿的期望,也有长生不老的追求,甚至也有借养生为名,施行邪术的恶劣行径。然而,真正形成系统理论,并著有大量专著,主要是中医养生与道家养生。这两种养生理论的根本区别在于,中医养生追求的是健康长寿,而道家养生追求的是不死成仙。这两种不同的目标,成就了两种不同的养生理念与方法。

近年来,中医养生得到社会的广泛关注,各种食疗、药膳、气功、房中术等方面的书籍大量出现,良莠毕集。其中不乏优秀著作,但也较为普遍地存在着中医养生与道家养生混淆、偏离中医理论指导养生的作品,甚至某些不属于中医领域的文献,也打着中医养生的名义,把中医养生庸俗化,影响了中医养生理论这一宝贵资源作用的发挥。特别是当某些养生宣传出现偏差或问题的时候,就会有人归罪于中医,严重损害了中医的形象和声誉。我们编撰《中医养生大成》的目的之一就是希望还中医养生一个纯真面貌。中医养生深受各家文化影响,我们期望将纯真的中医养生理论分离出来,但不可否认，由于历史文献的原因，这种分离难度很大。由于中医学是植根于中华文化土壤中的医学科学，是中华文化的重要载体，它既有自然科学的内涵，也有丰厚的人文科学底蕴。在中医学形成发展过程中，深受中国古代儒、释、道等各家文化的影响。而且，这种影响与交流，是以水乳交融的方式存在，故难分彼此。

医学史上有许多著名的学者，对中医学的发展产生过巨大的影响，亦道亦医者如葛洪、亦僧亦医者如鉴真、亦儒亦医者如陈修园等，不胜枚举。更何况源于中华哲学思想的一些经典概念，在各学派之间，可能只是表述不同而已。例如《黄帝内经》提出的"恬惔虚无，真气从之"这样一种有利于健康的精神状态，道家称之为"存想"，佛家称之为"禅定"，儒家称之为"静坐"。中医学是一门包容性极强的学科，它不断从儒、道、佛学中吸取精华充实自身而丰富发展，中医养生学著作中存在着许多来自儒、释、道养生内容，已经成为中医养生学理论的重要组成部分。

尽管中医养生与道家养生难以区分，但深入分析，进行有效分离还是有规可循的。首先，我们要明确中医养生的内涵。《中医药学名词》（2006年版）给"中医养生学"下的定义是"研究中国传统保健理论与方法和应用的中医学科"；给"养生"下的定义是："根据中医理论，运用调神、导引、四时调摄、食养、药养等方法的中国传统保健方法。"作为中医理论指导下的中医学科之一，中医养生理论有着一个明确的指导思想，那就来自于《黄帝内经》的"治未病"思想。对内能杜绝内伤疾病形成的原因，对外防范外邪入侵，能有效地实现医疗卫生战略重心前移的目标。把握中医养生的原则是：以中医理论指导下的养生防病理论与方法为主体，凡是以不死成仙，以及享乐宣淫为目的的内容，均不属于中医养生范畴。例如，"炼丹"类著作，大多属道家养生的内容。因为无论是外丹还是内丹，均以长生不死为目的。对炼丹的认识，著名医药学家李时珍强调，炼丹服石"求生而丧生，可谓愚也矣"。

为了能从理论上对中医养生的概念、方法、内容做出较为系统的归纳，剔除不属于中医养生的内容，澄清人们对于中医养生的认识，为科学构建中医养生理论体系奠定坚实的基础。结合《古医籍抢救工程》计划的要求，我们收录著作的时间段为清末之前，即1911年之前。对道教以长生不老为目的的炼丹（含内丹、外丹）书籍，对以渲染房中技巧、追求淫乐、采阴补阳为目的的房中书籍、以不死成仙或否定医药作用等事涉邪术的书籍、受国外与西洋理念影响的卫生类书籍等均不予收录。同时为了保证丛书的质量，对没有原创意义、属于全盘抄袭的养生书籍，以救荒、长生辟谷为目的的相关本草书籍与以技击为主的武术书籍也未收录。如此选择，中医养生内容范畴相对清晰，大致可以分为三大类，形成《中医养生大成》的三个分部。

一是日常养生通论。包括七方面内容：趋安避险、顺应四时、饮食有节、起居有常、精神恬惔、小劳无极、养老哺幼等。一般中医养生书籍中，对"趋安避险"论述的相对较少，其实这是中医养生理论中十分重要的内容。所谓养生是相对于外部环境而言的，趋安避险包括居处的选择、水源与环境的卫生，以及有效地防范一切可能的危害。北齐颜之推说："虑祸求福，全身保性，有此生然后养之。"认为养生必须先留心防备祸患，求得平安，保全生命，这才有生可养，才谈得上延长寿命。同理，保持健康的生活方式，改变过嗜厚味及过分安逸的生活习惯，并且在传染性疾病流行之际，做好各种隔离防范工作，以预防各种急慢性疾病的侵害，也属于趋安避险的范畴。

二是食养药养。饮食对于人的重要性不言而喻。由于饮食是人每天必须摄入的，古人十分重视饮食调养的作用与饮食不当的危害。唐代孙思邈说："凡欲治疗，先以食疗，既食疗不愈，后乃用药尔。"认为食疗胜于药疗。某些药物具有补益作用，合理应用可以强身健体，减少疾病，延年益寿。这是自古至今药物养生的依据，沿用不衰的药茶、药膳都是由此而产生。有时适当的药茶、药膳也可达到治疗疾病的目的。希望通过服用某些药物（药饵）以求长寿或长生，这种方法又称为"服饵""服食"。在历史长河中，曾有过许多延年不老之品，多收录在道家的养生书中，或在医方本草书中也有记载。需要指出的是，鉴于当时古人的思维与认识，有些饮食禁忌的提法及饮食调养的方法可能不被现代人所理解。此外，由于道家养生药的影响，在"食养药养"这一部书的部分著作中，也可能留有服食辟谷的内容，这是需要读者在使用时加以注意的。

三是吐纳导引。包括各种吐纳行气，导引按摩的内容。吐纳就是吐故纳新，指呼吸运动；调息就是运用意念调整呼吸，这一类内容常被称为"气功"。虽然"气功"这一名词当今相当普及，但本丛书仍然不予收录。原因有两条。其一，在古代文献中，通过调整呼吸达到静心宁神的这一类养生法，并没有用过"气功"这样的词来概括，而常称之为"行气吐纳"，作为一部古籍整理著作，使用古人的提法完全合乎学术要求。其二，"气功"本来就是一个近代名词。而近些年来，有人借用"气功"，鼓吹静功能移神动物，动功能穿垣断壁，甚至能远距离发功夺人神思、替人疗病，用此类的荒诞神话以沽名钓誉。为了避免误解，我们这部古籍整理著作更注重学术严谨。在少数古籍中，也可能仍然含有某些不合适的，本属于淘汰范畴的部分内容。但是只要此书大部分内容是健康有益的，我们还是予以选录。同时，遵循古籍整理的原则，为了保持古籍的完整性，避免文献的支离破碎，对那些不尽合适的内容不予删除。我们在"内容提要"或者"校后记"中提出研究者的观点，相信会助于加深对相关著作及其学术背景的理解，也相信读者的鉴别能力，与读者分享我们文献研究的成果。

中医养生的理论与实践是中华民族的伟大创造，切不可将其神化或庸俗化，科学把握中医养生内涵、弘扬其精髓、造福人类健康是我们义不容辞的责任。

（曹洪欣　张志斌《中国中医药报》2011 年 12 月 16 日）

中医学在防病治病中的作用

非常高兴来到哈佛大学参加首届中美健康峰会，并向专家学者们介绍中国中医药的发展现状和在防病治病中的作用。

中医药起源于中国，是中华民族的瑰宝，几千年来为中华民族的繁荣昌盛做出了巨大的贡献。它是中华民族研究人体生命过程以及维护健康、抵御疾病的科学。中医学蕴含着博大精深的中华优秀文化，是人文科学与生命科学有机结合的系统整体的医学知识体系。

中医学和西医学的不同之处在于中医是根据人体的健康状况和生命信息把握疾病动态变化，这与西医学的诊断疾病的方式完全不同。西医需要找到病原体，找到基因和蛋白的异常，而中医则是根据病原体侵犯人体之后机体的内在变化和反应来诊断疾病。这种通过望、闻、问、切来把握疾病状态的方法，被称作辨证论治，是实现早期和个体化诊疗的手段。比方说，病毒侵犯人体之后，中医关注的不是什么病毒，而是人体所产生的反应，据此来辨证论治，所以能够实现早期诊断，如 SARS、甲流的治疗充分体现了这种优势。

随着社会经济快速发展、人类生存环境的变化、健康观念逐步形成、疾病谱与医学模式的不断演变，中医理论与实践的先进性和优势更加凸显，为什么这么说？因为中医的理论框架是强调系统、整体，西医学的思维基础是还原论，这两种思维的结合为中医的发展带来了很大的难度和挑战。

在中国，中医是主流医学之一，中国实行中西医并重的方针。近几十年来，中医药事业发展迅速。目前，中国有高等中医药院校 46 所，在校生 46 万，省市级以上的研究机构有 90 多所，县级以上的中医医院有 3000 多所，病床 40 万张。中医每年能救助多少患者？根据国家中医药管理局 2010 年全国中医药统计摘编的统计数字，县级以上中医医院年救助患者 3 亿多人，其中住院人数有 8.5 千万，以上统计数字尚未包括大量县级以下的中医诊所。据统计，在我国中医人数占医疗人才资源的 10%，但他们却能够治疗中国 32% 的患者。刚才美国一位教授提到了精神病治疗，实际上在中国大量的精神病患者利用中医进行治疗，疗效可靠，而且副作用小。

那么在中国中医药的现状如何？ 2009 年中国的医药产业突破万亿，其中中药产业占 31.4%。中医的发展又如何？很多人认为有一技之长的医生就是中医，事实上中医是有理论有实践的。发展中医需要坚持中医药主体发展，以提高防病治病能力为根本，以提高自主创新能力为核心，以服务人类健康为目标。中医的科技创新有三个方面。一是中医源自临床实践，从古至今就是在人身上治病，发现问题、提出问题、解决问题都是在人身上，因此基于中医临床实践的自主创新是中医发展的源泉。第二，很多优秀的成果都记录在大量医籍文献中，基于文献与理论研究的原始创新是中医创新的另一途径。第三，有效利用现代科学技术，引进、消化、吸收后再创新，是其创新的重要途径之一。

中华人民共和国成立后，中医药的科学研究已经取得了许多重要成果，国家级成果就有近百项。众所周知，青蒿素治疗疟疾、三氧化二砷治疗白血病，这些都是应用化学等现代科学的方法研究中药的范例。活血化瘀治疗冠心病，是中国治疗冠心病除支架搭桥外的首选治疗方法，是中医治疗慢性疾病取得重大进展以及中西医结合的成功典范。小夹板固定治疗骨折则是传统中医"动静结合"理论的示范，对骨伤患者的功能恢复起到非常好的效果。这仅仅是几个代表性的例子，在中国，慢性病治疗领域里产生了很多中医药研究的成果，而且这些成果已经转化应用于临床。

中医在防病治病过程中到底起着怎样的作用？过去我们常说中医治疗慢性病，然而，SARS之后，中医治疗流行性传染性疾病成为热门话题。我们分析发生在古代的555例流行性疾病，发现每次疫病的大流行，比如在中国的汉代末期和清代，中医的"伤寒学说"和"温病学说"问世。而就是在清末战乱时期，中国没有西医只有中医的情况下，中国的人口却突破了两个亿。1918年西班牙甲流大流行，世界有约5亿人感染，病死率高达10%，而中国的病死率不到5%。近年来在SARS、甲流、手足口病的防治方面，由中国中医科学院牵头的科研与临床研究项目齐头并进，其疗效不仅得到科学的证实，中国政府的认可，还得到世界卫生组织的认可。此外，中医治疗亚健康状态、慢性病等也有非常显著的优势。

因为许多西医专家并不了解中医，因此我特别介绍中医有优势的几个方面。一是中医养生，养生是西医没有的一个概念。什么是养生呢？就是在中医理论指导下未病先防，通过各种方法如情志、饮食、起居与中药等调节，提高生活质量，调整体质偏颇，来防止疾病发生。中国政府从2009年开始，已经把中医治未病工程，构建中医养生保健服务体系作为国家重点工程之一全面推进。

第二是亚健康治疗。中国的抽样调查显示，中国60%～70%的人群处在亚健康状态。对亚健康的认识，一是指机体存在不适反应，而无结构和功能的异常变化，二是指部分化验指标存在异常，但又不足以诊断为疾病的状态。如何调理治疗这类人群呢？中医恰恰能够根据患者的外在表现，早期治疗，控制亚健康向疾病发展。

第三是慢性疾病。对慢性病的诊治，中医与西医截然不同。中医更注重天人相应，形神统一，即整体治疗。比如说中医治疗肝病，主张"见肝之病，知肝传脾，当先实脾"。即治疗的靶向不仅仅定位在肝，同时应关注到肝病往往导致脾胃的病变，临床可见消化系统的症状，而在治疗方案中加入针对脾胃的药物。中医治疗慢性病的优势，即通过整体调节，防止慢性病的发展。中国中医科学院从2006年开始，开展了103种中医优势病种的临床研究，定位在临床，用科学的评价方法，中医药干预手段，目的是提高临床疗效。国家中医药管理局推进了中医临床研究基地的建设，包括中国中医科学院、北京中医药大学等20个临床研究基地，直接把医疗和临床研究有机地结合起来，将慢性病的治疗作为研究的重点。

第四是突发传染性疾病。由于中医药诊疗方式在控制 SARS 疫情中发挥了重要作用，得到了世界卫生组织的认可。中国政府也大力支持中医药在预防突发传染病方面的研究。由中国中医科学院牵头，建立了全国各省市联网的中医药防治传染病研究体系，其中包括西医传染科和中医科的结合，进一步提高中医药防治突发传染性疾病的能力。

应该说，部分人对于中医药的理解很多时候局限于对个别非国家认定的中医从业人员的认识，容易产生误解和偏见。实际上，在中国中医科学院和全国几十所中医药大学，汇聚了一大批中医名家名师。中医在人类健康中发挥着不可替代的作用。在中国，中医正逐步通过多途径、多学科稳步发展。坚持中医药主体发展，不断提高中医药科技创新能力和防病治病能力，是中医药可持续发展的关键所在。更重要的是中医药的发展必须以服务人类健康为目标，只有在服务人类健康的过程中才能体现中医的价值，才能为人类的健康做出更大的贡献！

（美国哈佛大学首届中美健康峰会报告，2011 年 9 月 21 日）

养神摄生浅谈

中医学强调"阴阳平衡"的健康观，养生的目标追求的就是"阴阳平和"的健康状态。中医养生注重的是身心两方面，不但注意有形身体的锻炼保养，更注意心灵的修炼调养，即"身心合一""形神统一""守神全形"和"保形全神"等。因此，"养神"在保持人体健康中具有重要意义。养神，包括精神心理调养、情趣爱好调养和道德品质调养等方面，重要的是要学会保持良好的情绪和健康的心态，做到心胸开阔豁达，快乐面对工作和生活。

《黄帝内经》指出"恬惔虚无，真气从之，精神内守，病安从来。是以志闲而少欲，心安而不惧，形劳而不倦，气从以顺，各从其欲，皆得所愿"。现代社会的生活节奏越来越快，人的压力越来越大，使很多人处于亚健康状态。所以学会调情志、戒妄欲，心胸坦荡，真正做到"恬惔虚无，真气从之"。如果能使自己的心态处在一种稳定的状态，就能做到"阴平阳秘，精神乃至"，而"形与神俱，尽终其天年"。

中医学认为，情志与五脏功能密切相关，五脏主五志。五脏的功能正常则情志变化正常，反之，情志变化太过或不及直接影响五脏的生理功能。如何通过调节情志维护健康呢？概言之：宽容而不怒，神怡情畅，调肝；不贪而无畏，身正神静，宁心；志远而勿忧，心宽体壮，健脾；勿偏且忌急，体健魄强，益肺；上进而不争，元气旺盛，养肾。长久如此，则阴阳和，五脏安，体健神明！

肝喜条达，恶抑郁，怒伤肝，故"宽容而不怒，神怡情畅，调肝"；心主神明，贪婪心动，心神不安，故"不贪而无畏，身正神静，宁心"；脾主思，忧思伤脾，故"望远而勿忧，心宽体壮，健脾"；肺藏魄，《素问·四气调神大论》云"秋三月……天气以急……使志安宁，以缓秋刑，收敛神气，使秋气平，无外其志，使肺气清……逆之则伤肺"，故"勿偏且忌急，体健魄强，益肺"；肾主恐与惊，人心上进，激发元气，过犹不及，无惊恐伤肾之弊，故"上进而不争，元气旺盛，养肾"。

通过调节情志以养五脏，要循序渐进，不可急于求成。同时，对脏腑失调引起的情志变化，应及时调理脏腑，脏腑和调，则情志自安。

夏季养生　重在养心

中医学十分重视人与自然、社会和谐的生存状态，在养生保健方面形成了系统的理论，并有效的指导着人们的养生保健活动。早在《素问·上古天真论》中就有"上古之人，其知道者，法于阴阳，和于术数，食饮有节，起居有常，不妄作劳，故能形与神俱，而尽终其天年，度百岁乃去"的论述，强调顺应自然界的变化规律，护养调摄，实现人与天地阴阳的协调平衡。四季养生是中医养生的重要内容之一，要义是遵循四季变化规律来调整自己的情志、起居、饮食等，以达到养生防病的目的。

夏季是指农历从立夏开始，经小满、芒种、夏至、小暑、大暑，止于立秋前一天。关于夏季的自然界特点，《素问·四气调神大论》指出："夏三月，此谓蕃秀，天地气交，万物华实。"蕃：万物茂盛；秀：谷物抽穗，意指植物孕育果实。在夏季这三个月里，万物茂盛，谷物抽穗，是保证秋季丰收的关键。夏季是天之阳气与地之阴气交会之时，万物因得天之阳气而枝繁叶茂，受地之阴气而开花结果，自然界呈现出一派繁荣景象。夏季的气候特点：天之阳气最旺，酷暑炎热，中暑是夏季最常见疾病。同时地之阴气始升，湿热交蒸，痢疾等肠道疾病多发。

中医学认为，心与夏季相应，夏季养生重在养心。《素问·六节藏象论》曰："心者，生之本，神之变也，其华在面，其充在血脉，为阳中之太阳，通于夏气。"夏季养心主要有以下几个方面。

1. 养心神

夏季通于心，"心者君主之官，神明出焉"，所以夏季应"使志无怒，使气得泄"。人们要借助夏天这个散发的季节，把春季的郁滞恼怒的情绪宣泄出去，保持情志条畅、心神和缓。同时，"若所爱在外，此夏气之应，养长之道也"。夏季自然界一派繁荣景象，人们喜爱的景色在户外，应该多到室外活动，享受大自然美景。"逆之则伤心，秋为痎疟，奉收者少，冬至重病"，如果违背了夏天的自然之道，就会损伤心气，秋冬季节容易患病。夏季养神还应：①忌肝火：尽量避免生气、焦虑、抑郁。②忌心火：减少心烦、懊憹、躁动不安。③宜清静养神：静心宁神，摒除杂念，避免不良精神刺激。琴棋书画、太极拳、静功等能陶冶情操，使人保持淡泊宁静的心态。

2. 调起居

夏季宜"夜卧早起，无厌于日"。夏季昼长夜短，人们顺应自然，应晚睡早起。晚睡以适应夏天炎热的气候，早起以顺应昼长的规律。不宜因躲避阳光而久处阴暗潮湿之地或久在空调过凉环境。

3. 节饮食

饮食宜温和、苦而清淡、饮食有节。温和：根据"春夏养阳"的原则，夏季饮食宜温。过于辛热则助阳生热，耗伤气津。过于寒凉则助湿生痰，困脾伤阳。苦而清淡：苦味入心，清解暑热降心火。清淡饮食可促进食欲，利于消化。饮食有节：忌贪凉饮冷，易伤及脾阳，引起腹泻；忌过食辛辣，易心火旺迫汗外泄，耗气伤津；忌过甘（甜）味，"味过于甘，心气喘满"；忌暴饮暴食，碍胃伤脾，引起食积；忌饮食不洁，酸馊腐败，引起中毒。

4. 午睡养神

夏季昼长夜短，睡眠时间略显不足。白天天气炎热，体力消耗较大，所以，午睡非常重要，既可以补充夜间的睡眠不足，又可恢复体力，让身体和心理都得到充分的休息。午睡要在餐后半小时开始，睡眠时间以半小时为宜。夜间失眠者，不宜午睡。

5. 少汗养心

夏季天气炎热，微微出汗能够调节体温，调和营卫，利于气血调畅。如不顾养护，因天气炎热，经常大汗淋漓，不利于身体健康。中医有"汗血同源"之说。汗由津液所化生，津液与血均为水谷精微。汗为心之液，"阳加于阴谓之汗"。出汗过多，不仅容易耗津伤血，而且也能伤及阳气，导致气血两伤、心失所养，出现心慌、气短、失眠、神疲乏力、烦渴、尿少等症状。

6. 药茶宁心

结合夏季气候特点与个人体质情况，可适当选用中药代茶饮，调整阴阳平衡。对素体虚弱、热伤气津而神疲乏力、头晕、口渴、汗多者，可选用西洋参6片，麦冬10粒，开水浸泡代茶饮，有益气、养阴生津之功。对于肝火偏盛而烦躁、目红、眼花、头痛、头昏、口苦口干者，可用菊花10朵，决明子6g，开水浸泡代茶饮，有清肝明目之功。对于心火上炎而出现心烦、口渴、睡眠不实、口腔溃疡等症者，可用莲子6g，栀子6g，酸枣仁6g，开水浸泡，代茶饮，有清心除烦安神的作用。

在夏季注重养心的同时，还应注意合理使用空调。一般来说，室内外温差不能过大，最好在5℃之内，否则容易"感冒"。使用空调时间不宜过长，否则会导致腠理闭合，汗液排出不畅，影响正常代谢。出汗后不宜立刻吹空调，犹如"汗后当风"，容易导致疾病发生。睡眠时尽量不用空调，受凉后容易感冒或伤脾胃而腹泻。

（《人民日报》2010年7月8日）

病毒性心肌炎病变机理探析

病毒性心肌炎通常以心悸、气短、心前区疼痛为其主要临床表现。与多种中医疾病相关，一般而言，以心悸为主者，当属心悸范畴；若以心前区疼痛为主症者，则应从心痹辨证；以乏力为主症者，又宜从虚劳论治等。尽管诸症特点不一，但病毒性心肌炎确有其特有的病理机制，我们对 265 例病毒性心肌炎进行了动态观察，对本病演变过程中所出现的证候进行了系统分析，旨在探讨本病的病变机制。

一、临床资料

1. 一般资料

于 1994 年 10 月～ 1996 年 11 月期间，在黑龙江中医学院（现黑龙江中医药大学）附属科研二门诊和道里武警一支队医院共收集病毒性心肌炎门诊病例 265 例，其中男 123 例，女 142 例，女性多于男性；年龄最小 2 岁，最大 69 岁，2 ～ 10 岁 81 例，11 ～ 20 岁 73 例，21 ～ 30 岁 55 例，31 ～ 40 岁 32 例，41 ～ 50 岁 18 例，50 岁以上 6 例；病程 1 周～ 6 个月 87 例，6 个月～ 1 年 91 例，1 ～ 3 年 59 例，3 ～ 5 年 24 例，5 年以上 4 例。

2. 诊断标准

成人病毒性心肌炎参照 1987 年全国心肌炎、心肌病专题会议拟定的标准；小儿病毒性心肌炎参照 1983 年九省市协作组修改的标准。

3. 中医证候诊断

参照《中医证候鉴别诊断学》及结合临床实际拟定。

二、方法

1. 观察方法

以初诊为准，对 265 例病例进行证候分类，统计各证候出现例数，然后逐一对各病例治疗过程进行详细分析，对疾病演变过程中所出现的证候进行统计，着重探讨本病的一般演变规律。中医证候分布及频数见表 1。

表 1　中医证候分布及频数表

证　　候	例　数	%	频　　数
热毒侵心，气阴两伤	64	24.4	772
阴虚火旺，心神被扰	32	12.1	456
气阴两虚，痰湿内停	41	15.4	480

证 候	例 数	%	频 数
气阴两虚，痰阻血瘀	37	13.9	301
气阴两虚，瘀血内阻	35	13.2	340
气阴两虚、湿热内蕴	12	4.1	57
脾肾阳虚，水饮凌心	11	4.1	87
心脾两虚（气阴两虚）	23	8.3	298
阴阳两虚	6	2.0	35
其他	4	1.5	38

2. 治疗方法

基本方：黄芪 15～50g，白人参 10～15g，麦冬 10～20g，甘草 5～10g。

加减法：兼有热毒者加金银花、连翘、石膏、大青叶等；瘀血明显者加桃仁、红花、赤芍、川芎等；夹有痰湿者加瓜蒌、茯苓、半夏、陈皮等；兼有湿热者加黄连、苦参等；心神不宁者加酸枣仁、柏子仁、生龙骨等；伤阳者改白参为红参，阳虚者加桂枝、仙茅、淫羊藿。

服法：服药期间停服其他一切药物，对抗心律失常药物依赖者，嘱其逐渐减量，待病情稳定停用，单服中药。每日 1 剂，每剂水煎两次，取药汁 300mL，分早中晚 3 次温服。

3. 疗程

1 个月为 1 个疗程。其中服药 1 个疗程者 45 例，两个疗程者 82 例，3 个疗程者 91 例，4 个疗程者 30 例，5 个疗程以上者 17 例。

三、疗效

1. 疗效判定标准

参照《中药新药治疗病毒性心肌炎的临床研究指导原则》所建议的判定标准。

2. 疗效概况

治愈 92 例（34.7%），显效 88 例（33.2%），有效 62 例（23.3%），无效 23 例（8.8%），总有效率 91.2%。

四、讨论

1. 气阴两虚证是病毒性心肌炎的常见证候

病毒性心肌炎多系感受温热邪毒或风寒、风热之邪侵袭人体，酿为热毒，侵及心脏而发。素体气虚、阴亏易感受热毒，并且热毒侵袭人体，耗气伤阴又是其必然趋势，因此，气阴两虚证是病毒性心肌炎的常见证候。本组观察资料中，涉及气阴两虚者 224 例，占 84.4%。其中初期即呈现出气阴两伤征象者 32 例，中后期 192 例；可见气阴两虚证以本病中后期常见。且有 183 例在病变过程中反复呈现出气阴两虚征象，症见心悸、气短、乏力、五心烦热、自汗、盗汗等。而且在观察过程中发现，有些病例在经过一段时间治疗后，临床已无明显症状，亦常守益气养阴而巩固疗效。尤其是一些后遗症患者，大多遗留较稳定的异常心电图，临床并无明显症状，此时可谓"无症可辨"，临床也常采用益气养阴、补养心脾而收效。这就说明，气阴两虚证不仅多见，而且贯穿于病毒性心肌炎的全过程。

2. 气阴两虚是病毒性心肌炎的主要病理基础

正气不足、邪毒侵心是导致病毒性心肌炎发生的重要因素。其中，气阴两虚是本病发生的内在根据，而外感温热邪毒则是诱发和加重本病的主要外因。

气阴两虚极易感受温热邪毒，邪毒内侵势必更加耗气伤阴。因此，病毒性心肌炎多见于气阴两虚及感邪较重者。本组资料有 179 例初期有发热咽痛、全身酸痛、腹泻等症状，占 67.5%。另外，几乎所有病例都在病变过程中均出现过次数不等的外邪侵袭征象。观察资料中属热毒侵心、气阴两虚证者 64 例，占 24.2%，在本病病变过程中，该证的出现频数达 772 次。且每次感邪后，气阴两虚征象都会更加明显，这就提示，在病毒性心肌炎病变过程中，外邪侵袭是诱发和加重本病的主要因素。

气阴既虚，脾失温煦，肺失濡润，肺脾两虚则不能布散水津，水湿聚而成痰。本组资料中证属气阴两虚、痰湿内阻者 41 例，占 15.4%，其余尚有 104 例呈现出气阴两虚，血行无力，营阴涩滞，每致瘀血内停。本组观察资料中，气阴两虚、瘀血内阻者 35 例，占 13.2%，还有 141 例在本病病变过程中反复呈现瘀血内阻征象，出现频数达 340 次。可见痰浊、瘀血是病毒性心肌炎常见的病理产物，且二者常相互并见。本组观察资料中，属气阴两虚、痰阻血瘀者 37 例，占 13.9%，在病变过程中出现频数达 301 次。

分析本组资料可知，气阴两虚证是病毒性心肌炎的常见证候，气阴两虚是贯穿于本病全过程的根本病理变化，这也就决定了益气养阴法是治疗本病的基本法则。本组通过疗效分析证实，益气养阴法对病毒性心肌炎不论急性期抑或慢性期，均有确实疗效，总有效率高达 91.2%。其治疗机制有待深入探讨。

（曹洪欣　殷惠军　郭书文《中医药学报》1998 年第 3 期）

大气下陷证与病毒性心肌炎相关性机理的理论探讨

病毒性心肌炎（VMC）是因病毒侵犯心脏引起的心肌急、慢性炎症改变的心肌病变。近年来，中医药治疗本病取得了很大成就，临床不仅筛选出许多有效的中药和方剂，而且对其病机的认识也在逐步加深。我们通过临床研究认为，本病的发病和病机与大气下陷密切相关，采用升陷汤化裁治疗取得了满意疗效。我们对二者相关性的机制进行了深入研究，取得以下研究成果。

一、大气与大气下陷

大气一词最早见于《内经》，其含义包括真气、经气、邪气和宗气。后世医家对大气也有论述，其中近代张锡纯论述最详，他总结归纳了大气的生成、循行及功能特点，为医家认识和掌握大气的概念及病证特点提供了理论依据，所创立的升陷汤为治疗大气下陷证的基础方剂。大气就是宗气，其积于胸中，功能有二：一是走息道司呼吸；二是贯心脉行气血。此外还可以调节声息、视听嗅觉、肢体寒温及心搏的强弱与节律。《读医随笔·气血精神论》："凡呼吸、言语、声音以及肢体运动，筋力强弱者，宗气之功用也。"

人生命活动是以升降出入为主要形式而存在，"是以升降出入，无器不有"（《素问·六微旨大论》）。然"内伤之病，多病于升降"，无论外感与内伤，伤及心肺损其宗气，皆可引起大气下陷。大气下陷是大气因虚而下陷，宗气无力升举为主要特征的一种病理状态。其临床主要见症，有呼吸短气者，有胸前下坠感者，有胸中窒闷似乎喘者，有心悸怔忡者，有咽干作渴者，有神昏健忘者，有二便失禁、癃闭、脱肛、月经淋漓不断、舌淡、脉弱等。虽临床表现复杂多样，但病机不外乎三个方面：一为气陷心肺失司；二为气陷清阳不升；三为气陷三焦气化失职，不能升举固摄。

二、大气下陷证与病毒性心肌炎的相关性

1. 大气下陷证与病毒性心肌炎发病相关

病毒性心肌炎是病毒通过呼吸道、消化道侵犯心肌所致。中医学认为，本病多为感受温热毒邪或风寒、风湿侵袭人体酿为热毒而发病。其邪气多从皮毛、口鼻而入，袭表侵肺或损伤脾胃，肺虚或胃伤而致宗气生成不足或虚损，也有毒邪直中心经伤及宗气者。阳气主升主动以升为健，心肺居于高位以降为和，宗气虚，心肺气弱失司于本位，无力托举心肺而有下降之势或下降太过，皆可因虚致陷产生大气下陷证。

2. 大气下陷证与病毒性心肌炎症状、体征相关

大气下陷证以气虚为病理基础，气短是其主症，沉迟无力、关前尤甚、叁伍不调为

其常见脉象。本病以青少年居多。青少年处于脏器发育完善之期，肺脾肾稚弱。先天不足或后天劳逸失调饮食不节，则易形成气虚之体，素体气虚，感受邪毒更易损伤正气而有气虚乃至下陷的表现。临床中气短、胸闷、心悸、乏力是本病的主要临床表现。心气不足，胸中宗气运转无力，则气短、胸闷；无以助心行气血则心悸；"劳则气耗"故诸症稍劳尤甚。淡白舌、淡红舌，脉弱、微、强弱不匀者均为气虚不濡、鼓动无力所致。

气陷是大气下陷的病理特征。大气下陷以"气陷"为特点，其实质是宗气重亏，不司其职，下沉气街。大气不能上达心肺司呼吸而致的呼吸不利是大气下陷证最主要的症状。张锡纯明确指出气少不足以息是大气下陷的主症。"呼吸之气不能上达，胸中之气息息下坠，咽喉发紧，努力呼吸似乎喘"等都是对少气一症生动的描述。临床患者常有胸中坠胀、咽中拘急的特征性症状的描述都是气虚气陷、心肺失司的体现。

大气下陷证的脉象为沉迟微弱，关前尤甚，其剧者，或六脉不全或叁伍不调。其中沉迟微弱是虚损之征，关前尤甚提示病位在上焦，是大气下陷心肺不足，无力鼓动脉道所致。叁伍不调是描述脉搏跳动节律不齐，往来艰涩的一种脉象，与西学心律失常的脉象很一致。VMC 患者几乎都有不同程度和类型的心律失常，诊脉可见促、结、代、叁伍不调，以无力居多。气陷宗气运转无力，无以行血，血脉不畅是其发病机制。

3. 大气下陷证是病毒性心肌炎的常见证候

大气下陷证的病理变化有虚→陷→竭即由轻至重的递进过程，轻重差异很大。西医学认为，病毒性心肌炎的临床表现及病情的轻重取决于病变的广泛程度与部位。轻者无明显症状，重则短期内可迅速发生心衰甚则猝死。我们在临床中观察到大气下陷在其他证候中都有不同程度的体现。病毒性心肌炎中后期，心肺气虚，肺脾肾功能失调。在常见的证候气阴两虚、瘀阻痰蕴、心脾两虚中，临床虽见气短、心前坠胀等气陷之症，但程度轻，一般状态良好，是大气"虚"的病理阶段。大气下陷证则见有典型的气短、心前坠胀、胸闷、乏力等症，是气陷的典型证候。若邪毒炽盛，耗竭宗气，则见心阳暴脱，是大气下陷的重症。

4. 大气下陷证与病毒性心肌炎心功能变化相应

西医学认为，病毒性心肌炎急、慢性期皆有心功能减退的表现。心功能测定也成为心气虚客观化标准的计量诊断。临床资料表明：部分患者（症状重者）治疗前左室功能参数均异于正常值。心脏指数 CI，心搏量 SV，射血分数 EF 均降低，左室排血时间 LVET 缩短，排血前时间 PEP 延长。说明 VMC 大气下陷证患者存在着不同程度的左室功能减退，用升陷汤复方治疗后都有明显的改善。故提示大气下陷证与心功能不全相关。心功能评价是 VMC 大气下陷临床诊断及疗效判定的客观指标之一。

5. 益气升陷是 VMC 治疗大气下陷的基本法则

《素问·阴阳应象大论》云："气虚宜掣引之。"王冰注解："掣，读为导，导引则气行条畅。"吴崑言："佐以所利者，顺其升降浮沉也。"大气下陷包含了"虚"和"陷"两个层次病理变化，所以补益和升提是治疗的关键。大气下陷证的治疗当以升补胸中大气为主，使陷者复升，才能发挥大气主气、司呼吸、贯心脉、统摄三焦气化的功能，当用升陷汤加减治疗。但由于体质差异，证候演变阶段不同，益气升陷的应用可分为以下几个方面。

（1）益气升陷养阴：热毒性温热，侵袭人体耗气伤阴是必然趋势。大气耗损，气不布津也是阴伤的一个原因，故基础方再加生地黄、天冬甘寒滋润，共奏益气升陷养阴之功。

（2）益气升陷活血：气陷无以助心行血，大气运转无力，营阴涩滞而致瘀血内停，故于方中加丹参、赤芍、川芎，使瘀祛气复。

（3）益气健脾升陷：此型患者少儿多见，素体脾虚胃弱，外感邪毒乘虚而致大气下陷。方中加茯苓、白术补益脾气，以资大气之源，而使陷者复升。

（4）益气升陷化痰：病毒性心肌炎中后期多见肺、脾、肾功能失调，大气下陷，三焦气化无力，水液不化，聚而成痰成饮。临床可佐以茯苓、白术、二陈健脾化痰湿；若痰浊痹阻胸阳则佐以半夏、瓜蒌、薤白，以豁痰通阳。

（5）益气升陷温肾：大气下陷兼阳虚的患者临床上较少见，本组资料中多为心肾阳虚或心阳暴脱，可见于病毒性心肌炎急性期和慢性发作期，治疗方中可酌加附子、桂枝以温阳救逆。

（曹洪欣　朱海燕《陕西中医》2002年第2期）

益气升陷法治疗病毒性心肌炎的辨治要点

近年来，随着对病毒性心肌炎（VMC）的病机认识不断深入，人们总结出许多临床上用之有效的方法。笔者在临床中观察到，大气下陷证是病毒性心肌炎常见证候，无论是急性期、慢性期还是恢复期，都有不同程度的体现。确立益气升陷法以升陷汤加减，在治疗 VMC 心功能不全、心律失常等方面有显著的疗效。

大气下陷证是由名医张锡纯提出的，首见于《医学衷中参西录》。气短不足以息、胸中满闷、心悸怔忡、神昏健忘，脉沉迟无力、关前尤甚、叁伍不调是张锡纯所描述的大气下陷证临床常见征象。病毒性心肌炎之大气下陷证因疾病性质及其演变规律不同，而有不同的表现。临床辨证过程中笔者体会到，证候在人体上的表现常常因体质偏性差异、感邪的轻重、病程的长短而多种多样，仔细询问病情、抓主症、辨兼症、察舌脉是辨别大气下陷证的关键。

一、抓主症

证候的表现是由疾病根本矛盾所决定的，而证候所表现出的症状、体征对疾病诊断的意义是不同的，主症是集中反映疾病信息最充分的依据。在疾病的发生发展过程中，证候是动态的，证候的变化首先表现为主症的变化，因此，辨证必须从主症入手，掌握疾病的主要症状对疾病的诊断是十分必要的。

笔者在临床中观察到，气短在大气下陷证中出现的频率最高，是主症。辨气短，当分虚实，实者气郁，虚者气虚。张氏指出，方书谓气郁者常太息，即呼吸之间，时出长气一口，以畅其气机也。大气下陷者，胸中必觉短气，故亦常太息以舒其气，使临床上有时难以鉴别。胸中坠胀、咽中拘急是大气下陷证特征性症状，是辨证要点之一。本证病机为宗气不足而陷于下，不能充于胸中，以致气机升降不利，故症以胸中坠胀、呼吸不利为主，自觉胸中窒闷，下坠感，咽部发紧，有气息不通之感。患者常努力吸气以求暂舒。虽由怒而发，却呼吸以深吸气为快；虽时欲嗳气却无力嗳出，其气喜入不喜出，当为虚证，绝非实证。有临床报道显示，以大叹气为首发症状或主要主诉的 56 例患者，经实验室检查有 36 例确诊为病毒性心肌炎，以学龄期儿童为多，占总数的 72%。

气短、咽中拘急下坠感与呼吸困难是相关联的。呼吸困难是病毒性心肌炎心功不全最常见的症状，是呼吸肌增加做功的外在表现。对患者而言，是指需增加呼吸力量的不舒服的感觉，通过增加呼吸的深度、频率来缓解不适。在临床中，许多患者都将呼吸困难诉为"气喘""拔气""喘不上来气""喉咙发紧"等。

在病毒性心肌炎大气下陷证的诊断中抓主症是关键。由于气陷证中胸中坠胀、咽中拘急是特征性症状，具有很高的诊断意义，因此仔细询问患者呼吸不利的感觉，并注意叹息与气短的鉴别，以及患者的通俗用语与气短、呼吸困难的相关性是必要的。这样才能真正做到抓主症，准确诊断。

二、辨兼症

临床工作中，疾病病机复杂，兼杂症状庞杂，常常符合多个证的诊断标准，令人无所适从。此时，要分辨症状群中，患者主要痛苦是什么？哪个是主症？病机主要矛盾是什么？在病毒性心肌炎诊断成立、大气下陷证辨证明确后，其他兼夹症亦有助于证候诊断。并可在基础方上，用药物加减来平衡病机的矛盾，以平为期。

大气下陷证有其自身的演变规律，在本病发生发展过程中，常兼夹热毒、阴虚、血瘀、阳虚、痰浊等证。因此，在大气下陷证与其他常见证型的鉴别上也应从兼症入手。以心脾两虚证、心阴虚证为例，心脾两虚型患者多以心悸、胸闷为主诉，而睡眠不实、多梦、纳少、倦怠是常有的伴随症状，也是最能体现脾弱、血亏病机要点的临床症状，因此在抓主症的同时，睡眠与饮食的问诊是心脾两虚诊断的关键。在病毒性心肌炎中，心阴虚与快速型心律失常最密切相关，临床主诉以心悸、心烦、气短最多，少寐、五心烦热、口干便燥、舌红脉数是常见的伴随症状及体征，故舌诊、脉诊的体察是心阴虚证诊断的关键。

三、无症之辨证

临床资料表明，病毒性心肌炎部分患者并无明显的异常表现，这与相关文献的结论一致。我们观察的资料中，近18%的患者是无明显症状而仅有心电图变化而来就诊的。患者无所苦，却存在稳定的病理特征。因此说，无症状群及不典型患者群是有一定比例的。无症之辨证使传统的诊疗方式不能有的放矢，应用中医辨证与西医辨病相结合的方法则能弥补其不足。笔者经过大量的临床实践认为，辨病在先、辨证在后的诊疗思路，并结合辨舌、辨脉、辨体质等多种辨证方法，能准确地辨明本病的病性及病变趋势。

舌脉在病毒性心肌炎的辨证治疗中是起决定性作用的。心开窍于舌，心在体为脉，舌脉在脏腑中与心关系最密切、最直接。因此，舌象、脉象是心气血盛衰最客观的外在表现。如舌淡红或淡、苔白是气虚证诊断最重要的指标，是使用益气升陷法的指征之一。舌暗红或红、脉数是阴虚证的诊断指征，是气虚类证与阴虚证的鉴别要点。脉诊中，脉律不齐、叁伍不调是宗气不足、血脉不畅、心络瘀阻的主要表现，治疗上可益气可活血，但治疗用药的孰轻孰重则需要结合其他症状来判别。

心电图也是诊断依据之一，虽对证候的判别无重大意义，但我们的研究结果证实，益气升陷法在治疗该项指征时有良好的疗效，在其治疗机制中，抗心律失常是一个重要环节。故结合舌脉，将其辨证分型，是辨病与辨证结合的体现。

临床治疗中，对无明显症状者，应结合望形体、观舌、验脉、察体征来收集诊断信息。若患者仅见形瘦、面白、气怯，或舌淡，或脉弱，或心电图遗留稳定的心律不齐、期前收缩时，或者舌脉、体质特点不违背益气法的禁忌时，皆可尝试使用本法。由此可以看出，益气升陷法是一个集治证与治病于一体的有效治法。

（曹洪欣　朱海燕《中医药学报》2002 年第 5 期）

益气升陷法治疗病毒性心肌炎的应用

病毒性心肌炎（VMC）是指由病毒感染引起的以心肌细胞变性、坏死和心肌间质炎性浸润及纤维渗出为特征的炎性病变，可出现各种心律失常或程度不同的心肌损伤与心功能不全，甚者可导致心肌病或猝死。近20年来，其发病率有逐年增高的趋势，已成为危害人类健康的常见病。对该病的防治，至今尚无特效方法和药物，一般采用对症及支持疗法。近年来，我们运用益气升陷法（升陷汤加减）治疗病毒性心肌炎，取得了较好效果。

一、病因病机认识

临床上90%的病毒性心肌炎患者是以心律失常为主诉或首见症状的。患者常诉心悸、乏力、胸闷、气短、头晕、心前区隐痛，有的可出现晕厥，甚至阿－斯综合征。多数后遗症期患者仅表现为气短、乏力，伴有心律失常。这与张锡纯所论述的大气下陷证极为相似，其曰："治胸中大气下陷，气短不足以息。或努力呼吸，有似乎喘。或气息将停，危在顷刻。其兼证……或满闷怔忡，或神昏健忘……其脉象沉迟微弱，关前尤弱。其剧者，或六脉不全，或叁伍不调。"分析病毒性心肌炎的病因病机，多因素体虚弱，感受温热或湿热毒邪，滞而不散，延及脏腑，内舍于心而成。从该病的发病途径来看，多数先有肺及脾胃的损伤，继则出现心经症状。其邪气多由皮毛、口鼻而入，温热毒邪易袭表侵肺，因此初期多表现为肺卫表证，如咽赤、咽痛、咽中不适、咳嗽、鼻塞流涕等，继则出现心悸、气短、胸闷等症，此因邪毒由肺逆犯心脏所致。外感湿热毒邪则蕴阻脾胃，脾失健运，症见腹泻、头身困重、恶寒发热、恶心呕吐、腹痛等。若湿热毒邪郁久不解，进一步侵及心脉，则现心悸、胸闷、气短等症。

大气由肺所吸入的清气和脾胃运化水谷精微所化生的水谷之气相结合而成，因此，当邪气伤及肺和脾胃，影响了肺的主气、司呼吸的功能和脾胃的健运转输功能时，则必然会影响大气的生成而致大气亏虚，形成大气下陷证。故而在病毒性心肌炎初期，就可形成大气下陷证。在以往的临床研究中，我们观察了820例病毒性心肌炎病例，其中初诊有典型大气下陷证的200例，占24.4%。在疾病的进一步发展过程中，由于病情的迁延不愈，更易消耗正气，致大气亏虚而下陷。在疾病演变过程中，由大气下陷证初诊或由其他证转化为大气下陷证的病例逐渐增多。

大气是联结心肺的纽带，为司呼吸和心搏之枢机直接作用于心肺二脏。大气下陷，则会出现呼吸和心搏异常，患者表现出心悸、气短甚、胸闷、咽中拘急，或胸中下坠感、神疲乏力、舌淡红或淡、苔白或白黄、脉结代或促或律不齐等症状。这些脉象与西医学心律失常的脉象相一致。因此可以认为，大气下陷是病毒性心肌炎的常见病理变化之一。

二、大气下陷证的证候特点

在以往的研究中，我们运用 χ^2 检验及逐步判别分析表明，与横向及纵向的证候相比较，从 16 项指标（症状及体征）中筛选出 4 项指标，认为它们是与大气下陷证相关性最大、最精确的指标。因而该 4 项指标是最具代表性的。结合分值统计出的主症，我们归纳出本病的诊断标准。

主要症状：①咽中拘急或心前坠胀。②气短，心悸胸闷。③舌淡红或淡，苔白。

次要症状：①乏力神疲。②心电图示心律不齐，期前收缩或脉结代。

主要症状具备两条或主要症状和次要症状各具备一条，诊断即可成立。

大气下陷证的病理变化有虚→陷→竭即由轻至重的递进过程。在发病初期，热毒或湿毒炽盛侵袭肺脾两脏，临床虽见气短、心前坠胀等气陷之症，但此时主要以外感或消化道症状为主，是大气"虚"的病理阶段；邪毒由肺、脾、胃至心，宗气耗损，气陷失司，临床上出现典型的气短、心前坠胀、胸闷、乏力等症，是气"陷"阶段，此阶段可表现出各种心律失常；若邪毒嚣张，耗竭宗气，则见心阳暴脱，发生休克，是大气下陷重症"竭"的阶段，患者可出现猝死、严重心律失常、心源性休克或心力衰竭。

三、益气升陷法治疗病毒性心肌炎的应用

临床实践证明，益气升陷法是治疗病毒性心肌炎大气下陷证的有效方法。但是临床上病毒性心肌炎的病机错综复杂，益气升陷法并非单纯地使用益气升陷药物，而应根据大气下陷证的病机特点灵活应用。

1. 益气升陷，突出补益注重安神

大气源于元气，靠后天水谷之气滋养，以胸中为宅窟。当外邪直接伤及脏腑或疾病日久，脏腑之气虚损时，则会导致大气亏虚。大气亏虚无力从肾回归于胸中，下陷于膈下脏腑，使胸中之气匮乏，影响心肺功能，而形成大气下陷证。大气亏虚是大气下陷的病理基础，大气下陷是大气亏虚的进一步发展。因此，在益气升陷时，应突出补益。只有大气充盛，才能统领诸气，升而不陷，发挥其走息道而行呼吸、贯心脉以行气血的功能。补气药中除了黄芪之外，还可根据气虚程度，配以党参、白人参、茯苓、白术等补益中气，健运脾胃，以培补宗气。此外，患者往往有心悸怔忡、胆怯易惊、少寐多梦等心神失养症状，故治疗时应注重养心安神，临证时需辨证选取生龙骨、生牡蛎、珍珠母、夜交藤、柏子仁、酸枣仁、远志等药物以安心神。

2. 益气升陷，莫忘养阴清热

病毒性心肌炎多见于心气、心阴素亏及感邪较重者，毒热内侵，极易耗气伤阴。因此，病毒性心肌炎早期，虽毒邪初盛，然气阴已伤。气阴两虚，极易感受湿热邪毒；热毒内侵，势必更加耗伤气阴，二者互为因果。气阴两虚是贯穿病毒性心肌炎的基本病理变化，而外感温热邪毒则是诱发本病的主要外因。大气下陷，气不布津也可导致津液不足而伤阴。患者常伴见发热、咽痛等外感症状，或者五心烦热、唇红、口咽干燥、大便

干燥等阴虚症状。因此，治疗时莫忘养阴清热，使用麦冬、天冬、知母、金银花、连翘等，既可养阴清热解毒，又可佐制补气药之温热。

3. 益气升陷，兼顾活血化痰

血液和津液的运行均依靠气的推动，大气下陷，气虚推动无力，血行不畅，致瘀血内停，气不行津，津停为痰。大气下陷无以助心行血，血脉凝涩则心前刺痛，舌质淡暗或淡紫；大气下陷，三焦气化无力，水液代谢障碍，聚而成痰饮，则出现胸中闷痛、心下痞满、恶心、苔腻脉滑等。这些均说明瘀血痰饮是病毒性心肌炎病变过程中常见的病理产物。因此，益气升陷要兼顾活血化痰。痰瘀去亦有助于大气恢复正常。且活血不宜过度，否则更易伤宗气，宜用赤芍、川芎、丹参等；化痰宜用茯苓、白术、陈皮等；若痰浊痹阻胸阳，可合瓜蒌薤白半夏汤加减；痰郁化热，可用竹茹、胆星等。

（曹洪欣　张华敏《第二届国际中医心病学术研讨会论文集》2005 北京）

病毒性心肌炎的中医药防治与科研思路

病毒性心肌炎（VMC）是指嗜心性病毒感染引起的以心肌细胞变性、坏死和间质炎细胞浸润及纤维渗出为主要改变的心肌疾病。其危害性在于本身属于急性疾病和急性期后的潜在活动性，进而有引起猝死或演变为心肌病的可能性，孕妇或胎儿感染柯萨奇B组病毒（CVB）可引起胎儿迅速死亡或心脏畸形等。有人认为，它已成为继冠心病、慢性风湿性瓣膜病后占住院心血管内科第3位的疾病。近10～20年其发病率有逐年增高的趋势，1978～1980年我国学者曾在北京、上海等9个省市对14岁以下的儿童进行调查，结果显示，本病发病率为6.88～29.15/10万，患病率为8.03～41.86/10万。湖北、云南等地曾发生小范围的病毒性心肌炎暴发流行，流行期间病死率达23.6%。其主要表现为心悸，怔忡，心胸憋闷，气短不足以息，活动后加重，甚者需卧床休息。后遗症期逐渐出现心功能不全、心脏储备功能下降，严重影响了患者的工作能力及日常生活。如能多靶点研究防治 $CoxB_3$ 心肌炎的中医治法及其作用机制，将具有重要的临床指导意义，同时将有助于进一步阐明 $CoxB_3$ 心肌炎的发生机理。

一、根据病毒性心肌炎的发病机制，针对病原和保护心肌是主要治法

急性病毒感染时，病毒本身可直接损害心肌，其机制可能与 $CoxB_3$ 蛋白激酶 ZA/3C 切割心肌细胞骨架蛋白——dystrophin 或抑制宿主蛋白合成有关，后期则是由病毒或受损心肌细胞引起的免疫病理过程。其结果是心肌细胞损害，能量代谢障碍。因此，对病毒性心肌炎的治疗，主要是针对病原和保护心肌。

在针对病原方面，尚缺乏有效的抗病毒治疗药物。在传统对症和支持治疗的基础上，曾先后尝试过非激素类抗炎药、β-受体阻滞剂、血管紧张素转换酶抑制剂、氧自由基清除剂及免疫抑制疗法，但均未取得满意的疗效。目前，利用基因工程技术建构 $CoxB_3$ 病毒结构和非结构蛋白 DNA 疫苗的研究，正成为热点课题之一，但由于基因免疫产生的抗体水平较低是基因免疫普遍存在的问题，故目前尚处于实验研究阶段。

在保护心肌方面，由于病毒感染后期有免疫机制参与心肌损害，所以现在很多研究者已转向细胞免疫，以求找到新的突破点。但细胞免疫的完成是以宿主细胞的破坏、溶解为代价的，这对人体是一个巨大的损伤。因此，如果能找到一种方法阻断病毒 mRNA 复制，限制病毒蛋白基因表达，打断病毒生活周期、杀死病毒，又不破坏机体细胞，将是最理想的。

二、发挥中医药防治病毒性心肌炎的优势，修复心肌损伤，阻断病变进程

中医学认为，本病属"心悸"或"怔忡"范畴。近年来，中医药界对本病证的研究

颇多，从因机证治、有效方药、剂型改革等多方面进行了深入的探索和尝试。对其发病机理的认识主要有以下几方面：①热毒淫心。②痰湿内阻。③气滞血瘀。④气阴两虚。⑤心阳不足。⑥心阴不足。⑦阴阳两虚。⑧阳虚欲脱。

目前，中医药抗病毒活性物质和防治心肌损害研究已受到重视，大量临床资料证实，中医药对 VMC 治疗，具有针对病原和保护心肌作用，显示了良好的应用前景。对这类中药复方的实验研究结果已初步显示，益气养阴为主的中药复方，具有纠正心律失常、防治心肌损伤的作用。但少见从基因的调控、表达方面对中药复方作用机理研究的报道，缺乏规范大样本随机对照及对中药复方作用机理从多靶点、分子生物学水平的系统研究。

我们采用益气养阴法治疗本病，是以良好的临床疗效和肯定的实验室研究结果为前提的。我们将近 20 年治疗本病的两万多个病例，按设计程序输入到计算机里，通过系统分析得出结论：气阴两虚是本病发生的内在因素，且贯穿于本病全过程，采用益气养阴法，由益气养阴为主的药物组成复方治疗本病，疗效满意。为此，1996 年度我们开始立题进行系统研究，结果总有效率为 97.1%。我们还证实了益气养阴法治疗本病的机制：①能显著提高机体免疫功能。②有明显的抗心律失常作用。③能防止心肌损伤，降低心肌缺血、缺氧时增强的脂质过氧化反应，纠正失衡的抗氧化物酶，从而保护心肌免受活性氧自由基损伤。④能通过调节 C-myc 和 Bcl-2 这两种基因表达及阻断 INOS 阳性高表达而防止心肌细胞过度凋亡。

三、限制病毒基因表达，提高免疫功能，寻找现代科学研究的切入点

目前，中医药防治病毒性心肌炎的科研方向多侧重于保护心肌，减轻免疫损伤。虽然有中医药能抑制 CVB_3mRNA 复制的报道，但没有进一步的证据表明其发挥作用的具体环节，因此有必要进一步研究中医药抑制 CVB_3 病毒表达的作用机制和有效途径。鉴于此，今后的研究应主要侧重以下 3 个方面。

1. 充分利用现代分子生物学技术，综合细胞生物学、分子免疫学、医学分子病毒学的理论，根据中药能够增强宿主细胞（心肌细胞）在 CVB_3 攻击下产生多种细胞因子的原理，寻求中药能够拮抗病毒基因转录、复制、表达的有效途径。

2. 提高免疫功能，减轻免疫造成的病理损害，抑制细胞介导的细胞毒作用（cell-mediatedeytotoxieity，CMC），降低抗 ANT 抗体的生物学活性等。

3. 修复受损的心肌细胞的超微结构，削减细胞内缺失突变的 mtDNA 累计量，增强心肌收缩蛋白分子的基因表达，即提高肌凝蛋白的重链 α-MHC 水平，增强心肌细胞收缩力，进而从基因水平揭示中医药防治病毒性心肌炎的机制，以期开发出有效的中药复方、有效部位及单体药物，将益气养阴法治疗病毒性心肌炎的机制研究进一步深化。其意义不仅在于揭示该法改善病毒性心肌炎的西医学病毒分子和细胞分子生物学机制，还在于借此将探索中医益气养阴法与气阴两虚证实质研究推进到新的层次。我们相信，我们的研究会给病毒性心肌炎患者带来希望，也将减少和延缓其发展为扩张型心肌病（DCM），从而为中医药治疗病毒性心肌炎提供更加有力的科学依据。

（曹洪欣　张明雪《中医杂志》2004 年第 6 期）

痰瘀互结与冠心病发病机理辨识

冠心病是危害人类生命健康的重要疾病之一，中医药治疗显示出独特的优势。近年来，很多医家采用"痰瘀同治"法治疗冠心病，取得了一定疗效。但大多数研究仅限于临床疗效观察，较少进行系统的理论研究和治疗机制的探索。笔者通过动态观察 209 例冠心病患者的发病过程及冠心病的证候特点，对其病因病机进行了系统的理论探讨。

一、临床资料

1. 一般资料

1997 年 10 月～ 1999 年 2 月在黑龙江中医药大学附属一院门诊和附属第二医院科研门诊共搜集冠心病病例 209 例，男 138 例，女 71 例；年龄最小 29 岁，最大 72 岁，其中 29 ～ 40 岁 31 例，41 ～ 50 岁 81 例，51 ～ 60 岁 77 例，61 岁以上 20 例。病程 1 ～ 6 个月 11 例，6 个月～ 1 年 29 例，1 ～ 3 年 90 例，3 ～ 5 年 40 例，5 年以上 39 例。

2. 诊断标准

采用国际心脏病学会和协会及 WHO 临床命名标准化联合专题组的《关于缺血性心脏病的命名及诊断标准》。中医证候诊断参照中国中西医结合学会心血管学会 1990 年修订的《冠心病辨证标准》及《中医证候鉴别诊断学》。

二、观察方法

以初诊为准，对本组 209 例病例进行证候系统分类，统计各证候出现的例数，然后逐一对各病例的治疗过程进行分析。对疾病演变过程中所出现的各种证候进行统计。中医证候分布及频数见表 1。

表 1　中医证候分布及频数

证候	例数（例）	百分比（%）	频数（次）
气阴两虚	8	3.8	114
阳虚水泛	3	1.4	40
痰湿内阻	27	12.9	270
气滞血瘀	25	11.5	272
痰热内蕴	11	5.3	237
痰瘀互结，胸阳不振	120	57.4	699
大气下陷	7	3.3	83
阴虚阳亢	5	2.4	71
阴虚火旺	3	1.4	9

三、讨论

1. 痰瘀互结证是冠心病的常见证候

对209例冠心病患者进行临床观察后发现，冠心病患者发作期与缓解期交替出现。其中发病早期和发作期，主要以实证表现为主，而虚证不明显。患者此时多表现为心前痛或痛引肩背，胸中痞满憋闷，心悸，口黏乏味，痰多黏稠，舌暗红或紫暗有瘀斑、瘀点，舌苔多见白腻、黄腻、白滑，脉弦或滑等。此时多为痰浊与瘀血交阻、痹阻心脉所致。缓解期患者多表现为心悸，胸闷痛，疲乏气短，畏寒肢冷，或五心烦热，头晕目眩，舌淡胖或红绛、暗红或有瘀斑，苔薄或厚腻浊，脉沉迟或细数、结代或弦滑。缓解期患者虽然本虚征象较为突出，但是痰瘀之为病，其来迅猛，其去缓慢，因为聚湿以生痰，其性黏滞，病情缠绵。痰瘀互结，则胶固难化，而使病程延长，迁延难愈。

另外，本虚无论是心阳虚，或心阴虚，或气阴两虚皆可以化痰致瘀。缓解期的治疗，以补虚治本为基础，配以活血化痰的药物治疗，正所谓"寓通于补"，故此法又有助于补虚。在临床观察中，痰瘀互结证共120例，占57.4%，发作频数高达699。由此可见，无论是冠心病的发作期还是缓解期，痰瘀互结证贯穿于始终，只是病情轻重不同而已，因此，痰瘀互结证是冠心病的常见证候。

2. 痰瘀互结是冠心病发病的重要病理因素

冠心病以心绞痛为主，兼见心律失常和心力衰竭，严重可致心肌梗死或猝死。冠心病多发生于45岁以上人群，但近年来随着生活水平的提高，冠心病的发病年龄有所提前。本组病例中，29～40岁的患者31例，占14.8%。

通过观察209例冠心病患者的证候特点，我们认为，冠心病的病机为本虚标实，本虚以心阳虚为主，标实除血瘀、痰浊、气滞外，痰瘀互结也是一个重要的病理因素。特别是冠心病缠绵难愈，日久痰瘀互结，胶着不去。《金匮要略·胸痹心痛短气病脉证治》曰："夫脉当取太过不及，阳微阴弦，即胸痹而痛，所以然者，责其极虚也。今阳虚知在上焦，所以胸痹心痛者，以其阴弦故也。"张仲景用"阳微阴弦"简要地概括了胸痹的病机，颇有见地。"阳微"即寸脉沉而细，指上焦阳气不足，胸阳不振；"阴弦"即尺脉弦紧，指阴邪内盛，水饮内停。阴邪包括痰饮、瘀血、水饮等邪气。

对209例冠心病患者进行辨证分析，结果显示，心阳虚型150例，占71.8%；痰湿内阻型27例，占12.9%；气滞血瘀型25例，占11.5%；痰瘀互结型120例，占有57.4%，故可以认为，心阳虚是冠心病的主要病理基础，痰瘀互结是冠心病发病的重要病理因素。

人至老年，脏腑日衰，五脏俱虚，气血津液输布失调，而致痰瘀同病。老年人起病多与虚损有关，而虚又能致实。肾为人身元阳之根，贮藏命门之火，主司水液。老年人肾气渐衰，肾阳虚，则不能鼓舞五脏之阳，导致心气不足或心阳不振。胸中阳气不足，鼓动血脉无力，心脉不通，变生瘀血，而致心脉瘀阻，故见心悸、心痛等表现。然胸阳不振，津液不得宣散亦可聚成痰浊，痰浊痹阻心阳，故而出现胸闷痞塞，甚则压榨样疼痛等。岳美中曰："冠心病老人尤见，因年高者代谢失调，胸阳不振，津液不能蒸化，血行缓慢郁滞，易成痰浊、血瘀。"肾阴亏虚，则不能滋养五脏之阴，引起心阴内耗，阴虚火旺，煎熬津液成痰，痰浊阻滞，痰瘀同生。

痰瘀互结不仅与冠心病的发病直接相关，而且与若干易患因素如肥胖、高血脂有关。冠心病的发病多与嗜食高脂、多糖食物有关。近十年来，人们的生活和饮食结构发生了变化，过食肥甘冷饮、嗜好烟酒易损伤脾胃。脾胃主司运化水谷及水湿，脾失健运，水液输布异常，导致痰浊瘀血内生。《医宗必读·痰饮论》曰："惟脾土虚湿，清者难升，浊者难降，留中滞膈，瘀而成痰。"此外，过食肥甘亦可助阳化气而化火灼津成痰，浊阴过盛亦可成痰，最易导致心脉闭阻而成冠心病。《素问·奇病论》曰："肥者令人内热，甘者令人中满。"西医学也认为，胆固醇类脂质过多可沉积在血管壁内膜下形成动脉粥样硬化而导致冠心病。因此，在冠心病中，痰瘀常常并见，并互相影响。曹仁伯在《继志堂医案·痹气门》中则指出："胸痛彻背，是名胸痹……此病不惟痰浊，且有瘀血，交阻膈间。"《古今医鉴》曰："心痹痛者，素有顽痰死血。"

3. 痰瘀同治法是治疗冠心病的常用法则

综上所述，痰瘀互结是冠心病发病的重要病理因素，痰瘀互结证是冠心病的常见证候，且贯穿于冠心病的始终。因此，痰瘀同治法是冠心病治疗的常用法则。遣方以瓜蒌、薤白、半夏、赤芍、川芎为主，共奏活血化痰，通阳宣痹之效。临床实践证明，痰瘀同治法是治疗冠心病痰瘀互结证的有效方法。发作期运用本法，能使标实之证迅速缓解，并且有利于阴邪的消散。缓解期运用本法，寓通于补，祛邪以扶正。

（曹洪欣　张华敏《中医药学报》2001 年第 6 期）

冠心病病机与阳虚痰瘀

古今文献及临床实践均已表明，冠心病的病机主要是阳虚痰瘀。因心阳不足，无力推动血液在脉道中运行，则血行瘀滞而导致瘀阻心脉；心阳虚弱，不能坐镇于上而行阳气，则无权照化阴寒、制阴于下，从而阴寒邪气上乘阳位，如痰浊、水湿等阴邪最易上犯清阳，痹阻心脉而致冠心病的发生。喻嘉言曰："胸中阳气，如离照当空，旷然无外，设地气一上则窒塞有加，故知胸痹者，阴气上逆之候也。"痰浊、瘀血俱为阴邪，极易损伤阳气，使心阳更虚，寒凝益甚，又可妨碍气机升降出入而致气滞。气滞进而加重痰浊、瘀血、寒凝，使病机复杂，虚实互见。由此可见，冠心病的发病基础是心阳不足，而痰瘀等邪气均由此派生而来，故病机特征是阳虚为本、痰瘀为标。

一、心阳不足是冠心病发生的主要病理基础

冠心病因冠状动脉粥样硬化、冠状动脉痉挛或狭窄而致冠状动脉供血不足，从而引起心肌缺血、缺氧改变。其临床表现特征为心悸、气短、心胸痛，轻则心胸憋闷疼痛，疼痛放射至肩背上肢内侧、无名指、小指处，时发时止，重则痛剧而死亡。临床观察显示，其多伴有虚寒症状，即使无明显寒象，其表现大多也有遇寒加剧、得温痛减等。根据病证特点，本病属中医学"胸痹""心痛"范畴。

关于胸痹的临床表现，早在《内经》便有记载。《灵枢·五邪》云："邪在心，则病心痛。"《素问·脏气法时论》云："心病者，胸中痛，胁支满，胁下痛，膺背肩胛间痛，两臂内痛。"《灵枢·厥论》云："真心痛，手足青至节，心痛甚，旦发夕死，夕发旦死。"这种真心痛即是胸痹重症，与冠心病心绞痛、急性心肌梗死颇相类似。《金匮要略·胸痹心痛短气》专门论述了胸痹的主症特点，云："胸痹之病，喘息咳唾，胸背痛，短气，寸口脉沉而迟，关上小紧数，瓜蒌薤白白酒汤主之。"又云："胸痹不得卧，心痛彻背者，瓜蒌薤白半夏汤主之。"《圣济总录·胸痹门》亦指出："胸痛者，胸痹痛之类也……胸膺两乳间刺痛，甚则引肩胛，或彻背臂。"近代医家金寿山则认为，《金匮》之胸痹即冠心病心绞痛。笔者曾对 118 例冠心病患者进行辨证分析，发现与心系病证有关的病例有 94 例，占 79.48%。其中心阳虚 62 例，占 65%，而且 85% 以上的冠心病病例，临床以心前区疼痛（疼痛向手少阴心经和手厥阴心包经循行的部位放散）或心悸为主要表现。因此，我们认为，冠心病的病位主要在心。心之阴阳气血失调是冠心病发病的主要机制，其中心阳虚是冠心病的重要病理基础。由此可见，胸痹主症中的心悸怔忡、心胸憋闷疼痛、痛引肩背臂内侧、脉结代等与冠心病心绞痛、心律失常的临床表现特点不谋而合。胸痹多因素体阳虚，阴寒、痰浊、气滞、血瘀等病理产物痹阻心之脉络，使气血运行不畅，不通则痛。其中心阳不足为本，寒、痰、气滞、瘀血等病理产物

为标。盖胸为清阳所聚部位，诸阳皆受气于胸中，而心为阳中之阳。血液之所以能在脉中循环不休，全赖心阳推动和温煦。正如任应秋先生所说："心的功能首先是主阳气，其次是主血脉。"因此，心发生病变，首先是阳气亏虚，其次才是血脉有所损害。若心阳不足，无力推动血行，则血运迟缓而致瘀血内阻心脉；人体津液的正常输布代谢，依靠一身阳气的温运和气化。若心阳不足，不能下温肾水，则气化失职，水气内停；火不温土则脾阳衰微，运化失职。其上焦阳虚，肺失温煦，不能宣发肃降、通调水道下输于膀胱则水液内停，湿聚成痰，导致痰浊停聚心脉。阳气不足则阴寒之邪乘虚侵袭，寒邪凝滞气机，收引血脉，致心脉拘缩挛急而突发剧痛。诚如《医门法律·中寒门》所言："胸痹心痛，然总由阳虚，故阴得乘之。"《类证治裁·胸痹》亦云"胸痹胸中阳微不运，久则阴乘阳位而为痹结也"，强调了胸阳不足、阴寒凝滞为发生胸痹的主因。张仲景认为，胸阳不足是胸痹发生的病理基础。《金匮要略·胸痹心痛短气病脉证治》云："夫脉当取太过不及，阳微阴弦，即胸痹而痛，所以然者，责其极虚也。今阳虚知在上焦，所以胸痹心痛者，以其阴弦故也。"他将胸痹病机一语中的地概括为"阳微阴弦"，即上焦阳气不足，下焦阴寒气盛。刻意强调"阳微"即寸口脉沉而细，系指上焦阳气不足，胸阳不振，责其极虚也。"阴弦"即尺脉弦紧，指阴邪内盛，水饮停聚，上泛胸中而导致胸痹心痛，揭示了胸痹本虚标实的病变实质。

在临床上，本病由寒凝、痰浊、气滞、血瘀等单一因素痹阻心脉者固属多见，但由于寒、痰、气滞、瘀血等病理因素可互相影响，故相互兼夹而致病者亦为常见。如心阳不足，无力推动血行可致瘀；阳虚气化无权，痰浊内盛，阻遏气血运行也可致瘀；阳虚感寒，寒凝气滞，血脉不通，亦可致瘀。不难发现，阳虚血瘀当属冠心病常见病机特征之一。此瘀血一经形成，既可阻滞气机条达通畅而导致气滞，又可影响津液的转输气化而形成痰浊。气滞可影响血液运行和津液输布，进一步加重痰浊、瘀血；痰浊亦可阻于脉中，妨碍血液运行，并可阻滞气机，使瘀血、气滞进一步恶化。其中痰浊、瘀血皆系阴邪，易斫伤阳气，使虚者更虚，因虚致实，加剧阴寒、痰浊、气滞、瘀血等病理产物的蓄积。如此恶性循环，无疑将使本已阳气虚赢、内邪丛生的胸痹一病雪上加霜。

综上所述，心阳不足是冠心病发生的主要病理基础，而阴寒、痰浊、气滞、瘀血等病理产物的形成是阳气不足、因虚致实的演变结果。

二、痰浊瘀血是冠心病发生的内在因素

1. 痰浊阻络与动脉硬化

中医学认为，冠心病的发生与"痰"密切相关。有研究发现，痰浊型冠心病主要是血清 TG，LDL-C 含量明显增高。动脉粥样硬化发生发展的生化基础之一是血脂代谢紊乱，与血清脂蛋白动态平衡失调密切相关。西医学认为，胆固醇类脂质过多，可沉积在血管壁内膜下形成动脉粥样硬化，即高脂血症作为冠心病的一种危险因素，主要在于氧化修复低密度脂蛋白对内皮细胞的损伤作用。血管内皮细胞受损，血小板、单核细胞在局部黏附聚集，并释放出多种细胞因子，其中血小板衍生生长因子（PDGF）和内皮衍生生长因子（EDGF）均可引起平滑肌细胞、成纤维细胞增生。它们具有趋化作用，可

使平滑肌细胞由中层向内膜迁移，导致管壁增厚。内皮损伤破坏了血浆内脂蛋白渗入的防线，管壁的吞噬细胞和平滑肌细胞的低密度脂蛋白（LDL）受体数目增加，吞噬了循环内的脂质，形成了泡沫细胞，脂质过多，逸出细胞外，泡沫细胞和逸出的脂质在病灶处沉着，成为粥样斑块。平滑肌细胞和成纤维细胞能合成和分泌纤维组织成分，如胶原、弹力素、蛋白黏多糖及糖蛋白。这些物质和脂质包围在一起便形成了粥样硬化斑块。近年来发现，在动脉粥样硬化病变的各个环节，均可测出 PDGF，而人血清中使动脉平滑肌增生的因子，2/3 由血小板产生，所以血管内皮的损伤是动脉粥样硬化发病的始动环节，血液凝固性亢进，血栓形成，内皮修复异常，从而导致斑块形成。反过来又促进凝血亢进，两者相互作用导致动脉粥样硬化的形成与发展，血小板在其中起着重要作用。因此，血小板过度活动可视为发生粥样硬化的关键性起始事件。

2. 血行瘀滞与血栓形成

目前多数学者认为，冠心病的主要发病机理是在内皮细胞损伤基础上血小板功能亢进、血液凝固性增高和纤溶能力降低，从而造成动脉狭窄、痉挛和血栓形成。血瘀证有血小板高反应性的高凝状态，血小板聚集及释放功能亢进较严重，故血瘀证可能以体内微血栓形成为主要病理改变，造成微血管中血行不畅，脉络瘀阻。近年研究表明，冠心病血瘀型冠脉明显狭窄，内皮细胞损伤严重，内皮下层、中层胶原纤维裸露，从而激活凝血系统。有结果表明，冠心病血瘀型 AT III : A（血浆抗凝血酶 III 活性）、AT III : Ag（抗凝血酶 III 抗原）显著降低可能是由于体内凝血系统的激活，凝血因子大量生成，AT III 与其结合而导致血中浓度明显下降。有研究表明，冠心病血瘀组 ET（内皮素）含量明显增高，ET 过度分泌加剧了血小板的激活，导致 TXA_2/PGI 的比例失调，即 TXB/6-keto-PGF$_{la}$ 比值升高。

如前所述，血瘀证，由于血管内皮细胞严重受损，正常血管内皮的抗栓作用破坏，血流中的血小板活化，通过血小板膜上的糖蛋白和血浆因子 VIII、VWF 在损伤处聚集，并释放出胞浆内容物，通过酶促反应，由花生四烯酸合成血栓素（TXA_2），释放到血小板外，使血小板进一步聚集，形成血小板血栓，同时血小板分泌核苷酸、钙离子及黏附蛋白等某些活性物质，激活因子 XI 和因子 XII，血小板主动参与凝血酶形成过程，并在表面结合凝血因子 V，进而活化成因子 Va，成为血小板表面活化因子 Xa 的受体。因子 Va-Xa 复合物将凝血酶原转变为凝血酶的功能大大加强，活化的血小板表面糖蛋白 IIb-IIIa 受体在钙离子的作用下，与纤维蛋白原结合，凝血酶将纤维蛋白原转变为纤维蛋白，包围在血小板血栓周围，形成牢固的血栓。

笔者在动物实验中对冠心病心阳虚证所采用的造模方法之一是喂食高脂饮食，使之痰浊内生；其二是皮下注射垂体后叶素（Pit）使冠脉痉挛、缺血，导致血运不畅，使之瘀血内生，同时 Pit 注射后所出现的症状（背温下降，蜷缩扎堆，尾凉淡白等畏寒体征）与寒邪伤阳病证相符；其三是每日置冰柜中冷藏两小时，意在模拟寒邪损伤阳气，使阳气亏虚，无力温运、推动血液和输布津液，导致瘀血、痰浊等病理产物形成，目的是使造模结果近似于临床冠心病阳虚为本、痰瘀为标的病机特点。动物实验结果显示，冠心病心阳虚证模型组彩色多普勒 E/A 峰值 <1，大鼠心脏重量增加，镜下出现心肌纤

维断裂、水肿、溶解性坏死、波浪状改变，肺水肿，肝瘀血，胸腔及心包积液等，反映出心功能减退直至衰竭；背温下降、蜷缩扎堆、尾凉淡白等畏寒体征均说明心阳不足，阳虚为本；血脂增高和光镜下观察主动脉壁有附壁血栓等符合痰浊、瘀血的病变特点，从而佐证冠心病病机特征是阳虚为本、痰瘀为标。

（曹洪欣　张明雪《中医药通报》2002 年第 6 期）

冠心病心阳虚证的证候特点分析

　　冠状动脉粥样硬化性心脏病（简称冠心病 CHD）是严重危害人类健康、难以治愈的一类疾病。近年来，诸多学者运用现代化技术手段和方法，从冠心病的病理机制、治疗和预防等方面进行了深入而广泛的研究，取得了一定进展。本文着重对冠心病心阳虚证进行临床观察，分析其临床证候特点，以丰富冠心病中医辨证论治的内容，为治疗提供有效的方法。

一、资料与方法

1. 临床资料

　　（1）病例选择：于 1996 年 1 月～ 1997 年 12 月在黑龙江中医药大学附属第二门诊、武警一支队医院中医门诊、哈尔滨医科大学附属第一医院心内科病房收集冠心病病例共 118 例，男 63 例，女 55 例；年龄（56.12±9.08）岁；病程 <6 个月 2 例，6 个月～ 1 年 13 例，1 ～ 5 年 32 例，5 ～ 10 年 50 例，10 ～ 15 年 10 例，15 ～ 20 年 5 例，20 年以上 1 例。

　　（2）诊断标准：①冠心病诊断按照 1979 年 WHO 制订的诊断标准。②冠心病中医辨证标准参照中国中西医结合学会心血管学会 1990 年 10 月修订的《冠心病辨证标准》及 1986 年中西医结合学会制定的《冠心病虚证辨证标准》。

2. 观察方法

　　（1）对 118 例冠心病患者进行临床症状及体征（包括舌象、脉象）观察。每例填写预先设计的冠心病观察表，内容包括姓名、性别、年龄、职务、既往史、个人史、病程、病因及诱因、症状表现、舌象、脉象及实验室检查等。

　　（2）参照冠心病中医辨证标准对 118 例冠心病病例进行证候分类，分为心阳虚证及非心阳虚证两类，然后逐一对心阳虚证各病例出现的症状、体征及证候变化进行分析，探讨冠心病心阳虚证的临床证候特点。

二、结果

1. 冠心病与心阳虚证的关系

　　我们对 118 例冠心病患者进行辨证分析表明，与心的病变有关的 94 例，占总数的 79.48%。其中心阳虚证 62 例，占 65.96%。并且 85% 以上的病例临床以心前区疼痛（疼痛向手少阴心经和手厥阴心包经循行的部位放散），或心悸为主要表现。说明冠心病的病位主要在心，心之阴阳气血失调是冠心病发病的主要机制，其中心阳虚是冠心病的重要病理基础。

另外，我们对冠心病患者病因的观察发现，季节、气候、情志、劳累等因素，只能诱发冠心病发作或使病情加重，而不是直接发病因素。年龄、体质、久病、失治、误治等因素是冠心病心阳虚形成的直接原因。本组病例中，年龄均在45岁以上，病程5年以上为66例（55.93%）。可见冠心病的发生多为内因，而非外因，患者自身因素的变化是导致冠心病心阳虚证的直接因素。

2. 冠心病心阳虚证本虚与标实证的关系

从患者的症状及证候变化中我们注意到，表现为单纯心阳虚本证的少，以心阳虚为主兼见其他标实证候的多。62例心阳虚证中，单纯心阳虚证10例，占16.36%；心阳虚证合并兼证52例，占84.64%（阳虚寒凝血瘀证22例，占35.48%；阳虚痰浊内阻证20例，占32.26%；阳虚痰瘀互结证6例，占9.68%；阳虚水泛证4例，占6.45%）。可见，冠心病心阳虚证中，阳虚寒凝血瘀和阳虚痰浊内阻两类最多见，分别占35.48%和32.26%。

3. 冠心病心阳虚证常见症状

我们对62例冠心病心阳虚证患者临床表现的症状及舌象、脉象进行统计，常见症状为心前痛56例（90.32%），胸闷53例（85.48%），心悸44例（70.96%），气短51例（82.26%），畏寒37例（59.68%），肢冷37例（59.68%），乏力34例（54.84%）。常见舌象为舌色淡暗16例（25.81%），暗红14例（22.58%），淡紫11例（17.74%）；舌体胖大25例（40.32%），胖嫩14例（22.58%）；舌苔白滑23例（37.10%）。常见脉象为沉弦14例（22.58%），沉滑13例（20.97%）。

三、讨论

冠心病属本虚标实已得到多数医家的认可，但对于本虚与标实的具体含义仍有争议。我们通过对118例冠心病患者的临床观察分析认为，心阳虚是冠心病的主要病理基础。心阳的温煦、推动作用，既是心主血脉本身发挥其生理功能的必要条件，又是心主血脉功能的主要动力。心阳不足或心阳虚衰，可致多种病理变化。概而言之，主要体现在两方面。一是对气血运行的影响，可导致气血运行不畅，产生瘀血、气滞。二是对其他脏腑功能活动的影响。具体表现为对脾、肾、肺三脏的影响，产生痰浊、水湿、瘀血等病理产物，这些病理性产物的产生是导致标实证的主要因素。我们对62例冠心病心阳虚证的病例观察分析表明，有兼证表现的共52例，其中有典型痰浊、水湿表现的共24例，占46.15%；瘀血表现的22例，占42.31%。

对62例冠心病心阳虚证的临床表现进行分析后，我们认为，冠心病心阳虚证的临床证候特点主要表现为三个方面。一是症有轻重，当分主次。冠心病心阳虚证的症状表现。有主症、次症、兼症之分。常见的主症有心前区憋闷疼痛、心悸、气短；常见的次症有畏寒（怕冷）、四肢不温、乏力、神疲、自汗等；常见的兼症有腹胀、纳少、倦怠、头晕、恶心、呃逆、尿少、浮肿、咳嗽、喘息、不得平卧等。从舌脉表现看，常见的舌象中，舌色以暗红、淡暗、淡紫3种多见；舌体以胖大、嫩为主；苔色以白为主，苔质多见滑（润）、腻。脉象常见沉弦或沉滑、沉迟、结代等。二是虚实并见，寒热错杂。冠心病心阳虚证纯虚证的表现不多见，多数是在心阳虚本虚证的基础上，见心前刺痛、心痛彻背、胸闷如窒、心中痞塞、脘腹胀满等实证表现。这些症状大多是由于瘀血、痰浊、水湿等病邪引起的。冠心病心阳虚证病例中，患者除有畏寒、肢冷喜温等寒证表现外，同时还见到心中灼热、口干、便干、心烦等热象的表现；有些患者虽然热象不显，但有舌稍红、苔淡黄或黄腻表现。这些情况多因痰、瘀、水湿在体内停聚日久化热所致。三是证候变化，有规可循。冠心病心阳虚证在其病变过程中，证候会发生一定的变化。往往心阳虚本证在发展过程中变化较小，而标证变化较大。然而一旦本证发生变化或本证标证同时发生改变，则病情亦发生变化，常常是病情加重的征象。我们在观察心阳虚证过程中发现，无明显阳虚证候表现者，病情一般不重，治疗后预后较好。而随着阳虚证候的逐渐显露及增多，则病情逐渐加重，有些病例预后不佳。另外，水湿为患是冠心病心阳虚证进一步恶化的征象。患者往往出现颜面及下肢浮肿或咳喘、不得平卧，或心悸不安，脉微细或结、代、促。此类情况多为冠心病合并心力衰竭、心功不全的表现。从舌脉的变化亦能推测冠心病心阳虚证的病情及预后。冠心病心阳虚证的舌色多见淡暗、淡紫、暗红。一般而言，若患者舌色淡暗、暗红、淡紫颜色逐渐转红，标志正气渐复，病情转轻，为好转之兆。相反，若舌苔转为紫暗或青紫，则病情加重。舌苔以薄、厚、白、黄变化来判断，一般规律是薄白→薄黄或白腻→黄腻或黄厚腻，标志病情由轻转重，相反则病情好转。若一旦出现舌紫暗或青紫，苔黄厚腻者，厚腻苔不化或加重，则预后多不佳。冠心病心阳虚证常见沉迟、沉弦、沉滑之脉，若脉象出现细而结，或脉细弱不匀等，提示病情较重，应注意观察病情变化。

（曹洪欣　龚其森《中医药信息》2000 年第 6 期）

温阳益心法治疗胸痹的临床研究

胸痹是临床常见病、多发病，中医药治疗具有一定优势。近年来，我们对胸痹进行了深入研究，通过大量病例及临床观察体会到，心阳虚是胸痹的基本病机，临床应用温阳益心法治疗取得了较好疗效。

一、临床资料

120 例胸痹患者，男 48 例，女 72 例；年龄最小 35 岁，最大 72 岁；其中 35 ~ 45 岁 8 例，46 ~ 55 岁 42 例，56 ~ 60 岁 48 例，61 ~ 72 岁 22 例。

诊断标准：采用国际心脏病学会和世界卫生组织临床命名标准化联合专题组标准及结合临床经验拟定。

二、治疗方法

1. 观察方法

以初诊为标准。对 120 例胸痹证进行证候分析，统计各证候出现的例数，然后对各病例治疗过程进行逐一详细分析，对疾病演变过程中所出现的证候进行统计，着重探讨本病的证候演变规律。

2. 治疗方法

基本方：黄芪 20 ~ 30g，桂枝、薤白、人参、川芎各 10 ~ 15g。

加减法：兼痰浊者，加瓜蒌、半夏、白术、茯苓等；兼血瘀者，加桃仁、红花、赤芍、丹参、郁金等；兼气滞者，加枳实、厚朴、柴胡等；阴寒盛者，加附子、红参、仙茅等；兼神志不宁者，加柏子仁、酸枣仁、生龙骨、生牡蛎等；气阴两虚者，加麦门冬、生地黄、当归等。

三、治疗结果

1. 疗效判断标准

参照《最新国内外诊疗标准》及《中药新药治疗胸痹的临床研究指导原则》所拟定的疗效标准进行判定。

2. 治疗结果

治愈 42 例（35%），显效 38 例（31.7%），有效 29 例（24.2%），无效 11 例（9.1%），总有效率 90.9%。

四、讨论

胸痹多以胸部闷痛、心悸、气短、喘息不得卧为临床主症。轻者可仅感胸闷如窒或气短少气，重者则胸痛、胸痛彻背、背痛彻心，甚则可猝死。本病与西医学的冠心病、心绞痛相类似。我们通过对 120 例胸痹患者进行动态观察，对疾病过程中所出现的各种证候进行了系统分析。结果发现，胸痹多发于 45 岁以上之人，这与中医年过四旬，正气自半的认识相一致。本组资料中，有 97 例在病变过程中不同程度地出现了心阳不足的表现，占 80.8%，并在此基础上不同程度地相继出现了寒凝、血瘀、痰浊、阴阳俱虚等病机。可见心阳虚是胸痹发生的内在原因，亦是其主要病理基础。通过对胸痹分析，我们还发现，无论是发作期还是缓解期均可见心阳不足的表现。在发作期以邪实为主，心阳虚证易被掩盖；在缓解期则以心阳不足为主，表现在两方面：一是心阳虚典型症状；二是虽无明显症状，也常见阳虚体质。可见，心阳虚证贯穿于疾病始终，是胸痹常见证候。因此我们认为，心阳虚是胸痹发生的内在原因，心阳虚是胸痹的主要病理基础，心阳虚证是胸痹的常见证候，并贯穿于疾病的始终，温阳益心法是治疗胸痹的基本法则。在这一法则的指导下，临床可选择黄芪、桂枝、薤白、人参、川芎等为主药，温阳益心治疗胸痹。并根据本病本虚标实的特点，辨证论治。温阳益心法的临床应用又具体体现为温阳益心化痰、温阳益心散寒、温阳益心活血、温阳益心养阴及多法结合应用，故临床取得了满意疗效。

（曹洪欣　顾江萍　龚其淼《中医药学报》2000 年第 5 期）

胸痹（冠心病）心脾两虚证因机特点及论治探析

近年来，中医学界对胸痹（冠心病）的辨证论治取得了长足进步，但临床报道多为少数病例的经验总结和个案的整理，系统的理论探讨及机制研究甚少，特别是缺乏病证结合的深入研究。因此，笔者通过合理的科研设计，运用统计学方法，对胸痹心脾两虚证各症状、体征进行统计分析，动态观察其发病过程及其证候特点，对胸痹心脾两虚证病因病机及其治疗进行了系统的理论探讨。

一、临床资料

1. 一般资料

于 2001 年 3 月至 2002 年 12 月期间，在黑龙江中医药大学第二科研门诊及附属第一医院专家门诊收集胸痹 306 例，其中男 146 例，女 160 例；年龄 36～79 岁，平均 48.9 岁；病程 1 个月～6 年余，平均 2.76 年。心脾两虚证 150 例，非心脾两虚证 156 例。

2. 诊断标准

采用国际心脏病学会和协会及 WHO 临床命名标准联合会专题组的《关于缺血性心脏病的命名及诊断标准》。

3. 中医诊断与证候诊断

参照 1990 年中国中西医结合学会心血管分会修订的冠心病中医辨证标准、《中医证候鉴别诊断学》及结合导师经验拟定。

二、方法

采用多元线性逐步回归法。根据中医证候诊断标准及自拟症状记分表，结合临床设计了胸痹心脾两虚证常见的 34 个症状、体征及辅助检查的调查表。对 150 例胸痹心脾两虚证患者的临床资料进行表格登记。记录其姓名、性别、年龄、体质、自觉症状、心电图表现和舌脉等实际情况。按多元线性逐步回归的要求，将各组数据经量化处理后，用 SPSS11.0 大型数量统计软件作多元线性逐步回归分析，分析各因素对证的贡献度。标准偏回归系数越大，表明对胸痹心脾两虚证的贡献度越大。按标准偏回归系数的大小，对筛选出胸痹心脾两虚证的 11 项指标进行排列，结果见表 1。

表 1　标准偏回归系数排序表

排列次序	诊断因素序号	诊断因素标准	偏回归系数
1	X6	胸闷	0.706
2	X4	心前痛	0.513

排列次序	诊断因素序号	诊断因素标准	偏回归系数
3	X5	心悸	0.498
4	X10	腹胀	0.357
5	X27	舌淡或淡胖齿痕	0.346
6	X3	脾虚痰湿体质	0.273
7	X21	少寐多梦	0.251
8	X28	苔白滑或白腻	0.180
9	X14	神疲乏力	0.061
10	X36	ST-T 改变	−0.146
11	X22	食欲减退	0.449

三、讨论

（一）胸痹心脾两虚证病因病机特点

1. 饮食不节，思虑过度，脾胃受损，心失所养

笔者通过对 150 例胸痹心脾两虚证患者进行临床观察，认为饮食失调导致脾胃损伤，是胸痹心脾两虚证发生的关键因素。在当今社会，随着生活水平的提高，人们的膳食结构发生了很大的变化，膏粱厚味在食品中的比重不断增加。膏粱之品，消化不易；肥甘之物，助湿生痰；贪凉饮冷，刺激肠胃，困遏脾阳，过嗜之极易导致中土失健，脾阳不运。临床观察可见大多数患者伴有不同程度的脾胃虚损症状，其中腹胀、便溏、食欲减退分别为 92 例、48 例和 36 例，分别占 61.33%、31% 和 24%。脾胃受损，气血津液生化乏源，脾气衰弱则心气因之不足，心气不足无力推动血运，心脾两虚，心失所养，拘急而痛，气虚不能自护则心悸动而不宁。

心主神明，脾主运化，为气血生化之源，其志在思。若思虑太过，既伤心脏，又伤脾脏。脾伤则气血不足，无以化赤奉心，心血不足，心脉失养，则心悸、失眠多梦、心前痛；肢体失养，则神疲乏力。临床观察到胸痹心脾两虚证患者失眠多梦、神疲乏力症状频率出现较高，分别为 68% 和 88%。

2. 脾虚痰湿体质是胸痹心脾两虚证发病的内在因素

体质是指在先天禀赋的基础上和后天环境影响下，在生长、发育和衰老过程中逐步形成的形态结构、生理功能方面固有的、相对稳定的个体特征，它决定着对某些致病因素的易感性，影响疾病的证候类型。

中医学认为，正气虚是形成疾病的内在根据，而正气盛衰在很大程度上取决于体质的强弱。体质差异决定了证候的发生与类型，即"证随人见""病之阴阳，因人而变"。因此，体质是证候产生的内在因素和物质基础，证候的发生、传变、转归与体质密切相关。

胸痹患者多体型肥胖，体质类型为痰湿体质，属于"阴脏人"。清代医家徐灵胎在《杂病源》中言："阴脏者，喜热畏冷，略食寒凉，必伤脾胃。"通过对150例胸痹心脾两虚证患者的临床观察表明，约有74.67%患者为脾虚或脾虚痰湿体质。通过对胸痹心脾两虚证多元回归分析发现，胸痹心脾两虚证与脾虚痰湿体质（X3）呈显著性相关，标准偏回归系数为0.273，$P=0.003$（<0.05），在最优回归方程中居第六位。可见脾虚痰湿体质对于胸痹心脾两虚证的产生起重要的作用，是其内在因素。这种内在特征决定了这种体质类型之人发病的特点。所以临床表现多见脾虚气弱、痰湿内盛或兼夹痰湿证候。提示我们对胸痹心脾两虚证的防治中应注意患者体质的分析，通过把握体质以了解其病变发展规律。灵活运用健脾化痰法，调理脾胃和改善患者的痰湿和痰湿兼夹体质，是胸痹心脾两虚证行之有效的治本之法。

3. 心脾两虚，虚在气血，实在痰浊，脉络不通

若脾胃亏虚，运化失常，气血生化乏源，一方面血少不得上奉于心而心血不足；另一方面脾气虚清阳不升，中气不举，致使贯心脉行气血的宗气亦虚，气虚无以化血，心失所养，不荣而痛，故见心悸、心前痛、少寐多梦、舌淡、苔白等症。其次，气属阳，脾气不足，心气虚弱，日久不愈，气损及阳，终致心脾阳虚，寒从中生，拘急而痛。

胸痹日久，由虚致实，心脉痹阻，不通则痛。脾主运化，脾胃损伤则运化迟滞，氤氲生湿，湿浊弥漫，上蒙胸阳致胸阳不展，胸闷、气短乃作。湿浊凝聚为痰，痰浊上犯，阻滞胸阳，闭塞心脉则胸痹疼痛乃生。于是形成了心脾两虚、痰湿停滞、痹阻心脉的病理状态。临床上，多数胸痹心脾两虚患者有痰湿内停症状，如胸闷、纳呆、恶心呕吐、苔腻、脉滑等。多元回归分析结果显示，胸闷（X6）、食欲减退（X21）、苔白腻或白滑（X28）与胸痹心脾两虚证呈显著性相关，且胸闷（X6）标准偏回归系数最大，贡献度最高。这与临床上痰浊痹阻型胸痹以闷痛为主相一致。

脾虚痰湿内停是胸痹心脾两虚证的病机关键。痰湿乃有形之邪，痰湿内停，阻于脉络，气血运行不畅，气滞血瘀，而成痰瘀交阻。因此，胸痹心脾两虚证中后期多表现为痰湿证或痰瘀交阻证。

4. 心脾两虚，气机不利，升降失常，贯穿始终

脾主运化，其气宜升，升则精微得升，气血化源充足。气机升降的协调不仅在于升降有度，而且应升降有序，升中有降，降中有升，使气机在动态之中保持着平衡协调关系，从而促进人体正常的生命活动。脾胃气机的升降对维持整体气机升降平衡起着重要的枢纽作用。脾气以升清为职，如心脾两虚，脾胃不运，升降失常则运化无权出现腹胀、便溏，日久则气血生化乏源，头面失养而出现面色少华、头晕、神疲乏力等清阳不升之症。

通过对150例胸痹心脾两虚证患者的观察发现，在本证的发生、发展、转归过程中，常伴随不同程度的脾虚不运、升降失常等气机不利症状。其中腹胀92例，占61.33%；便溏48例，占32%；神疲乏力88例，占58.67%；头晕56例，占37.33%。脾主运化，胃主受纳。脾胃之气一升一降，升降相因，纳运相得，燥湿相济，通过气机升降而共同完成纳食、消化、吸收、转输等一系列生理功能。今脾虚气弱，运化无力，宿食停滞，腹胀不舒；或痰湿中阻，升降失衡，气机郁滞，发为腹胀。反之，气机不利又会诱发或加重胸痹症状。

（二）益气养心、健脾化痰法是治疗胸痹心脾两虚证的基本法则

心脾两虚证是胸痹基本证候之一，多由素体脾虚气弱，脾失健运，或形盛气虚，病程迁延，日久痰湿等病理产物积聚，痹阻胸阳，心失所养，心脾同病。因此，益气养心、健脾化痰法是治疗胸痹心脾两虚证的基本法则。遣方以人参、黄芪、白术、当归、茯苓、柏子仁、瓜蒌、薤白、半夏为主，临症加减，共奏益气养心、健脾化痰之功。临床实践证明，益气养心、健脾化痰法是治疗胸痹心脾两虚证的有效方法。发作期运用本法能使标实之证迅速缓解，并且有利于阴邪的消散。缓解期，本法重在补益心脾，从根本上治疗，扶正以祛邪。因此，益气养心、健脾化痰法有祛邪而不伤正、补虚而不留邪的特点，是治疗胸痹心脾两虚证的基本法则。但是临床上单用此法难以适应错综复杂的病机、病情需要，需根据胸痹心脾两虚证的病机特点和证候特征，故临床运用此法时应注意以下几方面。

1. 心脾同治，重在治本

脾胃为后天之本，气血生化之源，"人以胃气为本""有胃气者生，无胃气者死"。凡病之发生、转归、预后莫不与脾胃有关，所谓"内伤脾胃，百病由生"是也。故察病，必先察脾胃强弱；治病，必先顾脾胃盛衰。胸痹多见于年老体弱之人，而心脾气虚血弱、心失所养是胸痹心脾两虚证的主要病理基础。根据"治病必求其本"的治疗原则，故治疗当以补益心脾为主。药用人参、黄芪、白术、茯苓等益气健脾；当归、柏子仁养心安神。心脾两虚，每兼痰湿内阻，痰瘀互结，可在扶正治本的基础上加健脾化痰、活血化瘀药，但忌大辛、大热、大苦、大寒之品，大辛大热，香燥耗气，大苦大寒，会戕伐脾胃阳气。同时祛邪莫忘固本，治本亦有助于实邪的消散。另外，补虚扶正时，忌用峻补，因为峻补壅滞、滋腻碍脾。

2. 扶正祛邪，贵在调气

人体气机，贵乎流通、畅达，气行则津液布达，气滞则津液停滞而生痰。脾胃居中焦，脾气主升，胃气主降，为人体气机升降之枢纽，升降有序，气机调畅，人即安康。胸痹心脾两虚证见邪实正虚，虚在气血，实多痰湿，虚实两端，均能导致气机不畅，升降失常。临床患者多表现出心胸满闷而痛，脘腹胀满，得嗳气、矢气则舒，苔薄白或白腻，脉弦细等气机郁滞的症状。所以临床治疗可运用益气养心、健脾化痰法，结合理气行滞，调畅气机。在基础方上加厚朴、枳壳、郁金、香橼、佛手等理气之品，寓通于补，通补兼施，补而不滞；同时气机调顺，实邪易自消。

3. 察审痰湿，健、通、化并施

在临床上，本证要特别重视痰湿为患，其表现多种多样，水湿外溢则浮肿；痰浊上泛则见头重如裹、咳逆眩晕；停于中则脘痞纳呆、胸闷、呕恶；在下则见便溏等症，临床应悉心审察。此外，痰湿为患在舌脉的表现尤应注意，如见舌体胖大，质淡暗或紫

暗，苔黏腻滑润，脉濡缓、滑或弦滑，多兼痰湿之邪。痰湿黏滞，往往不易速去，临证应缓缓图之，欲速则不达。治痰湿之法强调健、通、化并施，健即健运脾胃，以绝生痰之源；通即宣通三焦气机，调理脾胃升降；化为根据痰湿的变化，当寒痰为患，温而化之，药用附子、干姜、半夏等温化寒痰；当痰浊郁结日久化热，宜清而化之，特别是见舌苔黄或黄腻、脉弦滑或滑数等症，药用川黄连、竹茹、知母等清热化痰之品。

（曹洪欣　刘寨华《中医药学报》2004 年第 4 期）

中医药在防治 SARS 中的作用

SARS 作为一种新型传染病，西医学和中医学都需要进一步认识和深入研究。从历史上看，在我国重大疫病防治中，中医药积累了丰富经验，形成了独特的理论和有效方法，是我国防治传染性疾病的重要医疗卫生资源，义不容辞应该成为防治 SARS 的一支重要力量。自 SARS 在中国大陆部分地区流行以来，中医药界广大医疗科技工作者积极参与、踊跃献计献策并探索防治方案，使中医药在预防、临床治疗与中药筛选研究诸方面发挥了重要作用，得到了政府与广大民众的充分肯定。

一、中医药防治重大疫病的历史回顾

中华民族在与疾病较量的漫长岁月中，积累了与疫病斗争的宝贵经验。先秦文献《礼记·月令》已有许多关于四季气候反常、自然灾害及生态环境改变导致或诱发疫病的记载。对于疫病的传染性，我们的祖先已经能够认识，并采取有效措施加以预防和控制。如秦代为隔离麻风患者设立了"病迁所"；西汉元始二年（2 年）政府命令"民疾疫者，空舍邸第，为置医药"，此后历代抗疫都设有"病坊""避痘所"等疫病隔离场所。此外，历代疫病流行，多采取了全国动员、颁布医方、开仓放粮、减免赋税、疏散人口、捐赠抗疫、赐棺瘗埋等预防措施。中华民族在与疫病斗争的同时，积累了丰富的中医药防治疫病的经验，形成了独特的理论和有效方法。在疫病流行高峰时期诞生和成熟的中医伤寒学派、金元学派和温病学派，则是中医药学理论和临床最重要的组成部分，为我国历代战胜疫病、为中华民族的繁衍和昌盛做出了巨大贡献。据不完全统计，我国自春秋时代以来，有记载的疫病流行近 600 次，分别出现于东汉三国、南宋元朝、晚明清朝等三个流行高峰期。中华民族依靠中医学将疫死者降到了最低限度，一次疫病流行死亡百万人者并不多见。而在欧美、非洲等国家或地区，一次疫死上千万者的记载屡见不鲜，如查士丁尼鼠疫就死亡上亿人。在世界性疫病大流行时，我国的死亡人数也相对较少，说明历史上中医药防治疫病发挥了重要作用。

二、中医药防治 SARS 的理论优势

辨证论治是与西医学的诊疗体系迥异的中医学的诊疗体系。它根据"天人相应"的理论，采用"望闻问切"四诊方法，从宏观上把握疾病的发生发展及其演变规律，然后确定治疗原则，选择适当的中药方剂。在中医诊疗体系中，整体观念、审证求因和因时因地因人制宜是最为显著的优势和特点。几千年的医疗实践证明这种理论和方法是行之有效的。

1. 中医药预防疫病的理论基础

中医学认为，疾病的发生是由于外在因素，如细菌、病毒等六淫之邪和内在因素，如机体气血阴阳、脏腑功能失调等因素综合作用的结果。如果人体的气血阴阳、脏腑功能正常，即使遇到外来邪气也可以不发病，即所谓"正气存内，邪不可干"。正气包含了人体脏腑组织正常生理功能和抵御疾病发生的免疫功能。因此，根据时令特点、所处地域和人体的状态，选择适当的中药方剂，补偏救弊，调整人体的脏腑功能，使之达到最佳的功能状态，从而达到防御疾病发生的目的。这是中医防治疾病因时、因地、因人制宜的具体体现，也是几千年来中医药预防疫病的理论基础。

2. 中医治疗 SARS 的理论优势

中医学认识疾病的方法是辨证求因，即通过分析患者的临床资料、辨识证候、推测病因。治疗疾病的思路是辨证论治，即根据辨证的结果采取相应的治疗方法。中医这种司外揣内、整体调节的诊疗思路，对于原因不明的疾病、多原因导致的疑难性疾病从认识到治疗都具有独到的优势。尤其是在几千年防治疫病实践基础上形成的六经辨证、卫气营血辨证、三焦辨证等诊疗体系，有效地指导着伤寒、温病等疫病的医疗实践。在这次 SARS 流行过程中，中医药的防治理论与实践发挥了重要作用。

3. 中医对 SARS 的认识与实验研究

根据 SARS 的发病、传播情况和患者的临床表现，SARS 属中医学"温疫"范畴，病因是疫疠之毒，病位在肺，基本病机是热毒、湿毒、瘀毒壅阻肺络，耗伤气阴，甚则气脱阴竭。病机特点是毒邪贯穿始终，因此治疗时解毒至关重要，但必须根据疾病的不同阶段采取不同的解毒方法，如早期宜透表解毒，中期宜清热凉血解毒，后期宜益气养阴解毒。还要针对毒邪引起的高热、气急喘脱等危急重症，尽早解毒退热、宣通肺气。同时，根据毒邪易累及多脏的特点，适时顾护正气，谨防突变。

SARS 之毒传染性强、传变迅速，故必须早期治疗，截断病势传变。透表解毒法是截断传变的主要方法，透表解毒方法主要有三：一是解表宣肺解毒，用麻杏石甘汤合升降散加减，适用于发热、恶寒、咳嗽、咽痛、身痛、舌稍红、苔黄、脉浮数等症。二是和解少阳，解毒透邪，用小柴胡汤合升降散加减。适用于发热与恶寒交替，或有寒战、恶心、口苦、身重或痛、苔白腻、脉滑数。三是化湿宣肺解毒，用三仁汤合升降散加减，适用于发热、微恶寒、身重困倦、脘痞呕恶、腹泻、苔白微腻、脉浮滑数。透表解毒法用之得当，邪气得祛，则病情缓解。反之，病邪骤进，病势危急。在临床上，运用透表解毒法治疗各种流感、感冒、上呼吸道感染均有良好的疗效，尤其是对上述疾病引起的发热效果颇佳。但该法能否抑制冠状病毒，其作用机制如何，值得深入研究。我们以解表透毒法对冠状病毒的作用为切入点，根据中医理论及对 SARS 的认识优化了中药处方；运用血清药物化学方法提取制备了中药复方进入体内的直接作用物质，纯化了药效部位；进行了体外抑制冠状病毒的药效试验，结果表明，解表透毒法对冠状病毒有确切的抑制作用。研究结果进一步证实，以中医理论为指导，中药不仅能通过调节人体功能而达到治疗目的，而且能够对病毒、病菌等病原有直接的抑制作用。

三、中医药防治 SARS 的作用

对于这场突如其来的防治 SARS 战役最为急迫的目标是在尽可能短的时间内，迅速切断病源，降低感染率，阻断病情发展，降低病死率。时间和任务都是急迫的，因此，无论是医药卫生领域的管理者，还是科研和临床一线的医务工作者，其首要任务是选择一切可能的方法和手段，达到控制疫情的目的。中医药作为防治 SARS 的一支重要力量，在对 SARS 主要病理环节进行中药筛选研究的同时，主要是以中西医结合的形式参与治疗 SARS 的，只有北京和广东报道了少数病例单纯以中医药治疗。从中国中医科学院牵头的中西医结合治疗 SARS 临床研究课题组及北京、广东等地应用中医药和中西医结合方法防治 SARS 的临床研究报告分析，中医药对 SARS 的防治作用主要包括以下几方面。

1. 早期干预，可阻断病情的进一步发展。

2. 可明显减轻 SARS 的临床症状，特别是能够缩短发热时间，促进炎症吸收。

3. 能减少激素用量及西药毒副作用，减少后遗症与并发症。且能够缩短病程，提高疗效。

4. 对促进患者康复有良好效果。

四、中医药防治 SARS 的科研现状和前景

从我国开展中医药防治 SARS 的科研工作看，临床研究采用了前瞻性、多中心、随机对照的设计方案，数据收集和数理统计更加规范；药物研究，从病理关键环节入手进行药效综合筛选，同时注意加强毒理学的研究；为临床研究和药物研究提供有力支撑的是防治 SARS 的信息情报研究，这也是此次中医药防治 SARS 科学研究的特点。应用现代信息学手段，广泛收集和分析国内外一切有关 SARS 的信息和情报，提供给科研医疗人员，及时掌握科技动态，及时完善科研的思路，使研究目标更加明确，研究方案更加可行，研究水平进一步提高，取得了显著成效。

在如此紧急的状态下，中医药的临床科研工作仍能科学、规范、有序地开展，说明中医药的科研工作有了较为坚实的基础，正朝着现代化发展方向稳步迈进。

中医药防治 SARS 科研方向和重点应该包括以下几方面。

1. 进一步开展 SARS 临床回顾性研究，为 SARS 中医辨证论治研究提供临床基础。

中医药参与 SARS 防治工作所获得的一手临床资料十分宝贵，充分利用这些临床资料进行回顾性分析，研究其发病特点、中医证候特征及演变规律，优化中医药治疗方案。同时，总结中医药治疗的成功经验和失败教训等，为指导中医药防治 SARS 实践及形成理论奠定基础。

2. 进一步加强中医药防治 SARS 的理论研究。

如何将中医药防治 SARS 的诊疗经验升华到理论，进而指导今后中医药防治 SARS 的临床实践，对提高中医药的作用和地位，对中医药现代化发展具有重要意义。

3. 充分发挥中药方剂整体综合的优势，从抗病原体和疾病发生发展的各个环节入

手，研制安全可控高效的中药制剂。

中药的治疗优势就是方剂的"整体综合调节"作用方式，通过配伍将中药整合为一个整体后，干预作为整体的疾病状态下的人体。它通过不同途径干预疾病的不同环节，其干预的主要方式不是单纯的补充或对抗，而是强调祛邪不伤正、扶正不留邪的调节方式。

从目前的研究工作基础看，有希望能够研制出既能够抗 SARS 病毒又能够调节机体免疫功能，有效控制 SARS 发病关键病理环节的方药。

五、中医药在应对公共卫生突发事件中发挥更大作用

在这次 SARS 的防治中，中医药发挥了较好的作用，成为抗击 SARS 的一支重要力量，得到了党和国家领导人的重视，也得到了广大患者的高度信任。但是在今后的公共卫生突发事件中，中医药如何发挥更好的作用，是中医药行业的重大课题。

首先，要进一步加强队伍建设，不断提高中医药科技水平和诊疗水平，提高参与和控制公共卫生突发事件的能力。只有自身能力提高，才能在公共卫生突发事件中发挥更大的作用。

其次，要在中医药领域建立开放、竞争、协作的机制，特别是要通过资源共享、协作攻关、优势互补、技术支持、联合共建等一系列形式建立协作机制，提高中医在公共卫生突发事件中的整体能力。

第三，要发挥中医药的优势和特色，加强中医药防治流行性传染性疾病的研究工作，特别是中医药防治病毒性疾病研究。要加强中医药基础研究技术平台建设，建立一支从事这项工作的高水平专业化队伍，使这项工作常抓不懈，真正使中医药在今后公共卫生突发事件中发挥重要作用。

（曹洪欣　于友华　王喜军《中国中医基础医学杂志》2003 年第 9 期）

传染性非典型肺炎
证候特征、演变规律的研究思路与方法

中医药学在数千年预防、治疗传染性疾病的临床实践中，积累了丰富的经验，创立了独具特色的认识体系和方法论体系。为应对可能再次发生的传染性非典型肺炎（严重急性呼吸综合征，SARS，以下简称"非典"）及其他各种疫病，阻断疫病的病理演变趋势，我们有必要深入探讨 SARS 的证候特征及演变规律的研究思路与方法，进而对临床证候特征及演变规律进行分析、总结，并提出对临床治疗有指导意义的辨证方法，为中医药治疗本病提供科学的理论依据。

一、研究思路

我们通过分析有关"非典"的证候特征及演变规律的研究进展，提出以下研究思路。

1. 证候特征研究关键是针对主症、辨证分型

证候是机体内因和环境外因综合作用下的机体整体反应状态，同时在病证发展过程中，随着邪气的强弱、正气的盛衰而发生相应的证候变化。证候是由一组症状群构成的，包括主观感觉和客观体征。疾病是证候的综合和本质反映，而证候是疾病在不同阶段的病理表现，反映了疾病某一阶段的本质和特点。因此，证候特征研究主要是针对主症、辨证分型。在针对主症方面有学者认为，SARS 的临床特征为热、咳、痰、喘、脱。也有学者通过统计分析表明，"非典"的主要症状特征有以下几点：①有明显的发热、恶寒、头痛、肌痛等症状。②有明显的咳嗽、呼吸急促、气短等症状。③有乏力、心慌、汗出、低热等症状。

在辨证分型方面，目前认为，"非典"瘟疫范畴，多以卫气营血辨证、三焦辨证为主，因此，关于"非典"的临床分期有 2～5 期的不同。分为两期的是急性期、恢复期；分为 3 期的是高热期、喘憋期、吸收期或早期、进展期、恢复期等；分为 4 期的是早期、中期、极期、恢复期；另有按卫气营血分期等；分为 5 期的是潜伏期、发热期、喘咳期、喘脱期和恢复期。

2. 证候演变规律研究关键是针对病机，动态把握

证候是疾病过程中某一阶段（时点）机体对内外致病因素作出的综合反应，在疾病的发生、发展、转归过程中，证候处于动态变化。疾病的不同时点、不同阶段可表现为不同的证候，体现出一定的证候演变、转化和兼夹。因此，证候演变规律研究主要是针对病机，动态辨析。

在针对病机方面，目前认为，热毒、瘀浊、正虚是"非典"的三大病理变化，热毒由疫而生，侵袭肺卫，主损在肺，同步殃及心、肾、脾胃等主要脏器，导致脏气虚弱，气血运化失调，脉络瘀滞，瘀阻痰生。痰浊、瘀血、疫毒胶着为害，耗气伤阴，损脏伤腑是本病的主要病理变化。在病情发展变化中，肺热移肠，则可导致腑气不畅，浊气不降；疫毒闭肺，往往出现喘憋而咳、少痰或无痰；疫伤心神，则可见到惊惕不安、惶恐不可终日。该病的病理特点是临床分期清楚，各期病机明确，在发热期，以毒与热为主；在喘憋期，以瘀和浊为主；在恢复期，以正气虚弱为主。

在动态观察证候演变方面，有学者认为，"非典"初期，疫毒邪盛，正气尚不甚虚，其病机重在疫毒瘟邪，初犯肺卫。其病位主要在上焦、卫分。"非典"中期，疫邪秽毒深入，正邪斗争激烈，其病机重在湿热秽浊，邪毒蕴蓄，疫毒邪阻募原、少阳，气机升降通道受阻。其病位主要在中焦、气分。"非典"极期，疫毒力胜，正气受损，其临床表现可分为阴阳两证。阳证为疫毒入营，灼伤气阴，痰瘀内阻，气道不利。阴证则系邪盛正虚，内闭外脱，甚则阳亡气竭。至于"非典"恢复期，亦以两种情况多见。一属气阴两伤。另一则表现为气虚夹痰夹瘀。关于"非典"的病理转归，有学者认为，中期热毒壅肺是疾病转归的关键。还有学者认为，"非典"的并发症包括肺纤维化、肝功能损害及心肌受损。

3. 以客观的科研数据为依托，审证求因，总结规律

由于"非典"是一种新的传染病，发病初期的研究多停留在有效性与安全性方面，前一阶段的研究各自相对独立，缺乏相互之间的比较与借鉴，中医辨证论治特色尚不突出，中医药防治"非典"的理论阐述似缺乏深度，中医证候演变规律的研究欠系统性。

（1）仅限于对证候的简单罗列。证与证之间内在联系、病机转化即症状（局部）→证候变化（多样性、层面性）→病机演进（整体综合）等缺乏深入细致的具体分析。

（2）目前症状的分类、积分等级划分的研究目的多是为了评价临床疗效，而少见分析症状与证候相关的统计模型，难以界定主症与证候的相关度、兼症与证候的特异性。

（3）证候划分有失规范，病变分期标准尚需统一，规律性仍存模糊，证候衔接还欠连贯。即对证候的相对确定性、稳定性和规律性的认识有待进一步深化研究。

（4）少见对证候实质的研究，特别是对所在病位即脏腑证候的定性分析、病势判断、病理转归的认识还有待深入。

（5）缺乏对病机特点和证候变化在时间上的延续性和空间上的整体性的动态观察。应将"证"的类别和个别、共性和个性、常时和瞬时有机地结合起来。

（6）中医病机特点、证候演变规律的多领域研究涉猎不够。

（7）作为中医学载体的中国文化特色彰显不突出。例如，从"天人合一"的生命整体观研究"非典"，多局限于发病学。实际上"人与天地相应"的相需互依关系和来自精神层面的变化应贯穿于病证发生、发展、变化、转归的始终。

（8）方法学的支持力度不够。由于中医药介入"非典"的治疗环节及其答案尚不清晰，对其疗效也尚缺少中西医对照证明，因此，要积极引进流行病学、循证医学等方法，不断丰富新理论、临床与实验依据，以获得更多的认同。

二、研究方法

基于上述研究思路，我们认为，"非典"证候特征、演变规律的研究方法似应从以下几方面入手。

1. 抓临床症状，辨证候特征

运用回顾性分析的方法，结合问卷调查、数据挖掘与处理、病历分析统计量表，对中医证候分型、证候特点、证候演变规律进行分析综合、归纳推理。对现有数据，建立"证"的统计模型，引进数理逻辑分析，探求"证"的相对稳定而又可重复的规律和本质，使证候特征、变化规律更具科学性、实用性和可操作性。具体方法是：①构建症状指标体系。重点抓主症、兼症、舌脉的量化、定性分析。②运用现代统计分析方法说明组成证候的症状的意义、内涵、使用范围、等级、域值。③寻找指标的相互关联。重点分析现代指标与病机要素及症状间的相关性，探讨病机的内在联系。④建立数理逻辑计量诊断的统计模型，分析症状指标与证候的特异性、敏感性、相关度。

2. 明病变机制，辨演变规律

运用中医学整体综合的思维观，归纳演绎"非典"的证候特征、演变规律，突出中医辨证论治的理论特色，使中医药在解决现代难治疾病方面的优势和科学性得以发挥。具体方法是：①别病位，识脏腑。温疫具有侵犯特定脏器的特点，本病是以肺为中心的热毒损伤，可以迅速波及他脏。②审病势，察虚实。疫毒伤肺、热极邪实，致气血阴阳受损，气阴两虚，由实转虚。痰浊、瘀血内生，因虚致实，正虚邪实，虚实夹杂等，可在不同病理阶段有所偏重。③定病性，分寒热。根据戾气性热兼燥，或夹湿或夹风，侵犯肺、胃，累及他脏，易于伤津化燥之特点，分析"非典"因时间、地域不同，戾气属性可以发生变异，呈现不完全相同的属性，湿郁可以化热，热久或热盛可以化燥，此燥则由湿邪或热邪转化而成，应注意区别。

3. 重动态把握，辨宏观个体

动态观察"非典"的中医证候形成、发展、演进的时间性规律，并重视精神层面、外部环境对证候变化的影响，体现中医学的整体生命观和对疾病的认知方法。具体内容：①根据不同时间、不同地域、不同患者乃至同一患者不同时期出现的临床表现，归纳辨别出不同的证候特点，推导出不同的病机变化。②在把握"非典"整体病机规律上，探求各期不同的证候特点，并在整体分期的基础上进行个性化辨证分析。③由于急性传染性疾病具有实效性和危重性特点，该病可能变化多端，尤其是严重期的种种变化和多种并发症的出现。因此，应根据病情进展情况，在把握病理演变趋势的前提下，分析总结证候转归及证候变化规律，有便于在治疗上对正气与病邪斗争的动态演变做出应对。

（曹洪欣　张明雪《中医杂志》2005 年第 1 期）

论 SARS 的证候因素

证候因素简称"证素"，是组成证候的病理因素。中医的辨证尤为重要的是抓住证候的基本要素，即寻求证候的共性因素。王永炎院士认为，如果将中医证候诊断系统视为一个非线形的、多维多阶的、可以无限组合的复杂巨系统，那么谨守病机对 SARS 的常见证候进行简化分解去抓最基本的证候因素，即毒、瘀、虚三因素，"降维"之后则容易掌握，可操作性也增强了。同时注意到最基本的证候因素相互间的组合及与各种辨证方法的交叉，譬如热毒与浊毒相并，毒瘀共存，毒虚互生。本病以疫毒淫肺为主，可结合卫气营血辨证、三焦辨证、脏腑辨证、气血津液辨证等，如此"升阶"，阶度越大则适用性越强。

在 SARS 发病过程中，热、毒、湿、瘀既是不同阶段的独立致病因素，又在整个病程中交错互联、相兼为病；而 SARS 疫毒性热属火，与元气不两立，必损正气，故"虚"既可见于恢复期，也可见于潜伏期。因此，动态地分析辨识热、毒、湿、瘀、虚证候因素的组合和演变，将有助于执简驭繁、提纲挈领地总结 SARS 的证候演变规律，从而明晰辨证思路。

一、毒

中医学"毒"的含义是指对生物体有危害的各种致病邪气及物质，凡"物之能害人者皆谓之毒"。由于历史条件的限制，古人尚不能发现各种致病微生物，但已感觉到了它们的存在和危害性。如《急备千金要方》指出"毒病之气"可致"时气瘟疫"。余师愚在《疫病篇》中云："瘟即曰毒，其为火也明矣。"他本"火为元气之贼"立论，认为热疫的病机为"毒火盘锯于内""敷布十二经""煎熬津液""戕害百骸"，从而出现种种变态无恒的恶候。何秀山谓："疫必有毒，毒必传染。"有学者认为，"邪毒"是引起温病发生的原因，毒寓于邪，毒随邪入，热由毒生，变由毒起，"热毒"或"火毒"是邪正抗争而引起"邪热"中的一些特殊表现，属于病机范畴。

毒邪作为致病因素常分为两类，一是外来毒邪简称"外毒"，包括六淫郁久化火成毒和疫疠之毒，如致病微生物（病毒、细菌）及各种污染；二是内生毒邪简称"内毒"，由于脏腑功能失常和气血运行障碍，使体内的代谢产物不能及时排出体外，蓄积过多，邪气亢盛，损害人体而转化为毒。

毒邪的病性和致病特点，常表现为以下 3 个方面。

1. 毒性暴戾猛烈

正虚之体触之即病，即使身体强壮者，也难逃毒劫。来势凶猛，发病急骤，传变迅速，正如《疫痧草·辨论疫邪所由来》云："疫毒直干肺脏而喉烂，气秽甚者直陷心包而神昏不救，瞬息之间命遂夭殂。"

2. 具有一定的传染性和流行性

其性秽浊，多属火热，易败血伤阴，易内陷脏腑，顽固难医。

3. 毒邪致病多夹痰夹瘀

由于毒邪善入血分及津液聚集之所，致瘀生痰，如王清任所说："温毒在内，烧灼其血，血受烧炼，其血必凝。"

SARS 属中医学"温疫"范畴，病因是疫疠之毒。疫毒是发病的首要因素，邪毒由口鼻而入，是外来之毒。外来疫毒进入机体，"感则一时不觉""先时蕴蓄"，潜伏期一般为 2～12 天，通常 4～6 天，逐渐出现高热、头痛、身痛、干咳等症状，舌苔黄、白腻，渐至高热神昏，胸憋喘促，便秘口臭或泻下秽浊。病机为外邪引致湿热蕴毒，表里郁闭，再至湿热毒盛，表里俱实。即使到疾病的恢复期，也有正虚邪恋、余毒未清之证。其瘀证是因毒致瘀，其虚证是因毒致虚，病机特点是毒邪贯穿始终。毒邪侵袭脏腑，导致脏腑功能活动障碍，气血运行不畅，由此也可产生内源性毒素，损害实质性脏器，耗伤正气。正气虚衰，又易招致外毒，内外毒邪互为交炽，共同毒害人体，加重病理损害，使病情更加凶险、顽恶，影响疾病的发展和转归。由此可见，毒邪是 SARS 发生的始动因素，又是疾病发展的病理基础，而本病病变部位在于肺络，病机表现主要为肺络痹阻。

有学者认为，西医的内毒素是引起中医温病卫气营血传变的最重要病因之一，中医的毒邪与西医学的内外毒素有相近的一面。西医的内毒素具有较强的致热性和强烈的毒性，其特征有三：一为发热反应；二为弥散性血管内凝血；三为毒血症与休克。这也是 SARS 病理演变过程中热、咳、喘、脱的主要原因。

二、热

中医学中的热邪是指自然界中具有火之炎热特性的外邪，与热邪同类相近的病因还有温邪、火邪。一般认为，火为阳热之邪，温为热之渐，火为热之极，故存在有程度上的差别。从各自特性而言，热归属于邪气，而火既可指具有温煦生化作用的阳气，如"少火"，又可指火热之邪，称为"壮火"。

由于火性炎上，燔灼迫急，疾速而势暴，易成燎原之势，起病急，病情重，耗津伤液，常可导致筋脉失养而动风，迫血妄行而动血，表现为壮热、口渴、面红目赤、烦躁，甚则热陷心营而导致神昏谵语、肢厥、舌謇；热极生风而出现四肢抽搐、角弓反张、两目上视；灼伤脉络，迫血妄行，引起各种出血的病证，如吐血、衄血、便血、尿血、崩漏等。正如戴思恭所说："火之为病，其害甚大，其变甚速，其热甚彰，其死甚暴。"

"热毒"一词，始见于《素问·五常政大论》。云："太阳在泉，热毒不生。"雷少逸认为，"温热成毒，毒即火邪也"，说明了火邪致病，亦即热毒矣。

冠状病毒亚型变种是导致 SARS 的病因，病性属热，但又不同于一般的热邪，在中医温病理论中属于温邪、疫毒，为剽悍之邪，其传变迅速，病势危笃，具有强烈的传染性，故称为热毒。其病机特点是内火偏盛，加之外感时邪疫毒导致疾病。风火同气，内外合邪，风助火势，火借风威，火动生风，风火相煽，相互转化，互为因果，从而决定了 SARS 病机的易变、速变、多变的特性。由于病程中热邪燔灼，阳热亢盛，灼津炼液，耗气损元，故起病以发热为主要特征或首发症状，发热上升期恶寒明显，热势高时胸闷、乏力、心悸、周身关节疼痛、干咳、纳少。有学者观察了 26 例 SARS 患者，全部为急性起病，高热不退，汗出不解，头痛、脉数是明显的热毒表现；大部分患者有咳嗽、少痰、气促，反映热毒蕴于肺，导致气逆。热毒的病机贯穿在 SARS"早、中、极"和恢复期全程，而以早期、中期、极期为最盛，恢复期热毒明显减弱。

三、湿

一般认为，SARS 的病因为感受疫疠毒邪，或"感受雾露污浊之邪"。例如疫情出现之后，无论广州还是北京，均气温偏低，阴雨连绵，自然界形成湿淫之邪，此非时之气为疫毒提供了滋生、繁殖、传播的外部环境。联系西医病理学可知，肺组织表面间质水肿、充血，肺切面可挤出大量水肿液体，应属中医"湿毒"范畴。

SARS 疫毒，主袭肺位。肺主一身之气，三焦为气机通道。若肺气不利，肃降失职，则气机壅滞，气不化水，致水湿停聚。加之激素所致的水钠潴留和不恰当地使用抗生素，损伤脾胃功能，使之失于健运，水湿不化，则内湿乃生。内外湿相引，合而不散，为 SARS 病毒生长提供了内环境。湿邪和热毒相持则湿热为患，与寒相持又可兼见寒湿之证。叶天士在《温热论》中论述到温邪夹湿的病证是"湿与温合，蒙郁而蒙蔽于上，清窍为之壅塞"。大多数患者舌苔厚腻，自觉胸闷，四肢沉重无力，伴有腹泻，进一步说明"唯在表时舌苔白厚，异于伤寒"。由于饮停上焦，闭阻肺气，不得宣降，故出现"饮停喘憋"之病理表现；湿浊缠绵难解，则高热不退，病程较长，可见湿邪贯穿疾病始终。根据广东有关资料，大多数 SARS 有食欲差、口黏腻及身热不扬的表现，早期是春温伏湿；中期显然是湿热胶结互恋，但有明显的或偏于热，或偏于湿的不同；后期疫毒入营入血，内传心包，恢复期是中虚湿浊困中。

SARS 疫疠之气具有湿热性质，临床高热患者在发热 1 天时舌苔黄腻并不明显，待发热 2 ～ 3 天后则出现明显的舌苔黄腻。由此表明，此发热缘于外感而非内生湿热。

《温病条辨》认为，寒疫的发生与运气相关，是由于"六气寒水司天在泉，或五运寒水太过之岁，或六气加临之客气为寒水"。根据气化学说中"五运六气周期"来测算，2003 年是丑未之年，为太阴湿土司天，太阳寒水在泉。全年气候总的特点属湿气偏盛，雨量偏多，冬季偏寒。但是具体到"二之气"，即三月中旬到五月中旬春夏之际，客气和主气都是少阴君火主时。这一阶段的气候特点表现为气温回升较慢，雨水偏多，寒湿偏盛。2003 年 SARS 时发病起于南方，《异法方宜论》指出："南方者，天地所长养，阳之所盛处也。其地下，水土弱，雾露之所聚也，其民嗜酸而食胕。"说明南方地区环境与北方地区环境显然不同，南方地势低下，气温火热，雨水雾露偏多，天气阴雨连绵，潮湿雾露就成为南方致病邪气的一个重要因素。虽北方气候偏于干燥，但病源南来，会带有湿盛的特点，治疗也应重视除湿。本病为湿、热、毒杂感为患，毒寓于邪，毒随邪入，热由毒生，湿热交结，缠绵难愈。毒是致病之因，湿邪是毒依存的条件。

"水不行则血不利"，若湿阻脉络，则血滞为瘀；湿瘀交阻，气行不畅，则气机郁滞；邪毒、湿浊、热盛、气滞、血瘀交阻为患，痹阻肺气则喘憋息贲，病情加重，故毒、湿、热、瘀堪为SARS的主要致病因素。

四、瘀

SARS作为外来的疫毒之邪，将肺作为其入侵后的重要靶器官，其性剽悍，传变迅速。湿热疫毒损伤肺之络脉，其邪热劫灼阴液，津液亏虚，致血液浓缩而运行迟缓停滞，则煎熬成瘀。正如王清任所说："血受烧炼，其血必凝。"周学海亦云："津液为火灼竭，则血行愈滞。"其湿邪阻遏气机，壅塞肺络，停滞于肺，损伤肺气，肺气虚则主气和朝百脉的功能减退，帅血无力而使血行艰涩不畅，停滞经脉遂成为瘀血。

有资料表明，在SARS的病程中期，正是由于病毒血证和机体的过度免疫反应，使大量炎性物质释放，一方面炎性渗出导致肺间质实变，另一方面其毒素损伤肺中毛细血管内皮细胞，从而导致SARS中期肺络瘀阻的病机演变过程。

鉴于各种病因所致的急性呼吸窘迫综合征（ARDS）病理变化基本相同，可以认为重症ARDS引起的肺部病理改变也具有以下特点：肺呈暗红或暗紫的肝样变，可见水肿、点状出血。由于肺泡毛细血管膜损伤，渗透性增加，肺间质和肺泡内有蛋白质水肿液及炎症细胞浸润，重量明显增加。镜检见肺微血管充血、出血，中性粒细胞和血小板在毛细血管内聚集，微血栓形成，透明膜形成，灶性或大片肺泡萎陷不张，引起肺功能顺应性降低，功能残气量减少，无效腔增加，通气血流比例失调，肺内大量分流和严重低氧血症。早期即可有弥漫性肺间质胶原纤维增生，以后肺渗出物及透明膜的机化或纤维化，随病情进展，可出现大片肺纤维化，最终导致肺功能不全及肺动脉高压。以上这些充血、出血、血栓等表现均与中医血瘀证病理相符。

据临床观察所见，在最初阶段的发热期，舌质多见瘀斑或紫暗，并伴有明显的喘憋胸闷、面唇爪甲青紫等瘀血表现；在恢复期，除见有心悸、胸闷、气短，动则尤甚，汗出，乏力等症外，舌象多为暗紫、舌下静脉曲张等气阴两虚夹瘀的表现，反映了瘀血阻络是本病常见的致病因素和主要的证候特征之一，同时也是影响本病愈后转归的一个重要的病理环节。

五、虚

虚为正气虚，疾病的起病之始应有正气虚。诚如《灵枢·百病始生》云："盖无虚，故邪不能独伤人。"

正气不足，亦即"冬不藏精，春必病温"。不藏精者，乃阳气亏虚、精血津液不得潜藏，易出现防御系统障碍，引发疾病。肾不藏精最易感受温热之邪，即"温邪独击下虚之人"，造成气阴耗伤。此如明代医家张景岳所谓："虚邪之气，害必归阴。"平素阴虚之人易感温邪而致病，与西医所谓免疫能力下降相仿。

SARS患者急性进展期，由于疫邪的毒力较强，易损正气，亦即湿热疫毒，耗伤气阴。正气抗邪的能力衰减，脏腑功能活动下降，则气虚更为明显。加之大剂量长时间使用抗生素及糖皮质激素，极易损伤脾胃，导致脾胃气虚，运化失职，气血化生乏源，致正气无力驱邪外出。因此，正虚邪恋、气阴两伤是SARS恢复期常见证候。

从临床观察来看，白细胞降低，血小板减少，T淋巴细胞亚群绝对值下降，氧分压、氧饱和度低，表现为初起即见乏力；发病后动则喘促、气短、乏力不解、自汗、少气懒言、纳少，舌淡胖有齿痕和颧红、五心烦热、盗汗、心悸等气阴两虚证，反映了SARS起病之初就有正气虚，病至后期，热势虽退，但余邪未能尽去，机体仍未恢复正常，毒邪仍能继续损伤机体正气，导致气虚、阴虚或气阴两虚。因此，气阴两虚是整个病程始终存在的，也是SARS病变迅速、病势危重、迁延不愈的症结所在。

六、伏邪

根据温病发病后的证候表现是以里热证为主还是热证为主，可分为伏气温病与新感温病两类。所谓伏气温病，可简称为"伏温"，即感邪后伏藏体内、过时而发的一类外感热病。起病时病位在里，以里证为重心。

SARS的致病因素应属于伏气温病和外感温病，其发病特点不同于新感温病之病发于表。

经曰："冬伤于寒，春必病温。"即冬季感受风寒，伏藏于体内，迨至春天发为春温，而病因衍生为温热病邪。临床实践证明，本病具备"伏寒化温"之特点，与历代医家之"伏邪"学说较为一致。其理由一为以里热证为必见证，里热证是伏气温病说临床验证的第一要素。二为起病即现里证，病发于里，邪郁气分或营分，其传变趋势或是由里达表，或是里热内陷，发病急，传变快，病情重。叶天士在《三时伏气外感》中就邪伏少阴学说道："春温一证，由冬令收藏未固，昔人以冬寒内伏，藏于少阴，入春发于少阳，以春木应肝胆也。"从不同角度对伏邪之发病做了论述，其发病特点有别于新感温病之病发于表。三为2003年广东省发病体现了南岭温病"发热兼有夹湿"的临床特点。湿伏膜原，热处湿中，湿遏热伏，胶结难解，与"伏暑"非常相似。即感受盛夏的暑热、暑湿，病邪可以伏藏于人体某一部位，迨至深秋发为秋月伏暑，至初冬变为冬月伏暑。正像俞根初《通俗伤寒论》所说："夏伤于暑，被湿所遏而蕴伏，至深秋霜降及立冬前后，为外寒搏动而触发，邪伏膜原而在气分者，病轻而浅，邪舍于营分而在血分者，病深而重。"

通过观察SARS的临床证候特征，不难发现其致病特点有三：①里热偏盛，发病1～4天内即以高热、烦躁、咳嗽、舌红苔黄厚、脉洪数为主症。病发7天左右如热不退，将进一步传里，见身灼热、躁扰、心悸不宁、舌红绛、苔黄白或少苔，或以气营两燔为主证。②易耗伤阴液，出现烦渴、溲赤、便干、舌红、苔黄燥，多于病情进展至中期或恢复期出现。③病情变化快，热象可于1～2天的平台期后再度出现高热，进入极期。根据以上致病特点，其病因按照从证审因即辨证求因的原则，为"伏寒化温"之属。

由此可见，SARS病因应当是先有体内伏邪，复加外感时邪疫毒而发病，其由里达外的病机是确认伏气的第一步，而临床采取清泄里热的手法，能减轻病势，阻断病变进程，也进一步验证了"伏邪致病"作为本病的证候因素其结论的正确。

七、情志

SARS 的证候因素是互相联系、互相影响的。西医学已经认识到，心理失衡影响机体免疫力，可导致抵抗力下降。若按中医理论，情志不畅易使肝失疏泄条达而致肝气郁结，气机升降失调，脏腑不和，气化受阻，气不行则血不运，血行不畅，气血不得交换，则血滞成瘀。即毒自内生，促使机体正气不足，卫外不固，营阴失守，御邪能力减退，即所谓"邪虽自外来，其无毒者不入"。

由于 SARS 是一种新发现的烈性传染病，部分患者出于对本病的恐惧和处在被隔离状态，在急性期就存在一定程度的心理问题及表现出一些精神症状。有些医务人员平素阴阳平和，体质健康，因为接触大量 SARS 疫毒，加之精神压力大，工作疲劳，心理紧张，也会耗损正气。"至虚之处，便是客邪之所"，故有许多医护感染者。同样条件下，也有许多人未发病，此与加强防护、调畅情志、保持平和的心理态势不无关系。因此，情志因素是 SARS 证候因素之一，影响着发病与病情演变。

综上所述，疫毒是始动因素，贯穿本病全程。热毒是缘于疫邪侵袭机体，与湿邪交炽而相搏，化火成毒而致热毒炽盛。热毒损伤络脉，致血溢脉外。离经之血不得及时消散，形成瘀血，阻滞络道，血脉不通，遂生瘀毒。瘀则血运障碍，络脉受累突出。"血不行则化为水"，水湿闭阻肺络，伤及肺气，使宣降、治节失常。热毒致瘀，瘀毒致湿，疫毒夹湿客于肺卫，外湿与内湿相引，合而为湿毒。湿属阴邪，黏滞不去，困遏气机，损伤阳气。热、毒、湿、瘀互相搏结，伐伤正气，损伤阴津；病情迁延，邪气不去，复耗气阴，脏腑受累，则正气愈虚，愈无力驱寇，疫邪痹阻肺络，郁久化热，热邪鸱张，更戕气竭阴。如此恶性循环，则病难向愈。究其病变实质，当属本虚标实。本虚责之气阴两虚，标实为痰热、疫毒、湿浊、瘀血。而 SARS 疫邪侵犯人体易于化热生痰成毒致瘀，故邪盛正虚贯穿疾病的始终。由此可见，正确地认识 SARS 基本的证候因素热、毒、湿、瘀、虚，将有助于今后分析 SARS 及其他疫病的病因、病机、病性、病位及病势，从而揭示其病变机理和演变规律。

（曹洪欣　张明雪《中国中医基础医学杂志》2005 年第 3 期）

论寒疫与甲型 H1N1 流感的治疗

中医学对疫病的认识与防治已有几千年历史，积累了丰富而宝贵的临床经验，并经过不断的总结与创新形成了系统而独特的防治理论体系。不论是在瘟疫肆虐的古代，还是在新型传染病不断发生的今天，中医药一直在防治疫病、维护健康方面发挥着重要作用，为中华民族的繁衍昌盛做出了巨大贡献。疫病又称作瘟疫，根据五行可分为五类，《素问·刺法论》中有"五疫之至，皆相染易"的论述。根据疫病的发生发展及病邪特点，疫病主要有寒疫和温疫之分。历史上随着疫病理论由伤寒向温病的演变，及西医学对流行性传染性疾病的认识，温疫理论渐臻完善，而寒疫研究相对较少。本文结合寒疫的特点及甲型 H1N1 流感的临床特征进行阐述，以期拓宽中医药治疗甲型 H1N1 流感的思路，提高临床疗效。

一、伤寒与寒疫

《黄帝内经》中对以发热为主要临床表现的外感病进行了论述，并根据病因为其命名。《素问·热论》提出"今夫热病者，皆伤寒之类也"。其"伤寒"意为"伤于寒"。至东汉时期"伤寒"不仅指感受寒邪引发的疾病，而且是所有外感病的总称。《难经》中"伤寒有五"的论述给予"伤寒"更广泛含义，《伤寒论》建立了外感疾病辨证论治体系。历代医家通过对《伤寒论》的不断继承发展，六经辨证一直有效地指导着中医治疗外感疾病的临床实践。

寒疫理论是随着伤寒理论的发展以及人们对外感疫病认识的不断深化而逐渐形成的。对寒疫的认识最初从对伤寒疾病的认识开始。汉代张仲景在《伤寒论》序中有"余宗族素多，向余二百，建安纪年以来，犹未十稔，其死亡者，三分有二，伤寒十居其七"，可以说张氏家族所患伤寒非普通外感伤寒，很可能是寒性疫病。晋代王叔和《伤寒例》指出"从春分以后至秋分节前，天有暴寒者，皆为时行寒疫也"，明确提出寒疫非其时有其气的发病特征。宋代庞安时在《伤寒总病论·时行寒疫论》中，提出治疗寒疫的方剂圣散子方，其方药主要由三类药组成：麻黄、防风、细辛等辛温解表，藿香、石菖蒲、白术等和中化湿，附子、高良姜、肉豆蔻等温中散寒。从药物组成分析，寒疫属感受寒邪而致的伤寒病，应以温热药物治疗。明代吴又可《温疫论·伤寒例正误》认为寒疫就是冬日之伤寒，不宜以寒疫命名，"交春夏秋三时，偶有暴寒所着，与冬时感冒相同，治法无二，但可名感冒，不当另立寒疫之名"。

至清代对寒疫的认识已经脱离感非时之寒的伤寒范畴，寒疫成为一类瘟疫疾病的概称。叶霖《难经正义·五十八难》提出寒疫与伤寒的区别在于其具有传染性，"寒疫初病……与伤寒异处，惟传染耳"。凌德《温热类编·卷六》明确指出寒疫并非伤寒，治寒疫不宜用治伤寒之法，"风温、湿温、温病、寒疫等症，皆类伤寒耳。病热虽同，所因各异，不可概以伤寒法治之"。

综上所述，从《伤寒例》提出寒疫之后，随着对疾病认识的不断深入，医家对寒疫的认识，也由感受非时之寒而致的地域性外感寒邪之病，发展为感受具有寒邪性质的疫疠之气引起的流行性传染性疾病。

二、寒疫的特征

1. 寒疫的病因

（1）戾气是寒疫发病的主要原因：寒疫是由戾气引起的传染性疾病。刘松峰《松峰说疫·卷二》中强调寒疫是由疠气引起的传染病，"二曰寒疫……众人所患皆同者，皆以疠气行乎其间"。吴鞠通在《温病条辨·寒疫论》中论述其传染性，"世多言寒疫者……时行则里巷之中，病俱相类"。

（2）天时有寒是寒疫发病的外在条件：天时偏寒以及非时之暴寒是寒疫发生的外在条件。天时偏寒则有助于某些寒性戾气的滋生而致寒疫的发生，正如张三锡《医学六要·运气略》中指出"湿令大行，脾土受伤，民多寒疫"。而非时之暴寒不但有助寒性戾气的衍生，而且易削弱人体之正气导致寒疫的流行和暴发。

2. 寒疫的发病季节

寒疫四季可发病，但以气候寒热变化较骤的冬、春、秋季节多见。如刘松峰《松峰说疫·卷二》论述寒疫发病季节为"不论春夏秋冬，天气忽热，众人毛窍方开，倏而暴寒，被冷气所逼"。刘世祯《温热诠真·疫论》中有冬季寒邪合时气发病"冬气严寒，其气凛冽，疫气行于闭藏之令，合时行之气而化寒，其变多为寒疫"的论述。黄元御《四圣悬枢·卷四》言："而病寒疫，故多病于秋冬。"

3. 寒疫的临床特征

寒疫一般以恶寒、壮热、头身疼痛为主要临床特征，兼见腹泻、呕吐等症，无汗、不渴、苔白、脉浮紧为其辨证要点。吴鞠通在《温病条辨·寒疫论》中有"究其症状，则憎寒壮热，头痛骨节烦痛，虽发热而不甚渴"。刘谦吉《伤感合编·外感编》有"寒疫之为病，身热头痛，憎寒恶风，舌苔面垢"。张三锡在《医学六要·运气略》中指出"民多寒疫，多兼泻利，忌用润药，宜渗湿理脾"。黄元御《四圣悬枢·卷四》指出："寒疫之证，寒热无汗，得之于寒。"

三、寒疫与甲型 H1N1 流感的治疗

随着新发流行性传染性疾病的不断出现，人们对疫病的研究更加深入，从中医理论与实践深入研究甲型 H1N1 流感的治疗，提高中医药防治疫病的疗效已成为人们关注的课题。

1. 甲型 H1N1 流感的临床特征

根据卫计委《甲型 H1N1 流感诊疗方案》，甲型 H1N1 流感的主要临床症状为发热、咽痛、流涕、鼻塞、咳嗽、咳痰、头痛、全身酸痛、乏力；部分病例出现呕吐和 / 或腹

泻；少数病例仅有轻微的上呼吸道症状，无发热。据英国《新科学家》杂志报道，有半数的甲型 H1N1 流感患者无发热症状。我们在临床中也发现部分甲型 H1N1 流感患者表现为只恶寒不发热、或恶寒重发热轻、或先恶寒后发热、伴无汗、周身疼痛、鼻塞流清涕、苔白腻等表现，结合发病迅速、传染性强等特征，综合分析甲型 H1N1 流感的临床征象，应属寒疫范畴。

2. 治疗原则

甲型 H1N1 流感有温疫与寒疫之分，按照卫计委《甲型 H1N1 流感诊疗方案》中医药指导原则，甲型 H1N1 流感属温疫者以解毒清热为主，而对于甲型 H1N1 流感属寒者当从寒疫论治。

寒疫由寒邪疫毒引起，其初起性质属寒，宜用辛温解肌、透邪解毒之法，从温解论治。如《世补斋医书》用吴茱萸、川花椒、干姜、附子等温热药治疗。刘谦吉《伤感合编·外感编》提出治寒疫"人参败毒散、六神通解散并主之"。在《医存》中有"除湿温、寒疫可酌用温燥之品"的论述，刘世祯《温热诠真·疫论》中有"寒疫发于冬……宜用附子、细辛、大黄、牙皂辈以温里解郁"。对寒疫的辨治多有阐发。

寒疫的演变趋势或寒邪伤阳或从阳化热，当辨证治疗。对于寒疫之邪，入里伤阳，出现肢冷、昏厥则宜回阳救逆之法；寒毒入里化热，出现持续高热、口渴、神昏谵语者应清热解毒、凉血开窍。

根据甲型 H1N1 流感的临床特点，初起出现恶寒、无汗、周身疼痛，苔白或白腻，脉浮或浮紧者，宜选荆防败毒散加减治疗：荆芥 15g，防风 10g，羌活 15g，独活 15g，川芎 15g，柴胡 15g，前胡 10g，桔梗 10g，枳壳 10g，茯苓 15g，甘草 10g。可酌加金银花 20g，连翘 20g 增加解毒之力，以疏风散寒解毒。

对于邪正交争，邪踞少阳，而表现以恶寒与发热交替出现，胸闷、纳呆、恶心、咽痛、周身酸痛、苔白、脉弦者，可用小柴胡汤加减。柴胡 20g，黄芩 15g，清半夏 10g，党参 10g，僵蚕 10g，蝉蜕 10g，金银花 20g，连翘 20g，甘草 10g，以和解透邪解毒。

对于寒邪从阳化热，发热逐渐加重，高热持续不退，或呕吐、腹泻、乏力、周身酸痛、咽痛、苔白腻、脉弦滑或滑数者，可选麻黄升麻汤加减治疗：麻黄 6g，升麻 10g，知母 15g，石膏 30g，黄芩 15g，玉竹 10g，白芍 15g，桂枝 10g，茯苓 15g，白术 15g，干姜 6g，金银花 30g，连翘 30g，甘草 10g，以透邪清热解毒。

寒邪入里损伤阳气，而见恶寒、四肢厥冷、呕吐不渴、腹痛腹泻，舌苔白滑，脉弱，可选用急救回阳汤加减：制附子 10g，党参 15g，干姜 10g，白术 15g，桃仁 10g，红花 10g，连翘 15g，甘草 10g，以温阳益气活血解毒。

总之，甲型 H1N1 流感病情与发病季节、个体体质及病毒变异密切相关，表现错综复杂，病情演变与转归不一。因此，发挥中医瘟疫理论与辨证论治优势是治疗甲型 H1N1 流感的有效途径，也是提高临床疗效的关键。

（曹洪欣 蔡秋杰 王乐《中医杂志》2010 年第 1 期）

中医治疗肿瘤标记物异常探讨

肿瘤是当今世界严重威胁人类健康的疾病之一。据 WHO 报道，癌症已成为全球主要死亡原因之一，2008 年 760 万人死亡（约占所有死亡人数的 13%），预计全世界癌症死亡人数将继续上升，2030 年将超过 1310 万。我国是癌症病死率较高的国家之一。目前，我国癌症每年发病人数约 260 万，死亡 180 万，癌症死亡人数占我国居民死亡人数近 1/4，过去 30 年我国癌症病死率增加了 80%。

防癌治癌研究已成为世界性课题。自 1846 年 Bence-Jones 从浆细胞瘤患者尿中发现第一个肿瘤标记（本周蛋白）以来，肿瘤标记研究已有 160 余年历史，随着肿瘤研究的不断深入，人们越来越认识到早期发现、早期诊断与早期治疗是有效防治肿瘤的关键，因此，肿瘤标记迅速成为现代肿瘤学中发展较快的一个重要分支，肿瘤标记研究与应用已成为肿瘤防治的重点领域。

中医学是我国医疗卫生保健体系的重要组成部分。几千年来，在维护人民健康、防病治病中发挥着重要作用。中医学的"治未病"理念、整体调节与个体化诊疗模式对防治肿瘤具有一定的优势，探索中医药治疗肿瘤标记物异常的辨证论治规律，发挥中医药的优势作用，对肿瘤的早期防治、降低发病率、提高疗效具有重要意义。

一、肿瘤标记物的概念及其应用价值

肿瘤标记（tumor marker）是指肿瘤细胞区分于正常细胞的生物学和分子特征；是在肿瘤发生、发展过程中，由肿瘤细胞合成、释放，或宿主对肿瘤反应性释放的一类物质；既可能仅存在于肿瘤细胞的独特的基因或产物（质的异常），也可能是一些在正常细胞存在，但在肿瘤细胞的特殊部位异常表达的基因或其产物（量的异常），或对细胞应激或环境信号反应的功能异常。肿瘤标记可能位于细胞内或细胞表面，或分泌至细胞外间隙，甚至进入血液循环。

理论上通过免疫学方法，应用肿瘤标记可发现细胞数为 10^6 的肿瘤病灶，虽然目前特异性强的早期肿瘤标记较少，对肿瘤标记的应用还有待统一与规范，肿瘤早期发现较为困难，但肿瘤标记可比一般常规方法提前 3 ~ 4 个月，甚至 1 年发现肿瘤，其对肿瘤的筛查、辅助诊断、监测、进展、肿瘤疗效和预后判断等方面的价值已被公认。

二、中医对肿瘤标记物的认识

中医学认为，人体以五脏为中心，通过经络气血，将六腑、官窍、四肢百骸、筋、骨、脉、肉、皮毛连接成一个有机的整体。肿瘤标记物异常表达不仅是局部性的病变，而且是一种全身性的病理状态在机体局部的反映，其致病因素复杂，各种致病因素均可致脏腑功能失调，阴阳气血失衡，正气亏虚，毒邪留恋，气血津液郁滞而致肿瘤标记物的异常。

运用中医理论结合临床实践我们体会到，脏腑功能失调是导致肿瘤标记物过度表达的重要原因。中医学认为，脏腑不仅是具有生理功能的实体器官，又是情志活动的载体，更是人体整体活动的中心。脏腑功能活动的盛衰决定着人体的健康状况，其功能健全协调，则人体可进行复杂的生命活动；脏腑功能失调则导致疾病的发生。反之，疾病的发生又造成脏腑功能紊乱，致使脏腑本身的阴阳、气血失调。

毒邪稽留是肿瘤标记物异常的主要病机。先天禀赋不足或后天失养、情志不舒均可导致脏腑失调，正气亏虚，致气血运行不畅，毒邪内生，稽留不去，郁结不散，久蕴而成毒瘤。明·周之干曰："凡毒，血气不足而成；气血凝滞，毒之所由发也。"而七情失和、脏腑功能失调、气血运行紊乱等原因，致使体内生理和病理产物不能及时排出，蕴积成毒，既能加重病情，又可导致变证丛生，表现为初期肿瘤标记物异常，继则肿瘤病灶形成。

三、肿瘤标记物异常的辨证论治思路

脏腑功能失调、毒邪稽留是肿瘤标记物异常的主要病机。辨证论治宜宏观与微观结合、审正虚之部位、察邪正盛衰的程度、依病程病情之轻重，以扶正祛邪为大法，综合调节与标记物异常特征兼顾，及时治疗，防止肿瘤病灶形成，抑制肿瘤发展，提高生活质量。

1. 宏观辨证重脏腑辨虚实

肿瘤标记物作为一种全身性的病理状态在机体局部的表现，治疗时当把握整体观，以宏观辨证为主、脏腑病机为基础。

如心主火，七情内伤，心火亢盛可致毒热内结。肺主气，肺失宣降，水液停滞易生痰化饮。脾为后天之本，运化失司，则气血亏虚、湿浊内生。肝主疏泄，调畅气机，功能失调，易气滞血瘀。肾藏精，为五脏阴阳之本，肾阴肾阳失衡亦可导致多种病理产物内生。因此，宏观辨证当详审肿瘤标记物与脏腑功能失调的密切联系，司外揣内，推究病机，详辨病位，把握病性，早期截断病势，防止疾病传变。如患者 CEA 升高，症见胁肋胀痛、腹胀、纳少、口苦、口干、大便黏腻不爽、小便黄赤、舌红、苔黄腻、脉数，此属肝胆湿热，乃湿热蕴结、肝失疏泄而致。考虑肝与肺、脾、胃、肾之间的相互联系，为防疾病传变，多脏受累，加重病情，在疏肝利胆、祛湿清热的同时，还应以补益脾胃、肺肾之法辅之。

2. 微观辨证重特异明病位

辨治肿瘤标记物异常，在宏观辨证的同时还要结合现代诊断技术，运用微观辨证。

根据某些肿瘤标记物具有器官特异性的特点，分析其特异性与中医脏腑结构和功能之间的相互联系，把握其病理变化的本质，选择用药，可提高临床疗效。特别是有些患者无明显证候表现，常"无证可辨"，更应结合检测结果而微观辨证。如治疗 PSA 增高的患者，在宏观辨证的同时，可将PSA的特异性与膀胱结构功能特点相结合，针对膀胱"州都之官"，与肾相通，赖肾气化，主排尿、贮尿的生理功能进行分析治疗。

3. 扶正祛邪为治疗大法

扶正祛邪是治疗肿瘤标记物异常的原则，重点是详辨邪正之盛衰，行以攻补之法。正不甚弱，邪毒偏盛，当祛邪以扶正。正气亏虚，毒邪与瘀血、痰饮、水湿、热邪相兼为患，耗损正气，当扶正以祛邪。若正虚邪恋，缠绵难解，宜攻补兼施，于祛邪中顾护正气。

如CEA异常升高并伴有腹胀、饮食不当则腹泻等症状者，多热毒为患，若去之不速，易生他变，宜祛邪以扶正，以攻伐邪毒为主，并佐以扶正之品，可用大柴胡汤佐以活血之品泻热毒。若邪毒内陷，毒深正弱者，宜攻补兼施，如治疗肺癌患者CEA、CA125异常增高，并伴呛咳、痰少、胸前拘急、气短、背痛诸症，在清热涤痰、活血散结的同时，以益气养阴之品扶正。若肿瘤术后残毒留恋，正气亏损的标记物异常者，可补益正气为主，再酌加祛邪之品，使气旺血行，余毒自消。如前列腺癌术后PSA增高者，可酌情选用滋肾通关法，佐以清热解毒之品。

4. 整体调节，引经抑瘤

中医学善于从对"患病的人"的整体状态入手来诊治疾病，以辨证论治为主的个体化诊疗模式亦是中医理论与实践的先进性之一。治疗肿瘤标记物异常当因人论证，因证立方，在整体调节的同时兼顾局部病灶，有针对性地选择用药，引经抑瘤，提高疗效。如半边莲、半枝莲、白花蛇舌草、薏苡仁、莪术等药物经现代药理研究具有一定的抗肿瘤作用。治疗消化道疾病的肿瘤标记物异常在整体辨证的基础上可选用半枝莲、薏苡仁、白花蛇舌草；如肺系疾病出现肿瘤标记物异常可酌加半边莲、白花蛇舌草等；若肿瘤标记物出现在肝部疾病者可选用莪术、薏苡仁等。治疗AFP异常增高者，可针对其病位在肝，且涉及脾、肾、胆、胃，肝脾受损，气滞、血瘀、痰湿、热毒蕴积日久，正气耗损，气血逆乱，致其而生的病机特点，在治疗上当肝、脾、肾同治，并顾护胆胃，前期可破结散肿，化痰活血消积；后期正气耗伤，虚象尽呈，再治以扶正祛湿、清热补虚之法肃清毒根；并针对病灶在肝，可选加莪术、薏苡仁等药物，引经抑瘤。

四、问题与展望

肿瘤标记具有定量、无创、能动态监测、易普及和推广等优点，可作为首选的初筛方法。研究证实，AFP阳性比物理检查可早9个月发现异常。近年来，分子靶向药物的出现具体体现了肿瘤的个体化，肿瘤的分子病理标志在肿瘤的个体化诊疗中凸现出重要的意义。肿瘤标记在肿瘤诊断中发挥重要作用，不断涌现的现代新技术手段提供了大量的分子标记。虽然迄今为止，除了少数几个经典的标记（AFP、CEA、PSA等）的临床意义经过大规模临床验证外，极为特异的、能够帮助做出明确诊断的分子标记依然很少，但肿瘤标记的研究在21世纪肿瘤防治研究中仍值得关注。进入新世纪，随着医学模式转变，全球性卫生工作的战略重心由治疗疾病向提高健康素质、减少疾病发生转移。中医辨证论治的个体化诊疗模式、整体观念、整体调节的防治手段与治未病理念指导下的早期干预等理念与方法，在肿瘤标记物异常阶段的防治作用有其独特的优势。遵循中医药自身发展规律，充分利用现代诊断技术，探索中医治疗肿瘤标记物的规律与方法，针对引发肿瘤标记的诸多因素，早期干预治疗，对于有效阻止、延缓肿瘤的发生具有重要意义。

（曹洪欣　赵凯维　王乐《中医杂志》2012年第17期）

中篇　研究中医

有关百合病的几个问题

百合病是以神志失常为主的一种疾病，是中医学独特的病名。张仲景在《金匮要略》一书中立专篇讨论了百合病的概念、发病、预后、临床表现及治疗原则，提出了七首方剂，有效地指导着临床上对百合病的辨证论治。然而后世医家对百合病的认识却有分歧，观点颇不一致。因此，笔者拟就有关百合病的几个问题，谈谈个人的意见。

一、"百脉一宗"之内涵

《金匮要略·百合狐惑阴阳毒病证治第三》指出："百合病者，百脉一宗，悉致其病也。"认为百合病是"百脉一宗"为病。因此，探讨"百脉一宗"一词之内涵，乃为认识百合病的关键。然而历代医家对其论注不一，多数人认为，"周身之脉，分而言之曰百，合而言之曰一，故曰百脉一宗。若曰百合之病，总脉病也（《医宗金鉴》）"。有人认为百脉虽都有病，而归根结底一宗于肺，理由是肺朝百脉。亦有人认为一宗于心肺等。

笔者认为，"百脉一宗"一词寓意深刻，它既指出了百合病的病位，又揭示了百合病的病变机制。"脉"与"宗"皆指部位而言。"脉"指血脉，"宗"指心脏。《广雅释诂》曰："宗者，本也。"《素问·六节藏象论》曰："心者生之本，神之变也……其充在血脉。"《素问·痿论》曰："心主身之血脉。"故心为百脉之根本。"本"系指心脏而言，称为"一宗"。从生理病理上论，"心者，君主之官也，神明出焉（《素问·灵兰秘典论》）"，"心藏神，脉舍神（《灵枢·本神》）"，"心之合脉也（《素问·五脏生成》）"。心、脉与神的关系至为密切。心脉为病，神失舍藏，心神浮越，常表现"如有神灵，身形如和"等百合病之特征；而百合病精神恍惚、神志不宁等症状（如默默不语，食欲或好或不好，欲卧不能卧，欲行不能行，如寒无寒，如热无热），又为心脉受损的主要依据。从发病趋势看，百脉为病常可影响心脏之功能。心脏为病，百脉势必因之受损，二者极易"悉至其病也"。在临床上，百合病不仅只是百脉为病，而实以心脏受损、神志不宁之症状为主要特点。治疗时常以百合为君，功在"安心、定胆、益志、养五脏"（《大明本草》），并佐加其他养心安神之品，以获速效。

综上所述，"百脉一宗"是指全身经脉与心脏而言。脉布周身，循环无端，故曰"百"；心主血脉，居于胸中，为五脏六腑之大主，故曰"一"。说明百合病是周身百脉与心脏同时受损，以神失舍藏、神志不宁为主要病理变化的一种疾病。如陶厚堂在《吴医汇讲》中指出："夫'百脉一宗，悉致其病'，乃本乎心神涣散也。心主脉，故心病而脉为之皆病矣。惟其心神涣散，故下文常默默，不能食，不能卧，不能行数句，无可奈何之态，皆所以形容百脉悉病之语。"

二、百合病非百合证

有的医家把"口苦、小便赤、脉微数"作为诊断百合病的唯一可凭之证，称百合病为阴虚内热之证，把"病"与"证"混为一谈。这不仅不利于揭示百合病的本质，探讨其发展规律，而且束缚了对百合病的辨证论治。笔者认为，《金匮要略》以病立篇，是研究内伤杂病的专书。百合病同书中记载的其他疾病一样，是一种独立的疾病。它以热病所伤、情志为患为主要病因，以心脉受损、神失舍藏为病变机制，以"意欲食复不能食，常默默，欲卧不能卧，欲行不能行，饮食或有美时，或有不用闻食臭时。如寒无寒，如热无热……诸药不能治，得药则剧吐利，如有神灵者，身形如和"等症状为临床特点。这些症状反映了百合病的内在本质，是百合病的基本特征，是诊断百合病的唯一依据。而用百合地黄汤主治的百合病，是百合病的一个证候，属阴虚内热证。其临床表现在百合病临床特点的基础上，兼见口苦、小便赤、脉微数等阴虚内热症状。尽管临床上阴虚内热证百合病较为多见，但它只能反映百合病某一阶段的特点，而不能概括百合病的发展规律。百合病由数组证候所构成，它不仅可见阴虚证，也可有阳虚证。而阳虚证又不可能出现口苦、小便赤、脉微数等症状。因此，不能把口苦、小便赤、脉微数作为诊断百合病的唯一可凭之证，亦不能把百合病称为阴虚内热证，百合病非百合证。

三、百合病应"随证治之"

百合病非百合证，乃为多种证候之疾。故当审其阴阳所伤、气血亏虚之异，以及误治证与变证的不同，本仲景之法，各随证治之。仲景云"百合病，见于阴者，以阳法救之；见于阳者，以阴法救之"，不仅概括了百合病的治疗原则，而且指出了百合病有"见于阴"证与"见于阳"证之区别。"见于阳"者，乃阴虚内热之证，除百合病的临床特点外，尚有口苦、小便赤、脉微数等阴虚内热症状。治以养阴清热为主，方用百合地黄汤。若误汗后，津伤热甚者，治以清热生津，方用百合知母汤，若误下后，胃气上逆者，治以安神降逆，方用滑石代赭汤。若误吐后，伤及中气者，治以补虚安中，方用百合鸡子黄汤。若百合病不解，变成渴者，用百合洗方。若渴仍不止，治以生津止渴，用瓜蒌牡蛎散。若变发热者，治以补虚清热，用百合滑石散。"见于阴"者，为阳虚之证。《素问·上古天真论》云："阳气者，精则养神，柔则养筋。"阳气不足，神失所养，神不守舍，也可引起百合病。百合病除有其临床特点外，还可有畏寒肢冷、口淡、尿清、脉迟等症状，宜用温阳法，我院吴维康副教授主张用建中汤之类。陆渊雷说："故诸治法皆以百合为主，至病见于阳，加一二味以和其阴，病见于阴，加一二味以和其阳。"实属经验之谈。过去曾有人报道53例百合病（《浙江中医杂志》1965年第4期），其临床表现以乏力懒言、欲食不能食、行动头重脚轻、动则心悸、恍惚、似有寒热感为主，施以八珍汤收到满意疗效，6～14天治愈率达94.34%。《赵锡武医疗经验》亦有用百合、地黄等药合瓜蒌薤白半夏汤治愈百合病的记载。足以说明对百合病应辨证论治，方有奇效。

钱乙目诊初探

钱乙，字仲阳，北宋著名儿科医家，著《小儿药证直诀》。钱氏临证 50 余年，诊察小儿之疾，主张四诊合参，尤擅长目诊，经验十分丰富。因小儿方术号为哑科，"医为持脉，又多惊啼，而不得其审"，且"其骨气未成，形声未正，悲啼喜笑，变态不常"，故目诊在儿科诊法中更为重要。《直诀》论目达 50 余处，内容广泛，颇具特色。而有关钱乙目诊的研究尚未见专题报道，因此，笔者对钱氏目诊作以探讨，冀对临证有所裨益。

一、目诊的内容及临床意义

钱乙根据小儿的生理特点，从眼目之神、色、形态等方面对目诊进行了研究，丰富了儿科目诊的内容。

（一）望目神

目神是脏腑精气的集中反映。脏腑精气充足，则两目精彩内含、炯炯有神；脏腑精气虚衰，则目无精光、无光彩、或目暗呆滞。因肾水之精上聚于目，使之能视万物，故肾水不足，精不上荣于目，常表现为目中无神。《小儿药证直诀·五脏病》曰："肾病，无精光，畏明，体骨重。"《小儿药证直诀·目内证》曰："无精光者，肾虚，地黄圆主之。"析小儿肾虚之源，不外先天禀赋不足、后天饮食失于调养两端，故目无精光常出现于胎怯（病于先天）、积痛（伤于后天）等病中。

（二）望目色

望目色主要包括望目内（白睛、黑睛）、目胞之颜色。白睛即巩膜，白色为常。白睛色红者，为邪热上蒸所致。其又有红与淡红之分。红者，多为心经实热；淡红者，多为心经虚热。白睛色青者，为病在肝。其证有虚实之别。青者为肝热，浅淡者为肝怯，即肝气不足。白睛色黄者，为脾热，乃黄疸之征也。面目、指甲皆黄者，为黄病。若"面燥腮赤，目胞亦赤，呵欠顿闷，乍凉乍热，咳嗽嚏喷，手足稍冷，夜卧惊悸多睡，并疮疹证，此天行之病也"（《小儿药证直诀·疮疹候》）。若目赤兼青者，多为心肝热盛，风火相煽，乃动风之兆。《小儿药证直诀·杂病证》云："目赤兼青者，欲发搐。"若目赤脉延伸至瞳孔内，即"目赤脉贯瞳人"，最为危候。

（三）望目之形态

（1）目胞浮肿：指上下眼睑凸起。《灵枢·水胀》篇曰"水始起也，目窠上微肿，如新卧起之状"，指出目胞浮肿为水病起始之兆。小儿之目胞浮肿，或见于疳病中，或见于腹胀病中，皆由脾气虚弱运化失职、水气上泛所致。

（2）直视：指定睛直视，不能转动，乃肝风内动之候，常见于惊风、惊病及热病中。

《小儿药证直诀·五脏所主》云："肝主风，实则目直。"《小儿药证直诀·肝有风甚》云："若热入于目，牵其筋脉，两眦俱紧，不能转视，故目直也。若得心热则搐，以其子母俱有实热，风火相搏故也。"

（3）斜视：目睛不能正视，斜向左侧或右侧，或两目上视，亦为动风之征，多见于惊痫抽搐之病。钱氏还根据斜视的程度，结合发病时间辨证认为，早晨（寅卯辰时）发搐、目上视、身体壮热为肝旺，日午（巳午未时）发搐、目上视、白睛赤色、心神惊悸者为心旺，日晚（亥子丑时）发搐、目睛紧斜视、身体温壮、乳食不消为脾虚心火盛之候。

（4）连眨：眼睛很快地开闭，不能自制，为肝风内动之兆。《小儿药证直诀·肝有风甚》云："凡病或新或久，皆引肝风。风动而上于头目，目属肝，风入于目，上下左右如风吹，不轻不重，儿不能任，故目连札也。"

（5）睡露睛：指睡眠时不能闭目，多为脾胃虚弱所致，常见于慢惊风、吐泻等杂病中。如《小儿药证直诀·慢惊》曰："因病后，或吐泻脾胃虚损，遍身冷，口鼻气出亦冷，手足时瘛疭，昏睡，睡露睛，此无阳也……因脾气即虚，内不能散，外不能解。至十余日，其证多睡露睛……"钱氏把睡露睛作为脾胃虚弱之候，颇具见地。

（6）畏明：指不欲见亮，明亮处则闭目以御之，多由肾水亏、精不上荣所致。《小儿药证直诀·肾虚》曰："肾水，阴也，肾虚则畏明。"若伤风病兼见畏明一症，乃肾虚复感风邪所致。如《小儿药证直诀·伤风兼脏》："兼肾则畏明。"

（7）白膜遮睛：亦称白膜侵睛，为肝病的外征。《小儿药证直诀·诸疳》曰："肝疳，白膜遮睛，当补肝，地黄圆主之。"

（8）白睛多，或黑睛少：多为肾虚之候，常见于解颅、胎怯等病。如钱乙在其医案中说："目中黑睛少而白睛多，面色㿠白，神怯也。黑睛少，肾虚也。黑睛属水，本怯而虚，故多病也。"《小儿药证直诀·杂病证》亦有"胎怯面黄，目黑睛少，白睛多者，多哭"的记载。

（9）黑睛多：多为心经热盛。如《小儿药证直诀·杂病证》指出："胎实面红，目黑睛多者，多喜笑。"

二、目诊应用举隅

《灵枢·大惑论》曰："五脏六腑之精气，皆上注于目而为之精。"《灵枢·邪气脏腑病形》云："十二经脉，三百六十五络，其血气皆上于面而走空窍，其精阳气上走于目而为睛。"可见目与五脏六腑的关系至为密切，故据目可测五脏六腑之变化。

（一）揭示病因病机　掌握疾病预后

从《小儿药证直诀》中可以看出，钱乙不仅善于以目探求病因、揭示病机，而且善于运用目诊推测病情转变，观察疾病预后。如《小儿药证直诀·五脏相胜轻重》说："肺病见春，金旺肺胜肝，当泻肺。轻者肺病退，重者目淡青，必发惊。更有赤者，当搐，为肝怯，当目淡青色也。"指出肺病在春季发作，乃金乘木也，若单纯肺（金）旺，泻肺则病自愈。视其目淡青色，知肝怯之征也。审其病机，病家不仅肺旺，而且肝虚，故称"重者"，必现惊痫之疾，法当补肝治肺。若再见目赤，说明心经热盛，势必抽搐，此即"得心热则搐"之机也。再如案二十记载了钱乙以目测病的情况：辛氏女孩，五岁，患了虫痛病，其他医生用巴豆、干漆、朱砂等药，治之不效。患儿哭叫不宁，俯仰睡卧不安，手按心腹，时而大叫。面无正色，目无光而呆滞，唇白吐沫。到了第六天，胸高而卧转不安。召钱乙诊治，用芜荑散三服，见小儿目不除青色，钱乙惊讶地说：此病很重，若再出现泻泄则为逆也。第二天，果然大便溏泄，见混有药滓。钱乙说：脾胃虚冷而虫动，反见目青，为肝乘脾，更加泻下，可知其气极虚，而丸药随粪而下，即脾胃已脱，故知为不治之症。过了五天，患儿昏迷不醒，七天而亡。此病初起乃虚实夹杂之候，纯用泻下逐虫法，邪未去，正气大伤，观其目光呆滞可知矣。更见两目青色为肝旺之候，大便溏泄乃脾虚之症。总观病机，虫未去，正气衰且肝气旺，脾气败。故钱乙推测为死病，果居七日而绝。

（二）鉴别疑似病证　指导临床治疗

钱乙在《小儿药证直诀》中常把疑似病证排列在一起加以论述，并运用目诊来鉴别病证。如《小儿药证直诀·杂病证》曰："吐泻昏睡露睛者，胃虚热。吐泻昏睡不露睛者，胃实热。"二者共有呕吐、泄泻、昏睡等类似症状，以睡眠露睛与否，区别虚实之证，即露睛者虚，不露睛者为实。再以虫与痫的区别为例，钱氏认为小儿体质柔弱，若胃中虚冷，邪虫蠕动，而致心痛者，与小儿痫病很相似。何以别之？曰："但目不斜，手不搐也。"即目斜视，抽搐者为痫，目不斜、无抽搐者为虫病也。又如胎肥、胎怯、胎热病皆与禀赋有关，以目别之，"目白睛粉红色"乃胎肥病，"目无精彩"为胎怯，"目赤"胎热病是也。以上实例足以说明目诊在鉴别疑似病证方面具有重要意义。

鉴别病证的目的是指导治疗，而疗效好坏又为验证辨证是否准确的标准。从《小儿药证直诀》所载的23例医案中可以看出，钱乙具有很高的辨证论治水平，每获桴鼓之效。以案十一为例：徐氏三岁小儿，每天太阳偏西时抽风，身体微热而目微斜视，睡眠时露睛，手足发凉，呼吸喘促气短，大便微带黄色。一医生认为此病仅由肝风内动所致。钱乙根据目微斜视、抽搐为肝风，睡露睛、肢冷为脾虚，呼吸喘促气短为肺弱，认为此病乃虚实并见，而以虚证为主，治宜先补脾肺，后平肝息风。服药九天，病获痊愈。可见目诊既有助于鉴别病证，又有利于指导治疗，实为"诊法之首要"。

（《中医药学报》1985 年第 6 期）

遍诊法探析

遍诊法是指切按全身动脉、以诊察分析疾病的方法，为《黄帝内经》（以下简称《内经》）时期盛行的诊法之一。《灵枢·经别》云："夫十二经脉者，人之所以生，病之所以成，人之所以治，病之所以起。"因此，经脉的变化可反映疾病的发生发展，从而作为诊断疾病的依据。《内经》在当时天、地、人三才思想的影响下，将人体动脉分为上、中、下三部，每部又分天、地、人三候，合为九候。如此三部九候之脉几乎遍于全身，故以"遍诊"为名，又称三部九候诊脉法。

遍诊法主要载于《内经》，由于受封建道德观念的影响，以及该诊法应用颇为麻烦，尤其是独取寸口法盛行后，医家对遍诊法的论述甚少。然而作为中医学中具有特色的诊病方法之一，探讨其特点及临床意义是十分必要的。故本文就《内经》有关篇章对遍诊法加以阐述。

一、遍诊法的部位划分

《素问·三部九候论》曰："一者天，二者地，三者人，因而三之，三三者九，以应九野。故人有三部，部有九候，以决死生，以处百病，以调虚实，而除邪疾。"不同部位的经脉搏动，代表着不同的临床意义，故掌握每候的部位及其脏腑分属，有助于分析和诊断局部和全身的病变。

上部（头部）：天，两额之动脉（太阳穴），诊头颅病。地，两颊之动脉（巨髎穴），诊口齿病。人，耳前之动脉（耳门穴），诊耳目病。

中部（手部）：天，寸口桡骨动脉（经渠、太渊），诊肺病。地，大指次指间桡动脉（合谷穴），诊胸中病。人，掌后锐骨尺动脉（神门穴），诊心病。

下部（足部）：天，大腿内侧上部（五里穴，妇人取太冲穴），诊肝病。地，内踝后跟骨傍动脉（太溪穴），诊肾病。人，大腿内侧前上方（箕门穴，候胃气用冲阳溪穴），诊脾胃之病。

二、遍诊法的临床意义

遍诊法主要诊察三部九候的脉象变化，其临床意义主要体现在以下四个方面。

1. 九候相应为常

九候之不同部位可反映不同脏腑的病变，然而九候之脉并非孤立的，而是一个不可分割的整体。正常情况下，九候脉象是上、中、下三部相应的，说明人体健康无病。即所谓"九候之相应也，上下若一，不得相失。"

2. 九候不应为病

九候间出现不协调的脉象，则为疾病的征兆。如任何一候出现与其他候不相应的脉象，说明该候相应的脏腑发生了病变。《内经》以独小、独大、独疾、独迟、独寒、独陷下等脉象，来说明一候脉象异常而反映相应脏腑经络的病变。正如《素问·三部九候论》所说："察九候独小者病，独大者病，独疾者病，独迟者病，独热者病，独寒者病，独陷下者病。"一般而言，九候中一候脉象与其他候不协调为病轻，二候与其他候不协调为病重，三候与其他候不相应则病势危笃，若三部九候俱不相协调则为死候。

3. 形脉不应亦病

形，指形体；脉，即九候之脉，通常形体与脉象是相应的，即形壮则脉盛，形瘦脉弱。若形体与脉象不相应，则为病态。如形体壮盛而脉细弱，伴有少气不足以息之症状；或形体瘦弱而脉洪，伴胸中气满滞塞，皆为病情危重之象。若九候虽调，但形坏肉脱，亦为脾肾气绝之危象。

4. 脉象异常主病

正常脉象一息四至五至，不大不小，从容和缓而节律一致，且柔和有力。正如《素问·平人气象论》云："人一呼脉再动，一吸脉亦再动，呼吸定息，脉五动，闰以太息，命曰平人，平人者不病也。"反之则为病脉。若脉来流利为病轻，脉来迟涩为病重，脉不往来则必死。九候之脉俱弦细沉绝，为阴气盛；若脉见躁急盛数，为阳气盛；脉见乍数、乍疏、乍迟、乍疾者，为脾气败坏之危候。脉体长是气血充实的表现，脉短是气血不足的征象，脉数为热，脉大为邪气亢盛。上部脉盛，多为气滞于下而胀满症。代脉为脏气衰惫，细脉为气虚血少，涩脉为气血流行不利而心痛，脉来如泉水上涌，出而不返，为病重而气血衰败。

脉来参差不调为病脉；若脉如参舂者，此上彼下，左右上下不应者，为病重；若脉来至数不清，且上下左右不协调，多为死候。中部脉候独弱，与其他候不相应，为中气绝；中部脉时快时慢，为正气衰败；若脉来代而钩者，乃络脉受邪，病在体表；脉小弱以涩者，谓之久病，浮滑而病者，谓之新病。

不同部位的脉象异常反映了不同脏腑的病理变化。若肺脉壅满，可见喘息、两胠部位胀满之症。肝脉壅满，可见两胁下胀满、睡卧易惊、小便不通。肾脉壅满，则症见从胠下到小腹部胀满、两侧胫部有不同程度的肿胀、步履蹒跚或偏枯。心脉满大，可见惊病、抽搐、筋脉拘挛。肝脉急数，而有紧迫之状，或突然切按不利，伴有失声，多由惊骇所致。肾、肝、心三脉细小急数而不鼓指，皆主瘕病。肾脉、肝脉并见沉象，多为石水，若并见浮脉，多为风水；二脉并见虚象，为病情危重之征；二脉并见小而弦，为发惊之兆；若肾脉或肝脉沉而盛大急疾，皆为疝病。心脉搏击急疾而滑为心疝，肺脉沉而搏击鼓指为肺疝，就六经病证而言，滑为邪气有余，涩为经气不足。若厥阴脉滑为邪气有余而病狐疝风，脉涩为经气不足而病少腹中积气。少阴脉滑为邪气有余而患肺风疝，脉涩为经气不足而病气积或尿血。太阴脉滑病脾风疝，脉涩则病气积和脘腹部不时胀满。阳明脉滑则病心风疝，脉涩则病积聚和时时惊恐。太阳脉滑则病肾风疝，脉涩则病积气和时发生头部疾患。少阳脉滑则病肝风疝，脉涩则病气积和不时筋脉拘挛、两目疼痛等。

本文结合《内经》，对遍诊法进行了初步探讨。由于《内经》中论述遍诊法的内容十分丰富，有些内容甚至今后学仍扑朔迷离，故本文尚不能全面阐发遍诊法之精华，仅例其一二，旨在对临证有所裨益。

（《中医药信息》1990 年第 4 期）

中篇　研究中医

对中医证候研究的一点看法

近年来，证候研究已引起中医界的充分重视，表现在相关论文数量增多，质量越来越高，出现研究证候的新高潮，孕育着学术上的重大突破。有鉴于此，笔者就证候研究中的几个问题，略陈管见。

一、证的概念亟待统一，病、证、症关系应更加明确

深入对证的研究，必须首先澄清证的基本概念。尽管把证候看作是由一组症状、体征所组成的证候群观点的人已为鲜见，然多数人认为，证是在中医理论指导下，对四诊收集的临床资料综合分析而得出的诊断性结论，它概括了发病原因、病变机制、病邪性质、病变部位，为治疗提供依据。近年来，从多学科、不同层次、不同角度对证候的研究，加深了对证候概念的认识，如有人提出证与证名的含义不同，亦有人认为有诊断结论的证与临床表现的证之分，更有人以方测证、用控制论、系统论等方法研究证。《中医证候规范》二次会议曾对证候概念进行了专题讨论，使其含义更加明确。然而至今仍缺乏全国范围内的一致观点。因此，给深入研究证候带来了一定的困难。

许多医家在论述证候概念的同时，皆力图阐明其与病、症的关系。一般认为，病、证、症皆为人体疾病状态的反映，三者既有联系，又有区别。"病"指人体阴阳失调所表现出来的病理变化的全过程，每种疾病都有各自的病因病机、演变规律及预后，由不同的、有着内在联系的证候所构成，是由贯穿疾病始终的特殊本质所决定的。而证候为疾病某阶段本质的反映，受疾病特殊本质所制约。"症"即症状，是人体患病后的异常感觉和医者诊察所获得的体征。症状既是病、证的外在表现，又为诊病辨证赖以凭借的依据。由于千余年来，病、证、症三者一直相袭应用，甚则延续至今。所以无论在理论上，还是在临证中，常常发生病、证、症混淆的现象。这势必造成概念上的模糊，束缚中医学术的发展。因此，证的概念必须统一，病、证、症关系应进一步明确，这样才能对证候的研究更加深入，使临证有规可循。

二、根据证候特点，进行规范研究

随着中医学术的发展，中医界对证候规范研究的呼声越来越高，并已引起相当的重视。卫生部于 1984 年、1986 年组织全国专家先后两次召开了中医证候规范会议，使这项研究取得了一定的进展。

古代医籍中，对证候有着极其丰富的论述，积累了宝贵的经验。在证候规范研究中，不可忽视对文献的研究，即应在占有大量资料的基础上，阐明每一证候的渊源及衍化，澄清其内涵、外延，并验之于临床，以使规范研究更加深入。

由于证候反映了疾病过程中某个阶段的主要症结，故证候可见于疾病发展的不同阶段，同一证候亦可出现在不同的疾病中，所谓"异病同证"。证候规范研究强调了证的这种普遍性，往往忽视了证的特殊性。实际上，异病同证，病异则其证之临床表现必相应而异，其证候动态变化、转归及预后亦因病种差异而不同，方药亦应根据疾病的临床特点而应用。如同为肝郁气滞证，在脏躁病中则表现为情志异常，病程较长，进展缓慢，日久每现阴亏之证；而在癥瘕病中，初起以气滞症状为主，久则血行不畅而见瘀血之候，每易酿成沉疴。再如同为肝肾阴虚证，在眩晕、腰痛病中，不仅主症不同，选方用药亦略有差异。因此，在证候规范研究的同时，不应忽视证的特殊表现，即随病种不同，证候又各具特点。治疗应考虑到这种特殊性而处方用药，如此方能收到满意疗效。

然而由于证候的发生和演变呈现动态变化之过程，这种动态变化形成了证候的不同类型，给证候规范研究带来了一定的难度。如同是肝郁证，其前沿证、非典型证、典型证之临床表现显然不同；同为肝郁脾虚，有以肝郁为主、以脾虚为甚，或两者并重的不同程度之分。因此，证候规范研究在统一每种疾病证候分类的基础上，既要考虑证的共性，又不能忽视证的特性；既要强调证候诊断标准统一，又要重视证候动态变化的不同层次。如此，方能达到既保持中医理论的特点和长处，又有利于临证，且有所创新的目的。

三、动态变化是证候的基本特征，应充分重视

证候的发生发展、证与证的演化是动态的，构成证的各个要素（病因、病机、病位、病性、症状等）也是不断变化的。一般而言，外感病证候变化迅速、明显，内伤病证候演变相对缓慢、隐匿。然无论外感、内伤，证的发生与演变都蕴含量的变化和质的变异。故临床上，我们常发现一些证候的表现似甲似乙，使人疑惑不定，难以做出诊断，治疗亦颇感棘手。其实这些都源于证候的运动变化，处于证候演变的不同阶段。重视动态变化这一证候基本特征，不仅有利于辨证，掌握证的动向，而且有利于掌握复杂的证候关系，预防证候再演变，阻止其向深重发展。

人体是一个有机整体，筋骨、脉、肌皮、经络、脏腑密切相关，生理上互相联系，病理上相互影响，从而决定了证候变化并不限于自身的变异，即症状的增减、症情的轻重，亦不囿于某一脏腑、经络内部不同性质的证候演变，而是综合了病因、病机、病位、病性等诸多要素的整体恒动。这种恒动犹如天人相应、人随自然界变化而变化一样，从无休止。

证候动态变化是永恒的、绝对的，其变化万端，常使医者莫测。然而证候变化的某阶段又常常具有相对的稳定性，而呈现典型证状态。这种证候的临床表现在病因、病机、病位、病性上具有一定的特征，且持续时间较长，故易于掌握而被历代医家公认。如六经证候、卫气营血证候、脏腑证候的典型证即属此类。这种相对稳定是证候本身固有的、证候本质所决定的特性，它的存在为人们研究证候提供了方便。为此，现在通用教材常把某病分为若干相对固定的证候进行研究并指导治疗。人们对证候规范或证候本质探讨也都侧重于相对稳定状态、有一定固定形式的典型证候的研究。然而证的稳定状

态寓于动态变化之中，是动态变化的特殊形式。

综上所述，证候的稳定状态、标准化状态是相对的，而整体恒动、发展变化状态是绝对的。这就要求我们研究证候要采取动态的、综合的形式，根据证候自身特点，兼顾其"动""静"两方面因素，从而在证候研究中不断开拓新的思路和课题，以揭示证的实质。

总之，证候研究是学术界十分关注的问题，对其进行探讨，势必促进中医学术的发展。然而随着证候研究的日益深入，人们的认识将更加深刻，必然会遇到许多新的问题。及时解决这些问题，对促进证候研究是有意义的。

（《中医药信息》1987 年第 3 期）

浅谈证候动态变化的形式

证候是疾病某阶段本质的反映，是中医治疗疾病的主要依据。然而在疾病发生发展过程中，证候表现并非静止、固定不变的，其从无到有、从有到转变时刻处于不断变化状态。证候的稳定状态、标准化状态是相对的，而证候的整体恒动、发展变化状态是绝对的。因此说，动态变化是证候的基本特征。

古代医家对证候动态变化虽无系统阐述，但从不同角度对证候传变形式有较丰富的记载，如《内经》有"逆行""顺传"之辨，《伤寒论》论六经证候有"合病""并病"记载，"循经""越经""直中"之谓，叶天士强调卫气营血证候传变有"逆""顺"之异等，这足以说明证候动态变化的形式错综复杂。然结合证候结构的特点，从证候的发生、演变、转归分析，则证候动态变化有其固有的形式。

一、证的发生——渐发与骤发

疾病的产生、证候的形成往往是同时进行的。一般而言，有病势必有证，病除则证亦消失，只是某些情况下证候表现不典型、不明显，令人难以辨析而已。分析从健康到典型证候的形成过程，即在证候发生过程中，证候动态变化的形式有渐发、骤发之分。

所谓渐发是指证候由不典型至典型，随着相关症状数量增加，症情逐渐加重，呈循序渐进之过程。如感受风寒之邪，初期或可仅表现"脉浮，头项强痛而恶寒"，若失于治疗，病势日甚，而逐渐出现发热、汗出、恶风、脉缓等症状，使证候表现更加典型，即可做出太阳中风的诊断。再如肝郁证属渐发者，初期仅表现患怒后胸闷不舒、善太息，若病因不除，可渐至精神抑郁、心烦易怒、胁肋窜痛、口苦、脉弦等症，最后形成典型的肝郁证。临证中我们体会到，这种渐发的形式多具有病情进展相对缓慢、症状数量递增或病情逐渐加重、但病程长短不一的特点。以这种形式演变的证候，初期往往表现不明显而难以诊断，故医者当善于见微知著，掌握"但见一证便是，不必悉具"的原则，以早期诊治，"救其萌芽"。

骤发者，许多症状同时出现，形成典型证候，或数证同时发病，病位不一，病机复杂，然其临床表现典型，较易诊断。如温病中卫分证，发病即表现为发热、微恶风寒、头痛、咽痛、口微渴、舌尖红苔薄白、脉浮数等症状，使医者一目了然，属风热袭表。再如卫气同病，卫分、气分证候同时出现，气营两燔，气分、营分证候共同发病，其起病迅速者，当属骤发范畴。这类证候，不仅起病较急，而且演变迅速，故应及时施治，阻遏其发展。

二、证的演变——深化、转化、突变

证的演变是指证候间的动态变化，即一证向他证的过渡。古人有"一定之传变""无定之传变"的论述。一定之传变者，常由表入里、由浅入深，如六经、卫气营血、三焦证候的循序相传，或脏腑证候按其相合、生克乘侮的以次渐进。无定之传变则指不以常规方式传变的证候。若分析证候结构特点，则证候过渡阶段的变化形式主要有三种。

一为深化。指在一证向另一证转变过程中，前证症状不减或加重，演变到一定程度而形成新的证候。二者病机、病性、病势有别，病位或有差异，病情轻重不同，但新的证候往往包含着前证的症状，如肝郁日久，郁从热化，成肝经郁热，除有热证表现外，往往仍兼夹有肝郁的症状。再如脾气虚弱，日久伤阳，渐成脾阳虚衰，多为脾气虚证仍在，又出现了虚寒的表现等。

二为转化，即一证向另一证演变，前证症状逐渐减轻，以致消失，而后证之表现更加明显，越来越重。二者病机、病位、病性发生了根本变化。如肝郁克脾，郁滞渐解，脾虚加重，渐成脾虚之证，太阳传阳明，表邪入里，阳明热盛，而成阳明之候等。

深化与转化特点不同，前者是一证在另一证基础上形成，具备两证的临床特点；后者为一证形成后，而另一证消失，只有一种证候特征，从而决定了治疗原则不同，选方用药则相应而异。

三为突变，证候演变迅速，常无明显的演变趋势，旋即由一种证候变为另一种证候。如平素肝郁之人，逢暴怒伤肝，气机逆乱，发为气厥；肝阳偏亢之证，阳盛风动，发为肝风等。这种突变的证候，多病势急重，病机复杂，令医者莫测。

三、证的转归——向愈与加重

证的转归是指证候动态变化的总趋势。疾病的发生发展制约证候的演变趋势，即决定了证候动态变化的方向。一般来说，病重则证候易变，病机复杂，证情亦重；病轻则证候亦较稳定，证情亦较轻浅。故从总的方面分析，证的转归亦不外向愈、加重两种不同的动态变化。其向愈者，病邪浅去，正气来复，病情较轻，症状消失，机体康复。正所谓"阴阳自和者，必自愈"。如邪气犯胃证，经疏肝和胃治疗后，胃脘及胁肋胀痛、嗳气吞酸等症减轻或消失，虽可遗有胸闷善太息、心烦易怒等肝郁证，然证已向愈，稍予理肝之品，即可祛疾。其加重者，病邪深入，正气渐伤，病情加重，病势日进。如肝郁不除，向克脾、犯胃、化热、血瘀等证演变，致症状叠见，证候错综复杂，非辨证准确，则难以除疾。

总之，由于证候所处的阶段不同，其动态变化形式则相应而异。故有渐发、骤发之分，深化、转化、突变之异，以及向愈、加重之势。这些不同的变化形式由证候本质所决定，受疾病的发生演变制约及多种因素的影响。因此，分析证候动态变化的形式，对于掌握证候动态变化的趋势，加深对证候的认识，以早期诊断、及时治疗是有意义的。

（《中医药学报》1987 年第 3 期）

论证候动态变化的特点

证候是疾病某阶段本质的反映，是中医临床诊断的主要形式，亦为立法、选方、用药的依据。然证候并非固定不变，证候的发生发展、证与证的演变是动态的，构成证的各个要素（病因、病机、病位、病性、症状等）亦是不断变化的，可以说，动态变化是证候的基本特征。这种特征的存在，决定了临床上证候表现错综复杂，使医者难以辨识。然而证候动态变化并非漫无边际、无规可循，往往具有一定的规律。本文对证候动态变化的特点加以探讨，旨在掌握其内在规律，利于早期辨证，提高临床疗效。

我们曾对 2000 例内伤病证候的结构、层次及演化加以分析，并系统地观察了 152 例肝郁及其相关证候的动态变化，体会到证候动态变化的特点主要表现在以下几个方面。

一、整体恒动性

人体是一个有机整体，筋骨脉肌皮、经络脏腑密切相关，生理上互相联系，病理上相互影响，从而决定了证候变化并不限于自身的变异，即症状的增减、症情的轻重，亦不囿于某一脏腑，经络内部不同性质的证候演变，而是综合了病因、病机、病位、病性等诸多要素，以脏腑为核心，经络为通路，连及体表躯壳的整体恒动。这种恒动犹如天人相应、人随自然界变化而变化一样，从无休止。诚如《黄帝内经》所云："成败倚伏生乎动，动而不已，则变作矣。"

以肝郁证的动态变化为例，情志所伤、气机郁滞，初期仅表现为烦躁易怒、胸闷、善太息等症，临床表现少，症状不典型。若郁滞日久不解，可逐渐出现胸胁胀痛、痛势走窜、精神抑郁、口苦脉弦等症，使症状增加，症情加重，证候表现更加明显，呈典型证状态。若郁从热化，则有肝郁化热、热郁阴亏、肝阳上亢、肝风内动等肝病证候的演变，此四者皆可由肝郁发展而来。然郁滞、化热、阴亏、阳亢、动风之性质显然不同，更有肝郁脾虚、肝气犯胃、肝气犯肺等脏腑证候的演变，其郁滞虽同而病位则异，说明肝郁证的动态变化具有恒动的特点。不仅肝郁证如此，其他证候的发生与演变也具有这种特点，以此可窥一斑。

二、相对稳定性

证候的动态变化是永恒的、绝对的，其变化万端，常使医者莫测。然而证候变化的某一阶段又常常体现出相对的稳定性，即呈现典型状态。这种典型证候的临床表现在病因、病机、病位、病性、病势上具有一定的特征，且持续时间相对较长，故易于掌握而被历代医家公认。如《伤寒论》中的六经证候、温病学中的卫气营血证候，以及气血津液、脏腑证候的典型证即属此类。我们观察的152例肝郁及其相关证候中，肝郁证的典型证候有76例，其特点是在疾病演变过程中表现出明显的稳定性，即在一定时间内症状变化不显著。这种相对稳定是证候本身固有的、其本质所决定的特性，它的存在为人们研究证候提供了方便。所以现在通用的中医教材常把某病分为若干个相对固定的证候并指导治疗。人们对证候规范，证候客观化及证候本质的探讨也都侧重对相对稳定状态并有一定固定形式的典型证候的研究。然而证的稳定状态寓于动态变化之中，是证候动态变化的特殊形式。

三、易变性

恒动性决定了证候处于不断的运动过程中，而易变性则反映了动态变化的特征。所谓易变是指动态变化的证候常常发生本质的变化，即证候动态变化不仅只是症状的轻重增减，且极易发生质的变更而形成新的证候。

通过临床观察我们体会到，证从无到有，从有到转变，不仅蕴含着量的变化，而且常常发生质的变异。在疾病发生发展过程中，由于病因复杂，病机演进，其有病位之变，如肝病传脾、脾病传肾；有病性之变，如郁滞化热、实证转虚；且病有向愈、加重的不同转归，这些都决定了证候易于演变。其中每一因素发生变化，皆可引起证候性质的改变。一般而言，外感证候变化迅速、明显，内伤病证候变化相对缓慢、隐匿，然无论外感内伤，易变性的特点是客观存在的。

证候易变性的特点提示我们，临床上很难以时间的长短来衡量证候的变化。具体地说，不可以不变应万变，固守一方一药治疗，应随时观察病情，掌握证候动态变化的规律，"知犯何逆，随证治之"。

四、多向性

在疾病演变过程中，某证可同时向几个方向转化，致数证相兼并存。这种相兼的证候，并非单纯的夹杂，多有明显的因果关系，常由一证向不同方面演变引起。我们通过肝郁证的临床观察体会到，肝郁气滞可同时向化热、克脾、犯胃、血瘀等方面转化，致同一患者存在郁、热、虚、瘀等证候的表现，形成数证相兼的复杂情况。进一步分析则发现，这几种证候皆由肝郁发展而来，故郁为本，热、虚、瘀为标。再如肾阴虚证，日久不仅可以引起肝阴亏，肝阳上亢证，也常常由于化源不足致肾阳衰惫。可见如此多向演变的证候，临床上屡见不鲜。这就要求我们要善于辨证求因，分析证之因果先后、来龙去脉，从而分清主次，抓主症，解决主要矛盾，有的放矢，方能收到满意疗效。

五、可逆性

可逆性是指证候表现逐渐加重，循序渐进，又逐渐减轻，以致证候消失，呈反复性动态变化。这一特点说明，证候动态变化不仅只是逐渐加重的单一形式，而且具有"反复"性的特征。临床上我们常发现某些证候由轻变重，又由重变轻，或未经治疗而自然痊愈的案例。如肝气犯胃证，患者平素性情急躁易怒、胸闷善太息，或胁肋胀痛、痛势走窜，每由恼怒抑郁后出现胃脘胀满疼痛、嗳气吞酸，经正确治疗后，往往胃痛嗳气减轻或消失，继之其他肝郁证除。《伤寒论》所云："凡病，若发汗，若吐，若下，若亡血，亡津液，阴阳自和者，必自愈。"说明叠经误治，虽有亡血、亡津液之证，若阴阳有调和之势，病可自愈，亦属可逆性之范畴。

掌握证候动态变化的可逆性，提示我们临床上要积极主动治疗，抓紧一切有利时机，充分发挥机体的调节作用，扭转证候向深重发展之势，促其趋向痊愈。

如上所述，整体恒动性、相对稳定性、易变性、多向性、可逆性是证候动态变化的五个特点。其中以整体恒动性为基础，它贯穿于证候发生演变过程中，决定了证候的实质。相对稳定性是证候动态变化的特殊形式，它决定了临床上典型证候的存在，为证候规范、判断标准化提供了客观基础。易变性、多向性、可逆性等特点反映了证候发生演变的复杂性，同时揭示了证候动态变化的不同方式。然而，临床上证候动态变化错综复杂，并不仅限于以上几种特点，有待我们进一步研究探讨。

（黄柄山　曹洪欣《吉林中医杂志》1989 年第 5 期）

试论影响证候动态变化的主要因素

任何证候都是相对稳定性与动态变化性的统一，而动态变化是证候的基本特征，它贯穿于整个疾病演变过程中。缘于证候的发生发展、证与证的演化是动态的，构成证的各个要素（病因、病机、病位、病性、症状等）亦是不断变化的。然而证候动态变化并非是孤立的，往往受诸多因素的影响。我们曾分析了2000例内伤病证候，并动态观察了152例肝郁及其相关证候，体会到影响证候动态变化的因素主要体现在以下几个方面。

一、体质差异

体质是个体生命活动中表现出来的生理特性和本质差异。中医学十分重视辨别体质，强调"证随人见"，因证候的发生、演变、转归与体质之差异密切相关。

1. 体质差异决定了证候的发生与类型

外邪侵袭人体、机体能否发病主要取决于体质之强弱，所谓"正气存内，邪不可干""邪之所凑，其气必虚"。以肝郁证的发生为例，同受情志刺激，心胸宽广之人则不易发病，而素体情怀抑郁者，每成肝郁气滞之候。即使是同一病因，由于体质差异，所形成的证候亦不同。如风寒袭表，体质健壮者多发太阳伤寒；素体不足者，多病太阳中风等。

2. 体质差异决定了证候的演变与转归

动态变化的证候，由于所受条件不同，其演变趋势则相应而异。如表证入里或里证出表、寒证化热或热证变寒等，这些变化都受体质因素的影响，从而决定了病变的性质。如湿郁之人，若素体阳盛者则多从阳化热而成湿热之证，若阴盛或阳虚之体则从阴化寒而成寒湿之候。再以肝郁证的演变为例，体质强壮者，多有肝郁化热、肝气犯胃之变；素体不足者，多向肝郁脾虚、肝郁心脾两虚证演化等。不仅证候的演变与体质有关，而且证候的转归也受体质因素的影响。一般而言，体质健壮之人，其证多实，实邪易去，故病多向痊愈转化；而平素虚弱者，其证多虚，正气难扶，病多难以速瘥。

可见，体质差异是病证产生的基础，又是影响证候动态变化的重要因素。即所谓传变不常，皆因人而使。诚如《医宗金鉴》所云："盖以人之形有厚薄，气有盛衰，脏有寒热，所受之邪，每从其人之脏气而化，故生病各异也。是以或从虚化，或从实化，或从寒化，或从热化。"盖言此也。提示我们明辨体质是掌握证候发生演变的前提，是预测证候转归的依据。

二、病邪性质与感邪轻重

病邪性质与感邪轻重之不同亦影响着证候动态变化。如暑热之邪伤人，证候发生与演变迅速，感邪轻者，但伤津耗气，感邪甚者，极易出现动风耗血之变。而寒湿之邪致病则不然，其证候的发生与演变则相对缓慢。因暑热为阳邪，性升散易生风动血，寒湿为阴邪，性凝滞而黏腻，二者病性显然不同。再如伤寒与温病之感邪有寒温之别，寒易伤阳，热盛烁阴，前者循六经而变，后者以三焦、卫气营血演化，二者证候动态变化之势显然不同。就肝郁证的发生而言，郁怒致病，病情多进展缓慢；暴怒致病，起病多急，进展迅速。由此说明证候的发生、演变、转归皆受病邪性质与感邪轻重不同的影响。

三、治疗与药物作用

正治、失治、误治皆可影响证候动态变化。正确治疗，可使邪气渐去，正气来复，证候表现由重变轻而痊愈。失治、误治不仅延误病情，使病证加重，且极易产生变证。正如徐大椿在《医学源流论》中所说："至于药误之传变，又复多端，或过于寒凉，而成寒中之病；或过服温燥，而成热中之病；或过于攻伐，而元气大虚；或过于滋润，而脾气不实，不可胜举。"临床上我们常发现一些患者有过用芳香行气之品，不仅肝郁未除，且伤津耗液，成阴亏证的病史，亦有过用温补之剂，治疗肝郁脾虚证，致郁从热化、郁热内生之病例，更有肝郁日久，失于治疗，气滞血瘀，而成癥瘕积聚等难治病证的案例。

综上可见，正治可阻断证候发展，使病向痊愈，延误病情失去治疗良机，病势日进，每易酿成沉疴；误治则证候变化多端，病变深重。由此说明治疗及药物作用对证候动态变化也有一定的影响。

四、情志

情志舒畅有利于气血平和、气机调畅，使证候趋向痊愈。若情志太过或不及，不仅可成为致病因素，而且对证候的发生、演变、转归都有明显的影响。临床上我们体会到，不仅肝病证候多由情志不舒引起，每由恼怒抑郁加重，许多内伤或外感病证候都与情志因素密切相关，随情志改变而发生变化。

五、其他

年龄、性别、病种不同，病变部位之多寡，病变脏腑的虚损程度，以及时令、地域等因素均可不同程度地影响着证候的动态变化。如小儿"脏腑柔弱，易虚易实，易寒易热"，中壮年多实证，年老者多虚证。肝郁证以中老年多发，且女性多于男性，其中男性易从热化，多成肝气犯胃证；女性多现阴亏，而成阴虚气滞之变。且由于病种不同，证候动态变化的形式亦有差异，如心脾两虚证，在不寐、崩漏两种不同的疾病中，其演变与转归亦不尽一致。再如病变部位越多、病变脏腑虚损益甚，证候动态变化则更加复杂，反之则相对稳定。另春夏温热病多发，其证候变化迅速；秋冬则伤寒证候多发或加重，又湿郁之证；居南方者则趋于热化，居北方者多向寒湿演变等。由此可见，季节、地域之不同也影响着证候的发生与变化。

总之，证候动态变化与内外诸多因素相关，其中尤以体质因素至为重要。病邪性质与感邪轻重、治疗与药物作用、情志及其他因素皆通过体质起作用，受体质差异制约，即证因体而异、随体而变。因此临证时，应密切结合患者的体质状况，兼顾上述诸多因素，方能掌握证候动态变化的趋势，从而做出正确的诊断和治疗，以防微杜渐，阻遏疾病的发展。

（曹洪欣《云南中医杂志》1989 年第 4 期）

慢性原发性肾小球疾病病变机理探讨

——张琪教授治肾学术思想研究

慢性原发性肾小球疾病是一组常见病，笔者于 1988 年 9 月～ 1990 年 8 月随导师张琪教授临证期间，在黑龙江省中医研究院共收集张教授诊治慢性肾病 428 例，其中慢性肾炎 261 例（普通型 192 例，高血压型 18 例，急性发作型 51 例），肾病综合征 I 型 69 例，Ⅱ型 20 例，隐匿型肾小球疾病 78 例。年龄最小 2 岁，最大 79 岁，说明该病可见于任何年龄。其中尤以 20 ～ 40 岁居多，占 46.49%。因该病病程长，缠绵难愈，反复发作，有进行性加重倾向，甚则危及生命，因此被视为临床难治病之一。

张琪教授以善治肾病而著名，3 年来笔者随师临证科研，体会到张老治疗肾病，辨证入微，治法灵活，用药精当，疗效卓著，尤其是对慢性肾病病变机理认识确有独到之处。现总结如下，以飨同道。

慢性肾病以水肿、血尿、蛋白尿等为主要临床表现，与多种中医疾病相关。一般而言，以浮肿为主者，当属"水肿"病范畴。若水肿消退或无水肿，而以显微镜下蛋白尿为主，尤其是大量蛋白尿、血浆蛋白低下，而表现面黄、倦怠等虚弱征象者，当从"虚劳"论之，或以尿黄赤、呈肉眼及镜下血尿为主，可概称"尿血"，亦有以腰痛为主要症状，又宜从"腰痛"求之。尽管诸病特点不同，但就慢性肾病的演变过程分析，其与肺、脾、肾功能失调，三焦气化失司密切相关。

一、脾肾虚弱是慢性肾病的病理基础

慢性肾病常虚中夹实，实中夹虚，虚实互见，寒热错杂。其病位虽有肺、脾、肾、三焦之不同，然脾肾虚弱是其病机关键。我们所观察的 428 例病例中，有明显脾肾不足征象者 280 例，占 65%，其余 148 例在病变过程中亦表现出不同程度的脾虚肾亏征象。因此可以说，脾肾虚弱是慢性肾病之本，是决定其发生发展的主要内在因素。

1. 脾虚是慢性肾病发病与病机演变的关键环节

张老十分重视脾胃在慢性肾病的发病作用，认为脾虚是慢性肾病演变过程中的关键环节。分析本组资料，涉及脾虚者（气阴两虚）202 例，占 47%，其余尚有 88 例（22.56%）在病变过程中出现不同程度的脾虚征象，如面白或萎黄、目胞浮肿、倦怠乏力、纳呆便溏、舌嫩有齿痕等，而每以补脾（益气养阴）之法收效。由于蛋白属人体精微物质，大量丢失必损阴精，导致脾之气阴两虚。本组病例中属气阴两虚者 109 例，占 25.5%，是慢性肾病中最多见的证候之一。从我们观察的病例分析，慢性肾病初期、中期多见脾虚或气阴两虚之象，甚至有相当一部分病例从发病到治愈始终以脾虚或气阴两虚为主要病机，而无明显肾亏征象。尤其是对以尿蛋白为主而无明显症状者，张老常以调理脾胃而收效。说明脾虚（气阴两虚）不仅多见，而且贯穿于慢性肾病的发生演变过程中，是慢性肾病的主要阶段及关键环节，掌握这一病机要点，对于提高肾病疗效、控制其发展确有积极作用。

2. 肾虚是慢性肾病演变与转归的必然结果

慢性肾病日久，水液代谢障碍，势必耗伤肾气。肾气亏虚，精关不固，蛋白精微失守而下泄尿中。精微遗泄日久，更耗肾之阴阳，使肾之阴阳益虚，病情加重。笔者观察的资料中，有78例有明显肾虚症状，占18%；有89例与肾虚相关，占21%；而且病程越长，肾虚症状越明显。笔者亦发现，部分患者在水肿明显，或大量尿蛋白（+++ ～ ++++），或肉眼血尿等病情严重阶段，无典型的肾虚症状，且用补肾药物收效甚微。经治疗，病情明显好转，水肿消退，呈镜下微量尿蛋白（± ～ +）及少量红细胞（3 ～ 10个），而肾虚症状则更加明显，如腰痛、腰酸膝软等加重，甚至有些患者尿检皆阴性时，仍有腰痛等肾虚症状，此时可以补肾法巩固疗效。因此我们认为，肾虚是慢性肾病演变过程中，中后期常见的证候，这与中医"久病及肾"的观点是一致的。当然在病变过程中，脾虚而后天之本不充，日久及肾，肾虚温煦滋养失职，必脾气匮乏。因而临证中脾肾虚弱致病者不乏其例。本组资料中脾肾气虚16例，脾肾阳虚16例，脾肾阳虚、肺热水停13例，脾肾阳虚、水湿壅盛8例，共占12.3%。虽然脾虚与肾虚在慢性肾病的病机演变过程中，所处阶段各有侧重，但时常相互为患，故不可截然分开。

总之，脾肾虚弱贯穿于慢性肾病的整个过程，是慢性肾病之根本。尽管由于脾肾虚弱每致邪气盛实之象，如慢性肾病急性发作等，但邪祛后其虚象往往显现出来。因此，脾肾虚弱是慢性肾病发生演变过程中的主要内在因素，是慢性肾病的病理基础。

二、水湿、湿热、瘀血是慢性肾病的主要病理产物

张老诊治肾病，既强调脾肾虚弱在其病机演变过程中的重要作用，又十分重视邪气留滞对该病的影响，认为水湿、湿热、瘀血是慢性肾病的主要病理产物。

水肿是慢性肾病主要症状之一，为水湿内停、泛溢肌肤的外在表现。本组资料中，有中度以上水肿者117例（27%），其余76例（17.8%）在演变过程中出现不同程度的水肿，有92例（21.5%）患者虽无水肿症状，但却有头晕、四肢沉重、舌胖嫩有齿痕、苔滑润、脉沉、缓等水湿阻滞之象。可以说，水湿之邪是慢性肾病中最常见的病理产物之一。

水湿内停常有寒化、热化之势。素体阳气不足者，常从阴化寒，而成寒湿之候。素体阳盛者，多从阳化热而成湿热之证。慢性肾病多脾肾虚弱，阳气偏亏，应从阴化寒。在笔者所观察的病例中，属寒湿中阻者5例，阳虚湿盛者19例，计24例，占5.6%；而属湿热者205例，占48%，明显多于从阴化寒之寒湿证。究其原因主要有四：一是慢性肾病病程长，湿郁日久，湿从热化，而成湿热。二是久用肾上腺皮质激素，每有助湿化热之弊。三是过服温补之剂，使阳复太过而湿从热化。四是毒热侵袭，与湿浊相搏，而成湿热之候。湿与热合，胶着难解，使病情益甚。

慢性肾病日久，一则气虚运血无力，血行不畅而瘀血内阻；一则水湿、湿热内停、血行滞涩而成瘀血之候。瘀血虽为慢性肾病的病理产物，亦是加重水肿、血尿、蛋白尿的主要因素。笔者观察的病例中，有典型瘀血为患的38例，占8.9%，其余有80例（18.7%）在病变中出现程度不同的瘀血征象，足以说明瘀血是慢性肾病中常见的病理因素。

三、虚实寒热夹杂是慢性肾病的病理特征

张老常谓：慢性肾病病程日久，病机错综复杂，复因失治误治，每呈虚实并见、寒热错杂之势。因正虚易留邪，邪盛易伤正，故虚实寒热交互并见可谓慢性肾病缠绵难愈的主要原因。本组资料中，虚实寒热互见者232例，占54%；以邪实为主者134例，占31%；正虚甚者62例，占15%。其中邪实甚者，经治疗邪气渐去后，多呈现虚象；而正虚甚的62例患者，病变中亦出现不同程度的邪实表现。因此我们认为，在慢性病演变过程中，虽有的以本虚为主，有的以邪实为甚，然本虚标实、虚实并见、寒热错杂是其病机演变的基本特征。这种特征决定了慢性肾病病势缠绵、证候多变、难以速愈。提示我们辨证时要善于分清虚实的轻重、寒热之甚微，治疗时切忌一味扶正，或只顾攻邪，以避免虚虚实实之弊。

（曹洪欣《云南中医杂志》1994年第3期）

中篇　研究中医

透邪解毒法治疗新型冠状病毒肺炎

疫病又称为疫疠、瘟疫、时疫等，《素问·刺法论》指出："五疫之至，皆相染易，无问大小，病状相似。"中医学对疫病分类繁多，根据病邪特点和发病特征，大致分为寒疫和温疫两大类。随着疫病理论由伤寒向温病的演变，中医疫病理论在防治疫病实践中不断丰富发展，指导中医药防治疫病的实践而发挥重要作用。本文通过对新型冠状病毒肺炎（以下简称新冠肺炎）病因病机的认识，阐述透邪解毒法及其在新冠肺炎中的应用，并结合典型案例加以分析，以期丰富中医防治疫病的理论与实践。

一、中医学对新冠肺炎的认识

新冠肺炎是一种传染性较强、以呼吸道病变为主的流行性疾病，属中医学"疫病""瘟疫"范畴。新冠肺炎疫情发病流行于己亥冬、庚子春。据湖北省气象局公开数据，武汉市冬季气候以寒冷潮湿为主，结合季节气候、地理环境、发病特点与临床表现等综合分析，新冠肺炎病因病性以"寒"为主，间夹湿邪，寒湿并作，属"寒疫""湿疫"范畴。

1. 病因病机与致病特点

寒邪疫毒是新冠肺炎发病的主要原因，寒冷潮湿的气候是新冠肺炎发病的外在条件，过度寒冷（至而太过）或非时之寒（至而未至）利于产生寒性疫疠之气，且易耗伤人体正气导致疫毒流行和暴发。新冠肺炎患者由寒邪疫毒染易，病邪既有"毒"邪致病特性，又具有"寒"的性质，且因地域与人群体质差异，发病后显现出寒、湿、毒、热、虚等证素特点，病机有外袭内伏之合，病势有缓急不同。

疫毒之邪猛厉，侵犯人体，或感邪即发，或感而后发，或愈后复发，关键是毒邪侵袭、内伏之势与正气的强弱。①感而即发者，外邪袭表，直入半表半里，出现太阳少阳合病、少阳阳明合病及三阳合病，患者恶寒发热，或不发热，或高热；咳嗽、痰少或黏痰；周身乏力等临床症状明显，肺部 CT 影像炎性改变与新冠病毒核酸检测阳性等典型表现；或疫病与基础慢病交织，邪盛正衰，进入危重症的病危状况。②感而后发者，疫毒内伏，部分患者临床征象明显，然新冠病毒核酸检测阴性半个月后发病。③愈后复发者，疫毒之邪除而未尽，患者新冠病毒核酸检测阴性两次以上、肺部 CT 影像检查恢复正常，复现新冠病毒核酸检测阳性等复杂现象。感而后发或愈后复发，关键是毒邪内伏，正气式微，难以驱邪，人体正气亏虚或伏邪势盛而发病。

新冠肺炎疫毒之邪的致病特点表现在 5 个方面。①暴戾猛烈，传染性强，人群普遍易感，体虚之人触之即病，强壮之人接触即病或邪伏入里而渐发。②疫毒性寒，抑遏阳气，部分患者初起症见肢冷、恶寒甚则寒战、肌肉酸痛、无发热或热势不高。③疫毒夹湿化痰，痰湿阻肺，肺失宣降则气促喘憋；毒邪化热，炼液成痰，故痰少难咳，口干，肺部可见大量黏冻样物质。④疫毒化火致瘀，损伤肺络或迫血妄行，故见咽痛、干咳、咳痰带血，或肺部有瘀血征象。⑤疫毒损阳，耗气伤阴，易致年高体虚、素体多病之人正不胜邪，正邪交争，缠绵难愈；或正虚邪伏，伏邪后发或愈后复发；或正气不足，急转危重，危及生命。

2. 证候特征与传变

根据《新型冠状病毒肺炎临床诊疗方案（试行第六版）》《新型冠状病毒肺炎临床诊疗方案（试行第七版）》，结合对前期诊治 20 余例病例分析我们认为，新冠肺炎以发热、干咳、乏力为主要表现，少数患者伴有鼻塞、流涕、咽痛、肌痛或腹泻等症状，轻型患者仅表现为低热、乏力等，部分重型患者可出现低热或无明显发热、气促、喘憋、乏力尤甚等；部分患者初起身冷、恶寒、无发热或低热逐渐发展为高热、傍晚至夜间热甚、周身疼痛、苔白腻或白黄腻等，具有发病迅速、传染性强等特征。

因疫毒势猛，直中半表半里，传变路径可见太阳少阳同病，或少阳阳明同病，或三阳合病。邪毒入里化热而毒热壅盛，肺失宣降，症见高热不退、恶寒或寒战、咳吐黄痰、气促胸闷、乏力日甚、舌淡紫或舌红、苔黄腻或黄厚；寒邪入里，损伤阳气，症见恶寒或畏寒、四肢厥冷、呕吐不渴、腹痛腹泻、舌淡紫或紫暗、苔白滑、脉弱；部分患者过度使用抗生素、抗病毒药或清热解毒中成药更助寒邪入里，伤及脾胃而出现腹泻、呕吐等症；邪正交争，邪踞半表半里，症见反复高热，兼见咽痛、咳嗽、周身酸痛、头晕、恶心、苔白微腻、脉弦；疫毒化火，症见干咳、气促、无痰或痰少而黏、咽痒而痛、舌淡紫苔黄而干；疫毒夹湿邪化痰，痰湿阻肺，则咳嗽，咳吐大量白色黏痰，咳甚则恶呕，伴气促、胸憋闷、舌苔白腻或黄腻；毒热入胃与寒邪伤脾而寒热错杂于中焦，则见腹泻、肠鸣、腹胀、呃逆、恶心等；毒热灼伤肺络，可出现咯血或痰中带血；毒邪伤及气阴，气阴两虚而见心悸、气短、胸憋闷、乏力、动则尤甚；CT 影像可见肺部出现磨玻璃样、云雾状、纤维化样改变等。病至极期可出现毒热炽盛，肺气郁闭，神志昏蒙或内闭外脱等证。

二、透邪解毒法及其应用

透邪解毒法治疗各型流感、感冒等呼吸道感染性疾病及新冠肺炎不仅是单纯抗病毒，而是注重驱邪与扶正并举，使邪有出路，正气得复。结合新冠肺炎的发病病机、致病特点和证候特征，因时、因地、因人、因病制宜，采用透邪解毒法治疗，方选金柴饮化裁。

药物组成：北柴胡 15～25g，黄芩 15g，党参 15g，法半夏 9g，桂枝 10g，白芍 20g，金银花 30g，连翘 30g，浙贝母 10g，茯苓 15g，甘草 10g。

方药组成中有截断病势、透邪外出的小柴胡汤，如高热则重用柴胡；温解寒疫"寒"邪的桂枝汤；针对疫毒之"毒"，重用金银花、连翘，清宣发散，透邪解毒；佐以浙贝母清肺化痰，党参、茯苓、甘草益气扶正，健脾祛湿。全方寒热并用，虚实兼治，共奏和解表里寒热、扶正透邪解毒之功。

针对疫毒邪气特点，解毒驱邪，截断病势传变，同时顾护正气，扶正祛邪，防止疫毒侵犯脏腑与疾病复发。由于不同地域、人群体质的差异，疫病证候演变趋势不同，对于寒邪伤阳而入三阴，症见恶寒或畏寒、四肢厥冷、呕吐、腹痛、腹泻、舌淡紫、苔白腻，可用金柴饮合麻黄附子细辛汤加减；疫毒化火伤阴，症见干咳、气促、无痰或痰少而黏、咽痒而痛、苔黄而干，可用金柴饮合桑杏汤加减；邪毒化热，毒热壅盛，肺失宣降，症见高热不退、恶寒或寒战、咳吐黄痰、气促胸闷、乏力日甚、舌淡紫或舌红、苔黄腻或黄厚为主要表现者，可用金柴饮合大青龙汤、白虎汤化裁；毒邪伤及气阴，气阴两虚而见心悸、气短、胸憋闷、乏力尤甚可加升陷汤；寒热错杂于中焦，症见腹泻、肠鸣、腹胀、呃逆、恶心等，可加半夏泻心汤等；疫情极期，如毒热炽盛，肺气郁闭，神志昏蒙，可用安宫丸、至宝丹等；内闭外脱当用开窍醒神、固脱等方法救急。

此外，新冠肺炎疫情发生于冬春之际，气候寒湿，人体生理上阳气升发，冠状病毒感染的病理特点易损伤阳气，故服用金柴饮时药量宜适当减半，可作为预防之用。其主要功效：①从季节、气候、人体的生理和疫病特点，金柴饮有助升发阳气、避邪侵袭的作用。②金柴饮方中有少量解毒中药，有利于解毒防疫。③金柴饮能疏风宣肺，避免外邪袭肺。④金柴饮和解少阳，能疏肝健脾，调畅气机，使气机和畅，病不内生而避邪入侵。该药可用于聚集性工作环境的单位群体，大范围、高频次接触人群的特殊团体，包括体弱易感、多疑善虑、情绪紧张与吸烟等人群预防疫病。

三、验案举隅

患者，女，68岁，武汉人。2020年1月26日初诊。

主诉：发热1周，体温38.0～39.3℃，夜间热甚。2020年1月23日因发热、咳嗽、胸闷3天，以新型冠状病毒感染疑似病例收住某定点医院。2020年1月24日新冠病毒咽拭子核酸检测阳性，CT检查肺部炎症改变，确诊为新冠肺炎。口服阿比多尔片0.2g，每天两次；布洛芬缓释胶囊300mg，每天3次。

刻诊：患者恶寒甚，四肢冷，体温38.5℃，无汗，胸闷，气促，咳嗽，咳吐白色黏痰、难以咳出，口干，食欲不振，恶心干呕，胁胀痛，头昏沉，倦怠乏力，嗜睡，腹胀满，水样大便、日行4次，舌淡暗胖，苔白黄腻。

西医诊断：新冠肺炎。

中医辨证：疫毒袭肺，夹湿化痰，太阳少阳同病。

治则：透邪解毒。

处方：北柴胡20g，黄芩10g，法半夏9g，党参15g，桂枝10g，茯苓30g，苦杏仁10g，厚朴15g，陈皮10g，连翘30g，羌活20g，荆芥10g，麻黄6g，细辛3g，干姜10g，甘草10g。3剂，每日1剂，水煎，分早晚两次口服。

2020年1月29日二诊：患者体温36.5℃，恶寒肢冷、咳嗽乏力等症明显改善，纳少、恶心干呕、胁痛减轻，精神好转，仍咳吐白色黏痰、难咳出，口干，腹胀，大便偏稀、已成形、日行2次。舌淡胖稍暗，苔白黄。

处方：北柴胡15g，黄芩15g，法半夏9g，党参15g，桂枝10g，白芍20g，茯苓 20g，麸炒白术 15g，连翘 30g，竹茹 15g，厚朴 15g，枳实 15g，薏苡仁 30g，甘草 10g，生姜 5g。两剂，每日 1 剂，水煎，分早晚两次口服。

2020 年 1 月 31 日三诊：患者体温 36.2～36.7℃，恶寒、肢冷不显，乏力、口干、恶心干呕、腹胀、胁痛等症均缓解，食欲增加，精神尚可，偶干咳、咳吐少量痰，大便正常。舌淡红稍暗，苔薄黄。继服二诊方两剂。

2020 年 2 月 4 日四诊：患者病情持续好转，2 月 2 日新冠病毒咽拭子核酸检测阴性，发热、恶寒未作，乏力、口干欲呕不显，精神佳，偶干咳、咳吐少量白痰，饮食尚可，大便正常。舌淡红稍暗，苔薄黄。邪气渐去，肺脾不足，治以培土生金、化痰清热法，方用六君子汤合小陷胸汤加味。

处方：党参 15g，麸炒白术 15g，茯苓 20g，法半夏 9g，陈皮 10g，瓜蒌皮 30g，黄连 6g，砂仁 6g（后下），黄芩 12g，干姜 9g，槟榔 15g，藿香 10g，甘草 10g。5 剂，每日 1 剂，水煎，分早晚两次口服。

服上方后，患者复查 2 月 4 日、7 日两次新冠病毒咽拭子核酸检测均为阴性，诸症基本消失，偶干咳。2020 年 2 月 10 日复查肺部 CT 示双肺炎症基本吸收，已无明显不适，出院隔离观察。继以六君子汤和小陷胸汤加味服用 7 剂，调理善后。

按语： 本例新冠肺炎患者为老年人，素体虚弱，脾胃不足。患病后疫毒侵袭肺，太阳少阳同病，夹湿化痰等症状悉具。发热近 1 周，用西药治疗效果不显。刻诊症见恶寒甚，四肢冷、加衣被不缓解，口干，口苦，恶心干呕，不欲食，胁胀痛、腹胀满等典型柴胡证表现，胸憋闷、气促、咳嗽、咳吐白色黏痰而难咳等寒痰阻肺、肺失宣降等症状突出，头昏沉、倦怠乏力、嗜睡、水样便等湿盛脾虚表现明显。治以透邪解毒法，用小柴胡汤以辛开苦降，寒热并用，和解表里，驱邪外出，截断毒邪入里之势；针对寒邪疫毒致病伤阳的特点，加麻黄、桂枝、细辛、羌活、干姜辛温解表以助透邪之力；重用连翘解毒透表；杏仁止咳化痰，荆芥祛风解表，厚朴理气，党参、茯苓、甘草等扶正化湿驱邪，调和诸药。全方寒热并用，解毒化痰，宣肺益气，化湿健脾，共奏截断病势、扶正助阳、透邪外出之效。二诊时热退，恶寒、畏寒、肢冷不显，胸闷、咳嗽腹胀、胁痛、乏力等症状明显好转，守法治疗，毒解热退，去麻黄、细辛、干姜，加白芍与桂枝调和营卫，温解余邪；加竹茹、枳实、薏苡仁、炒白术健脾扶正，利湿化痰。三诊时诸症明显好转，效不更方，继服二诊方两剂。四诊时患者两次新型冠状病毒核酸检测均为阴性，邪气渐去，肺脾不足，治以培土生金、化痰清热法，方用六君子汤合小陷胸汤加味巩固疗效。

参考文献略

［蔡秋杰 张华敏 曹洪欣（通讯作者）
《中医杂志》2020 年 8 月 16 期，2020 年 3 月 17 日网络首发］

下篇

实践中医

病毒性心肌炎的中医药治疗

病毒性心肌炎是指由各种病毒引起的急性或慢性心肌炎症。以儿童和 40 岁以下的成年人居多，其中 35% 患者在 10 ～ 30 岁之间，成年人发病平均年龄在 31 ～ 35 岁。90% 左右的患者以心律失常为主诉或首见症状，常见心悸、胸闷、心前区隐痛、头晕、乏力等症状，可出现晕厥甚至阿 – 斯综合征，重症弥漫性心肌炎可引起急性心力衰竭，易合并心源性休克或导致心肌病。由于病毒性心肌炎的发病机制尚不完全清楚，因此，目前西医尚无特效治疗方法，临床多采用免疫抑制剂、干扰素和心肌细胞营养剂等对症治疗。笔者在临床上用中医药治疗病毒性心肌炎患者上万例，对病毒性心肌炎的病因病机、证候演变、证候特征及治则治法进行了深入研究，体会到中医药治疗病毒性心肌炎具有一定的优势和良好的疗效，现将临床体会总结如下。

一、对病毒性心肌炎的病因病机认识

病毒性心肌炎通常以心悸、心前痛、乏力等为主要临床表现，与中医多种疾病相关，一般而言，以心悸为主症者，可归属于"心悸"范畴；若以心前痛为主症者，可从"心痹"或"胸痹"论治；以乏力为主症者，又可归属于"虚劳"范畴；若系急性感染起病者，则可从"温病"论治；危重者可归"心水""厥脱"等。

1. 感受外邪是病毒性心肌炎的主要病因

病毒性心肌炎多因素体虚弱，感受温热或湿热毒邪，滞而不散，延及脏腑，内舍于心而成。从该病的发病途径来看，多数先有肺及脾胃的损伤，继则出现心经症状。其邪气多由皮毛、口鼻而入。如温热毒邪（呼吸道病毒、疱疹病毒、风疹病毒等）从皮毛、口鼻而入，易袭表侵肺，因此初期多表现出肺卫表证，如咽赤、咽痛、咽中不适、咳嗽、鼻塞流涕等，继则出现心悸、气短、胸闷等症，此因邪毒由肺逆犯心脏所致。外感湿热毒邪（柯萨奇病毒等肠道病毒）易从口而入，毒邪蕴阻脾胃，脾失健运，症见腹泻、头身困重、恶寒发热、恶心呕吐、腹痛等症，若湿热毒邪郁久不解，进一步侵及心脉则出现心悸、胸闷、气短等症。

2. 气阴两虚是疾病演变过程中的主要病理变化

正气不足、邪毒侵心是导致病毒性心肌炎发生的重要因素。而气阴两伤、气阴两虚是本病发生的内在因素。外感邪毒则是诱发或加重本病的外在因素。气阴两虚极易感受温热邪毒，邪毒内侵势必耗伤气阴。因此，病毒性心肌炎初期多见气阴两伤，后期常见气阴两虚，表现为气短、乏力、手足心热、咽干盗汗等症状。

3. 大气下陷是最常见病理特征

邪气从皮毛、口鼻而入，袭表侵肺或损伤脾胃，肺损或脾虚耗伤宗气，致宗气不足或虚损，或毒邪直中心肺损伤宗气，因虚致陷导致大气下陷。气陷于下，心失所养则咽中拘急、胸前坠胀、气短少气等。病毒性心肌炎以青少年居多，由于先天不足或劳逸、饮食失调，则易形成气虚之体。感受邪毒更易损伤正气而气虚乃至大气下陷。

4. 痰浊、瘀血是主要的病理产物

在疾病演变过程中，因热毒伤津，炼液为痰；或心肺气虚，肺失治节，气不行津，津聚为痰，导致痰浊内生。若热毒壅遏，热灼阴血，血热搏结而成瘀血；或气阴两伤、气不行血、血行不畅、阴血不足、血行滞涩，均可导致血行瘀滞形成瘀血。痰浊、瘀血既是本病常见的病理产物，又是导致病情加重，迁延难愈的主要原因。

二、病毒性心肌炎的辨证论治

1. 热毒侵心证

多见于病毒性心肌炎的急性期，也可见于慢性期或后遗症期复感外邪的患者。本证的发生是由于素体虚弱，卫外不足，感邪而发。风寒、风热或风湿之邪由口鼻、肌表、皮毛而入侵袭肺胃，邪气侵心，耗伤心之气阴而发病。

临床表现：常先出现咽痛、咳嗽、痰黄、鼻塞、黄涕、发热等，也可表现为腹泻、腹痛、恶心、呕吐等症；外邪不解，耗伤心气，则见心悸、气短、胸闷、心前痛或背痛、乏力、舌暗红或红、苔黄或黄干、脉数或促等。

病机分析：外邪侵袭，肺卫失宣，则表现为咽赤、咽痛、咳嗽、痰黄、鼻塞、黄涕、发热等肺卫表证，此谓"温邪上受，首先犯肺"。腹泻、恶心、呕吐等为湿热蕴脾之征。心悸、气短、胸闷等则由邪毒侵心所致。乏力、苔黄干为热毒耗气伤阴之象。

治法：清热解毒。

方剂：竹叶石膏汤加减。取其清热而不伤阴，养阴而不敛邪之功。

加减：临床应用时，可在本方基础上加金银花、连翘等，既增强清热解毒之功，又有疏散风热之效。若咽痛明显者，可加蝉蜕、山豆根等以解毒利咽；若咳嗽、痰黄稠者，可加川贝、鱼腥草等以清肺化痰。若热毒兼湿者，常以甘露饮加减。

2. 痰阻心络证

本证主要见于病毒性心肌炎的慢性期，多由素体痰湿，或热毒、湿热之邪耗伤气机，损及脾胃，脾失健运，痰浊内生而成。

临床表现：胸闷痛或背沉而痛、气短、心悸、头晕、恶心呕吐、腹胀，舌暗红胖大、苔厚或腻、脉滑缓或结代等。

病机分析：痰浊内停，阻滞血脉，心脉不畅，则发为胸闷、气短、心悸。痰湿碍脾，气机不畅，则出现恶心呕吐、腹胀等症。苔厚或腻、脉滑皆为痰湿之征。若痰湿之邪日久酿为痰热，则见口苦、失眠、苔黄腻、脉滑数或促等痰热扰心的表现。

治法：化痰宣痹。

方剂：枳实薤白桂枝汤加减。

加减：如兼见脾虚证，则加白术、党参等以健脾化痰；若痰湿化热，则加川连、竹茹等以清热化痰；若出现气阴两伤之证，则加黄芪、白参或太子参、麦冬等以益气养阴；

有瘀血征象加赤芍、川芎等。

3. 心血瘀阻证

本证主要见于病毒性心肌炎迁延期和慢性期。因素体瘀滞，或热毒侵心，阻滞心脉，伤及气阴，气不行血，营阴涩滞而成。

临床表现：心前刺痛、心悸、胸闷、气短、手足心热、便秘、乏力，舌暗红或有瘀点瘀斑、苔薄白或少、脉弦等。

病机分析：瘀血阻滞，气机不畅，不通则痛，故表现为心前刺痛、心悸、胸闷等，手足心热、便秘、乏力为耗气伤阴之象。舌暗红或有瘀点瘀斑、脉弦为瘀血之征。

治法：活血化瘀。

方剂：血府逐瘀汤加减。

加减：本证易兼见气阴两伤之象，根据气虚或阴虚的程度，可加白人参、黄芪、麦冬、五味子等，伴心悸、心烦、失眠，可加生龙骨、生牡蛎重镇安神。

4. 大气下陷证

病毒性心肌炎常见大气下陷证，以后遗症期多见。多因素体心肺气虚，复被邪毒侵袭，正气耗伤，致宗气亏虚，气陷于下而成本证。

临床表现：气短少气、心悸、咽中拘急、胸中坠胀、胸闷，舌淡或淡红、苔白或白黄、脉滑或参伍不调等。

病机分析：宗气亏虚，无以奉养心肺，心肺失养，故气短少气、心悸、乏力。咽中拘急、胸中坠胀是大气下陷的特征性症状，亦是气虚下陷、心肺失司的表现，如张锡纯所云："呼吸之气不能上达，胸中之气息息下坠，咽喉发紧，努力呼吸似乎喘。"舌淡、脉见叁伍不调均是宗气亏虚、运转无力、血脉失养的表现。

治法：益气升陷。

方剂：升陷汤加减。升陷汤由黄芪、知母、升麻、柴胡、桔梗组成。方中黄芪为君，既能补气，又能升气，善治胸中大气下陷，张锡纯云："柴胡为少阳之药，能引大气之陷者自左上升。升麻为阳明之药也，能引大气之陷者自右上升，桔梗为药中之舟楫，能载诸药之力上达胸中，故用之为向导也。"若心悸怔忡、少寐多梦，加柏子仁、酸枣仁以安心神；痰浊盛者，加瓜蒌、半夏化痰宽胸。

5. 心脾两虚证

心脾两虚证主要见于后遗症期。本证的形成原因有两方面，一方面素体脾胃虚弱，感受外邪，则脾胃更伤，脾胃为气血生化之源，脾胃虚弱，气血无以化生，心失所养，从而出现心脾两虚。另一方面，病程日久，耗伤气血，损及心脾也可发为本证。

临床表现：心悸、气短、乏力、失眠、纳少、腹胀、便溏、舌淡、脉细弱等。

病机分析：心脾两虚，气血不足，心失所养，故心悸、气短、乏力。心血不足，心神失养，则少寐多梦；脾气虚弱，脾失健运，则纳少、腹胀、便溏；舌淡、脉细、弱均是气虚不足之征。

治法：健脾养心。

方剂：养心汤加减。

加减：本证常兼见痰浊内停，可加清半夏、陈皮、竹茹等化痰之品。若兼见瘀血征象，可加赤芍、川芎、桃仁等活血之品。

6. 阴虚火旺证

本证多见于病毒性心肌炎后遗症期。多因热毒之势较重，或素体羸弱，不耐攻伐，伤阴明显，阴不制阳，故虚火上扰，心神不宁，发为本证。

临床表现：心悸不宁、胸闷、气短、心前痛、心烦、少寐多梦、手足心热、盗汗、口干咽燥，舌红或尖红、苔少或剥、脉细数或促等。

病机分析：心阴不足，心神失养，则心悸、胸闷、气短、心前痛。虚火内生，扰及心神，则心烦、少寐多梦。手足心热、盗汗、口干咽燥、舌红少苔、脉细数均为阴虚火旺之征。

治法：滋阴降火。

方剂：天王补心丹加减。天王补心丹为心肾阴虚、心神不宁所设。治疗阴虚火旺证，尤其对于快速型心律失常的改善效果颇佳。可酌加生龙骨、生牡蛎，以增镇心安神之功。

7. 气阴两伤证

本证多出现于病毒性心肌炎迁延期和慢性期。多因邪祛正伤，气阴耗损，或失治误治，耗气伤阴、气阴虚损而成。

临床表现：气短、乏力、心悸、胸闷、自汗或盗汗、少寐、咽干、口渴，舌淡红、苔少或无苔、脉细数无力等。

病机分析：心之气阴两伤，心失所养，故气短、乏力、心悸、自汗或盗汗等。苔少、脉细数均提示气阴已伤。

治法：益气养阴。

方剂：生脉饮加味。方中人参大补元气为君，麦冬养阴生津、清热除烦为臣，五味子酸敛止汗而为佐使，共奏益气养阴之功。

加减：偏于气虚，可加黄芪、白术等以增益气之功。若阴虚明显，可加天冬、生地黄、石斛等以增阴液。

8. 阴阳两虚证

本证主要见于病毒性心肌炎的慢性期。由于病程日久，失治误治，迁延不愈，病及五脏，阴液亏耗，不能荣养心血，阳气虚损，不能宣通脉气，遂为阴阳两虚。

临床表现：心动悸、胸中憋闷、气短甚、乏力、手足不温、畏寒、盗汗、舌淡或淡紫、苔少、脉沉迟无力或结代等。

病机分析：心之阴阳俱亏，心失所养，故心动悸、气短甚、乏力。盗汗、苔少为阴虚之象，阴阳两虚，血脉失养，则多见结代之脉。

治法：滋阴补阳宁心。

方剂：炙甘草汤加减。

加减：若偏于阴虚，减少姜、桂用量，加天冬、沙参等滋补阴液；偏于阳虚者，减少生地黄、麦冬用量，加仙茅、淫羊藿温阳；伴浮肿者，加茯苓、白术等健脾运湿。兼瘀血，加当归、丹参养血活血；气虚明显者，加黄芪，改人参为红参；阳虚甚、脉沉迟缓者，用附子汤化裁。

三、典型病例

1. 丁某，女，15 岁，1998 年 3 月 12 日初诊。

心悸、胸闷、气短两月余，确诊为病毒性心肌炎，经治疗无效，来我门诊求治。患者心悸胸闷、气短、自觉时有早搏、乏力、多梦、睡眠不实、少寐，舌淡红尖赤、苔白，脉促。心电图示频发室早；二联律。

辨证：阴虚火旺，心神被扰。

处方：柏子仁 15g，枣仁 15g，天冬 20g，麦冬 15g，生地黄 10g，当归 15g，苦参 10g，丹参 15g，白人参 10g（单煎），白茅根 20g，茯苓 20g，赤芍 15g，生龙骨 30g（先煎），甘草 10g。14 剂，水煎服，日 1 剂，分 3 次服。

3 月 26 日二诊：服上方后，胸闷气短、纳食、睡眠稍好转，力气增加、多梦，舌淡紫，苔白，脉滑稍数。

处方：太子参 30g，黄芪 30g，生地黄 15g，当归 15g，桃仁 15g，红花 15g，枳壳 15g，川芎 15g，柴胡 15g，赤芍 20g，桔梗 10g，生龙骨 30g（先煎），生牡蛎 30g（先煎），夜交藤 30g，甘草 10g。14 剂，服法同前。

4 月 9 日三诊：服上方后，自觉早搏消失，时气短、低热，舌暗红，苔薄黄，脉滑稍数。心电图正常。

处方：柏子仁 20g，枣仁 20g，天冬 15g，麦冬 15g，生地黄 10g，当归 15g，玄参 15g，地骨皮 15g，苦参 10g，丹参 15g，太子参 20g，白茅根 15g，生龙骨 30g（先煎），甘草 10g。20 剂巩固疗效。

按： 据该患舌脉分析，此案属于阴虚火旺，心神被扰。治以滋阴降火安神，服药 14 剂，改方为血府逐瘀汤加减治疗。阴虚火旺者，用滋阴降火效果不明显者，可考虑阴虚血瘀并存，可用此方。其中生地黄凉血清热、滋阴补肾；当归补血活血，共奏凉血养阴之效。

2. 张某，女，6 岁，1999 年 3 月 25 日初诊。

病毒性心肌炎病史两年，时有气短，乏力。3 天前出现发热、咳嗽，继则心悸、胸闷、气短、乏力甚，舌暗红，苔白黄，脉滑律不齐。心电图示频发室早；右束支不完全传导阻滞；心律不齐。

辨证：热毒侵心。治以清热解毒，养心安神。

处方：竹叶 10g，石膏 20g，太子参 20g，麦冬 15g，半夏 15g，紫菀 15g，款冬花 15g，川贝母 5g，鱼腥草 20g，黄芪 15g，赤芍 15g，生龙骨 20g（先煎），甘草 10g。7 剂，水煎服，日 1 剂，分 3 次服。

4 月 1 日二诊：服上方后，发热、咳嗽消失，心悸、胸闷、气短减轻，时纳少，舌淡红，苔白，脉滑。

处方：黄芪 20g，麦冬 10g，桔梗 10g，升麻 5g，柴胡 15g，鸡内金 10g，苦参

10g，丹参 10g，党参 15g，白茅根 10g，茯苓 15g，生龙骨 30g(先煎)，甘草 10g。7 剂，服法同前。

4 月 8 日三诊：服上方后，诸症消失。舌淡红，苔白，脉滑，心电图示心律不齐、右不全。续服上方，巩固疗效。

按：病毒性心肌炎迁延期，病情往往容易反复发作，外感是导致病情反复的常见因素。患者初诊时以咳嗽、发热等外感症状为主，急则治其标，故治以清热解毒，养心安神。复诊时，外感征象消失，治本为主，据其脉诊，治以益气升陷、养心安神，以升陷汤加减治疗。

（曹洪欣《中国中医药现代远程教育》2005 年第 7 期）

下篇　实践中医

益气养阴法治疗病毒性心肌炎的临床应用

病毒性心肌炎是临床常见病、多发病，其发病率逐年升高，中医药治疗具有一定优势。近年来，我们对病毒性心肌炎进行了深入研究，取得了可喜成果，获黑龙江省科技进步二等奖 1 项，获黑龙江省教委科技进步一等奖和黑龙江省中医药科技进步一等奖各 1 项。通过大量病例及临床观察我们体会到，气阴两虚是病毒性心肌炎的基本病机，是贯穿本病全过程的主要病理变化，因而益气养阴是治疗本病的基本法则。由于感邪轻重、体质的差异，以及证候演变的不同阶段，灵活运用益气养阴法能够明显提高临床疗效。

一、益气养阴解毒法

病毒性心肌炎多见于心气、心阴素亏及感邪较重者，毒邪内侵，极易耗气伤阴。因此，病毒性心肌炎初期，毒邪虽盛，然气阴已伤。症见发热恶寒身痛、咽痛、心悸、气短、乏力、自汗、五心烦热、舌红苔黄、脉数或促。治宜益气养阴解毒。常用方剂为竹叶石膏汤加黄芪、金银花、连翘、大青叶等。方中竹叶、石膏清热泻火除烦；黄芪、白人参、甘草甘温益气；麦冬甘润养阴；大青叶、金银花、连翘清热解毒。诸药合用，共奏益气养阴、清热解毒之效。对于慢性心肌炎由于外感而反复者，亦常宗此法，并根据正邪之轻重酌情加减，斟定剂量。

病例：李某，男，16 岁，学生。1 周前感冒后出现胸背痛、乏力、咽痛、咽赤。近两天来心前痛加重，时恶心，舌暗红，苔白黄，脉沉律不齐。心电图示心律不齐。

中医辨证：热毒内侵，耗伤气阴。

治法：益气养阴，清热解毒。

处方：竹叶 15g，生石膏 20g，党参 15g，麦冬 15g，清半夏 15g，金银花 20g，连翘 15g，射干 15g，黄芪 30g，赤芍 15g，川芎 15g，茯苓 15g，甘草 10g。7 剂，水煎服，日 1 剂。

服药后，患者咽痛消失，但时心前痛、乏力、恶心，舌暗红，苔白，脉沉律稍不齐，上方减射干，继服 7 剂。药后诸症好转。随症加减调理 20 余剂后痊愈。

二、益气养阴安神法

气阴两虚是病毒性心肌炎的主要病机，由于病处不同阶段，两者各有所偏，尤其是中后期，更以心阴耗损突出。心藏神，气虚则心失温养，阴亏则神志不安。临床常表现为心悸、心烦、手足心热、失眠多梦、便干，舌红，脉细数或促或代。治以益气养阴，清热宁神。方选天王补心丹加减。方中生地黄、麦冬、玄参、天冬甘寒滋润以清虚火；

丹参、当归补血养血，活血安神。诸药合用，共奏益气养阴安神之效。正如柯琴所言："心者主火，而所以主者神也。神衰则火为患，故补心者必清其火而神始安。"

病例：吴某，男，32岁，干部。胸闷、气短半年，近1周加重，时心悸、心前痛、心烦、头晕、失眠多梦，舌稍红、苔白，脉弦时结。心电图示偶发室性早搏。

中医辨证：气阴两虚，心神不宁。

治法：益气养阴、清热宁神。

处方：柏子仁15g，枣仁15g，天冬10g，麦冬15g，当归15g，生地黄15g，黄芪30g，苦参10g，丹参10g，白人参10g（另煎），白茅根20g，茯苓20g，甘草10g。7剂，水煎服，日1剂。

服药后，胸闷消失，心前痛减轻，但仍时心悸、多梦，上方加生龙骨30g（先煎），继服14剂。

药后诸症基本消失，心电图恢复正常，遂于调理心脾而愈。

三、益气养阴活血法

正气不足、邪毒侵心是病毒性心肌炎发病的关键。《难经·三十七难》云："邪在五脏，则阴脉不和，阴脉不和，则血留之。"心主血脉，循环不息，一旦外邪入侵，脉络失畅或气阴、气阳不足，推动无力，营阴涩滞，均可致瘀血内停。治宜益气养阴，活血化瘀，方用生脉饮合血府逐瘀汤加减。方中桃红四物汤活血化瘀养血，四逆散理气和血，桔梗开宣肺气而载药上行，合枳壳升降气机而宽胸。诸药合用，既行气活血，又不耗气伤阴，更有生脉饮益气养阴，瘀去新生，气阴来复，诸症自平。

病例：夏某，女，37岁，干部。有心肌炎病史两年，现心悸，背痛，气短，多梦，便干、四五5日一行，舌暗红，苔白，脉沉滑。心脏监测心肌缺血改变。

中医辨证：气阴两虚，瘀血内阻。

治法：益气养阴活血。

处方：生地黄15g，当归20g，桃仁15g，红花10g，枳壳15g，川芎15g，柴胡15g，赤芍20g，桔梗10g，黄芪30g，白人参10g（另煎），麦冬20g，甘草10g。7剂，水煎服，日1剂。

药后心悸消失，背痛不显，便干好转，力气增加，遂予上方20余剂而愈。

四、益气养阴化痰法

病毒性心肌炎病位在心，而与肺、脾、肾关系密切。气阴两虚，脾失温煦，肺失濡润，水津不能输布，水湿聚而成痰为饮。症见心悸、胸闷如窒、心下痞满、恶心、苔腻脉滑。痰浊内聚，胶黏难化，且易化热，欲取温化恐其伤阴助热，过用滋腻又恐其助湿生痰，故此时可用二陈汤加人参、黄芪、麦冬等。方中半夏、陈皮、茯苓健脾化痰，人参、麦冬、黄芪益气养阴，益气养阴与化痰并举，标本兼顾。若痰浊阻痹胸阳，可瓜蒌薤白半夏汤加味；若痰蕴化热，可加黄连、胆南星、竹茹等；湿热留恋，以甘露饮化裁。

病例：洪某，女，29岁，工人。半年前感冒发热后出现心前不适，背痛，气短，胸闷，畏寒，时心前拘急，倦怠乏力，恶心，口干，舌淡，苔白微腻，脉弦。心率 50～60次/分，低电压。

中医辨证：痰阻胸阳。

治法：豁痰宣痹，佐以益气养阴。

处方：瓜蒌15g，薤白15g，清半夏15g，厚朴15g，枳实15g，桂枝15g，黄芪30g，麦冬15g，茯苓15g，仙茅15g，郁金15g，白人参10g（另煎），甘草10g，生姜3片。14剂，水煎服，日1剂。

服药后，诸症基本消失，唯感心悸，遂予归脾汤合瓜蒌薤白半夏汤调理20余剂而愈。

五、益气养阴温阳法

病毒性心肌炎久病不愈，或素体虚弱，或失治误治，耗伤阳气或气阴俱亏，日久阳气受损而形成阳气阴液俱亏之候。症见心悸、气短、乏力、自汗、手足心热、面虚浮等。治宜益气养阴温阳，方用炙甘草汤化裁。方中炙甘草、人参、大枣补益心脾，生地黄、麦冬、阿胶甘润滋阴、养心补血，生姜、桂枝辛温通阳复脉，诸药合用，既滋而不腻，又温而不燥，亦可通脉道气血流通，共奏益气温阳之效。气虚明显者加黄芪，改白人参为红参；阳虚甚而胸闷如室，脉沉迟缓者，用附子汤化裁。

病例：吴某，女，32岁，工人。有心肌炎病史10余年，现胸闷如室，心悸，气短，畏寒，手足不温，时恶心，舌淡，苔白，脉沉缓。心电图示ST$_{avf}$、V$_1$、V$_3$、V$_5$下移，心动过缓，心律不齐。

中医辨证：心阳不振。

治法：益气温阳养阴。

处方：附子10g（先煎），白人参10g（另煎），茯苓15g，白术15g，白芍15g，赤芍20g，麦冬15g，黄芪30g，柴胡15g，郁金15g，竹茹15g，甘草10g。7剂，水煎服，日1剂。

二诊：服药后，胸闷、气短明显减轻，但仍畏寒、心前疼痛，上方改白人参为红人参，加桂枝15g，继进7剂。

三诊：心前痛、畏寒减轻，上方继进7剂。

药后诸症基本消失，但劳累后略背痛、恶心，遂予枳实薤白桂枝汤合归脾汤30余剂而愈。

总之，在本病的慢性演变过程中，气阴两虚是基本病理变化，邪毒、瘀血、痰浊其常见病理因素，病变过程中常多种病理因素互见，临床需多法合用。

（曹洪欣　殷惠军《中医教育》1999年第5期）

冠心病的中医药治疗

冠心病即冠状动脉粥样硬化性心脏病，是由于冠状动脉粥样硬化使血管腔狭窄阻塞，导致心肌缺血、缺氧而引起的心脏病，与冠状动脉功能性改变一起，统称冠状动脉心脏病，也称缺血性心脏病，被称为"人类健康的第一杀手"。

目前，冠心病发病率不断增高，且呈现年轻化趋势。在美国，冠心病患者约有700万人，占人口的2.5%，每年约有55万人死于本病，占人口死亡总数的50%～70%。我国冠心病患者达6000万人，每年约有200万人死于本病，并呈逐年上升趋势。

本病临床表现为心前区疼痛、胸闷、心悸、气短等，85%以上的冠心病患者疼痛放散至肩、背、左上肢内侧、无名指及小指处，各种心律失常、心肌损伤，重则痛剧而死亡。中医学认为，冠心病、心绞痛属"胸痹"或"心痛"范畴。其中心肌梗死属"真心痛"、心力衰竭属"心水"等范畴。

本病的病机特点。心阳（气）虚是冠心病发生的主要病理基础；痰浊与瘀血既是病理产物，也是导致病情缠绵不愈的主要原因；感受外寒、饮食不节、情志刺激是本病急性发作的主要诱因。临床中我们体会到，冠心病的不同阶段，病机变化不同，缓解期以心阳气虚为主，心律失常多虚实错杂，心绞痛多因痰瘀气滞痹阻心脉，心肌梗死多以痰浊瘀血内阻为主，心力衰竭多以阳虚水泛为主。中医治疗冠心病的优势在于针对病位，减少心绞痛发作，停减扩冠药应用；整体调节，改善症状，提高生活质量；早期干预，防止或延缓心脏不良事件发生。

一、心阳虚证

症状：心前隐痛、心悸、胸闷、气短、畏寒肢冷、神疲乏力，遇冷痛作或加重，或见小便不利、面浮肢肿，舌淡嫩、苔白润，脉沉缓、弱或结代。

辨证要点：心前隐痛、心悸而空、胸闷气短、畏寒肢冷，舌淡，脉沉缓。

治法：温阳益心。

方剂：养心汤、保元汤、附子汤（窦性心动过缓）、真武汤（心衰）。

验案举例：李某，女，51岁，2009年8月诊为冠心病（急性心肌梗死）、房颤，住院治疗半月余，症状缓解。

9月28日初诊。症见胸闷、心悸、背痛、少寐多梦、头晕、畏寒。心电图示频发室早，三联律。舌淡红稍紫胖，苔薄白，脉沉滑时结时促。服用心律平（普罗帕酮）600mg/d。

辨证：心阳亏虚，痰瘀互结。

治法：温阳益心，化痰活血。

处方：黄芪 20g，党参 15g，茯苓 15g，茯神 15g，川芎 15g，当归 15g，柏子仁 15g，清半夏 10g，神曲 10g，远志 10g，桂枝 10g，瓜蒌 15g，薤白 15g，甘草 10g，生姜 3 片。21 剂，水煎服，日 1 剂，分 3 次服。

12 月 20 日二诊：服上方后，症状明显好转。

继服药 60 余剂，自觉时早搏减少，心悸、胸闷每日发作 4 ～ 5 次，睡眠好转但睡不实，查心电图正常，舌淡紫胖，苔薄白，脉沉滑时促。上方加葛根 20g，生龙骨 30g（先煎），生牡蛎 30g（先煎）。继服 21 剂。

服药后症状逐渐消失，随症化裁，守法治疗 3 月余，停服心律平，随访半年未复发。

按：室性早搏（或室性期前收缩），简称室早，是临床上常见的心律失常，其发病人群相当广泛，正常健康人群和冠心病、风湿性心脏病、高血压性心脏病、心肌病均可发生。本例患者病程日久，心阳已虚，心脉失养，则悸动不安；心阳不振，故胸闷、背痛、头晕、畏寒；心中惕惕，神失所藏，则少寐多梦；阳虚不能运行气血，输布津液，故痰瘀内生，故见舌淡红稍紫胖，苔薄白，脉沉滑、时结时促。治以温阳益心，化痰活血。方选养心汤补心气，养心血，安神定悸，合瓜蒌薤白半夏汤祛痰宽胸，通阳散结。方证相应，复诊症状悉减。药已奏效，守法施治，随症加减，调理治疗 6 月余，早搏消失，停服心律平，病情稳定。

二、心阴虚证

症状：心悸怔忡，胸闷气短，失眠多梦，五心烦热，潮热盗汗，口干咽燥，舌红少津，苔少或无苔，脉细数或促，多见于冠心病快速心律失常者。

辨证要点：心悸怔忡、手足心热，舌红少苔或无苔。

治法：滋阴降火。

方剂：天王补心丹、酸枣仁汤。

验案举例：江某，女，59 岁，2009 年 10 月 19 日初诊。

冠心病、脂肪肝、高血脂 20 余年，1991 年出现房颤，现每日发作 3 ～ 4 次，每次持续 1 ～ 2 小时，发作时心悸不宁，气短，心前及背痛，腰酸，时舌痛，目干痒，大便不成形、每日 1 ～ 2 次，睡眠不实，醒后不易再睡。心脏超声示心房增大，二尖瓣关闭不全。舌暗红，苔白干，脉促。

辨证：阴虚火旺，心神内扰。

治法：滋阴降火，养心安神。用天王补心丹加减。

处方：柏子仁 15g，酸枣仁 15g，天冬 15g，麦冬 15g，生地黄 10g，当归 10g，西洋参 10g，苦参 10g，丹参 15g，白茅根 30g，茯苓 15g，五味子 10g，生山药 30g，生薏苡仁 30g，甘草 10g。14 剂，水煎服，日 1 剂，分 3 次服。

11 月 3 日二诊：服上方后，房颤发作次数减少，心悸、心前痛、背痛、舌痛、腰酸等症明显减轻，目干涩、睡眠好转，但时醒后难以再睡，时头晕，舌淡红，苔白黄，脉沉滑偶促。守方略加减。

2011 年 1 月 17 日三诊：服药 50 余剂，心悸、心前及背痛不显，病情逐渐好转，房颤消失。继服药 30 剂，巩固疗效。随访半年，房颤未作。

按：心房颤动为常见的心律失常，病因包括高血压病、冠心病、风心病、心脏外科手术等，或与饮酒、精神紧张、水电解质或代谢失衡、严重感染等有关。本案患者之房颤与其冠心病、高脂血症等病史密切相关，属久病伤阴、虚火妄动、上扰心神而致，所谓"水衰火旺而扰火之动"，故心悸不宁每日发作数次，每次持续 1～2 小时，心前及背痛、心悸、气短，不得安寐；阴亏于下，则腰酸；目干涩、舌暗红、苔薄白干、脉促皆为阴虚火旺之征。遂以天王补心丹加减，以滋阴清火，养心安神。方中生地黄上养心血，下滋肾水；天冬、麦冬清热养阴；丹参、当归调养心血；西洋参、茯苓益气宁心；枣仁、五味子敛心气，安心神；柏子仁养心安神；白茅根配伍苦参利尿强心，调整心律；山药、薏苡仁健脾利湿。诸药合用，恰中病机，故疗效显著。

三、心脾两虚证

症状：心悸气短、心前时痛、活动及劳累后加重，少寐多梦，腹胀，食欲减退，神疲乏力。面色不华，舌淡、苔薄白，脉弱。多见于劳累型心绞痛。

辨证要点：心悸、少寐多梦、纳少、劳累后心前痛加重，脉弱。

治法：益气健脾，养心安神。

方剂：人参归脾汤。

验案举例：龚某，女，50 岁，2011 年 8 月 24 日初诊。

冠心病史 10 年余，每于活动或劳累后胸闷、心前痛 10 年余，近半月加重。稍活动后胸憋闷、心前痛，甚则咽痛，服硝酸甘油后缓解，心悸，气短，乏力，面色萎黄，月经量多、色淡、有血块、持续 6～7 日，时手麻，畏寒。舌淡，苔黄，脉弱。查心电图 ST-T 改变。

辨证：心脾两虚证。

治法：益气健脾，养心安神。

处方：白术 15g，党参 15g，黄芪 20g，当归 20g，茯苓 15g，柏子仁 15g，酸枣仁 15g，木香 5g，牡丹皮 15g，茜草 15g，桂枝 10g，川芎 15g，鸡内金 10g，甘草 10g。14 剂，水煎服，日 1 剂，分 3 次服。

9 月 7 日二诊：服上方后，咽痛不显，活动后胸闷、心前痛减轻，自觉气力增加，舌淡红，苔白黄，脉弱。守上方，继服 20 剂。

9 月 27 日三诊：胸闷不显，自觉力气增加，偶心前痛，偶有心前拘急感，月经量、色正常，舌淡红，苔白黄，脉沉滑。前方加瓜蒌 15g，薤白 15g，清半夏 15g，川黄连 10g。

服药月余，心前痛、拘急感未作。守法治疗，服药 100 余剂，诸症消失，心电图恢复正常。随访 1 年，病情稳定。

按：劳累性心绞痛的特点是疼痛由体力劳累、情绪激动或其他足以增加心肌需氧量的情况所诱发，休息或舌下含用硝酸甘油后缓解。证属本虚标实。本例患者病程日久，心脾两虚，气血不足则胸闷、心前痛，甚则咽痛、心悸、气短、乏力；气血不能上荣于面，则面色萎黄；脾不统血则月经量多、色淡；手麻、畏寒为气血亏虚、濡养温煦不足而致；舌脉亦为心脾两虚之象。治以益气健脾，养心安神，方选归脾汤补益心脾，并加桂枝温经通脉，助阳化气。方中牡丹皮、茜草、川芎活血化瘀；鸡内金消积，使诸药补而不滞。方证相应，诸症好转。虑其兼有痰浊，故加瓜蒌、薤白、清半夏祛痰宽胸，通阳散结；川黄连清热。调理月余，心前痛、拘急等症基本不显，遂守法施治，以固其功。服药百余剂，诸症消失，病情稳定。

四、气机郁滞证

症状：心胸憋闷胀痛、胸胁窜痛、善太息，多因情志不畅而诱发或加重，脉弦。多见心绞痛发作期和冠状动脉痉挛患者。

辨证要点：心胸憋闷、胀痛，因情志诱发或加剧。

治法：疏肝理气，宣痹止痛。

方剂：枳实薤白桂枝汤、柴胡疏肝散、越鞠丸。

验案举例：张某，男，47岁，2009年7月13日初诊。

反复阵发性胸闷、心前痛3年余，加重1周。患者反复阵发性胸闷、心前痛3年余，曾于哈医大二院诊治，诊为冠心病，每因情绪波动或劳累等而发，经中西药治疗缓解，但症状逐年加重。1周前因情绪不畅而见胸闷、心前痛，遂来诊治。现自觉胸闷如窒，时心前、背痛、心悸、气短、烦躁易怒、时手麻。舌紫，苔白略干，脉滑。Holter示偶发房早、室早，短阵房速，ST-T改变。

辨证：痰浊壅塞，气滞血瘀。

治法：通阳化浊，豁痰开结，行气解郁。

处方：川芎15g，苍术10g，香附15g，栀子15g，神曲15g，瓜蒌15g，薤白15g，清半夏10g，茯苓15g，郁金15g，赤芍15g，夜交藤30g，甘草10g，生姜3片。21剂，水煎服，日1剂，分3次服。

8月12日二诊：药后心前、背痛不显，胸闷、心悸明显减轻，情绪平稳，舌淡红稍紫，苔薄白，脉滑。

继以上方化裁，服药3月余，心电图恢复正常，病情稳定，未复发。

按：心绞痛发作期或冠状动脉痉挛患者易出现心胸憋闷胀痛、心悸、气短，多因情志不畅而诱发或加重等症，中医治疗当从心肝论治。本案属痰浊壅塞，气滞血瘀，肝气郁则血瘀，痰浊内壅，胸阳失展，故胸闷如窒而痛、心悸；气机痹阻则气短；气血瘀滞则手麻。以越鞠丸合瓜蒌薤白半夏汤为基本方行气解郁，通阳开结，豁痰泄浊。方中加郁金活血行气解郁；赤芍活血化瘀；茯苓健脾祛湿以祛生痰之源；夜交藤养心安神。全方标本同调，切中病机，奏效甚捷。肝之功能失调多致情志异常，久而气滞、瘀血、痰浊诸症内生，故治以行气解郁，豁痰散结，通阳泄浊，此乃从肝论治冠心病也。

五、心血瘀阻证

症状：心胸刺痛或绞痛、痛有定处，心悸、胸闷气短，舌暗紫有瘀斑，脉涩或结代。多见于冠心病心绞痛发作期。

辨证要点：心胸刺痛、痛有定处、舌暗紫有瘀斑。

治法：活血化瘀，通痹止痛。

方剂：血府逐瘀汤、丹参饮、复元活血汤。

验案举例：娄某，男，58岁，2008年1月7日初诊。

患冠心病、高脂血症史10余年，出现房颤3年余。现时心前刺痛、胸闷，偶有夜间憋醒、惊悸胆怯，睡眠不实，4～5小时/夜，眩晕，盗汗。Holter 示房颤，频发室早伴成对；P–R间期延长>0.2共14次。超声示双心房扩大，主动脉瓣关闭不全。舌紫，苔白，脉结时促。

辨证：心脉痹阻，心神失养。

治法：活血化瘀通痹，养心安神定志。

处方：生地黄15g，当归15g，桃仁15g，红花10g，枳壳15g，川芎15g，柴胡15g，赤芍15g，桔梗10g，川牛膝15g，党参20g，茯苓15g，生龙骨30g（先煎），生牡蛎30g（先煎），甘草10g。水煎服，日1剂，分3次服。

2月4日二诊：服上方14剂。心前刺痛未作、胆怯易惊，睡眠不实好转，盗汗减轻，时心悸、眩晕、急躁，偶有夜间憋醒，舌淡紫，苔白，脉滑。查 Holter 未见房颤、室早。守法治疗。

处方：西洋参10g（另煎），麦冬15g，茯苓15g，生地黄10g，当归15g，桃仁15g，红花15g，枳壳15g，川芎15g，柴胡15g，赤芍15g，生龙骨30g（先煎），生牡蛎30g（先煎），珍珠母30g（先煎），甘草10g。14剂，水煎服，日1剂，分3次服。

2月25日三诊：服上方后，心前刺痛、夜间憋醒未作，偶有心悸气短，时易紧张、胆怯。

继续随症调治，服药100余剂，病情稳定，查 Holter 正常。

按： 冠心病在心绞痛的发作期，患者常自觉心前区刺痛或绞痛，是因瘀血痹阻心脉所致，病情的进一步发展，可出现心胸猝然大痛，甚至引发真心痛。本病例中，瘀血痹阻心脉，则发心前刺痛；邪实闭阻气道，气血运行不畅，则胸闷，夜间憋醒；心神失养则惊悸胆怯，睡眠不实；舌脉亦是瘀血内阻之象。应为心脉痹阻、心神失养之证，为本虚标实；当以活血化瘀通痹、养心安神定志为治。方选血府逐瘀汤加减。其内含桃红四物汤活血化瘀而养血，防纯化瘀之品伤及正气；配伍柴胡、枳壳疏肝理气，气行则血行；加桔梗引药上行，达于胸中；牛膝引瘀血下行而通利血脉；配伍生龙骨、生牡蛎重镇安神定悸。全方标本同治，共奏活血化瘀、通痹止痛之效。复诊心前刺痛未作，胆怯、睡眠不实、盗汗减轻，仍心悸，偶有夜间憋醒，可见药达病所，疗效已显，血脉痹阻得到缓解，但气血仍显不足，继守前法，加西洋参、麦冬取其养心阴，生脉之意。三诊心前刺痛，夜间憋醒消失，唯偶有心悸气短等症，随症施治，加减继服100余剂，随访3年病情稳定。

六、痰浊痹阻证

症状：心胸闷痛、气短、阴雨天发作或加重，恶心、痰多、体胖，舌淡紫胖、苔腻，脉弦滑。多见于心绞痛的缓解期。

辨证要点：胸闷、气短、恶心、舌胖苔腻。

治法：化痰宣痹。

方剂：瓜蒌薤白半夏汤、小陷胸汤。

验案举例：于某，女，47岁，2007年9月17日初诊。

主诉：心悸5年余，近1年加重。时心前痛、胸闷、腹胀，偶恶心、多梦。2007年9月15日心电图示频发室早，T波低平。舌暗红，苔黄白，脉弱偶结。

辨证：痰浊痹阻。

治法：温阳化痰，理气宣痹。

处方：川黄连7g，竹茹15g，清半夏15g，瓜蒌15g，薤白15g，厚朴15g，枳实15g，桂枝10g，茯苓15g，赤芍15g，川芎15g，生龙骨30g（先煎），生牡蛎30g（先煎），甘草10g。7剂，水煎服，日1剂，分3次服。

9月24日二诊：服上方后心悸、胸闷减轻，心前痛未作，略有腹胀、多梦，时善太息。舌淡红稍暗，苔白黄，脉沉滑偶结。

处方：党参20g，麦冬15g，川黄连5g，清半夏10g，瓜蒌15g，薤白15g，厚朴15g，枳实15g，桂枝10g，茯苓15g，郁金15g，夜交藤30g，生龙骨30g（先煎），甘草10g。水煎服，日1剂，分3次服。

10月18日三诊：服上方20剂。心悸、腹胀不显，唯略气短，舌淡红稍暗，苔白，脉沉滑，继守前法施治，调治4月余，诸症消失，查心电图大致正常，病情稳定。

按：《金匮要略》提出宣痹通阳化痰法治疗胸痹，在冠心病治疗中广泛应用。诸阳受气于胸而转行于背，寒邪内侵而致阳气不运，气机痹阻不通，故见心前痛；胸阳不振，痰浊阻闭，气血运行不畅，故见心悸、胸闷；"浊气在上，则生膜胀"，痰浊上犯而不降，故见恶心、腹胀等症状；舌暗红、苔黄白、脉弱偶结均提示阳虚痰浊血瘀之候，故遵仲圣宣痹通阳、活血化痰之治。本案中，以栝蒌薤白半夏汤及枳实薤白桂枝汤为主，通阳化痰开闭，直指病机；又合小陷胸汤治其痰浊蕴积化热之标；赤芍与川芎活血化瘀以行气血，竹茹合黄连化痰降浊而降恶逆；心气虚则神无所归，故用生龙骨、生牡蛎重镇安神，兼可定悸。服方7剂，心前痛未作，心悸、胸闷减轻，略有腹胀，多梦，善太息，可见药达病所，血脉已通，效不更方，去活血剂，稍加益气之辈。三诊即心悸、腹胀不显，唯略气短，继守前法施治，调治4月余，诸症消失，病情稳定。

七、痰热结胸证

症状：心胸灼痛、心悸气短、恶心、口苦咽干、心烦、多梦易惊、腹胀便干，舌红，苔黄或黄腻，脉滑数。多见于心绞痛发作期。

辨证要点：心胸灼痛、咽干、便干、舌红苔黄、脉滑数。

治法：清热化痰开结。

方剂：小陷胸汤、黄连温胆汤。

验案举例：苑某，女，65岁，2006年4月10日初诊。

主诉：胸中憋闷，气短近两个月加重，中午明显。冠心病10余年，现时有心前痛、背痛；下肢肿、困倦，时有烘热感、恶心、四肢颤动。血压190/70mmHg，舌淡暗胖，苔黄白干，脉滑数。

辨证：痰热痹阻。

治法：清热化痰，宽胸散结。

处方：夏枯草30g，决明子20g，川黄连7g，清半夏10g，瓜蒌15g，薤白15g，太子参30g，麦冬15g，茯苓15g，泽泻20g，郁金15g，枳实15g，生龙骨30g（先煎），生牡蛎30g（先煎），甘草10g，生姜3片。14剂，水煎服，日1剂。

4月24日二诊：服上方后心前痛不显，下肢肿好转，偶有心悸、手及下肢震颤，食后胸闷，腹胀，恶心。血压165/80mmHg，舌淡，苔白微腻，脉弦。

处方：夏枯草30g，益母草20g，黄精20g，豨莶草10g，清半夏15g，瓜蒌15g，薤白15g，厚朴15g，枳实15g，桂枝10g，茯苓15g，竹茹15g，生龙骨30g（先煎），甘草10g。14剂，水煎服，日1剂。

5月8日三诊：服上方后，夜间憋醒未作，仅偶有背痛，血压165/80mmHg，舌淡红，苔黄白腻，脉弦滑。

处方：夏枯草30g，决明子20g，川黄连7g，清半夏10g，瓜蒌15g，薤白15g，赤芍15g，川芎15g，葛根20g，茯苓15g，太子参30g，生牡蛎30g（先煎），生龙骨30g（先煎），甘草10g。14剂，水煎服，日1剂。

5月22日四诊：诸症明显好转，血压140/80mmHg。守上方加减，调治半年余，诸症基本消失，病情稳定。

按： 临床中我们体会，胸阳不振导致痰浊内生、蕴积日久而化热的情况并不少见。尤其是随着人们饮食结构的变化，营养过剩而导致痰浊内停，久则蕴积化热，蒙蔽心窍，痹阻阳气，而致胸痹心痛。该患者胸中憋闷、气短、下肢肿、困倦提示痰浊痹阻心脉，上扰清窍，下困肢体；舌淡暗胖、苔黄白干、脉滑数提示痰热内蕴，脾气虚损，治以化痰清热，益气养阴。方选小陷胸汤化痰清热，又以栝蒌薤白半夏汤化痰通阳宣痹。方中太子参、麦冬以生脉散之意益气养阴，夏枯草、草决明清泻肝火降压，茯苓、泽泻健脾利水而消水肿，郁金、枳实化瘀行气以治疼痛，生龙骨、生牡蛎重镇安神，生姜和胃止呕。服药后，心前痛不显，诸症均有好转，前方稍加变化，调理半年而愈。

高热治验

一、和解少阳法治疗高热

高氏老妪，78 岁，1985 年 6 月 20 日初诊。

主诉：突然怕冷，继之发烧，恶心呕吐，不欲食三日。曾口服及注射退烧药未见好转，家属虑其年岁已高，病急且重，恐预后不良，邀余诊治。询问病情，三日未食，恶心，口苦尤甚，两目昏花，不能下地行走，胸满闷如窒。试其体温，达 38.9℃，晚间更甚。问之，有否怕冷？答曰：时冷时热。诊舌脉，舌质暗红，苔白而稍腻，脉弦而稍数。

诊断：少阳病，用小柴胡汤以和解少阳。

处方：柴胡 25g，半夏 15g，黄芩 15g，桂枝 10g，大枣 8 枚（掰），生姜 3 片，甘草 10g。3 剂，水煎服，日 1 剂，分 3 次服。

1 剂后，热退能食；2 剂后，下地行走，诸症悉除。

按： 对少阳病的主症问题虽尚存争议，但不可否认寒热往来是少阳病的主要特征。因少阳病症状多属主观感觉异常，故问诊尤为重要。本例患者虽体温较高，但不同于单纯之发热，故用退烧药无济于事。患者时冷时热，恰似寒热往来，胸满闷，不欲食，恶心，口苦，两目昏花，苔白而稍腻等皆少阳之症。仲景云："但见一证便是，不必悉具。"此柴胡证具备，岂有不用之理。然因其体温较高，故遵"若不渴、外有微热者，去人参，加桂枝"之法，虑其脉有稍数，唯恐化热，故仅加桂枝 10g 以和解其外，结果收到满意疗效。

（《中医药学报》1986 年 5 期）

二、透邪解毒法治反复发作性高热

马某，男，11 岁，2012 年 7 月 10 日初诊。

主诉：半年来反复发作性高热，发病时体温达 40℃，发病时用抗生素、激素治疗能退热，停药一周左右则复发，高热不退。在北京协和医院检查，所有西医检查项目（骨髓象分析），均未查出阳性指标。疑似结核，用抗结核药治疗 20 天。现发热 3 日，体温 39.8℃，遂求中医诊治，问其发热特点，发热与恶寒交替，但体温不减，纳呆，恶心，略有咽痛，面白无华，倦怠乏力，舌尖红，苔淡黄腻，脉滑数。

诊断：高热。

辨证：邪入少阳，毒热留恋。

治则：透邪解毒法治疗。

处方：柴胡15g，黄芩15g，清半夏10g，茯苓15g，金银花20g，连翘20g，片姜黄10g，僵蚕10g，蝉蜕10g，枳实10g，生龙骨30g（先煎），甘草10g。5剂，水煎服，日1剂，分4次服。

7月15日二诊：服药1剂后，发热渐退，两剂后体温36.5℃。无恶寒，唯有饥饿感、但不欲食，倦怠乏力，舌尖红，苔黄，脉滑。

处方：竹叶15g，生石膏20g（先煎），党参10g，麦冬15g，清半夏10g，鸡内金10g，茯苓15g，连翘20g，陈皮10g，焦三仙各10g，甘草10g。6剂，水煎服。停服抗结核药。

7月22日三诊：发热未作，饮食增加，面色转润。舌尖红、苔淡黄微腻，脉弦滑。用柴平汤加减，柴胡15g，黄芩15g，清半夏15g，党参15g，茯苓15g，厚朴15g，苍术10g，陈皮10g，鸡内金15g，连翘20g，竹茹15g，甘草10g。10剂，水煎服，日1剂，分3次服。

8月9日四诊：服药后无明显不适。期间8月3日发热复作，体温达39℃，继服7月10日方4剂（8月5日嘱加石膏30g），8月7日热退。现略觉乏力，面色暗，舌淡红稍紫，苔白黄，脉滑。

处方：青蒿12g，黄芩15g，陈皮10g，清半夏10g，竹茹15g，茯苓15g，枳壳10g，柴胡15g，鸡内金15g，党参10g，金银花15g，甘草10g。7剂，水煎服，日1剂，分3次服。

8月17日五诊：发热未作，唯易饥多食，口中异味，头昏，时恶心，略便溏。舌尖红，苔黄腻，脉弦滑。

处方：胆南星6g，川黄连6g，竹茹15g，枳实15g，清半夏10g，陈皮10g，茯苓15g，柴胡15g，蝉蜕15g，黄芩15g，炒白术15g，甘草10g。7剂，水煎服，日1剂，分3次服。

8月24日六诊：上方去胆南星、枳实、陈皮，加党参15g，天麻10g，神曲15g，防风10g，干姜10g。继服7剂，巩固疗效。

9月18日七诊：已40日发热未作。面色转润，力气增加，遂守法治疗10剂，巩固疗效。

按：该病例反复发作性高热半年余，屡经中西医治疗，没能有效控制，患者家属非常恐慌。根据其发热特点与舌脉特征，以透邪解毒法治疗，用小柴胡汤合升降散加减，收到满意疗效。热退后，观舌诊脉，尚有邪毒存留，故以健脾化湿祛邪之法，巩固疗效。共服药80余剂，不仅反复发热得到有效控制，而且患者的体力、精神、饮食等都明显改善。随访半年，未复发。

三、补中益气法治疗长期发热

李某，女，24岁，1984年4月20日初诊。

主诉：反复发热3月余，近1周热甚，体温38.9℃，稍事活动则热更甚，头昏沉，面色萎黄，倦怠乏力，纳少，便溏，自汗，舌淡胖，苔白微腻，脉弱。查血、尿常规，均在正常范围。

诊断：中气不足发热。

处方：升阳益胃汤加减。黄芪30g，党参15g，炒白术15g，川黄连6g，清半夏10g，陈皮10g，茯苓15g，防风10g，羌活10g，柴胡15g，白芍10g，蝉蜕15g，甘草10g。5剂，水煎服，日1剂，分3次服。

4月26日二诊：服药3剂后，发热程度减轻，体温37.8℃。继服两剂后，体温37.5℃。诸症好转，舌淡胖苔白，脉弱。守法治疗，上方加减服药30余剂，诸症消失。随访1年发热未作。

按：气虚发热的特点是热虽高，但很少有其他热象，如发热而面黄白，舌淡脉弱等，却常常遇劳则发，发热时间较长。该病例虽热势较高，细察气虚之象明显。故用升阳益胃汤，益气健脾升阳，不仅热势减退，其气虚症状亦逐渐好转。值得注意的是，1年后，该患者出现月经淋沥不断、色淡、质稀。后改用补中益气方法治愈。再过1年产后缺乳，也是用补中益气法治愈，说明患者体质与气虚密切相关。

从肝论治顽固性头痛

验案 1

宋某，女，28 岁，2007 年 6 月 11 日初诊。

主诉：患偏头痛 10 余年，每于冬季加剧，近两周头痛频繁发作。诊查见左侧头痛连及同侧颈部疼痛拘急，痛甚则肢冷恶寒、恶心，呕吐食物或涎沫，时有下肢青紫。检查脑电图、脑地形图、头部 CT 均未见异常。舌淡暗，苔白黄稍厚，脉弱尺伏。

诊断：偏头痛。

辨证：寒凝厥阴，肝脉不畅。

治法：暖肝散寒，养血通脉。

处方：吴茱萸 7g，党参 15g，茯苓 15g，川芎 20g，桂枝 10g，赤芍 15g，葛根 15g，藁本 15g，仙茅 10g，川黄连 5g，生龙骨 30g（先煎），生牡蛎 30g（先煎），甘草 10g，生姜 3 片。7 剂，水煎服，日 1 剂，分 3 次服。

二诊：1 周内头痛仅发作两次，且疼痛程度明显减轻，持续数分钟即止。痛甚恶寒、呕吐未作，下肢青紫不显。时有恶心，头痛从左风池穴上窜，伴左侧面部有灼热感，心烦，视久则目花，偶有腰酸。舌淡红，苔黄白，脉弱。

处方：川芎 15g，柴胡 15g，黄芩 15g，川黄连 5g，葛根 20g，蔓荆子 15g，吴茱萸 7g，党参 15g，仙茅 10g，桑枝 10g，藁本 15g，赤芍 15g，川牛膝 15g，甘草 10g，生姜 3 片。7 剂，水煎服，日 1 剂。

三诊：服上方后，头痛未作。唯口苦，舌淡红，苔白，脉弦。以小柴胡汤加减，巩固疗效。

处方：柴胡 15g，黄芩 15g，半夏 10g，党参 20g，白芍 15g，吴茱萸 5g，茯苓 15g，炒麦芽 30g，生龙骨 30g（先煎），甘草 10g，生姜 3 片。7 剂，水煎服，日 1 剂。

服药后诸症消失，随访半年未复发。

按：偏头痛是临床常见病证，病因病机错综复杂。本例患者病在厥阴，因寒凝肝脉，相火妄动，循经上冲而发头痛；肝寒犯胃，浊阴上逆则呕吐涎沫；寒凝血脉，阳气受阻，不能温煦四末，故见肢冷恶寒，甚则下肢青紫。舌脉亦是寒凝阴郁之象。治宜暖肝散寒，养血通脉。病属厥阴经脏同病，故方选吴茱萸汤合当归四逆汤加减。取吴茱萸汤暖肝散寒治其脏寒，当归四逆汤养血通脉治其经寒。《伤寒论·辨厥阴病脉证并治》曰："干呕、吐涎沫、头痛者，吴茱萸汤主之。"方中吴茱萸为君，辛苦大热，暖肝散寒；配伍生姜温中化饮，党参补气健脾。又《伤寒论》第 351 条曰："手足厥寒，脉细欲绝者，当归四逆汤主之。"以甘温之当归补血和血，桂枝温通血脉。两方合用，切合本病厥阴头痛、血凝经脉之病机。辅以藁本、川芎散寒止痛，葛根升清阳，仙茅温肾阳，因苔黄佐黄连制肝火。服药 1 周后，头痛大减，肝寒渐去。而痛势转为从风池穴上窜，伴颜面灼热感，此为少阳相火上攻所致。因厥阴禀风木而内寄相火，相火郁逆从化太过则病热，故以清空膏清相火，合用吴茱萸汤散肝寒，后以小柴胡汤善后，寒热得平。10 余年痼疾，3 周而愈。

验案 2

房某，女，45 岁，2006 年 4 月 24 日初诊。

主诉：近 1 年月经 2～3 月一行，经行则头痛眉心痛，睡眠不实，偶有腰痛，晨起手胀，手足麻木，舌淡红尖赤，苔白，脉沉滑。

中医诊断：经行头痛。

辨证：血虚肝郁，脾虚湿滞。

治则：养血柔肝，健脾祛湿。

处方：当归芍药散加减。决明子 20，当归 20g，夜交藤、夏枯草、钩藤各 30g，赤芍、川芎、泽泻、枳实、茯苓、怀牛膝各 15g，甘草 10g。14 剂，水煎服，日 1 剂，分 3 次服。

二诊：服药后头痛、腰痛减轻，足趾麻木不明显，偶有眉棱骨痛、手指肿胀，大便干，4～5 日 1 次，肘膝关节酸楚，舌淡红，苔白黄，脉滑。

处方：酸枣仁、川芎、赤芍、泽泻、枳实、茯苓各 15g，甘草、知母、白芷各 10g，当归、川牛膝、柏子仁、决明子各 20g。

调治两个月，诸症皆除。

按：月经期或经行前后出现头痛，经后头痛消失称为经行头痛。肝藏血，冲脉为血海。肝血充盈，冲任调畅则月经以时下。若素体虚弱，或情志所伤，或感受外邪均可致经行头痛。治以疏肝调经为主，经调则头痛自愈。本例患者月经 2～3 月一行，乃气血不足，血不养心，故睡眠不实。头为诸阳之会，全赖气血以荣养，血虚不荣清窍而发为头痛。方用当归芍药散养血柔肝调经，经调则头痛亦愈。此外，长期精神过度紧张，肝气不舒是导致头痛的主要因素。因此，治疗时应注重调畅情志，疏肝理气，酌加柴胡、合欢花等，如见失眠、多梦、心烦等，可选用酸枣仁、远志、龙骨等宁心安神之品。

验案 3

吴某，女，27 岁，2006 年 2 月 27 日初诊。

主诉：左侧头痛、反复发作 3 年余。头痛时有针刺、胀感，乳房胀痛，睡眠易醒，视物昏花，舌淡红有瘀点，苔白，脉弦。

中医诊断：血瘀头痛。

治则：行气活血，通络止痛。

处方：血府逐瘀汤加减。生地黄 10g，当归 10g，桃仁 10g，红花 10g，川牛膝 10g，桔梗 10g，甘草 10g，枳壳 15g，川芎 15g，柴胡 15g，赤芍 15g，珍珠母 30g（先煎），生龙骨 30g（先煎），生牡蛎 30g（先煎）。7 剂，水煎服，日 1 剂，分 3 次服。

二诊：服药后头痛发作1次，乳房胀痛好转，余症变化不显，舌暗红，苔白，脉弦细。守法加减治疗。

处方：川芎20g，藁本20g，葛根20g，鸡血藤20g，桃仁15g，赤芍15g，白芷15g，茯苓15g，红花10g，甘草10g，夜交藤、生龙骨30g(先煎)，生牡蛎30g(先煎)，炒麦芽30g。7剂，水煎服，日1剂。

三诊：药后头痛未作，余症不显。继续以本方加减14剂，巩固疗效。

按： 血瘀头痛的辨证要点为疼痛部位固定、痛如针刺、久痛不愈、反复发作并夜间痛剧。多由情志不畅、肝气不疏、气滞血瘀、病久入络所致。治以疏肝理气，活血通络，方以血府逐瘀汤为主。可根据头痛部位不同，加引经药，如前额痛加白芷，后头痛加葛根，两侧太阳痛加柴胡、黄芩等；对久痛入络者，可加全虫、蜈蚣等搜风活络之品。

清空汤治疗血管性头痛

清空汤由李东垣《兰室秘藏》之清空膏加味而成。清空膏是治疗偏正头痛的口服膏剂。笔者用该方加味并改为汤剂内服，治疗血管性头痛属少阳经气郁滞、肝阳亢逆者32例，收到满意疗效。

32例患者中，男10例，女22例；年龄最大62岁，最小13岁；病程最短30天，最长10年，均于发作期就诊。其中28例有由恚怒、过度紧张而诱发的病史。发作时以一侧或双侧或颠顶部头胀痛、时轻时重为特点。其病位在少阳与厥阴肝经，以少阳经气郁滞，肝郁化热，气血逆乱，痰阻风生，上扰清空为病机要点。32例患者经用清空汤治疗后，治愈（症状消失，舌脉正常，停药后观察半年未复发者）24例，占75%；好转（头痛等症状明显减轻或消失，停药后偶有复发者）6例，占19%；无效（用药时症状好转，停药后又复发者）2例，占6%。一般服用1～4剂即可见效，最少服用8剂，最多服药32剂，服药过程中未见不良反应。

处方：川芎2～30g，柴胡15g，黄芩15g，羌活15g，黄连5～10g，防风10g，甘草10g。加白芍、僵蚕、郁金各10～20g。

方中用柴胡、黄芩疏肝清热，入少阳止头痛；重用川芎活血行气，祛风止痛，为治头痛之要药；羌活、防风辛散上行，祛风通络以助止头痛之力；黄连清热除湿；甘草缓急和中；加白芍、郁金以增疏肝解郁之力；僵蚕祛风以止痛。诸药合用，使气行络通，气血流畅，头清目明，而头痛得止。临床上可根据病情加减：阳亢甚者，加钩藤、菊花、石决明等；兼痰湿者，酌加半夏、陈皮、茯苓；伴瘀血征象或病久痛甚者，加丹参、桃仁、红花、鸡血藤等活血化瘀之品，或加全蝎、蜈蚣通络止痛之药；兼肝肾阴亏者减羌活、防风，加熟地黄、枸杞子、麦冬、龟甲等。

病案举例：任某，女，39岁，1988年5月30日就诊。

患者4年来头痛反复发作，逐渐加重。经某省级医院诊断为血管性头痛，曾服中西药治疗，虽时有好转，但未能痊愈。近3个月发作频繁，每月发作4～5次，每次持续2～3天，头痛而胀，以右侧及两则太阳穴痛甚，每由恚怒及精神紧张诱发，痛甚则恶心呕吐、口苦、烦躁易怒、善太息、多梦，舌暗红，苔薄黄微腻，脉弦滑。证属少阳郁热，风痰上扰。拟清空汤加味。川芎20g，柴胡15g，黄芩15g，羌活15g，防风15g，白芍15g，枳实15g，竹茹15g，茯苓15g，黄连5g，甘草10g。水煎服，日1剂，分3次服。

6月8日二诊：自诉服药1剂后头痛明显减轻，服药4剂，头痛未发作，但仍睡眠不实，舌暗红，苔薄黄，脉弦滑。

药已见效，守上方化裁，共服药16剂，诸症消失。

随访1年，头痛未复发。

（曹洪欣　杨松堤《云南中医学院学报》1990年6月）

活血化瘀治顽固咽痛

凌某，男，76岁，教师，四川人，2007年3月19日初诊。

主诉：咽痛、痰中带血18年余，近半年逐渐加重。咽痛，每于子夜发作，持续数小时，痛甚则夜不能寐。经中西医治疗，因诊断不明，屡治不见好转。伴咳痰带血、血色暗红量少，每夜睡眠3～4小时，盗汗，耳鸣，善太息，舌暗红，苔白，脉弦滑稍数。

辨证：瘀血内阻，郁热内生。

治法：凉血活血化瘀。

处方：会厌逐瘀汤加减。桃仁15g，红花10g，桔梗10g，生地黄10g，当归10g，玄参15g，柴胡15g，枳壳15g，赤芍15g，茯苓15g，夜交藤30g，生龙骨30g（先煎），生牡蛎30g（先煎），甘草10g。7剂，水煎服，日1剂，分3次服。

二诊：服上方后，夜间咽痛明显减轻，痰中带血不显，睡眠好转，近两日自觉入夜口腔灼热，耳鸣，盗汗，舌暗红，苔白，脉弦。

以上方加减，连续服药21剂，诸症消失。

按：本例患者被咽痛困扰18年，每因咽痛而致夜不能眠，苦不堪言。其咽痛多发生在子夜，中医学认为，子夜正是阴阳交接之时，故调和阴阳枢机是治疗本病的切入点。该患久居蜀地，环境潮湿，偏嗜辛辣，日久煎灼阴血。教师为其职业，言为心声，从喉而发，解惑授业近五十载，言多必然耗伤咽喉阴血，久病入络，致咽喉脉络瘀阻则发为咽痛，血不归经则咳痰带血。方用会厌逐瘀汤，专逐喉脉瘀血，滋阴凉血，且能疏肝理气，调和枢机。瘀血得去，枢机畅达，咽痛自除。前后服药28剂，顽固咽痛消失。

养阴和胃治呃逆

罗某老翁，76 岁，1981 年 7 月 22 日初诊。

主诉：1 个月前患脑出血，经治疗病情好转。近 1 周出现呃逆之症，曾服中西药及针灸治疗，未见疗效。听人云"韭菜子专治呃逆"，服之，病势更进，喉间呃呃连声不断，不能进食，病情危重。检查所见患者表情痛苦，颜面潮红，呃声连续不断、每分钟 30 次左右、声短而频、不能自制，头痛，烦躁不安，口干不欲饮，服韭菜子后口干更甚，唇暗，舌质红绛，舌根部苔黄腻，脉弦而稍数。视前医所用之方，多为旋覆、代赭之类，思忖呃逆并非单纯气逆，久病胃津亏耗，阴亏火旺，气逆于上亦可引起。且患者阴亏之症亦较明显，故治以养阴和胃止呃之法，用益胃汤加减。

处方：生地黄 20g，沙参 15g，麦冬 15g，玉竹 15g，柿蒂 15g，黄连 5g。水煎服，日 1 剂，频服。

两剂后，患者呃逆次数减少，且有所间歇，每呃逆 3～4 小时，可停止 2 小时左右，已能进少量饮食，仍口干，舌红绛，少苔。药已见效，守原方再进 3 剂，呃逆平息，饮食增加。

随访 1 年，未复发。

按： 呃逆一症可见于多种疾病中，病势有轻有重。一般而言，中风患者出现呃逆不止多为危候。观此患者曾服之方，多为重镇降逆之品，虽降逆平逆之力有余，但滋阴治本之力不足。而韭菜子性温，服之则伤阴火更旺，对阴亏之呃岂能有效。观其脉症，当属胃阴虚之呃逆，法当益胃养阴降逆，故选用益胃汤以滋养胃阴，加柿蒂以降逆平呃。因其舌根部苔黄而腻，乃邪热未除之征，故加黄连清胃热，又助降逆之力。药味虽少，切合病机，故疗效显著。

（《中医药学报》1985 年第 5 期）

调和营卫治疗过敏性鼻炎

孙某，男，21岁，2006年5月21日初诊。

发病1年余，每于晨起或遇冷、异味则喷嚏阵作、难以自制，伴流涕、咽痒、咳嗽。经西医诊为过敏性鼻炎，屡治未愈。因有逐渐加重之势，遂求中医诊治。

问其发病特点，以春秋发病频繁，遇冷加重，流清涕，咳痰色白，咽痒而无痛，多汗，面白，舌淡红，苔薄白，脉弦滑。遂以桂枝汤合玉屏风散化裁治疗。

处方：桂枝10g，白芍15g，桔梗10g，蝉蜕15g，芥穗15g，黄芪20g，炒白术15g，防风10g，苍耳子10g，款冬花15g，甘草10g，生姜3片。7剂，水煎服，日1剂，分3次服。

1周后二诊：患者喷嚏等症状明显好转，汗出减少。

以上方化裁，共服药28剂，诸症消失，自觉体力明显增强。随访6年，未复发。

按：过敏性鼻炎是由体内外各种刺激引起的变应性疾病，与免疫、内分泌、神经调节有关，但没有相应的病理变化，所以脱敏、免疫甚至激素效果不显。中医治疗当根据辨证结果，注意分清寒热，采用调和营卫、疏风、宣肺、解毒等方法治疗，疗效可靠。本病例属营卫不调、肺卫不固、鼻窍不利所致，故用桂枝汤合玉屏风散化裁以调和营卫、固表宣肺，方证相应，故疗效显著。

失眠验案四则

失眠是临床常见病证，虽不危及患者生命，但常因不能获得正常睡眠，体力和精力得不到恢复，从而影响生活和学习。西医治疗失眠主要以服用安眠剂为主，但副作用较大、药物依赖性较强。中医治疗本病具有疗效明确且副作用小的优势，导师曹洪欣教授认为，失眠主要见于心肝血虚、心脾两虚等证，故酸枣仁汤、归脾汤临床习用。但不可拘于阴血不足，尚有血瘀、痰热、饮食、外感所致不寐者，现举验案四则。

一、瘀阻心脉案

潘女，38岁，1994年11月17日初诊。

自诉少寐1年余，每遇情绪差或过劳则甚，竟致彻夜不眠，屡服养心安神、重镇安神剂疗效不显。现胸闷，气短，偶有心悸，面色晦暗，舌暗红有瘀点，脉弦细。证属心气不足，心血瘀阻。治以补益心气，活血化瘀。方用血府逐瘀汤加减。

处方：黄芪30g，党参20g，生地黄15g，当归15g，桃仁15g，红花15g，枳壳15g，赤芍15g，柴胡15g，川芎15g，桔梗10g，生龙骨30g（先煎）。7剂，水煎服。复诊时患者自述服药两剂后即可安寐六七个小时，再诊时精神清爽，心情转佳，继服7剂，巩固疗效。

按语：本患者证属气滞血瘀。心主行血，肝调气机，气血调和，则血可以养心。若气机不畅则胸闷不舒、气短；气滞则血瘀，瘀血阻于心脉，心神失养则见少寐；血不养心，则心中悸动不安。血府逐瘀汤中桃仁、红花、赤芍活血，枳壳、桔梗行气，生地黄、当归养血活血。气为血之帅，血为气之母，该患者有气虚之象，故用黄芪、党参补气以生血，另加生龙骨安神镇惊。该方补气又行气，活血兼以养血，诸药配伍周详，切中病机，取得了很好的疗效。

二、痰热内扰案

张某，女，47岁，2000年1月23日初诊。

自诉1个月来因情志不遂后少寐，噩梦纷纭，醒后仍觉乏力，心烦，心中懊憹，时有恶心，胸闷，口苦，口中黏腻有异味，咽中如物梗阻，舌暗红胖，苔黄腻稍厚，脉弦滑数。证属痰热内扰。治以清热化痰安神。方用黄连温胆汤加减。

处方：黄连10g，竹茹15g，枳实15g，法半夏15g，茯苓15g，陈皮15g，石菖蒲15g，生龙骨30g（先煎），珍珠母30g，甘草10g。7剂，水煎服。

1周后二诊：少寐多梦明显好转，胸闷、恶心、心烦、口苦等症均减轻，舌苔淡黄而薄，脉滑稍数。效不更方，继服7剂而愈。

按语： 该患者素体痰盛，湿郁易化热，加之近日与人争吵，情绪急躁，此属情志化火，煎津为痰。痰热互结上扰于心，触动心神则少寐、心烦、噩梦纷纭；痰阻气机，气机不利则胸闷、恶心；痰气交阻于喉则咽中梗阻。舌脉均属痰热内阻之象。方取黄连清心泻火除烦，陈皮、半夏、竹茹、石菖蒲化痰和中，茯苓、生龙骨、珍珠母安神，甘草调和诸药。本病因于痰起，痰易生寒、化热，其或寒或热常取决于患者的体质情况。此案即气滞痰阻、痰热互结上扰心神而发病，故痰热除则心神自宁，睡眠转佳。

三、食滞内停案

岳儿，10 月龄，发育尚正常。近半月来夜寐不安，哭闹不休，食少，口中奶臭味，腹部膨隆，便干，矢气臭。舌淡红，苔稍厚，脉数。诊为脾胃不和，乳食积滞。治以健脾和胃，消食化积。方选成药保和丸。温糖水送服，每日 3 次，每次 3g。

按语： 儿科素称哑科，因小儿无法确切描述发病情况，故要求医者具有敏锐的洞察力。小儿脏腑娇嫩，发育未全，脾胃运化功能尤易受损。因不知饥饱，故常常加重脾胃的负担，损伤脾胃。乳食所伤，胃气呆滞，而致浊气不降，故腹膨隆、便干、矢气味臭；浊气上逆，故呃逆、口中味臭。经云：胃不和则夜卧不安。食滞于胃，气机受扰，故患儿少寐、哭闹不休。治以保和丸，其中神曲、山楂、麦芽化乳消积，陈皮、莱菔子行气导滞，茯苓健脾，连翘清郁热。本方健脾和胃，消食化积，因药性平稳，故名"保和"。

四、少阳热结案

王某，男，53 岁，1998 年 4 月 5 日就诊。该患者上感 1 周，曾用大量抗生素，现仍有低热，兼见两胁胀痛，烦躁易怒，夜卧难寐，大便秘结，数日一行，舌暗红，苔黄燥，脉弦数。曹老师一见即曰："此大柴胡汤证也。"

处方：柴胡 15g，黄芩 15g，白芍 15g，大黄 10g，枳实 15g，法半夏 15g，加生姜 3 片，大枣 4 枚。3 剂，水煎服。服药 1 剂后，即行大便，当夜遂得安眠。其热亦不复发。

按语： 此例为外感后致少寐者。伤寒日久，邪热内结，枢机不利。邪居于半表半里，使阴阳不调，故夜卧难寐。大柴胡汤治少阳阳明同病，交通阴阳，使阳入阴，营卫交而魂魄藏，故可高枕安卧矣。方中柴胡、黄芩和解少阳；大黄、枳实泻下热结；半夏和中；芍药、生姜、大枣缓急敛阴。由病机观之，此方实治失眠少寐之良剂，惜人多不察。曹师临床常以此方治疗多种疾病，圆机活法，巧妙非常，疗效显著。

（张玉辉　林晓峰《中医药学报》2004 年第 6 期）

失眠证治体会

失眠是指睡眠时间或质量不足的一种病症，既是一种由心理或情志异常引起的常见病，又可见于多种疾病中，临床表现为入睡困难、睡眠时间短，甚则彻夜不寐；睡眠不实，醒后难以再睡；睡眠质量下降，睡时多梦；伴次日头昏、精神不振、困倦等。流行病学的研究显示，失眠在全球发病率接近 25%，随年龄增加而增加，女性多于男性。最近的调查结果显示，我国失眠的人群近四成，并有不断上升增长的趋势。

一般而言，暂时的失眠不会引起严重后果，但长期失眠可引起高血压、冠心病、糖尿病、脑血管病等慢性病，或导致精神神经障碍乃至抑郁症的发生，同时失眠日久，也常是某些慢性病的表现。西医治疗失眠疗效可靠，但容易药物依赖，且长期用药对大脑过度抑制从而导致过早衰老，还会加重肾脏的代谢负担。《英国医学杂志》报道美国克里普克医生研究结果：通过 23600 人（未服药）与 10500 人服安眠药（苯二氮平类、非苯二氮平类、巴比妥酸盐类和镇静剂）两年半研究，每年服药 18～132 次，死亡的可能性是不吃药人群的 4.6 倍；每年服药少于 18 次的，有 3.6 倍的死亡可能性，癌症风险增加 35%。尽管这项研究有些骇人听闻，但西药治疗失眠的副作用应该引起人们的重视。

失眠，中医称不寐。《内经》云"阳入于阴则成寐"，故失眠主要由各种原因引起脏腑功能失调、心神不宁、阳不入阴所致，常见心脾两虚、阴虚火旺、心肾不交、肝郁血虚、心虚胆怯、痰热内扰、胃气不和等证候。中医治疗失眠，通过辨证论治，调节脏腑阴阳平衡，安神定志，疗效确切，不仅无药物依赖性、无明显副作用，而且能逐渐停减镇静剂、抗抑郁制剂的使用，且可避免终生服药的弊端。

案例 1

王某，女，47 岁，2011 年 4 月 18 日初诊。

主诉：睡眠不实 1 年余，每于晚饭后困倦欲睡、睡后多梦、醒后难以入睡。纳少、腹胀、腰酸、倦怠乏力、动则心悸气短、活动后头晕、面黄白、形瘦；半年来月经后期，35～40 日一行、量多、色淡。舌淡苔白，脉沉滑无力。

辨证：心脾两虚，心神失养，脾不统血。

处方：炒白术 15g，党参 15g，黄芪 30g，当归 15g，茯苓 15g，茯神 15g，酸枣仁 15g，柏子仁 15g，木香 5g，旱莲草 15g，川续断 15g，甘草 10g。14 剂，水煎服，日 1 剂，加生姜 3 片。分 3 次服。

5 月 17 日二诊：服药 28 剂，饭后困倦、睡眠不实等症均明显好转，月经按月来潮、唯经量多，舌淡苔白，脉沉滑。

守法治疗，服药两月余，诸症消失，面色转润，力气增加。

1 年后随访，睡眠、月经均正常。

按语： 困倦欲睡、醒后不易再睡，或睡眠不实、多梦易醒是心脾两虚失眠的特点，本病例因心气不足，故动则心悸、气短；脾气虚、运化失常，故纳少、腹胀；气血不足则倦怠乏力、活动后头晕、面黄白、形瘦、月经后期色淡；脾不统血则月经量多；舌淡苔白、脉沉滑无力均为虚象。故用归脾丸加减治疗，去远志，免伤胃之弊；加茯神、柏子仁宁心安神，加旱莲草、川续断补肾摄血。诸药合用，切中病机，故效果显著，不仅睡眠正常，月经不调也得以恢复。

案例 2

李某，男，56 岁。2008 年 5 月 20 日初诊。

失眠多梦 5 年余，靠服舒乐安定（艾司唑仑）维持睡眠，近 3 个月因情志因素失眠逐渐加重，入睡难，甚则彻夜不眠，服用思诺思仅能睡眠 1～2 小时，心悸，心烦，气短，胸闷，头晕，倦怠，目干，口干，手足心热，大便干、1～2 日一行；舌稍红，苔少，脉细数时促。心电图示频发房性早搏。

辨证：心阴虚，心神不安。

治法：滋阴养心安神。

处方：柏子仁 15g，酸枣仁 15g，天冬 15g，麦冬 15g，生地黄 10g，当归 20g，党参 10g，苦参 10g，丹参 10g，白茅根 30g，桔梗 10g，五味子 10g，茯苓 15g，生龙骨 30g（先煎），甘草 10g。10 剂，水煎服，日 1 剂，分 3 次服。

6 月 2 日二诊：服药后，睡眠逐渐好转、能睡 3～4 小时，心情平稳，大便通畅、日 1 次，舌淡红、苔白干，脉细偶促。嘱停服西药，上方去丹参、桔梗，加夜交藤 30g，生牡蛎 30g（先煎）。14 剂，水煎服。

6 月 16 日三诊：服药后睡眠 5～6 小时，但多梦，自觉早搏未作，余症均减，舌淡红，苔白，脉滑。守法治疗，服药两月余。睡眠正常，查心电图正常。随访两年未复发。

按： 此案心阴虚、心火旺临床表现明显，故用天王补心丹加减，滋心阴、降心火；加白茅根清心通脉，与苦参配伍调节心律，加生龙骨重镇安神。服药 10 剂，睡眠好转，但醒后难以再睡，每夜睡 3～4 小时；心悸、气短等症减轻，早搏减少。守法加减继服 14 剂后，诸症明显好转。后调理治疗两月余，不仅睡眠恢复正常，早搏也消失。

案例 3

赵某，女，34 岁，2008 年 4 月 7 日初诊。

睡眠不实 8 年余，睡后易醒、醒后难以再睡，多梦，心悸胆怯，心烦易怒，喜悲伤欲哭，生气后头胀痛，目赤，咽痛，手心黄，舌淡红，苔黄厚，脉弦。

辨证：肝郁血虚，心神不宁。

治法：疏肝解郁，养血安神。

处方：枣仁 20g，川芎 15g，茯苓 15g，知母 15g，炒麦芽 30g，百合 20g，生地黄 10g，香附 15g，栀子 15g，神曲 15g，夜交藤 30g，柏子仁 20g，党参 15g，甘草 10g。14 剂，水煎服，日 1 剂，分 3 次服。

4月21日二诊：服药1周后，睡眠逐渐好转，其他症状减轻，舌淡红，苔薄黄，脉弦滑。守法加减，调治3月余，睡眠正常，能睡7小时左右，心情舒畅，诸症消失。

按语：此案患者睡眠不实、易醒、心悸胆怯，提示心肝血虚，神魂失养，醒后难再睡、悲伤欲哭、心烦易怒、生气后头胀痛、目赤、咽痛等由肝郁化热、肝火上炎所致，辨证当为心肝血虚，肝郁化火，扰动心神，故苔黄厚、脉弦。方用酸枣仁汤养血安神，滋阴降火，收敛魂魄；川芎、香附、栀子、神曲又有越鞠丸之义，疏肝解郁，泻火安神；百合、生地黄养心润肺除烦；夜交藤安神。调治3月余，睡眠恢复正常。

冠心病（冠状动脉狭窄）治验

由冠状动脉狭窄、供血不足引起的冠心病属缺血性心脏病器质性病变。一般随着年龄增加，冠状动脉狭窄程度逐渐加重，极易出现心脏事件发生。临床上，根据冠状动脉的狭窄程度，采取不同的治疗方法。对重度狭窄患者（75%以上），一般首选支架、搭桥治疗，以免发生心脏事件。而对中度或中重度狭窄的患者多主张药物治疗。冠状动脉狭窄的治疗重点，一是改善冠状动脉狭窄状态，二是改善心肌供血供氧，三是防止引起狭窄的血管内壁粥样斑块破裂脱落，避免冠状动脉闭塞而心肌大面积坏死。多年的临床实践让我们体会到，温阳益心法对冠状动脉狭窄具有良好疗效。

验案 1

杨某，男，55 岁。2009 年 11 月 14 日初诊。

患冠心病两年余。心脏造影左冠状动脉回旋支狭窄 85%，右冠状动脉两个分支狭窄分别为 55%、50%。时背痛，气短、活动后明显，畏寒，面虚浮色黄，下肢浮肿、午后明显，睡眠不实，舌淡，苔白，脉弦滑。血压 150/90mmHg。

辨证：心阳不足，血行不畅，水湿内停。

处方：西洋参 10g（另煎），麦冬 15g，川黄连 5g，清半夏 10g，瓜蒌 15g，薤白 15g，茯苓 15g，炒白术 15g，枳实 15g，赤芍 15g，泽泻 20g，决明子 20g，夜交藤 30g，甘草 10g，生姜 3 片。20 剂，水煎服，日 1 剂，分 3 次服。

12 月 3 日二诊：服上方后，背痛、面虚浮、下肢肿不显，气短、畏寒、睡眠好转，舌淡，苔白，脉沉滑。

处方：白人参 10g（另煎），麦冬 15g，川黄连 7g，清半夏 15g，瓜蒌 15g，薤白 15g，茯苓 15g，赤芍 15g，泽泻 15g，桂枝 10g，仙茅 10g，生龙骨 30g（先煎），生牡蛎 30g（先煎），甘草 10g，生姜 3 片。20 剂，水煎服，日 1 剂，分 3 次服。

12 月 22 日三诊：气短、畏寒不显，睡眠好转，但睡眠不实。舌淡，苔白，脉弦。血压 120/80mmHg。处方：党参 15g，麦冬 15g，川黄连 7g，清半夏 10g，瓜蒌 15g，薤白 15g，茯苓 15g，赤芍 15g，枳实 15g，仙茅 10g，淫羊藿 10g，夜交藤 30g，远志 10g，甘草 10g。20 剂，水煎服。

2010 年 1 月 3 日四诊：药后无明显不适，睡眠佳。守法治疗，连服汤药 120 余剂。

2010 年 5 月 22 日五诊：心脏造影检查，左冠状动脉回旋支狭窄 20%，右冠状动脉无明显狭窄，心肌供血正常。守法治疗服药 60 剂，调理善后。随访两年，心脏未见异常。

按语：该患因心绞痛程度不重，不愿做介入手术治疗，遂求中医诊治。分析临床表现，心气不足则气短、活动后明显，阳气虚则畏寒，心阳不足、水湿内停则面虚浮色黄、下肢浮肿，心阳虚、神失所养则睡眠不实，痰浊瘀血阻滞心脉则背痛、冠脉狭窄，舌淡苔白为阳虚之象，脉弦滑有邪郁化热之势。故用温阳益心、活血化痰利水之法，以参麦瓜蒌薤白半夏汤加味治疗。方中西洋参、麦冬益气养心，薤白通阳，半夏、瓜蒌化痰散结，茯苓、炒白术健脾以助宁心化痰之力，枳实理气有利化痰，赤芍活血通络，泽泻利水消肿，草决明清肝降压，夜交藤养心安神，少佐黄连以清心。诸药合用，切中病机，疗效显著。守法治疗200余剂，不仅诸症消失，心绞痛未作，心电图、血压恢复正常，而且经冠脉造影检查，狭窄的冠状动脉得以改善，免除了患者的后顾之忧。

验案2

郑某，男，46岁，2009年11月13日初诊。

冠心病史3年。胸闷、气短、时心前痛两月余、乏力、畏寒、面黄而虚浮，舌淡暗、苔黄腻，脉滑。心脏造影示冠状动脉前降支狭窄50%。血压150/100mmHg。

处方：夏枯草30g，决明子20g，党参10g，麦冬15g，川黄连10g，清半夏15g，瓜蒌15g，薤白15g，茯苓15g，赤芍15g，川芎15g，泽泻20g，甘草15g，生姜3片。水煎服，日1剂，分3次服。

12月19日二诊：服上方30剂，心前痛未作，胸闷、气短、乏力明显好转，面色转润，胸闷发作3次，时腹胀、畏寒，舌淡，苔白腻，脉沉滑。

处方：党参15g，麦冬15g，清半夏15g，瓜蒌15g，薤白15g，厚朴15g，枳实15g，桂枝10g，茯苓15g，川芎15g，夏枯草30g，生龙骨30g（先煎），生牡蛎30g（先煎），甘草10g，生姜3片。15剂，水煎服。

2010年1月8日三诊：胸闷、气短、乏力明显好转，时腹胀、口黏，舌淡，苔黄腻，脉沉滑。血压140/90mmHg。

处方：夏枯草30g，决明子20g，党参20g，麦冬15g，川黄连10g，清半夏15g，瓜蒌15g，薤白15g，厚朴15g，枳实15g，茯苓15g，赤芍15g，仙茅10g，甘草10g，生姜3片。15剂，水煎服。

1月23日四诊：诸症基本消失，唯天气变化稍有胸闷，晨起目胞肿。舌淡红胖大，苔白，脉沉滑。血压130/80mmHg。

处方：党参15g，麦冬15g，川黄连7g，清半夏15g，瓜蒌15g，薤白15g，茯苓15g，泽泻20g，赤芍15g，川芎15g，枳实15g，郁金15g，夜交藤30g，甘草10g，生姜3片。15剂，水煎服。

2月8日五诊：服上方后，诸症消失。唯偶有胸闷，舌淡红，苔白黄，脉沉滑。血压110/85mmHg。以上方加减治疗，服药150余剂。心脏造影冠状动脉前降支无明显狭窄，心电图、血压均正常范围。

2012年8月随访，无明显不适。

验案3

张某，男，56岁，2010年10月20日初诊。

冠脉造影示冠状动脉回旋支狭窄95%，前降支狭窄50%，睡眠不实，多梦，项强，乏力，舌淡红稍紫，苔黄，脉滑，血压150/90mmHg。

处方：党参 15g，麦冬 15g，川黄连 7g，清半夏 10g，瓜蒌 15g，薤白 15g，茯苓 15g，赤芍 15g，川芎 15g，夏枯草 30g，夜交藤 30g，生龙骨 30g（先煎），生牡蛎 30g（先煎），甘草 10g，生姜 3 片。20 剂，水煎服。

11 月 16 日二诊：自觉头脑清晰、精力好转，仍睡眠不实。血压 140/95mmHg，舌淡紫，苔白，脉沉滑。

处方：夏枯草 30g，决明子 20g，清半夏 10g，瓜蒌 15g，薤白 15g，茯苓 15g，赤芍 15g，川芎 15g，厚朴 20g，葛根 20g，远志 10g，生龙骨 30g（先煎），生牡蛎 30g（先煎），甘草 10g，生姜 3 片。20 剂，水煎服。

12 月 21 日三诊：无明显症状，舌淡红，苔白，脉弦滑。血压 140/90mmHg。

守法治疗，服药 1 年余，2011 年 12 月心脏扫描诊断冠状动脉回旋支狭窄 50%，前降支狭窄 25%。至今患者仍在服药治疗中。

按：病例二有典型的心阳不足、痰瘀阻滞症状，病例三则无明显的心阳虚症状，但均采用温阳益心、活血化痰法治疗，收到满意疗效。病例三治疗后仅做了心脏扫描，未做造影检查，已见病情好转趋势，故一直坚持治疗，现已服药 600 余剂，心电图、血压恢复至正常范围。

温阳益心安神法治疗房颤

心房颤动（简称房颤）是常见的心律失常，其发病率仅次于窦性心律失常和期前收缩，占心律失常的第三位。房颤可见于多种心血管疾病，属中医心悸、怔忡等范畴，可出现心动悸、头晕甚至晕厥等症状，并能引起心脏结构和心功能的变化，使血流动力学状态恶化，影响生活质量，甚至危及生命。房颤引起的血流动力学改变，易导致心房附壁血栓形成，因此房颤患者的脑栓塞发生率是窦性心律的 4～7 倍，严重威胁着人们的健康。

我们在大量临床实践的基础上，运用温阳益心安神法治疗房颤取得良好疗效，主要体会如下。

一、心阳不足是房颤的基本病机之一

临床研究证实，心阳虚是房颤的常见证候。房颤发作状态下，心房收缩功能丧失，心室收缩不规则，心排血量下降，这种病理状态与心的阳气不足密切相关。我们曾对门诊就诊的 30 例房颤患者的证候进行分析，初诊心阳虚弱、心气亏损与胸阳不振、心气不足这两证占 19 例，占总例数的 63.3%，主要为心悸、气短、胸闷、乏力、动则尤甚、肢冷、畏寒，舌淡胖、苔白，脉沉缓或结代等心阳不足表现；或胸闷或憋闷疼痛、时有夜间憋醒、四肢不温等胸阳不振症状。心属火，位居于胸，胸为阳，火亦为阳，两阳相合，故心为"阳中之太阳"。由于阳气主动，阴气主静，故心脏能不息的搏动，从生到死，阳气是维护心脏功能的基础。由于各种原因如感受风寒或寒邪等阴寒邪气，或过服苦寒之品，内伤阳气；或久病迁延日久而耗伤阳气；或因年老体虚，以及禀赋素弱等，皆可损伤心之阳气而发生心阳不足、温煦失职、运血无力所表现的证候。

心阳气不足是房颤的主要病机。由于房颤的症状表现复杂，特别是房颤发作时，心阳不足的虚证被掩盖。心主血脉，阳气不足，气血运行不畅，痰浊、瘀血、水湿、气滞等病邪阻滞，则心房颤动不安。临床观察体会到，部分房颤患者初诊时并无明显的阳气虚弱表现，而往往是痰热、痰瘀、气滞等表现比较突出，如胸憋闷、心前区刺痛、部位较固定、舌暗红或胖大等。经治疗房颤得以控制后，随着标实症状缓解，心悸、气短、畏寒、肢冷、舌淡苔白等阳气虚弱的病理本质明显表现出来。

二、温阳益心安神法是治疗房颤的基本法则

通过临床对房颤患者证候演变过程的分析总结，我们确立了治疗房颤的基本原则，即温心阳、益心气、重镇安神。结合心脏的病理变化与房颤虚实并见的证候特点，组成温阳益心安神方。方中人参大补元气，补脾益肺，安神益智，《神农本草经》谓有"补

五脏、安精神、止惊悸"的功效。现代药理证实，人参具有强心、抗心律失常作用；桂枝温经通阳，助阳复脉；薤白理气宽胸，通阳散结；麦冬养阴润肺，清心除烦，《本草汇言》载"清心润肺之药也，主心气不足、惊悸怔忡、健忘恍惚"；半夏燥湿化痰，降逆止呕，消痞散结；瓜蒌润肺化痰，与半夏合奏开胸中痰结降逆之功，以宣畅心脉；厚朴温中下气，燥湿消痰，叶天士云其多则破气，少用则通阳；黄连清热解毒，泻火燥湿，能清郁热，佐制诸药辛温之性，防劫阴之弊。因心藏神，心房纤颤则心神不安，故常伴睡眠不实、入睡难、多梦等症状，故用生龙骨镇静安神，生牡蛎敛阴潜阳，珍珠母平肝潜阳定惊，甘草调和诸药。诸药合用，温心阳，益心气，理气化痰，重镇安神，标本兼顾，扶正以祛邪，邪气祛则心阳复。

房颤患者的症状轻重不一，临床表现纷繁复杂，故贵在辨证论治、随症加减。若见心中灼热、胀痛、舌苔黄或黄腻、脉弦滑或滑数等症则为痰热壅盛的表现，加竹茹、知母等以清热化痰；若见脘腹拘急、冷痛则为脾胃虚寒，加吴茱萸、茴香等以温中散寒；若见腰背冷痛、四肢冷、自汗等症则为肾阳虚衰，加巴戟天、仙茅等以温肾散寒止痛；若见面虚浮、肢肿、小便不利、舌淡胖苔白滑则为水湿内阻的表现，加泽泻、大腹皮、益母草等以利水消肿；若见自汗、盗汗、口干、手足心热、舌红苔少则为气阴两虚，加五味子、黄精等以益气生津；若见心烦易怒则为肝气不舒或肝火上炎，加郁金、柴胡等以疏肝气；若见头痛、头晕、血压升高等肝阳上亢者，加夏枯草、决明子等以平肝潜阳。

临床上房颤患者常见促脉、结脉、代脉、疾脉、数脉等，或结、促交替，或如解索、雀啄。结脉多见于心室率较慢的房颤，促脉多见于心室率较快的房颤，特别是阵发性房颤，更须仔细观察脉象变化。常有心律失常与脉律异常表现不尽一致，也有同一种脉象可见于不同种类的心律失常，而一种心律失常又出现不同的脉象情况，故应四诊合参，综合辨证。

房颤治疗应重在治心而不专于治心，应益心气、温心阳为主，对痰浊、瘀血、气滞的轻重则应综合施治。中医药治疗房颤的优势在于改善症状、提高生存质量、控制房颤发作，特别对阵发性房颤效果显著。

三、典型病例

徐某，男，71岁。2007年4月9日初诊。

动则心悸、胸闷、气短，近两个月加重，每于凌晨3～4时睡中憋醒。有房性早搏、反复发作史20余年，房颤史10余年。诊查心前痛频作，服用硝酸甘油后可缓解。胸闷、气短，动则尤甚。肩背痛、腹胀、晨起睑肿、下肢微肿、畏寒。舌淡紫胖、苔白黄，脉微时促。2006年7月超声示左心室、左心房、右心房增大，二尖瓣、三尖瓣、主动脉瓣关闭不全。EF33%。2007年4月8日ECG示ST下移，T波倒置，房颤。现日服用速尿（呋塞米）40mg，地高辛0.25mg。

诊断：胸痹（冠心病）；房颤；心功能不全。

辨证：阴阳两虚，痰瘀互阻。

治法：温阳益心，活血化痰。

处方：西洋参 10g（单煎），麦冬 15g，五味子 10g，清半夏 15g，瓜蒌 15g，薤白 15g，茯苓 15g，白术 15g，赤芍 15g，川芎 15g，桂枝 10g，枳实 15g，生龙骨 30g（先煎），生牡蛎 30g（先煎），甘草 10g，生姜 3 片。14 剂，水煎服，日 1 剂。

二诊：服上方后，夜间憋醒仅发作 1 次，心前痛明显减轻，未服硝酸甘油即缓解，背痛、晨起睑肿不显，心悸、胸闷、下肢肿减轻，力气增加，睡眠好转。唯气短、略腹胀，舌淡暗胖苔白，脉沉偶促。嘱停服速尿，地高辛减半。

处方：白人参 10g（单煎），麦冬 15g，清半夏 10g，瓜蒌 15g，薤白 15g，厚朴 15g，枳实 15g，赤芍 15g，川芎 15g，茯苓 15g，葶苈子 20g，生龙骨 30g（先煎），甘草 10g，生姜 3 片。21 剂，水煎服，日 1 剂。

三诊：服上方后，夜间憋醒未作。心悸、胸闷、下肢肿、腹胀基本消失。略气短。舌淡紫、苔白，脉沉滑。嘱停用西药。2007 年 6 月 3 日 ECG 示窦性心律，T 波倒置。守上方加减，调治 3 月余，房颤未作，诸症消失，病情稳定。

按： 本例患者病已日久，本虚之象明显，阴阳两亏，无以养心则发心悸、心前痛；阳虚不振、痰浊内生则见胸闷、气短、畏寒；气机不畅则腹胀；影响津液代谢则睑肿及下肢肿。舌脉亦是阳虚不能行血、输布津液之象。当以益气养阴治其本，活血化痰治其标。方选生脉饮补养心之气阴，合瓜蒌薤白半夏汤治其"阳微阴弦"，合枳实薤白桂枝汤温通心脉，行气化痰。方中加赤芍、川芎活血化瘀，白术、茯苓健脾宁神，生龙骨、生牡蛎镇惊安神。全方标本同治，共奏温阳益心之效。复诊时症状明显减轻，效不更法。以白人参易西洋参增强温通心脉之功。前后加减续服 3 月余，停用西药，复查心电已恢复并维持窦性心律，至今病情稳定。

温阳益心利水法治疗冠心病心功能不全

冠心病是病程漫长的常见病，随着病情进展，心肌损害、心脏舒缩功能受损，导致心功能不全，不仅并发症增多，病死率也随之增加。治疗多综合调节，如积极治疗冠心病，消除危险因素；调节代偿机制，减少负面效应，阻止心肌（室）重塑进程及心衰进展；解除液体潴留，防止心功能丧失；提高生存质量，改善预后，降低病死率。然而随着年龄增加，病情缓慢进展难以控制，药物依赖难以摆脱。临床中我们体会到，中医药综合调节治疗，对改善心肌损害、减轻心脏负荷、提高生活质量、恢复心功能具有良好疗效，我们在运用温阳益心利水法治疗收到满意疗效的基础上，实验研究证实该法有改善心功能、控制心肌损伤、阻止心室重塑等作用，并对其机制进行了深入研究。现举验案如下。

蔡某，男，67岁，2009年11月3日初诊。

胸憋闷、时夜间憋醒、难以平卧、反复发作10年余，近1个月加重。有陈旧性心梗病史14年，10年前因胸痛、胸憋闷，难以平卧，就诊于当地医院，诊为冠心病、心功能不全，经治疗好转出院。2008年患急性心功能不全入院，经治疗病情缓解。1个月前因劳累病情复发，服倍他乐克（美托洛尔）25mg日两次，消心痛（异山梨酯）5mg日3次，呋塞米隔日40mg，症状略缓解。但仍心悸，胸憋闷，夜间憋醒，难以平卧，目胞肿，下肢微肿，畏寒，舌淡紫，苔薄白，脉滑时结。4月15日胸片心影增大、肺水肿、可疑右上纵隔占位性病变。11月3日心电图示频发室早三联律，左心室肥厚，ST-T改变。

诊断：冠心病；心功能不全。

辨证：心阳不足，痰瘀互结，水湿内停。

处方：党参15g，麦冬15g，五味子10g，清半夏15g，瓜蒌15g，薤白15g，茯苓15g，泽泻20g，白术15g，赤芍15g，桂枝10g，生龙骨30g（先煎），生牡蛎30g（先煎），甘草10g，生姜3片。21剂，水煎服，日1剂，分3次服。

11月30日二诊：服上方21剂，停药1周。夜间憋醒未作，已能平卧睡眠，目胞微肿、下肢肿不显。胸憋闷、心悸明显减轻，仍畏寒，舌淡暗紫，苔白黄，脉沉滑时结。停服呋塞米，倍他乐克25mg1日1次，消心痛5mg，日2次。

处方：西洋参10g（单煎），麦冬15g，五味子10g，川黄连7g，清半夏15g，瓜蒌15g，薤白15g，茯苓15g，赤芍15g，川芎15g，仙茅10g，生龙骨30g（先煎），生牡蛎30g（先煎），甘草10g，生姜3片。水煎服，日1剂，分3次服。

12月29日三诊：服上方28剂，夜间憋醒未作，心悸不显，胸憋闷减轻，但10日前感冒后病情反复，活动后心悸、气短加重，胸憋闷，腹胀满，畏寒，每于夜半3时憋醒，难以平卧，服硝酸甘油缓解。舌淡紫胖，苔白黄厚，脉沉滑偶结。

处方：川黄连 10g，清半夏 15g，瓜蒌 15g，薤白 15g，厚朴 15g，枳实 15g，桂枝 10g，茯苓 15g，葶苈子 20g，赤芍 15g，白人参 10g（单煎），麦冬 15g，葛根 15g，仙茅 10g，炙甘草 15g，生姜 3 片。21 剂，水煎服。

2010 年 2 月 28 日四诊：服上方 42 剂，心悸、气短不显，胸憋闷、夜间憋醒、难以平卧好转，时背酸、便溏，服硝酸甘油次数明显减少，舌淡紫胖，苔白黄，脉弦滑。嘱倍他乐克减为隔日 25mg。守法施治，服药 50 余剂。

5 月 3 日五诊，已能左侧卧位睡眠，活动后偶胸憋闷，夜半憋醒基本消失。心电图示窦性心律，左心室肥厚，未见 ST-T 改变。停服西药，守法调理，服药 60 余剂，诸症消失，随访两年未复发。

按： 本案患者病程日久，心之阴阳俱损，心失所养，则见心悸、早搏频作；痰浊水湿内阻，胸阳不振，故见胸憋闷、难以平卧、甚则睡中憋醒；水湿内停，故目胞微肿、下肢浮肿；舌淡紫、苔白、脉滑时结亦为心阳不足、痰瘀互结之候。治以温阳益心、化痰活血利水之法。方以生脉散补气养阴益心，合瓜蒌薤白半夏汤、五苓散通阳散结、祛痰宽胸、利水消肿，加赤芍活血化瘀，生龙骨、生牡蛎安神定悸。诸药恰中病情，直达病所。复诊诸症大减，水饮渐去，遂去泽泻、白术，且以西洋参易党参、仙茅易桂枝而益温阳之功。虽因外感，病情波动，继以温阳益心法加减调治，用白人参易西洋参温养心脉，加葶苈子除胸中痰饮。药后诸症渐消，心电未见早搏与 ST-T 改变，停服西药。守法调理 60 余剂，随访两年，体力增强，病情稳定未复发。

益气升陷法治疗病毒性心肌炎

病毒性心肌炎是指各种病毒引起的心肌急性或慢性炎症，属中医"心悸""心痹"等范畴。我们在大量临床研究的基础上，总结出大气下陷证是病毒性心肌炎常见证候之一，深入研究了大气下陷证的证候特征，证实益气升陷法是治疗病毒性心肌炎的有效方法。益气升陷法治疗病毒性心肌炎的应用，不仅提高了中医药临床疗效，而且在中医药作用机制研究方面取得可喜进展。

案例 1

李某，女，40 岁，1998 年 10 月 4 日初诊。

主诉：心悸月余、自觉早搏频发、胸闷、气短、背痛喜按、心前亦痛，经治疗未见好转，腹胀、畏寒甚、咽痛，舌暗红、苔薄黄干，脉弱时促。查心电图频发室早，ST_{III}、avf、V_5 下移，柯萨奇病毒抗体（+）。

治法：益气升陷。

处方：黄芪 30g，麦冬 15g，桔梗 10g，升麻 10g，柴胡 15g，知母 15g，苦参 10g，丹参 15g，白人参 10g（另煎），白茅根 20g，茯苓 20g，赤芍 20g，生龙骨 30g（先煎），甘草 10g。14 剂，水煎服，日 1 剂，水煎服。

10 月 28 日二诊：心悸、早搏明显好转，胸闷、气短、背痛等均减轻，时头痛、背痛、身冷，舌淡红，苔白，脉滑。

处方：党参 15g，干姜 10g，桂枝 15g，麦冬 15g，生地黄 10g，黄芪 30g，赤芍 20g，川芎 15g，云茯苓 15g，白术 15g，瓜蒌 15g，薤白 15g，半夏 15g，甘草 10g。14 剂，水煎服

11 月 12 日三诊：诸症基本消失，偶活动后气短，舌淡红，苔白，脉沉滑，心电图大致正常。遂以益气升陷法，守方加减，调理两月余，诸症消失而痊愈。随访 3 年未复发。

案例 2

王某，女，29 岁。2007 年 3 月 2 日初诊。

主诉：患病毒性心肌炎 1 年余（2006 年初经省级西医院确诊），近半月心悸加重。诊查：心悸、胸闷、偶有心前隐痛、气短、咽干、咽中拘急不适、头晕、乏力、睡眠不实，舌暗红，苔白黄，脉滑时结。2007 年 3 月 1 日心电图示频发房早。

诊断：病毒性心肌炎后遗症。

辨证：大气下陷，心脉不畅。

治法：益气升陷，养心安神。

处方：黄芪 20g，麦冬 15g，桔梗 10g，升麻 10g，柴胡 15g，苦参 10g，丹参 15g，

党参20g，白茅根20g，茯苓15g，生龙骨30g（先煎），甘草10g。15剂，水煎服，日1剂，分3次服。

二诊：服上方30剂后，心悸，胸闷，气短，咽干，咽中拘急等症基本消失。近日因情绪波动而致心前刺痛时作，大便干、3日未行。舌暗红，苔薄白，脉弦滑偶结。治以益气活血。

处方：党参15g，黄芪30g，生地黄10g，当归15g，桃仁15g，红花10g，枳壳15g，柴胡15g，赤芍15g，川芎15g，桔梗10g，生龙骨30g（先煎），茯苓15g，甘草10g。7剂，水煎服，日1剂。

三诊：服上方后，心前刺痛消失，大便畅行。心悸、胸闷、气短、咽中拘急等症不显。舌暗红，苔白黄，脉弦滑。2007年4月4日心电图示心律不齐。

处方：黄芪30g，麦冬10g，桔梗10g，升麻10g，柴胡15g，苦参10g，丹参10g，党参20g，茯苓15g，生龙骨30g（先煎），甘草10g。水煎服，日1剂。

连续服药50余剂，诸症消失，精神佳，体力增强，24小时心脏监测无异常。

按：病毒性心肌炎多由温热毒邪伤及脾胃，舍于心脉而致。毒邪耗损宗气，或导致宗气生成不足、无力升举、气陷于下、心失所养而见心悸、胸闷、气短、咽中拘急不适、乏力等症。治以益气升陷，养心安神。方选张锡纯所创升陷汤化裁，以黄芪为君，既能补气，又升提气机，且能固表，善举胸中下陷之大气。《医学衷中参西录》云："柴胡为少阳之药，能引大气之陷者自左上升。升麻为阳明之药也，能引大气之陷者自右上升，桔梗为药中之舟楫，能载诸药之力上达胸中，故用之为向导也。"以麦冬易知母，微苦微寒，清心养阴。加党参培补元气，茯苓健脾养心。苦参清热燥湿，调整心律。白茅根清热利尿不伤阴，凉血而不积瘀。丹参凉血活血通脉而化瘀。生龙骨镇静安神。甘草调和诸药。诸药合用，共奏益气升陷、养心安神之功。复诊时心悸、气短、咽中拘急等症基本不显，但因情绪波动而致气机不畅、血行瘀滞，故见心前刺痛。方选参芪血府逐瘀汤补气行气、活血化瘀。三诊时诸症悉除，心电图示房早消失，续服升陷汤加减50余剂，巩固疗效，随访半年未复发。

温肾补脾法治疗 35 例慢性结肠炎

1985～1987年，我们治疗脾肾阳虚型慢性结肠炎35例。其中，男25例，女10例。年龄最小13岁，最大64岁。病程3个月～1年15例，1～5年14例，5年以上6例。患者均有不同程度的腹痛、泄泻，有的大便夹有黏液或血液、腹部喜温喜按、神疲肢冷、腰膝酸软，舌质淡，脉沉缓或细弱。27例曾做过X线钡剂灌肠检查，其中乙状结肠慢性炎症12例，横结肠以下慢性炎症7例，全结肠慢性炎症8例。结肠镜检查：均见黏膜轻度水肿、肥厚，反光增强，黏膜色泽苍白或淡粉，血管走行纹理不清，结肠袋均不甚清晰，较平坦，黏膜松弛。其中伴狭窄者2例，假性息肉形成者15例。经病理学检查22例，均呈慢性炎症，其中炎症伴假息肉改变和肠上皮不典型增生4例。实验室检查白细胞增高者12例，贫血者5例。粪便培养27例，均无致病菌生长。

治疗方法：用温补肾阳、健脾益气法治疗。药用补骨脂、肉豆蔻、吴茱萸、白芍、白术、五味子、山药、乌梅、陈皮、桂枝、柴胡、茯苓、葛根、芡实等，随症加减。水煎服，日1剂，分3次服。

治疗结果：治愈（症状消失，镜检肠黏膜恢复正常）20例，显效（症状基本消失，镜检黏膜呈粉红色，仍有轻度水肿，血管走行纹理不甚清晰）7例，有效（症状减轻，镜检与治疗前无明显变化）5例，无效3例，总有效率为91%。治疗时间最短15天，最长3个月。

典型病例：王某，男，34岁，1985年4月20日诊。患慢性结肠炎3年，反复发作。近1月来每日清晨3～5时左右脘腹痛甚欲泻，排便后疼痛稍缓，大便稀软、日2～3次。舌淡嫩，苔白微腻，脉沉缓。治以温补脾肾。处方：补骨脂、肉豆蔻、茯苓、白术各15g，白芍20g，陈皮、桂枝、甘草各10g，吴茱萸5g。水煎服。以该方为主化裁服药30余剂，诸症悉除。纤维镜检查结肠黏膜恢复正常。

随访半年，未复发。

体会：脾主运化，肾有温煦脾阳、助脾运化之功。脾肾阳虚，命火衰微，运化不及，水湿下趋，络脉失煦，而致肠鸣、泄泻、腹痛诸症。其辨证要点为晨起腹痛、泻后痛减、得温则舒，或便次增多、腰酸肢冷，舌淡，脉弱。温肾补脾法取四神丸温补脾肾之功，加白术、茯苓、山药、陈皮以增强健脾利湿之力，桂枝、良姜温补脾肾，柴胡、葛根升阳以止泻，白芍敛阴缓急止痛。若腹痛止、泄泻轻，唯以便不成形为主者，可酌加芡实、诃子等收涩之品，以增药力。

（曹洪欣　杨松堤《四川中医》1989年12期）

消蛋白八法治疗慢性肾病蛋白尿 34 例

　　我在攻读博士学位期间，十分珍惜随著名中医学家张琪老师的学习机会，认真学习整理导师临床经验，并验之于临床，体会到中医治疗慢性肾病的优势。1990 年 1 月～1991 年 3 月间，运用导师张琪教授经验消蛋白八法治疗慢性原发性肾小球疾病蛋白尿 34 例，收到满意疗效。

一、一般资料

　　34 例中，男 20 例，女 14 例。年龄最小 5 岁，最大 51 岁。其中 5～20 岁 16 例，21～35 岁 12 例，36～51 岁 6 例。病程少于 6 个月 5 例，6 个月～1 年 8 例，1～2 年 14 例，两年以上 7 例。

二、诊断标准

　　有 26 例经西医院检查确诊。根据第二届全国肾脏学术讨论会制定的原发性肾小球疾病的诊断标准，结合实验室常规检查进行诊断。其中慢性肾炎 22 例（普通型 20 例，高血压 2 例），隐匿性肾小球疾病 7 例，肾病综合征 I 型 5 例。所有病例尿蛋白均在（＋）以上，且无明显浮肿、血尿等症状。

三、证候分类

　　中医辨证本组病例主要见于 8 个证候。其中气阴两虚、湿热蕴结 21 例，脾胃虚弱、清阳不升 7 例，脾胃气虚、精微不固 2 例，肾阴不足、固摄失司 4 例，肾阳不足、精微不固 2 例，肾阳虚、湿热内蕴 3 例，湿热蕴结下焦 8 例，风、寒、湿邪袭肾 1 例。兼风热外袭 2 例，毒热侵袭 4 例。因每一病例在病变中常表现为 1 种以上证候，故证候数多于 34 例。

四、治疗方法

　　运用导师治肾经验消蛋白八法，辨证论治。
　　（1）益气养血、清利湿热法：药用黄芪、党参、地骨皮、柴胡、石莲子、茯苓、麦冬、黄芩、车前子、益母草、白花蛇舌草、甘草。
　　（2）补气健脾、益胃升阳法：药用黄芪、党参、白术、黄连、半夏、陈皮、茯苓、泽泻、防风、独活、柴胡、白芍、白花蛇舌草、生姜、红枣、甘草。
　　（3）益气健脾、补肾固摄法：药用黄芪、党参、菟丝子、山茱萸、熟地黄、山药、茯苓、泽泻、白术、芡实、莲子。

（4）补肾壮阳摄精法：药用肉桂、附子、山药、熟地黄、茯苓、泽泻、丹皮、山茱萸、菟丝子、桑螵蛸、枸杞子。

（5）滋阴补肾固摄法：药用熟地黄、茯苓、泽泻、牡丹皮、山茱萸、茯苓、泽泻、菟丝子、女贞子、金樱子。

（6）温肾利湿清热法：药用肉桂、附子、熟地黄、茯苓、山茱萸、丹皮、泽泻、山药、白花蛇舌草、萹蓄、瞿麦、蒲公英。

（7）清热利湿解毒法：药用萆薢、土茯苓、白茅根、白花蛇舌草、萹蓄、瞿麦、竹叶、重楼、木通、金樱子、甘草。

（8）祛风胜湿益肾法：药用独活、桑寄生、秦艽、防风、川芎、当归、熟地黄、白芍、桂枝、杜仲、怀牛膝、茯苓、甘草。

加减法：毒热盛者，酌加金银花、连翘、山豆根、射干、败酱草、蒲公英等；有瘀血征象，酌加益母草、赤芍、桃仁、红花、丹参等；尿检红细胞多者，酌加海螵蛸、茜草、龙骨、牡蛎；病程久、虚象甚者，重用黄芪、党参；下焦湿热甚者，减参、芪用量，加白茅根、土茯苓、瞿麦、萹蓄等；邪气渐去，以脾肾虚弱为主，酌加芡实、莲子、金樱子等固摄精微；有表证者，先解表，再施常规治法。

每日 1 剂，水煎两次，取药计 200～250mL，分早、中、晚 3 次温服。每 1～2 周诊治 1 次，每月为 1 个疗程。治疗最短 1 个疗程，最长 6 个疗程。

五、疗效分析

参照第四次全国中医肾病学术会议通过的肾小球疾病疗效评定标准。①完全缓解：症状与体征消失，尿蛋白检查持续阴性，高倍镜下尿红细胞消失，尿沉渣计数正常，肾功能正常。②基本缓解：症状与体征基本消失，尿蛋白定性微量（±～+），高倍镜下红细胞不超过 3 个，尿沉渣计数接近正常，肾功能正常或基本正常。③好转：症状与体征明显改善，尿蛋白检查减少一个（+）以上，高倍镜下尿红细胞不超过 5 个，肾功能正常或有所改善。④无效：症状与体征及实验检查均无明显改善。

治疗结果：34 例中，完全缓解 13 例，占 38.24%，基本缓解 11 例，32.35%；好转 6 例，占 17.65%；无效 4 例，占 11.75%；总有效率为 88.24%。治疗前后尿蛋白定性对比，见表 1。

表 1　34 例慢性肾病治疗前后尿蛋白定性对比［例（%）］

尿蛋白定性	++++	+++	++	+	±	－
治疗前	3（8.82）	9（26.47）	16（47.06）	6（17.65）		
治疗后	1（1.94）	3（8.24）	4（11.75）	5（14.71）	8（23.53）	13（38.24）

六、病案举例

案例 1

殷某，男，32 岁，工人。1990 年 6 月 4 日初诊。

患慢性肾小球肾炎 5 年，近日加重，尿素氮 35.7mg/dL，二氧化碳结合力 29.1 容积%，尿蛋白（++），红细胞 5～7/高倍视野。腰痛甚，乏力，周身痛，时尿道疼痛，舌紫，苔白腻，脉弦滑。

初治以解毒活血汤 7 剂后，尿素氮降至 11.3mg/dL，二氧化碳结合力升至 58 容积%，身痛消失，力气增加，仍腰痛、尿黄、口干咽痛、小腹胀痛，尿检蛋白（++），红细胞 20～30，舌红，苔白腻，脉滑。此属湿热毒邪蕴结下焦，治以清热利湿解毒法。

处方：萆薢 20g，萹蓄 20g，瞿麦 20g，土茯苓 30g，白茅根 30g，白花蛇舌草 30g，蒲公英 30g，大蓟 15g，小蓟 15g，茜草 15g，黄芪 30g，桃仁 10g，大黄 5g，甘草 10g。水煎服，日 1 剂，分 3 次服。

8 月 24 日复诊：服上方 14 剂，尿检蛋白（±），红细胞 2～3。腰痛减，力气增，口黏微苦，舌稍红，苔黄微腻，脉弦。遂以益气养阴利湿热法治之，清心莲子饮加减。服药 18 剂，尿检皆阴而获缓解。随访半年病情稳定。

案例 2

李某，女，36 岁，干部。1990 年 12 月 15 日初诊。

被诊为隐匿性肾小球肾炎近 1 年，尿蛋白（+～++）之间，曾服中西药未能缓解。化验尿蛋白（++），红细胞 5～10 个，白细胞 3～5 个，颗粒管型 0～3 个。颜面虚浮，困倦乏力，腰痛，口干，舌淡、苔薄白，脉沉。

辨证：气阴两虚，湿热留恋。

治则：益气养阴，利湿清热。

处方：黄芪 25g，党参 15g，石莲子 10g，地骨皮 10g，柴胡 15g，茯苓 15g，麦冬 15g，瞿麦 20g，萹蓄 20g，五加皮 15g，白花蛇舌草 30g，甘草 10g。水煎服，日 1 剂，分 3 次服。

1 月 6 日二诊：服上方 12 剂，体力增加，面肿尽消，唯劳则腰酸、畏寒，尿蛋白（+），尿黄，舌淡暗，苔白，脉沉。上方去萹蓄、瞿麦、麦冬、五加皮，加附子 10g，败酱草 25g，薏苡仁 30g，桑寄生 15g。

1 月 13 日三诊：服上方 6 剂，诸症均减，尿蛋白（±）。以上法化裁服药 12 剂，后尿检阴性，诸症消失而获缓解。

七、体会

1. 消蛋白八法是导师张琪教授治疗慢性肾病尿蛋白的经验方法，对慢性肾病以尿蛋白为主而无明显水肿、血尿等症者，确有较好疗效。

2. 蛋白尿的形成，主要有虚实两端。虚者多为脾虚统摄失司、肾虚封藏失职，实者多为水湿、湿热下注或外邪袭肾，致精不内守而外泄所致。由于慢性肾病每呈虚实并见、寒热错杂之候，治疗时常标本兼顾、攻补兼施、寒热并用。消蛋白八法确能合于错综复杂的病机而取效。

3. 益气养阴利湿热法是治疗慢性肾病最常用的治法之一。此法补气摄精而不壅滞，益阴而不滋腻，利湿热而不伤正气，不仅可用于典型气阴虚湿热留恋者，而且可用于慢性肾病中凡以尿蛋白为主而无明显症状者，皆有良好效果。

4. 对激素依赖及激素抵抗型亦可用消蛋白八法的治疗。根据导师经验，当激素足量而柯氏征明显者，应着重施利湿清热解毒法，当激素减量而无明显症状者，宜用益气养阴利湿热法滋阴补肾法，当激素微量即将撤除时，可用温肾或温肾利湿热法。如此有利于提高疗效、减少激素副作用，并控制撤减激素的症状反跳。本组病例中，有 4 例肾病综合征曾用激素而产生依赖现象用上法治疗 3 例获缓解，1 例自行停中药出现反跳。说明该法确能协同激素增进疗效并减少激素副作用。

5. 经治疗获缓解后不宜立即停药，应继续守法施治调理善后 1 个疗程左右，并注重调饮食，适寒温，以巩固疗效，防止病情复发。

（曹洪欣　张琪指导《中医药学报》1991 年 6 期）

益气养阴，利湿清热治疗慢性肾功能不全

于某，男，47 岁，初诊：2001 年 11 月 18 日。

患肾小球肾炎史 6 年，肾功能不全 3 年余。近两月周身皮肤瘙痒加重、时恶心、纳呆、口干而黏、困倦乏力、每日大便 2～3 次、小便色黄，舌淡红、苔黄白微腻、左脉弦细、右脉沉滑。2001 年 11 月 7 日查血肌酐 283.3μmol/L，尿素氮 9.9mmol/L，CO_2–CP 18mmol/L。彩色多普勒超声示右肾萎缩；皮质回声增强。

诊断：慢性肾功不全（虚劳）。

辨证：气阴两虚，湿热内蕴。

治法：益气养阴，清热利湿。

处方：党参 20g，黄芪 30g，莲子 15g，地骨皮 15g，柴胡 15g，茯苓 15g，麦冬 15g，车前子 15g，白茅根 20g，土茯苓 20g，白花蛇舌草 30g，甘草 10g。水煎服，日 1 剂，分 3 次服。

二诊：上方加减服药 30 剂后，皮肤痒、口干明显减轻，恶心未作，食欲好转，气力增加。口中黏，小溲淡黄，每日大便两次。舌淡红，苔白黄，脉弦滑。2001 年 12 月 17 日查血肌酐 148μmol/L，尿素氮 5.9mmol/L，CO_2–CP 23mmol/L。

以上方加减治疗，继服 60 剂，巩固疗效。血肌酐在 103～110μmol/L 波动，尿素氮正常范围，期间感冒 1 次，病情稳定。

按： 慢性肾功能不全病程长，病势缠绵。热毒、瘀血、湿热稽留为其标，脾肾亏虚是其主要病理基础。气阴两虚、湿热内蕴是本病常见证候，持续时间较长。该患脾胃虚弱、运化不利、湿浊内生，故见恶心、纳呆、困倦乏力等症；肌酐、尿素氮等代谢废物不能及时排出，蕴积体内，化为热毒则见皮肤瘙痒、口干而黏、小便色黄。舌脉亦是气阴两虚、湿热内蕴之象。湿热蕴积与气阴两虚互为因果，常导致病情缠绵不愈。方选清心莲子饮加减，以党参、黄芪、茯苓健脾益气，麦冬甘寒养阴，地骨皮退肝肾之虚热。柴胡疏散相火，调畅气机。加白茅根、土茯苓、白花蛇舌草以助车前子清利下焦湿热，甘草调和诸药。全方益气养阴，补中寓通。补气培土不壅滞，甘寒养阴不敛邪，清热利湿而不伤正。治疗 3 个月后，症状基本消失，血肌酐、尿素氮均降至正常范围内。期间感冒 1 次，未引起疾病复发。嘱慎风寒，饮食有节，劳逸适度，以防病情反复。

痹证治疗经验

痹证是北方常见病，由于北方冬季时间长，气候严寒，痹证发病率很高。导师曹洪欣教授治疗此病经验丰富，疗效显著。

一、明辨寒热，分清虚实

痹证病因多为风、寒、湿三邪杂至，合而为痹。三邪有风盛、寒盛、湿盛之不同，且由于患者体质的不同而表现出偏热、偏寒、虚实夹杂证。曹师根据患者的虚实寒热斟酌处方，对寒邪盛的痛痹，治以温经活络，方以乌头汤、独活寄生汤为主，一般考虑应用乌头、附子、细辛一类热药；对风邪盛的行痹，由于风性善行而数变，呈游走性疼痛，且多兼寒、兼湿，又易化热，故灵活配伍，常用当归拈痛汤加减；对邪从热化的热痹，局部红肿发热、夜间痛甚者，则分清是风热，还是郁久化热，多应用赤芍、牡丹皮、知母、石膏等凉血活血；久痹往往化热，且久痹湿重，故以清热祛湿法为主，方用四妙散，药用薏苡仁、土茯苓、木通等。

二、调和气血，温通经络

痹者，闭也。诸痹均为病邪犯人肌表、经络、关节，以致血气凝滞不行，痹阻于经脉筋骨，甚则关节畸形，且多伴畏寒肢冷，入冬或遇冷则发。此属血虚寒凝筋骨，治以温通经脉、活血化瘀为主。如《灵枢·阴阳二十五人》云："凝涩者，致气以温之，血和乃止。"一般说来，初病在气，久病在血。在气者当用调和营卫之法，以疏表解肌法治之，药如麻黄升麻汤、麻黄加术汤；在血则侧重治瘀，多以活血化瘀法治之，如身痛逐瘀汤，更加虻虫、穿山甲、全蝎一类虫类药，搜剔行络，气血宣通不滞而提高临床疗效。对于痹痛甚者，医者习用乳香、没药，以为不通则痛，动则以破瘀之药。而曹师却很少应用，因乳没味臭，服之使人晕呕，易伤胃气。他常结合风、寒、湿邪之多寡而用养血活络之藤类药，如鸡血藤、青风藤、海风藤等，均可收到很好的止痛效果。

三、圆机活法，把握病位

曹师治痹，药不轻投，治则时刻针对病机。如治痹证风湿在表者，法当汗解，用麻黄汤类方。由于痹证大多兼以湿邪为主，非若风邪之善行数变，故发汗宜缓。如《金匮要略·痉湿暍篇》云："若治风湿者，发其汗，但微微似欲汗出者，风湿俱去也。"若大发其汗则"风气去，湿气在，是故不愈也"。曹师在临床上一方面根据患者病情、体质，严格掌握解表发汗药物的剂量；另一方面，常以详细的医嘱，令患者药后缓缓汗出，不可汗出如水流漓，并注意加盖衣被。如此方可邪祛正安，不致反复。另外，由于痹证发

293

病部位不同，在治疗上亦有所区别，要注意病位相应经脉引经药的使用。如痹在肌表，可选海桐皮、葛根、桂枝等解肌通络之品；痹在血脉，可用地龙、鸡血藤、当归等活血通脉之品；痹在筋骨，可选用怀牛膝、川续断、伸筋草等透骨入节之品。上肢痛者，常加桑枝、姜黄、羌活，方用黄芪桂枝五物汤；下肢痛者，加川牛膝、独活，方用独活寄生汤；腰背痛者，加寄生、狗脊，方用身痛逐瘀汤；全身痛者，加地龙、萆薢，方用上中下通用痛风方；对于手足关节肿大变形者，加乌梢蛇、威灵仙、穿山龙等，方用乌头汤。

四、养血护阴，标本兼顾

"病在阴者命曰痹"，痹证日久缠绵，阴分之虚更为突出。在治疗上，曹师强调祛邪的同时，要注意顾护阴血，切忌过汗、过下，以防劫伤阴血。特别是体虚或久痹之人，尤宜养血护阴。以热痹而言，久病虽可见到关节红肿热痛、屈伸不利，但同时也可见到自汗、乏力、面色白等气血不足证。此时若单独使用治湿热的药物，往往难以奏效。因为正虚则邪恋，不扶正则邪不易去。见气虚者宜补气，如圣愈汤一类；血虚者宜补血，如四物汤等。尤以肝肾阴精不足为常见，宜补益肝肾，因为肝主筋，肾主骨，正是攻邪不忘扶正，祛瘀尤宜养阴。恢复患者正气，增加抗邪之力，方能取到事半功倍的效果。

五、验案

病案 1

黄某，女，35 岁。自述产后受风周身关节窜痛 7 月余，阴雨天加重，自汗畏风，查血沉 50mm/h，抗链 "O" 800U。舌暗红，苔白，脉沉滑。辨证为痹证血虚风侵，方用大秦艽汤加减。

处方：秦艽 20g，川芎 15g，防风 10g，当归 15g，细辛 5g，白芍 20g，生地黄 10g，茯苓 15g，穿山龙 30g，海风藤 20g，青风藤 20g，桂枝 10g，甘草 10g。水煎服，日 1 剂，分 3 次服。

二诊：服药 7 剂后，周身关节痛明显减轻。上方加黄芪 30g，继服 7 剂，关节疼痛消失，查血沉、抗链 "O" 正常，遂停药。

按：因产后血虚，风邪外侵，故周身关节窜痛，阴雨天加重，说明兼有湿邪。治以大秦艽汤，疏风祛湿并以地、芍、归、芎四物补血，取"治风先治血，血行风自灭"之意。二诊效不更方，因有自汗、畏风之症，又加黄芪补气固表，乃收全功。

病案 2

李某，女，30 岁。1994 年 10 月 9 日初诊。患类风湿病两年，现双下肢踝关节肿胀变形、局部灼热疼痛，舌紫、苔白黄，脉弦。辨证为风湿热侵袭，痰浊瘀血阻络，治法为疏风清热、除湿化痰、活血通络止痛，方用上中下通用痛风方加减。

处方：黄柏 10g，苍术 10g，怀牛膝 20g，天南星 10g，桂枝 10g，防己 15g，威灵仙 20g，桃仁 15g，红花 10g，萆薢 20g，桑寄生 15g，穿山龙 30g，甘草 10g。水煎服，日 1 剂，分 3 次服。

10月16日二诊：服上7剂后，踝关节灼痛消失，自觉足冷、足胫酸胀，舌紫，苔白，脉弦。治以乌头汤合三妙散加减。

处方：制川乌10g，黄芪30g，麻黄10g，白芍20g，赤芍20g，黄柏15g，苍术15g，川牛膝20g，穿山龙30g，狗脊30g，甘草10g。7剂。

10月23日三诊：服药后踝关节胀痛未作，足冷好转，唯略腰酸，舌紫，苔白，脉弦，治以独活寄生汤加减。

处方：独活15g，秦艽20g，防风10g，细辛5g，川芎15g，桂枝15g，生地黄10g，杜仲10g，萆薢20g，穿山龙30g，甘草10g。7剂。

服药后患者因无明显症状而停药，随访1年，未见复发。

按：上中下通用痛风方为朱丹溪制方，曹师常灵活用之，对痹证痛风兼有寒、湿、热、痰、瘀者均可使用。方中苍术、黄柏为二妙散，燥湿清热。桂枝、威灵仙疏风通痹。天南星燥湿散风，桃仁活血，防己行水祛风。此方疏风祛寒以宣于上，泄热利湿以泄于下，活血燥痰消滞以调其中，所以为兼制通用之方。凡属痹证症状错杂者，用之多有奇效。二诊灼热消失，黄苔不显，说明热邪已去，寒湿方现，故现足冷、足胫酸胀，治以乌头汤合三妙散，温阳祛湿。三诊后诸羔悉平，唯腰酸，即略补肾，以善其后，此亦治病必求其本之意也。

（林晓峰《中医药学报》2006年第3期）

痿证治疗经验

　　痿证是指肢体筋脉弛缓软弱无力，渐至肌肉萎缩不能随意运动的一类疾病，相当于西医学的多发性神经炎、重症肌无力、急性脊髓炎、进行性肌营养不良、运动神经元病等疾病。西医学对于这类疾病的病因病理大多缺乏明确的认识，治疗上也缺少有效的方法。而中医治疗痿证从整体观念和辨证论治入手，往往能取得较满意的效果。导师曹洪欣教授治疗此病具有丰富的实践经验，疗效显著。

一、强调治本，治疗痿证独取阳明

　　痿证的病因病机虽有虚实之别和内伤外感之分，但究其实质，正虚为根本。脾胃虚弱、肝肾不足、气血亏虚、虚热内生、久病体亏均可导致机体因失去濡养而痿弱不用。脾胃为后天之本，气血生化之源。五脏六腑、四肢百骸皆赖后天以充养，又脾统血、主四肢肌肉。若素体脾虚，或饮食不节、饥饱失宜，损伤脾胃；或忧思伤脾，或情志不舒、郁怒伤肝、木不疏土；或病后体虚、纳差食少，均可致运化无能，气血生化乏源，中气不足，久而成痿。《素问·太阴阳明论》云："脾病不能为胃行其津液，四肢不得禀水谷气，气日以衰，脉道不利，筋骨肌肉皆无以生，故不用焉。"患者出现肌肉瘦削、麻木不仁，甚至肢体痿废不用等症。

　　《素问·痿证》提出"治痿独取阳明"的基本大法，曹师临床每以东垣脾胃学说立论，选用健脾益气系列方剂，如升阳益胃汤、补中益气汤、益气聪明汤等化裁治疗，疗效显著。《脾胃论·脾胃胜衰论》云："大抵脾胃虚弱，阳气不能生长，是五脏之气不生。脾病则下流乘肾……则骨乏无力，是为骨痿。"治疗以甘温之品温养胃气，药如黄芪、党参、白术；以升提之品鼓舞脾气，药如葛根、升麻等，肌肉得养，骨髓充实，痿病可愈。

二、重视兼症，调理脏腑以平为期

　　在独取阳明治疗大法的指导下，非常重视痿证的兼症分析，在脾胃气虚基础上如发热可辨证为气虚发热，以甘温除热之法治之。若兼见口干、口渴，可加石斛、麦冬以免阴伤；若兼见唇紫、舌暗、有瘀点瘀斑并脉涩者，为血瘀，宜酌加桃仁、红花、鸡血藤等活血之品；若兼面色淡白、唇淡白、月经量少者，多为血虚，宜加四物汤、阿胶等药补血；若胸闷、烦热、身重困倦、小便黄赤、舌苔黄腻，说明湿热浸淫，此时补气宜缓，当先清湿热，方用二妙散、清燥汤加减；若湿热兼阴虚者，多用甘露饮；若腰膝酸软、头昏目眩、遗精早泄、耳鸣等症，多属肝肾亏虚，宜补益肝肾，常用地黄饮子、虎潜丸加减。曹师常言：痿病主要由脾胃虚弱、五脏内损、精气亏损等导致四肢百骸失养而发病，病程迁延难愈，治疗法则以补益脾胃为本。若外感邪气，应灵活变通，以逐邪为先，如清热法、祛湿法；若兼内伤与外感，则当扶正与祛邪并重。无论如何治疗，都应调补诸脏，以平为期，如此才能在控制疾病发展、促进痿弱恢复过程中收到满意效果。

三、病案举例

病案 1

刘某，男，42 岁，患重症肌无力 10 月余。初右眼睑下垂，渐至全身乏力，咀嚼困难，上午尚能行动，下午则周身乏力，需卧床休息，伴纳少、神疲、舌淡、苔白、脉弱。

辨证为脾胃虚弱，中气下陷，以升阳益胃汤治之。

处方：党参 15g，黄芪 30g，炒白术 15g，黄连 5g，清半夏 10g，陈皮 10g，茯苓 15g，防风 10g，羌活 10g，柴胡 15g，白芍 15g，升麻 10g，葛根 15g，甘草 10g。水煎服，日 1 剂。

服药 14 剂后，患者自觉症状减轻。守上方加减服药 3 月余，诸症渐消。以本方做成蜜丸，每丸 9g，每服 1 丸，日 3 次。坚持服药 1 年，患者身体逐渐恢复，精神转佳，无明显症状，胜任一般劳动。

病案 2

赵某，男，47 岁，五常市人。因进行性四肢肌肉萎缩两年，被诊断为运动神经元病、脊髓侧索硬化症，于 1995 年 1 月 16 日初诊。患者面色晦暗，大肉瘦削，右足无力、不能抬举，自汗，乏力，纳少便干，舌淡暗苔白，脉细弱。

辨证为脾胃气虚，血行瘀滞，以补中益气汤加减。

处方：黄芪 30g，党参 20g，炒白术 15g，陈皮 10g，升麻 10g，柴胡 15g，当归 20g，防风 10g，赤芍 15g，鸡血藤 30g，甘草 10g。14 剂，水煎服，日 1 剂。

二诊：服药后乏力、纳少、自汗、便干等症均好转。以升阳益胃汤加活血通络之品，加减服汤药 1 年余，肌肉萎缩恢复，四肢活动自如而痊愈。

（林晓峰《黑龙江中医药》2006 年第 2 期）

重症肌无力治疗经验

重症肌无力以眼睑下垂、全身肌肉无力、复视（视歧）、声音嘶哑、咀嚼无力、吞咽困难、抬头无力、呼吸困难等为主要症状，属中医"痿证"范畴。主要病机是脾虚气陷，脾肾亏虚。因为眼睑在五轮中为"肉轮"，属脾，脾虚气陷致下垂不举，称之为"睑废"。脾主肌肉、四肢，脾气虚弱则肌肉瘦削、软弱无力，甚至痿弱不用。《灵枢·本神》云："脾气虚则四肢不用。"重症肌无力的特点是病在肌肉，症在无力，与脾的生理、病理密切相关。同时由于肾是先天之本，生命之源，肾藏精，瞳神为"水轮"，属肾，依赖肾之精气所注，目得精血而能视，故肾气不足则视歧。声音与吞咽为脾肾经脉所布，病及声音低嘶与吞咽困难为脾肾虚损之重症。若气虚甚至"上气不足"，则抬头无力，又由于肝藏血，主筋，肝血不足，筋失所养则表现为肢体、关节运动不利。

一、辨证论治

1. 脾虚气陷

本证大多见于单纯眼肌型患者。临床表现为眼睑下垂、周身无力、少气懒言、语声低微、纳少、大便溏泄，舌质淡，苔白，脉沉或细弱。治宜补气健脾，升阳举陷。基本方为益气聪明汤加减，药如蔓荆子、升麻、党参、黄芪、黄柏、葛根、陈皮、茯苓、白术、白芍、甘草等。

2. 气阴两虚

本证大多见于全身球型及眼肌型伴有复视患者。除有脾虚证的表现外，还可见腰膝酸软、腰痛、五心烦热、口干、盗汗、大便干燥，舌质红，苔燥或剥，脉细数。治宜健脾补肾，益气养阴。方用参芪地黄汤，药如党参、黄芪、黄精、熟地黄、枸杞子、山药、山茱萸等。由于肝肾同源，补肾药兼有补肝的功效，故对伴有肢体麻木、筋惕肉瞤、颜面潮红等肝阴虚证者也适宜。

3. 脾肾阳虚

本证多见于全身型或球型患者，有明显的畏寒肢冷、腰膝酸软、腰痛、小便清长、大便稀溏，舌质淡、边有齿痕，苔白滑，脉沉无力或细弱等表现。治宜健脾补肾，益气温阳。方用二仙右归饮，药如肉桂、鹿角胶、杜仲、巴戟天、淫羊藿、菟丝子、仙茅等。

二、典型病例

曾某，男，46岁，工人。1995年10月14日初诊。

自诉半年前因感冒发热后，突然出现右眼睑下垂、早轻晚重，继则双眼睑下垂、全身无力、饮食减少、形体消瘦。经某医院检查 X 线片示胸腺无增大，确诊为重症肌无力。检查见患者右眼睑下垂，周身无力，面容憔悴，少气懒言，语声低微，舌质淡，苔白，脉细弱。

证属脾虚气陷。治宜补气健脾，升阳举陷。方用益气聪明汤加减。

处方：蔓荆子 20g，升麻 10g，葛根 20g，党参 15g，黄芪 30g，黄柏 10g，柴胡 15g，陈皮 10g，白术 15g，白芍 20g，甘草 10g。每日 1 剂，水煎服。嘱患者减服新斯的明，量减半。

上方加减治疗 3 个月后病情好转，全身体力增强，偶尔眼睑下垂、上肢肌肉动，下肢酸沉无力，心烦，大便干燥，舌质红，苔白少津，脉细数。证属脾肾气阴两虚，治宜健脾补肾，益气滋阴。方用益气聪明汤配伍滋肾阴药，上方去陈皮，加枸杞子 15g，黄精 20g，山茱萸 20g，新斯的明量再减半。

治疗 3 个月后，精神状态转佳，上肢肌肉动、心烦等症均消失，眼睑下垂好转，偶有下肢酸沉无力，嘱患者停服新斯的明，继服益气健脾、补肾填精中药 1 年余，患者已能胜任一般劳动。共用中药治疗两年，终获痊愈，现已恢复正常工作。

系统性红斑狼疮治疗体会

系统性红斑狼疮是一种全身性自身免疫性疾病。本病可侵犯多器官系统，肾衰竭、感染、神经系统损伤是本病的主要死亡原因。其病理基础主要是免疫功能失调、细胞免疫降低、体液免疫增强、免疫复合物增多引起血管炎等。该病病程漫长、缠绵难愈，目前西医主要采用激素治疗，能有效缓解病情，但长期效果不理想且副作用较大。中医药治疗系统性红斑狼疮能够控制病情发展，缓解症状，提高生活质量，乃至临床治愈。

一、病因病机

本病多由先天禀赋不足、肝肾阴虚或七情内伤、饮食劳倦所伤，以致气血失和，瘀血阻络，或外感热毒，或热毒内郁，燔灼营血而致瘀血阻络，脉络不通，皮肤受损，渐及关节、筋骨、脏腑。病位在经络血脉，与心、肝、肾密切相关。

本病性质是本虚标实、虚实夹杂，以肝肾阴虚为本，瘀血、热毒、水饮为标。在病变过程中，患者多以阴虚内热、瘀热互结致病，因此治疗本病应以滋阴清热、活血通络为其大法。疾病在急性期往往表现为热毒炽盛、营血两燔，宜清热解毒凉血；缓解期，多为阴虚内热、脉络痹阻，宜滋阴清热，活血通络。该病迁延日久，阴损及阳，或损心脾之阳，或伤脾肾之阳，以致三焦不运，水湿泛滥，当急治其标，以温阳利水活血为法。同时要顾护正气，酌加养阴之品，切不可过用滋腻，也不宜壮阳伤阴，应分清标本缓急，整体调治，缓图收功。

治疗过程中，应根据病情的不同阶段与受累脏器差异选方用药。系统性红斑狼疮常易累及多个脏器系统，临床症状复杂多变。由于病变脏器不同，辨证施治亦有所不同。对于狼疮性肾炎，多以补益脾肾、清热解毒、活血通络为主，用清心莲子饮加减；对于兼有心脏损害导致心包积液的患者，以益气养心、化痰祛瘀、蠲饮利水为主，以小陷胸汤合瓜蒌薤白半夏汤化裁；对于兼有肝脏损害者，多以疏肝理气、活血化瘀、清热利湿为主，方以大柴胡汤、复元活血汤为主。同时结合症状的变化，加减用药。如关节痛加穿山龙、威灵仙；水肿加泽泻、大腹皮；腰痛加杜仲、怀牛膝；腹胀加厚朴、枳实；恶心、呕吐加半夏、竹茹；心悸、少寐加柏子仁、酸枣仁；尿频加桑螵蛸；纳少加鸡内金等。

二、辨证论治

根据系统性红斑狼疮的发病特点，结合临床体会，本病主要分以下证型。

1. 热毒炽盛，营血两燔

主要症状：面部及周身红斑、色鲜红成片，高热，烦躁，谵妄，口干唇燥，舌红绛而干或焦黑起刺，脉细数或浮大而数。

治则：清热解毒，凉血消斑。

方药：犀角地黄汤、清营汤、三黄石膏汤加减。

2. 风湿痹痛，瘀血阻络

主要症状：周身关节肿胀疼痛，肌肉酸痛不适，遇阴雨天及夜卧时加重，病势走窜不定或固定不移。瘀痹日久，阳气不足亦可见两手遇冷变苍白，或双手紫暗，下垂益甚，舌暗红或暗淡，苔薄白或薄腻，脉弦细或弦紧。

治则：祛风除湿、宣痹通络。

方药：独活寄生汤、黄芪桂枝五物汤、身痛逐瘀汤加减。

3. 肝肾阴虚，阴虚火旺

主要症状：面部红斑色暗，五心烦热，低热持续不退或潮热盗汗，腰膝酸软，胁肋隐痛，口干唇红，耳鸣目眩，健忘少寐，大便秘结，小便黄少，舌红绛，少苔，脉细数。女子常伴月经量少，男子伴遗精、阳痿等症。

治则：滋补肝肾，清退虚热。

方药：知柏地黄丸、上中下通用痛风方加减。

4. 脾肾两虚，水湿泛滥

主要症状：下肢水肿，甚至腰腹及周身皆肿，腰膝冷痛，畏寒，倦怠乏力，纳少便溏，尿少或尿闭，面色苍白，红斑色暗淡，少气懒言，腹满膨胀，舌淡胖、苔白厚，脉沉细。

治则：温补脾肾、利水渗湿。

方药：清心莲子饮、附子汤、真武汤、当归芍药散加减。

三、典型病例

郭某，女，29 岁，1997 年 7 月 6 日初诊。

于 1996 年 10 月在某医院诊为狼疮性肾炎。尿蛋白（+++）。心脏彩超少量心包积液。肾图示双肾中度损害。血压 160/100mmHg；现服用环磷酰胺 1 天 800U，1 天泼尼松 4 片。自诉腰痛，夜尿频，尿少，心悸，气短，面部红斑稍黯，五心烦热，头胀痛，乏力，舌绛，苔黄，脉弦细稍数。

治则：滋养肝肾，清退虚热，佐以清肝泻火。

方药：知柏地黄丸加减。

处方：知母 15g、黄柏 15g、夏枯草 30g、益母草 30g、黄精 15g、豨莶草 15g、熟地黄 15g、山茱萸 15g、牡丹皮 15g、茯苓 15g、山药 20g、泽泻 20g、白茅根 20g、土茯苓 20g、蒲公英 20g。7 剂，水煎服，日 1 剂，分 3 次服。

二诊：服上方后，血压 130/90mmHg，面部红斑色转淡，腰痛、心悸等症明显好转，舌暗红、苔薄黄，脉弦。上方去夏枯草、益母草、豨莶草，加黄芪 30g、郁金 15g，7 剂。

本方加减服药 6 月余，尿蛋白（+），血压 120/90mmHg。已停服环磷酰胺，用泼尼松日 1 片两月余；面部红斑消退，除偶有头昏外，余症基本消失。舌淡红，苔白，脉沉滑。嘱停服泼尼松。

处方：黄芪 30g，党参 15g，莲子 10g，地骨皮 15g，柴胡 15g，茯苓 15g，麦冬 15g，车前子 15g，白茅根 30g，土茯苓 30g，白花蛇舌草 30g，甘草 10g。加减治疗，服汤药半年余。尿常规阴性。

后改为丸剂治疗，服药近 1 年，巩固疗效。期间感冒发热两次，尿检阴性。随访两年，病情稳定。

按：系统性红斑狼疮属难治病，常常多个系统器官受损，故在治疗中宜缓图收功，有方有守，不可急于求功。特别要结合实验室检查指标的变化，及时调整方药，并逐渐撤减激素用量。当停服激素，检查指标在正常范围内，也应服用半年以上中药，巩固疗效，避免复发。

此例患者，初期肝肾阴虚、湿热内盛为主，故用知柏地黄汤加减治疗，停服西药后，脾肾两虚，湿热留恋突出，故清心莲子饮化裁。共治疗两年余，收到满意疗效。

男性性功能障碍治验

凡直接影响男性性功能活动的疾病，概称男性性功能障碍，常表现为阳痿、血精、不射精、逆行射精、阳强、早泄等。这些疾病往往影响正常的性生活，甚至夫妻不和睦而贻害无穷，故早期治疗十分必要。中医治疗男性性功能障碍方法多种多样，确有独到之处。现将我们的治疗体会总结如下。

一、补益心脾治阳痿

王某，男，32岁，1985年4月12日初诊。

已婚4年，初因女方上学而避孕抑制房事，渐至阴茎勃起不坚，无力行房两年余。曾服全鹿丸、桂附八味丸、甲睾酮等均未收效。现头晕乏力，失眠多梦，遇劳则心慌气短，面色萎黄，纳谷不香，时觉腰膝酸软，舌淡红，苔薄白，脉弱。

辨证：心脾两虚，肾气偏弱。

治则：补益心脾壮肾。

处方：黄芪15g，党参15g，白术10g，茯苓15g，当归10g，远志10g，酸枣仁15g，陈皮10g，龙眼肉10g，枸杞15g，菟丝子15g，甘草10g。6剂，水煎服，日1剂，分3次服。

二诊：服药后，自觉力气增加，诸症好转。上方去龙眼肉、远志，加王不留行、夜交藤各15g，继服6剂。

三诊：药后阴茎时有勃起，其他症状基本消失。因欲公出，无法继服汤药，遂嘱其服人参归脾丸、六味地黄丸各30丸，早晚各1丸，调理善后。半年后随访，阳痿已愈，无明显其他不适。

按： 心脾两虚之阳痿多见于脑力劳动者，以及善思多虑之人，以其思虑过度而劳伤心脾所致。归脾汤可谓补益心脾的有效方剂。施治时酌加枸杞子、菟丝子、熟地黄、王不留行等益肾添精壮阳之品，每能提高疗效。

二、温肾健脾疗血精

张某，男，30岁，1987年10月25日初诊。

发现精液中带血丝1年余，初起不以为然，渐渐性欲淡漠，腰酸痛，曾服男宝、三鞭丸等药物，略有好转，但时精中带血，时精液粉红。该患者为专职司机，自述每于开车时间长或劳累后合房即见血精，腰痛乏力，下肢冷，遇凉尤甚，自汗，时有耳鸣，精力不支，舌淡红，苔白，脉弱。

辨证：脾肾两虚，气不摄血。

治则：温肾健脾固涩。

处方：黄芪 25g，党参 15g，白术 10g，陈皮 10g，川续断 15g，桑寄生 20g，菟丝子 20g，旱莲草 20g，茯苓 10g，杜仲炭 15g，鹿角胶 10g（烊化），甘草 10g。水煎服，日 1 剂，分 3 次服。

服药 5 剂后，自觉精力略增，继服 5 剂，性欲增强，期间同房 1 次，未见血精。

后以此方加减，共服药 30 余剂，诸症消失。3 年后随访未复发。

按：此案属脾肾气虚，且偏阳气不足，虽初用温肾药物略有好转，但因益气、收摄止血之力不足，终难收效。故治以脾肾双补，佐以温肾止血之法。方用参、芪、术、甘、苓健脾益气以助收摄之力，菟丝子、川续断、桑寄生、旱莲草、杜仲炭益肾止血，用鹿角胶益肾补阳且有止血之功。服药后脾健而肾气旺盛，摄血之力大增而血精渐止。临证中此类血精与精囊炎、前列腺炎相关，常伴阳痿甚至引起不育，故应及时治疗，杜绝发展。

三、疏肝益肾疗精瘀

李某，男，29 岁，1988 年 5 月 10 日初诊。

已婚 3 年，每次同房不射精，直至筋疲力尽而结束房事，却常有梦中遗精，行房无快感，渐至夫妻感情不和，曾服滋阴补肾以及壮阳药、睾丸素等未见效果。平素性情急躁易怒，时胁肋窜痛，夜寐多梦，下肢酸软乏力，舌暗红，苔白，脉弦滑。

辨证：肝气郁滞，肾气亏虚。

治则：补肾疏肝。

处方：柴胡 15g，白芍 15g，茯苓 15g，郁金 10g，熟地黄 15g，菟丝子 15g，枳壳 10g，川牛膝 20g，王不留行 15g，甘草 10g。6 剂，水煎服，日 1 剂，分 3 次服。

二诊：服药后，同房时偶然射出精液 1 次，心情甚佳。

守上方加减，继服 20 剂，诸症皆除而痊愈。

半年后来信告知，其妻已妊娠 3 月余。

按：此案以前所服汤药，多属补肾及活血化瘀之品，屡治未效，患者十分焦虑。考虑到患者有肝郁及肾虚表现，遂以疏肝补肾立法而获效。临床应用该法可据证候变化而加减用药，若偏肾阳虚者可加巴戟天、淫羊藿，偏肾阴虚者加山茱萸、旱莲草、女贞子；有瘀血征象者可加赤芍、桃仁、红花，有些患者虽无瘀血症状，亦可酌加化瘀之品，以提高疗效。

四、化瘀通络愈逆精

刘某，男，22 岁，1985 年 11 月 25 日初诊。

婚后 10 个月，自述婚前有性冲动，但从未有过遗精。婚后同房，每次累得筋疲力尽才能达到高潮并有射精感，但没有精液射出。曾去北京、天津、哈尔滨的大医院检查，尿常规有精子。膀胱镜检查为尿道狭窄、精阜肥大并有前列腺炎性改变。经过尿道扩张、前列腺按摩及抗生素治疗未见好转。平素烦躁易怒，胸闷，善太息，舌暗红浮嫩有齿痕，苔白腻，脉弦滑。形体壮实，因无其他症状，而从瘀论治。少腹逐瘀汤化裁。

处方：川芎 15g，炮姜 10g，延胡索 10g，五灵脂 15g（包煎），赤芍 15g，肉桂 10g，当归 15g，柴胡 15g，白芍 20g，川牛膝 40g，龙胆草 10g，甘草 10g。4 剂，水煎服，日 1 剂，分 3 次服。

二诊：服上方后，手淫射出精液 1 次，继服上方 6 剂。

12 月 8 日自用手淫取精液到医院检查，结果为精液 1mL，精子形态发育正常，活动率 70%，数量为 50×10^7/mL。继服上方 5 剂，以巩固疗效。

1987 年 2 月 24 日来信告知，药后同房射精正常，其妻已生一女婴。

按：逆行射精指性交达到高潮时，虽有射精感觉，但精液不从尿道口向前射出，却逆而向后流入膀胱。同房后尿液检查，镜下可见大量精子即可诊断。此案曾中西医治疗半年余未见效，对治疗失去信心。初诊时，患者症状不典型，只是据舌暗红、易怒、脉弦滑而考虑用活血化瘀法，未曾想患者服药后竟手淫射出精液，期间并有 1 次遗精，以后几次精液检查均属正常范围。可见化瘀通络法治疗逆行射精确有良效。

（曹洪欣　吴童《中医药学报》1992 年 6 期）

泻肝利湿治阳痿

验案1

杜某，男，30岁，1984年10月26日初诊。

已婚四载无子，自诉结婚两月后，阴茎勃起不坚、遗精早泄、渐至阳事不举、头晕、腰酸、下肢冷感且麻木。多方求医，每以补肾壮阳填精之品，或可取效一时，终未痊愈。详询病情，乃完婚时其妻正在就学期间，唯恐受孕，精神抑郁，而致房事不能。除上述症状外，尚有口黏而苦，不喜油腻之品，大便时干时稀、但肛门灼热、排出不畅，阴部湿黏、瘙痒，形体略瘦，性情急躁，两目红赤，舌质暗红、胖大有齿痕，苔厚腻而黄，脉弦滑。察前医所用之方，无从肝论治之例。故语之曰：此乃肝经湿热，注于下焦，宗筋弛缓所致。可清利肝经湿热，不妨一试。

龙胆泻肝汤加减：龙胆草15g，栀子15g，柴胡15g，黄芩15g，车前子15g（包煎），泽泻10g，木通10g，桑寄生15g，黄柏10g，甘草10g。水煎服，日1剂，分3次服。嘱服药期间，远房事，忌食辛辣温补之品。

二诊：服药4剂，下肢冷感、麻木消失，其他诸症悉减，舌暗红，苔腻稍黄，脉滑。已获初效，守原法化裁。

处方：龙胆草15g，栀子15g，黄芩15g，黄柏15g，苍术15g，郁金15g，丹参20g，牛膝25g，甘草10g。水煎服，日1剂。

两剂后，阴茎时常勃起，性欲增强，唯舌边红，苔白微腻，脉滑，故继服3剂，以巩固疗效。

两个月后，自诉房事如常，求子心切，遂以五子衍宗丸加减治疗。

1985年5月随访，阳痿已愈，其妻已妊娠3月余。

按：阳痿以阴茎痿软不举、房事不能为特征，亦有寒热虚实之别，尤以命门火衰者居多，故多以肾论治。本例患者，若仅就阳痿遗精、性欲淡漠、腰酸、下肢冷、大便不调等症而言，实可定位在肾，而形体略瘦、舌胖有齿痕又似虚证表现。故前医皆用补肾壮阳添精之品，然久服疗效不显，说明药证不符，药未中病。审病因，知为肝病；观脉症，肝经湿热有据。《灵枢·经脉》云："肝者，筋之合也，筋者，聚于阴器""肝足厥阴之脉……循股阴，入毛中，过阴器。"肝经湿热浸淫，宗筋弛缓痿弱，岂能行房乎！盖下肢冷并非肾虚之候，实由湿热内蕴、阳不外达所致，故以清利肝经湿热为法，不仅阳痿之病痊愈，且其他湿热症状及下肢冷感等假象亦随之消失。

验案2

沈某，男，29岁，1984年12月20日初诊。

已婚半年无子，婚后月余始，阴茎勃起不坚，时而遗精早泄，渐至阳事不举，性欲淡漠，腰酸而痛，头晕肢困，且下肢不温。曾服补肾壮阳之品，疗效不显。伴有口苦而黏、口干不欲饮，大便时干时稀，便后肛门灼热、时有便滞不爽，阴部湿痒，平素嗜酒无度，性情急躁，小溲黄赤，舌质暗红边赤，舌体胖大，苔黄腻，脉弦而稍数。综合脉症，乃肝经湿热、宗筋弛缓所致。以清热泻肝利湿为法，龙胆泻肝汤加减。

处方：龙胆草 15g，栀子 15g，黄芩 15g，柴胡 15g，车前子 15g，牛膝 15g，泽泻 10g，木通 10g，黄柏 10g，当归 10g，甘草 10g。水煎服。并嘱其分房、戒酒。服两剂后，阴茎时常勃起，诸症悉减，舌暗红略胖有齿痕、舌根部苔黄腻，脉弦滑。已获初效，故守法施治。

龙胆草 15g，柴胡 15g，郁金 15g，栀子 10g，黄芩 10g，黄柏 10g，苍术 10g，甘草 10g，牛膝 20g。服 3 剂后，阴茎勃起如常，性欲增强，唯略有腰酸，遂改知柏地黄丸调理善后。

1985 年 8 月随访，房事如常，其妻已妊娠两个月。

按： 本案肝经湿热症状比较典型，乃由肝经湿热下注、宗筋弛缓而致阳痿，故以清热利湿、泻肝经邪气为法，用龙胆泻肝汤加减，药证相应，故疗效显著。

（曹洪欣《湖北中医杂志》1987 年第 4 期）

疏肝理气治疗糖尿病

张某，女，39 岁。1984 年患糖尿病，曾服优降糖（格列本脲）、降糖灵（苯乙双胍）及中药治疗，血糖 180～200mg％，尿糖（++～++++），病情时轻时重，疗效不显。1985 年 1 月 10 日邀余诊治。

症见口干渴欲饮、小便频数量多，周身窜痛、尤以下肢肌肉酸痛、周身乏力、目胀而干，伴有烦躁易怒、悲伤欲哭、胸闷、善太息，舌质暗、苔白微腻略干，脉弦滑。空腹血糖 200mg％，尿糖（+++）。细审病因，由怨子不成才，抑郁忧虑而成。

诊断：消渴（肝气郁滞、化火灼阴所致）。

治则：疏肝理气。

四逆散加减：柴胡 15g，白芍 15g，郁金 15g，生地黄 20g，黄芪 20g，熟地黄 10g，云茯苓 10g，甘草 10g。12 剂，水煎服。

服药后，诸症均减。舌质暗，苔薄白，脉弦，去云茯苓、生地黄，加当归 15g，鸡内金 10g。继服 10 剂。

药后诸症悉除，血糖 90mg％，尿糖阴性。予逍遥丸合六味地黄丸巩固疗效。

1985 年 8 月随访，未见复发。

按：消渴病以多饮、多食、多尿、形体消瘦为特征，与肺、胃、肾三脏关系密切。而本例患者曾服大量滋阴补肾清热之剂，疗效不显，乃药未中病。综合分析，实由内伤情志、肝失疏泄、气机郁滞所致。故顺肝木之性，以疏肝理气为法，用四逆散化裁。唯恐疏肝有伤阴之弊，且病有阴亏之势，故加生地黄、熟地黄滋阴，黄芪益气以生津。此治虽与常法相悖，然药中肯綮，故疗效显著。

（曹洪欣《湖北中医杂志》1987 年第 4 期）

中药治疗顽固性口疮 24 例

顽固性口疮是一种以口颊、舌、牙龈及唇部溃疡糜烂、疼痛、反复发作、缠绵难愈为特点的疾患，又称"口疳""口破""口舌生疮"等。近年来，笔者以中药辨证治疗本病 24 例，收到满意疗效。

一、临床资料

24 例患者中，男 10 例，女 14 例；年龄最小 2 岁，最大 64 岁。其中 20 岁以下者 6 例，21 ～ 30 岁 8 例，30 岁以上 10 例。

主症：口腔颊黏膜、舌面、舌下、牙龈、唇及唇内充血糜烂，可见圆形或椭圆形大小不等的溃疡面，大小约 0.1cm×0.1cm、0.5cm×0.7cm，表面凹陷，疼痛较甚，难以进食。以上病情常反复发作，每次持续半月以上。

二、治疗方法

基本方：升麻、栀子各 15g，白芷、防风、茯苓、石斛、甘草各 10g。

辨证用药：舌部溃疡为主者加生地黄、木通；齿龈溃疡甚者加石膏 30g，黄连 10g；唇及颊侧溃疡甚者加藿香、陈皮。舌红、苔黄腻者加黄芩、龙胆草、白花蛇舌草；舌红、苔少者加沙参、玉竹；舌淡嫩者加黄芪、党参、白术。煎服法：水煎两次，取药液 250mL，分 3 次温服，每日 1 剂。

三、治疗结果

24 例患者服药 3 ～ 15 剂，全部治愈。1 年内随访，仅 3 例复发，但主症较以前减轻，发病间隔时间延长。

四、典型病例

侯某，女，41 岁，1987 年 9 月 4 日初诊。

口腔溃疡 4 年余，每年发作 3 ～ 4 次，每次持续 1 ～ 2 个月，近日加重。现舌面及颊侧有 0.3 ～ 0.5cm 大小溃疡面 5 处，凹陷较深，粟粒大小之溃疡面 3 处，疼痛难忍，难以进食，口干而黏。平素眩晕乏力，面色萎黄，急躁易怒。舌质淡而暗，苔白黄腻，脉弱。

证属心脾郁热，湿阻胃弱。

处方：防风、白芷、柴胡、甘草各 10g，清半夏、栀子、石斛、龙胆草、党参、升麻各 15g，黄连 5g。3 剂，水煎服。

9月6日二诊：服药后，粟粒大小溃疡面愈合，其余溃疡面减小并变浅。诸症悉减，饮食增加。仍感口咽干燥，乏力。舌淡红尖赤，苔白腻，脉弱。

处方：升麻10g，茯苓10g，木通10g，柴胡10g，白芍10g，玄参10g，甘草10g，白芷5g，清半夏5g，石斛15g，栀子15g，党参15g，生地黄20g。4剂，水煎服。

9月11日三诊：服药后，溃疡面基本愈合，仍眩晕，乏力，口干。舌淡红，苔白微腻，脉缓。上方化裁再进4剂。

药后诸症消失。遂将汤剂改为散剂，每服5g，早晚各1次，以巩固疗效。

后随访1年未复发。

五、体会

《诸病源候论》云："脏腑热盛，热盛心脾，气冲于口与舌，故令口舌生疮也。"心开窍于舌，脾开窍于口，其华在唇，龈属胃络，因此，口疮之病变部位当责之于心、脾、胃三经。即以舌面溃疡为主者，病在心；以口及唇部溃疡为主者，病在脾；以齿龈溃疡甚者，病在胃。如此循经施治，可明显提高临床疗效。

治疗口疮当明辨虚实。初期热盛者，基础方加生地黄、黄连以清心泻脾而不伤胃；屡发屡作者，极易损伤心脾之气，呈现体弱、舌淡、脉虚之象，可选用黄芪、党参等健脾益气之品，并伍以风药，使补而不滞。切忌一见口疮便纯用苦寒解毒之品，否则容易伤及脾胃，使病情缠绵难愈。

基础方由泻黄饮子化裁而来。方中用升麻解毒消疮升脾胃之清阳，配茯苓入心脾、宁心补脾而不滞，栀子清心泻火，白芷、防风疏风以升阳散郁，石斛、甘草益胃和中。诸药合用，可入心、脾、胃经，发散其郁火及风邪。

患者溃疡面愈合后，可施以散剂调理善后，以防其复发。

（曹洪欣《湖北中医杂志》1990年第6期）

泻黄饮子临床应用

泻黄饮子出自《证治准绳》，由白芷、升麻、枳壳、黄芩、防风、半夏、石斛、甘草等八味药组成，是发散脾胃郁火之效方，"治风热在于脾经，唇燥裂无色"。我们在临床上用该方化裁治疗复发性口腔溃疡、睑弦赤烂、口臭及小儿脐腹疼痛等病症，收到满意疗效。

一、复发性口腔溃疡

王某，男，58 岁，1987 年 2 月 17 日初诊。

下唇及口腔内溃疡反复发作，近 1 周来加重。现口唇上有约 1cm×3cm 溃疡面、颊黏膜有 0.3cm×0.5cm 溃疡面两处，疼痛较剧，难以进食，口干口臭，曾服维生素及外用锡类散等药物疗效不显，舌质淡红，苔薄黄，脉弱。细询病情，每次发作皆先口唇糜烂继则波及口腔，待口腔糜烂好转，口唇糜烂方能逐渐减轻。此乃脾经郁热所致，以泻黄饮子化裁。

处方：升麻 15g，茯苓 15g，半夏 15g，石斛 15g，栀子 15g，防风 10g，白芷 10g，甘草 10g。4 剂，水煎服，日 1 剂。

服药后唇上溃疡面减小，口腔溃疡面愈合。

药已见效，守法再进 10 剂。药后唇上溃疡面消失，唯唇干、口干不欲饮，舌质淡红，脉弱。遂以升麻 15g，防风 15g，白芷 15g，茯苓 15g，半夏 10g，甘草 10g，石斛 10g，栀子 10g，黄连 5g，大枣 4 枚。水煎服，调理善后。

服药 4 剂后，诸症消失，随访 1 年，未复发。

按：复发性口腔溃疡属中医之"口疮""口疳""口破"等范畴，多由脾经郁热上扰所致，亦常涉及心、胃二经。泻黄饮子能入心脾胃经，有散郁解热、和脾调胃之功。若以舌面溃疡为主可加生地黄、木通，齿龈溃疡为主加生石膏、黄连，舌红、苔黄腻者加龙胆草、白花蛇舌草，舌淡而溃疡甚者可加黄芪、白术、党参、茯苓，且忌妄用苦寒之品，以免戕伐胃气。笔者曾以此治疗口疮 20 余例，皆收到良好疗效。

二、睑弦赤烂

张某，女，4 岁，1989 年 11 月 19 日初诊。

家长代诉：近半年来两眼睑弦红赤糜烂，伴灼热刺痒感，两眼此伏彼起，反复发作，曾局部手术 3 次，未能痊愈。纳谷不香，口干渴，舌红，苔黄微腻，脉滑。因思眼胞属脾，此乃风湿热邪蕴于脾经所致，遂以泻黄饮子化裁。

处方：栀子 10g，升麻 10g，白术 10g，石斛 10g，肉豆蔻 10g，山药 10g，菊花

10g，防风 5g，白芷 5g，川黄连 5g，甘草 5g，大青叶 20g。水煎服。

服药 4 剂后，原眼边糜烂处好转，未见新糜烂。前后共服药 14 剂，诸症消失，饮食增加。随访至今未复发。

按：睑弦赤烂多见于小儿，反复发作，缠绵难愈，多由风、热、湿毒之邪郁于脾经所致。泻黄饮子不仅能发越脾胃之郁火，且能散脾经之风热湿邪。若用之得法，对顽固性睑弦赤烂确有良效。

三、口臭

李某，女，17 岁，1988 年 5 月 8 日初诊。

自诉近年来口臭异常，自感羞愧，不愿与他人接近。虽每日刷牙两次，仍口出异味，甚为苦恼，曾屡服清热解毒及消食健胃之药，疗效不显。现口干略苦、纳少、手足心热、便干，舌稍红，苔薄黄，脉滑。

辨证：脾胃郁热。

治法：泻黄饮子加减。

处方：升麻 15g，黄芩 15g，石斛 15g，枳壳 15g，防风 10g，白芷 10g，半夏 10g，栀子 10g，甘草 10g，鸡内金 5g。水煎服，日 1 剂。

服药 4 剂后，口臭略减，口干好转，饮食增加，舌淡红，苔薄黄，脉滑。药已见效，守上方化裁，继服 8 剂，口臭消失，余症悉除，至今未复发。

按：口臭多由脾胃蕴热或消化不良引起，泻黄饮子化裁对两种病机引起的口臭皆有良效。若以胃火偏盛者，可酌加川黄连、石膏、知母等；以消化不良甚者，加鸡内金、焦三仙等消食化积之品。小儿口臭甚者，往往为胃热、食滞、脾虚交互为患，在泻黄饮子基础上，酌加清胃热、消食滞的同时，宜选用白术、党参等健脾益气之品，有利提高疗效。

四、小儿脐腹疼痛

刘某，男，6 岁，1987 年 4 月初诊。

患儿形瘦体弱，极易感冒，近半年来时有脐腹疼痛、痛甚揉按减轻，时腹胀，纳呆，喜俯卧，手足心热，便干，面色青黄，舌淡红，苔剥，脉滑稍数。曾化检大便未见虫卵。证属脾虚气滞、郁而化热之候。

处方：升麻 15g，茯苓 15g，枳壳 15g，防风 5g，白芷 5g，砂仁 5g，半夏 10g，石斛 10g，白术 10g，栀子 10g，甘草 10g，木香 3g，山药 20g。为末，每服 2g，日两次。

服药 1 周后，脐腹痛未作，余症悉减。服药 10 剂后，诸症基本消失，体力增强，饮食大增。

随访半年，不仅脐腹痛未复发，且一直未感冒。

按：小儿脐腹疼痛多由饮食失调、损伤脾胃所致，往往以脾胃虚弱、气机郁滞为特点，因小儿为稚阴稚阳之体，每易从阴化寒，或从阳化热，而出现虚、实、寒、热错杂之候。《小儿药证直诀》谓："脏腑柔弱，易虚易实，易寒易热。"故治疗时，忌纯用清热或散寒之品。泻黄饮子化裁，治小儿脐腹疼痛，能入脾胃使补而不滞，行滞气而不伤脾气，清虚热而不过于苦寒。因此病常反复发作，又病程较长，故以散剂调治，缓图收功。

（曹洪欣《陕西中医》1991 年 8 期）

小柴胡汤临床应用

小柴胡汤出自《伤寒论》。原文曰："伤寒五六日中风，往来寒热，胸胁苦满，嘿嘿不欲饮食，心烦喜呕，或胸中烦而不呕，或渴，或腹中痛，或胁下痞硬，或心下悸，小便不利或不渴，身有微热，或咳者，小柴胡汤主之。"该方由柴胡、黄芩、半夏、人参、生姜、大枣、甘草组成，方中柴、芩苦寒清降，夏、姜辛开散邪，参、枣、草甘补调中，组方特点是寒温同用、补泻兼施、升降相因、和解枢机。历代医家对此方多有研究，可谓经方之典范。临床上，该方应用很广，用之得法，对多种疾病有良好疗效。

一、病毒性感冒

王某，女，21岁，河北省邯郸人。2010年1月22日初诊。

发热4日，今日体温38.9℃，往来寒热，咽干咽痛，咳少量黄痰，声音嘶哑，就诊前1天呕吐1次。胸闷，头晕，大便两日未解。1月20日查血常规示白细胞$4.2×10^9$/L，中性粒细胞40.5%，淋巴细胞63.7%。舌淡红，苔薄黄干，脉滑数。

处方：柴胡20g，黄芩15g，清半夏10g，党参15g，白僵蚕15g，蝉蜕15g，金银花20g，连翘20g，姜黄10g，杏仁10g，款冬花15g，生姜3片，甘草10g。4剂，水煎服，日1剂，分4次服。

1月26日二诊：服药1剂后，热退脉静，大便已通。4剂药后，咽干咽痛、胸闷、头晕不显，咳嗽明显减轻，力气增加，唯略音哑。查血常规正常。舌淡红，苔白，脉滑。上方去金银花、杏仁、姜黄，加桔梗10g，继服3剂。

按： 该病例感冒后，小柴胡汤证具备，虽感觉一阵冷、一阵热，但体温均在38.5℃以上，故以小柴胡汤和解少阳、疏利气机、透邪外出；因咽痛、苔黄，加白僵蚕、蝉蜕升浮透散，姜黄辛通苦泄，宣透气机，增透邪外出之力；加金银花、连翘清热解毒，以助透邪之力；杏仁、款冬花止咳降气，且杏仁可润肠通便。诸药合用，共奏和解枢机、透邪解毒之功。药证相应，效果显著。我们在临床中，用该法治疗外感高热，疗效可靠。

二、失眠

刘某，女，49岁，北京市人。2008年3月5日初诊。

不易入睡，睡眠不实1年余，近1月加重。夜寐3～4小时，甚则彻夜不寐，多梦，易惊醒，口苦，心烦，善叹息，现睡前口服罗拉0.5mg×2片，效果不佳。舌暗红，苔薄白，脉弦。

处方：柴胡15g，黄芩15g，清半夏15g，党参15g，茯苓15g，茯神15g，郁金

15g，炒麦芽 30g，生龙骨 30g（先煎），生牡蛎 30g（先煎），甘草 10g，生姜 3 片。7 剂，水煎服，日 1 剂，每日 3 次。嘱停服罗拉。

3 月 12 日二诊：服药 7 剂后，夜卧 20 分钟内即可入睡，睡眠 6～7 小时，睡眠不实好转，未有夜间惊醒，时心烦，舌淡红，苔白，脉弦。守方加减服药 30 剂，睡眠正常，诸症消失，随访半年未复发。

按： 失眠在临床上十分常见，以不易入睡，或睡而易醒，或醒后不宜再睡，甚则彻夜不眠，或睡眠不实，多梦纷纭为特点，并多与精神情志因素有关，又可见于多种疾病。中医学认为，阳入于阴则成寐。故总体上失眠是由阴阳失调、阳不入阴、神不守舍所致。同时根据失眠不同的特点和伴随症状辨证论治，整体调节，疗效可靠，且无药物依赖弊端。该患为少阳经气不利、转枢失职、郁热内扰心神所致，故选用小柴胡汤加减，以小柴胡汤和解少阳、疏利气机，加茯苓、茯神健脾养心安神，郁金、炒麦芽行气解郁、疏肝和胃，龙骨、牡蛎重镇安神，甘草调和诸药。全方使气机调畅，阴阳和调，睡眠自安，诸症消失。

三、癫痫

葛某，女，13 岁，山西省运城人。2009 年 3 月 11 日初诊。

癫痫病史 7 年余。现每周发作 1 次，发作前恶心欲吐、胃脘不适，继则意识不清，片刻即清醒，醒后头晕、乏力，时有头痛，目光呆滞，舌淡红，苔白，脉弦。现口服卡马西平 1 日 9 片（每片 100mg）。2009 年 3 月 3 日脑电图示间歇性放电。

处方：柴胡 15g，黄芩 15g，清半夏 15g，党参 15g，茯苓 15g，郁金 15g，石菖蒲 15g，白胡椒 10g，全蝎 5g（后下），生龙骨 30g（先煎），生牡蛎 30g（先煎），甘草 10g，生姜 3 片。30 剂，水煎服，日 1 剂，每日 3 次。嘱减卡马西平 2 片。

4 月 15 日二诊：服药后，癫痫发作 1 次，发作前仍恶心、胃脘不适，但发作时未出现意识不清，精神状态明显好转，头痛头晕未作，舌淡红、苔白，脉弦。后以此方加减 80 余剂，每服 10 剂中药则减卡马西平 1 片，最后服用 20 剂后停用卡马西平。癫痫再未发作，余症均不显。分别于 2009 年 6 月 17 日、8 月 3 日查脑电图，均在正常范围。随访 1 年未复发。

按： 癫痫是一种发作性疾病，有一定的时间规律。以突然昏倒、不省人事、口吐涎沫、牙关紧闭、四肢抽搐、移时苏醒，或突然意识丧失、正常活动中断、旋即恢复，或某一局部痉挛、强直、短暂恢复等为特点。中医学认为，本病多由肝风内动、痰迷心窍所致。小柴胡汤对于"休作有时"性疾病有较好疗效。这类疾病多呈周期性定时发作或加重，可自行缓解。本例患者每周发作 1 次，且就诊时正值春季，故从少阳论治。以小柴胡汤和解少阳、通利气机，合菖蒲郁金汤豁痰解郁、醒神开窍，白胡椒温中消痰，助阳气升发以定痫，全蝎息风止痉，生龙骨、生牡蛎平肝潜阳安神，甘草调和诸药。服药 100 余剂，并逐渐停减西药，不仅癫痫未作，而且脑电图恢复正常。

四、十二指肠溃疡

张某，女，56岁，北京市人。2010年1月30日初诊。

十二指肠溃疡、慢性浅表性胃窦炎史10余年，每于餐后或饮食生冷后胃脘不适、口苦、泛酸、腹胀，大便干、1～2日一行，畏寒。2010年1月10日胃镜示十二指肠溃疡、慢性浅表性胃窦炎。舌暗红，苔白黄，脉弦。

处方：柴胡15g，黄芩15g，清半夏10g，枳实15g，白芍20g，延胡索10g，连翘15g，制瓦楞子15g，黄芪15g，桂枝10g，茯苓15g，鸡内金10g，甘草10g，生姜3片。7剂，水煎服，日1剂，每日3次。

2月6日二诊：服药7剂后，胃脘不适未作，口苦、泛酸、腹胀、畏寒减轻，大便通畅、日1次，舌暗红、苔白，脉弦。以小柴胡汤加减20余剂调理善后，诸症消失。

2010年3月14日胃镜示慢性浅表性胃窦炎。

按：胃及十二指肠溃疡是常见病之一，冬春季多发，与生活、饮食不规律及精神因素有关。该病例以小柴胡汤去参，加枳实、白芍即大柴胡汤之意，取其和解少阳、通腑泄热功效；黄芪、桂枝配白芍即黄芪建中汤之意，温中补虚、缓急止痛；茯苓、鸡内金健脾和胃，加连翘消积清热，制瓦楞子制酸止痛，延胡索行气止痛，甘草调和诸药。全方和解少阳，疏肝理气，温中补虚，方证相应，故疗效显著。

半夏泻心汤临床应用

半夏泻心汤是张仲景《伤寒杂病论》辛开苦降法的代表方，《金匮要略·呕吐哕下利病脉证治第十七》曰："呕而肠鸣，心下痞者，半夏泻心汤主之。"该方是治疗寒热错杂之痞证的方剂。主治心下痞、但满而不痛，或呕吐、肠鸣下利，或大便不调、舌苔腻而微黄之病证，方由半夏、黄芩、干姜、人参、黄连、大枣、炙甘草组成，全方寒温并用、攻补兼施、调和脾胃、消痞散结，共奏辛开苦降、和胃降逆消痞之效。半夏泻心汤临床应用广泛，可治疗多种疾病，有消化、呼吸、血液、泌尿、循环系统等近40种疾病有效治疗报道。在临床实践中，我们体会应用最多、疗效确切的当属消化系统及免疫系统相关疾病。

一、萎缩性胃炎

李某，女，79岁，2008年12月14日初诊。

患萎缩性胃炎10余年，半年来脘腹痞满，胃中嘈杂，时呃逆，口干，不能吃生冷食物，舌暗红，苔白，脉滑。胃镜检查萎缩性胃炎。肠镜示肠息肉。

诊断：胃痞（萎缩性胃炎）。

辨证：中虚气滞，寒热错杂。

治法：益气健脾，辛开苦降。

处方：半夏泻心汤合六君子汤加减。清半夏10g，川黄连7g，黄芩15g，干姜10g，党参15g，茯苓15g，炒白术15g，鸡内金15g，枳实10g，陈皮10g，甘草10g。14剂，水煎服，日1剂，分3次服。

二诊：服上方后诸症基本消失。

以上方加减服药半年余，病情稳定，食欲渐佳，体力增强。

按：慢性萎缩性胃炎多由慢性浅表性胃炎失治或误治发展而致，甚或导致胃癌的发生。萎缩性胃炎以病情迁延、长期消化不良为特征，主要表现为胃脘痞满、稍多进食则加重、口淡无味，或胃脘部隐痛不适、食少或不欲食、乏力、消瘦、贫血等，属中医学"胃痞"范畴。对于该病的治疗，西医尚无特效药物，中医学根据辨证论治的原则进行治疗，常用半夏泻心汤、益胃汤、六君子汤化裁，并适当增加活血化瘀之药，不仅能够有效缓解症状，防止病程进展，而且对改善病理变化，甚至对肠上皮化生逆转均有较好效果。

《伤寒论》中有"满而不痛者，此为痞"的记载，胃脘痞满属"胃痞"，用半夏泻心汤治疗。本例患者年事已高，故以正气虚为本。脾胃气虚、气机升降失常，浊气上犯、壅滞中焦，则痞胀；嘈杂口干为有热，不能食生冷食物为阳虚有寒，故中焦寒热错杂；

气逆于上故呃逆；脾胃运纳不健故食少。当属中虚气滞、寒热错杂的典型病例，治疗当以益气健脾、辛开苦降为要。用半夏泻心汤合六君子汤，半夏泻心汤能寒热平调，散结除痞，气机得利则痞胀、呃逆等症得以缓解，寒热平调则嘈杂、口干悉除；合以六君子汤、鸡内金能益气健脾、燥湿化痰，鸡内金亦有祛瘀之功，配以枳实、陈皮舒畅中焦气机。辨证准确，用药精当，故疗效显著。考虑该病是慢性病，病程漫长，故缓图收功。

二、慢性浅表性胃炎

岳某，男，45岁，2008年2月5日初诊。

胃脘胀满、得呃逆则舒两月余，晨起食后则胃隐痛、小腹压痛，食辛辣则胃脘灼热，反酸，时胃中有振水音。舌淡紫，苔白黄微腻，脉弦滑。胃镜显示浅表性胃炎、反流性胃炎。

辨证：脾气虚，胃中郁热，寒热虚实错杂。

治法：益气健脾，辛开苦降。

处方：半夏泻心汤合四君子汤加味：清半夏10g，川黄连7g，黄芩15g，党参15g，干姜10g，茯苓15g，炒白术15g，柴胡15g，枳实15g，延胡索10g，鸡内金10g，夜交藤30g，连翘15g，甘草10g。14剂，水煎服，日1剂，分3次服。

药后症状明显好转。上方加减服药50余剂，诸症消失。随访3年未复发。

按：慢性浅表性胃炎是慢性胃炎中的一种，由于现代社会高速的生活模式与不良的饮食习惯，浅表性胃炎的发病率逐年增高，成为消化系统的常见病、多发病之一。浅表性胃炎的临床表现可有上腹部隐痛、食后饱胀、食欲不振及嗳气等，症状时轻时重，反复发作或长期存在。本病属中医学"胃脘痛"范畴，可因饮食伤胃、情志因素、脾胃虚弱等引起。由于肝主疏泄，有助于脾之运化，胃与脾表里相关，因此胃的病变与肝脾关系最为密切。分析本病例，由于中虚斡旋失司、升降不利，痰湿内生，故胃中振水音；胃中郁热不宣，故食辛辣胃脘灼热；气滞中阻，则胃胀满得呃则舒，属于脾气虚弱而胃中郁热的寒热错杂之证，治疗当以健脾益气、清宣胃中郁热为要。故方选半夏泻心汤，以健脾清胃，平调寒热。《本草经疏》载"柴胡，为少阳经表药，主心腹肠胃中结气，饮食积聚，寒热邪气，推陈致新"，配伍枳实、延胡索疏肝行气，调畅中焦气机，腹胀、反酸自除；四君子汤、鸡内金益气健脾，使痰湿无以化生；连翘清热消积。纵观选方用药，寒热平调，有清有补，药证相应，故获佳效。

三、慢性结肠炎

巩某，男，33岁，2008年7月6日初诊。

遇冷易腹痛、腹泻1年余，经西医检查诊为慢性结肠炎。伴肠鸣，大便日两次、不成形，时头痛，口苦，舌稍红，苔白，脉弦滑。

辨证：中虚气弱，寒热错杂，升降失常。

治法：寒热平调，益气健脾。

处方：半夏泻心汤合四君子汤加味：清半夏10g，川黄连10g，黄芩15g，干姜

10g，党参 15g，茯苓 15g，白术 15g，薏苡仁 30g，肉豆蔻 15g，川芎 15g，甘草 10g。14 剂，水煎服，日 1 剂，分 3 次服。

二诊：药后症状基本消失。

上方加减服药 28 剂，巩固疗效，随访 1 年未复发。

按：慢性结肠炎指结肠的慢性炎性病变，临床表现为长期、慢性、反复发作的腹痛、腹泻及消化不良等症，甚者可有黏液便或水样便，属中医学"腹痛""泄泻"范畴，主要病变责之于脾胃与大小肠，多由饮食不节、情志失调、素体阳虚、脏腑虚弱引起，但关键在于脾胃功能障碍。《景岳全书》谓"泄泻之本，无不由于脾胃"，因此脾胃之气充足、气机调畅是本病治疗的关键。本病例特点是腹痛、腹泻遇冷则作，伴口苦，舌稍红提示为寒热错杂；中气虚弱，升降失常，下则肠鸣下利；浊邪上犯则头痛，即"清阳不升，浊阴不降"。鉴于此，采用寒热平调、益气健脾之法。方选半夏泻心汤合四君子汤加味。方中半夏、干姜辛温而开；黄连、黄芩苦寒而降，除热清肠燥湿；四药合用，辛开苦降，升降相伍。党参、甘草甘温调补，恢复中焦升降功能；茯苓、白术、薏苡仁健脾利湿；川芎辛温升散，上行头目以止痛；肉豆蔻辛温而涩，归脾、胃、大肠经，《本草纲目》载肉豆蔻"暖脾胃，固大肠"，是温中暖脾涩肠之要药。总览全方，辛开苦降使气机得畅，且培补中气，暖脾利湿，标本兼顾，从而收获奇效。

四、慢性胆囊炎

刘某，男，41 岁，2007 年 7 月 2 日初诊。

食后即泻 1 年余，脐下不适，口干，偶有心前拘紧。舌淡紫胖稍暗，苔黄白腻，脉沉滑。B 超示慢性胆囊炎，肝脏轻中度弥漫性改变。

辨证：脾胃虚弱，寒湿阻闭，郁久化热，痰瘀互结。

治法：健脾利湿，和中开痞。

处方：半夏泻心汤合小陷胸汤加减：清半夏 10g，黄芩 15g，川黄连 7g，干姜 10g，瓜蒌 10g，薤白 15g，山药 20g，茯苓 15g，赤芍 15g，生龙骨 30g（先煎），生牡蛎 30g（先煎），甘草 10g。14 剂，水煎服，日 1 剂，分 3 次服。

二诊：食后即泻未作，大便成形，脐下不适减轻。

守法加减治疗 40 余剂，诸症消失。

随访两年未复发。

按：胆囊炎是细菌性感染或化学性刺激引起的胆囊炎性病变，多发生于 35～55 岁的中年人。慢性胆囊炎症状、体征不典型，多数表现为胆源性消化不良，厌油腻食物、上腹部闷胀、嗳气、胃部灼热等。中医学认为，慢性胆囊炎多为肝胆郁热、疏泄失常所致，当以清利肝胆、疏肝行气、调理气机为治。本病例的症状表现与常见的胆囊炎稍有不同，未见肝胆湿热、肝胆疏泄失常的临床表现。细审其症状特点，食后即泻为脾虚之象；脐下不适为气机壅滞；寒湿之气痹阻胸阳，故心前偶有拘急；邪气郁久化热导致口干、苔黄白腻、脉沉滑。辨证为脾胃虚弱、寒湿阻闭、郁久化热、痰瘀互结之证。治疗当以健脾利湿、和中开痞，佐以活血之法。方选半夏泻心汤合小陷胸汤加减。方中半夏泻心汤，佐以山药，健脾和中，辛开苦降，散结消痞；小陷胸汤合瓜蒌薤白半夏汤，温阳益心散结；赤芍活血，《药性论》载其"治心腹坚胀"；生龙骨、生牡蛎皆入肝经，软坚散结，消肝之弥漫改变。药证相符，故疗效满意，两年未复发。

五、白塞综合征

张某，女，26岁，2009年3月20日初诊。

患者于两年前发现口腔黏膜及前阴溃疡，反复发作，每于季节交替时加重，诊断为白塞综合征。现口腔黏膜多处溃疡，最大0.6cm×0.8cm，进食则疼痛难忍，外阴部多处溃疡，伴胃脘痞满、纳呆、口苦、大便黏腻不爽，舌暗红稍胖，苔淡黄微腻，脉弦滑。

诊断：狐惑病（白塞综合征）。

辨证：脾胃湿热，升降失司。

治法：调脾和胃，辛开苦降，清热化湿。

处方：半夏泻心汤加味：清半夏15g，黄连10g，黄芩15g，干姜10g，党参15g，茯苓15g，炒白术15g，升麻10g，肉桂3g，甘草10g，大枣3枚。7剂，水煎服，日1剂，分3次服。

二诊：口腔、阴部溃疡明显好转，胃脘痞满减轻，口苦不显，食欲增加，舌暗红，苔淡黄，脉弦滑。继服上方14剂。

三诊：溃疡消失，余症不显。以上方加减服药3月余，随访两年未复发。

按：白塞综合征是一种全身性、慢性及血管炎性疾病，临床主要症状是口腔、生殖器部位溃疡，及眼炎、皮肤损害，常会累及神经系统、消化系统、肺、肾及睾丸等器官，病情常反复发作，缠绵难愈。白塞综合征属中医学"狐惑病"范畴，早在《伤寒杂病论》就有论述，认为其病机特点是伤寒后期余邪与本虚共存，即脾胃枢机不利，加之余邪积而化热蕴生湿毒。治以甘草泻心汤，以培补本虚之脾气，消标实之胃痞，全方辛开苦泻，调畅全身枢机。

本病例因湿热内蕴，中焦升降失司，上熏于口，下注于阴，故见口腔黏膜及前阴溃疡；胃脘痞满、纳呆、大便黏腻不爽，皆湿热之象。口苦、舌暗红稍胖、苔淡黄微腻，提示热重于湿。药用半夏泻心汤。方中黄连、黄芩苦寒以清胃热，干姜温脾以除湿，半夏燥湿降逆而和胃，党参、茯苓、白术、甘草、大枣补中健脾，升麻解毒治疮，少量肉桂引火归原。诸药配伍，清热不伤正，散寒不助热，寒热并用，辛开苦降，痞满自除。本方清热、除湿、降逆，清升浊降，气机和顺，虚火热毒不上攻，故口腔、外阴溃疡消失。中焦湿热得清，升降之司恢复，故脘痞、纳呆、口苦、大便黏腻不爽得解。守法治疗，巩固疗效，使痼疾得以痊愈。

升阳益胃汤临床应用

升阳益胃汤出自《内外伤辨惑论》，适用于脾胃气虚、清阳不升、湿郁生热之证，由黄芪、人参、甘草、独活、羌活、防风、白芍、陈皮、半夏、茯苓、柴胡、泽泻、白术、黄连、生姜、大枣组成。方中重用黄芪，配伍人参、白术、甘草补气益胃；柴胡、防风、羌活、独活升举清阳，祛风除湿；半夏、陈皮、茯苓、泽泻、黄连除湿清热；白芍养血和营，诸药共收益气升阳、除湿清热之功。

升阳益胃汤临床应用广泛，我们在临床实践中用该方治疗痿证、肠易激综合征、斑秃等疗效显著。

一、痿证

谭某，女，41岁，2008年2月25日初诊。

因"肢体无力、瘫软1年余"，2006年在某西医院检查，诊为脊髓侧索硬化症。予西医营养神经药物治疗后未见好转。现手虎口及下肢肌肉跳动、肌肉萎缩持续加重、渐至行走困难、下肢稍浮肿。舌淡有齿痕，苔黄白腻，脉弱。

诊断：痿证（脊髓侧索硬化症）。

辨证：脾胃气虚，兼有湿证。

治法：补脾益胃，升阳祛湿。

处方：升阳益胃汤加减：黄芪40g，党参20g，白术15g，黄连7g，清半夏15g，陈皮10g，茯苓15g，泽泻15g，防风10g，柴胡15g，白芍15g，独活10g，夏枯草30g，甘草10g。14剂，水煎服，日1剂，分3次服。

二诊：服上方4剂后，自觉气力明显增加。服14剂后，肌肉跳动、手颤抖明显减轻，下肢浮肿渐消。舌淡有齿痕、苔白，脉沉滑无力。药已见效，用上方化裁，去夏枯草，加川续断15g，仙茅10g。

调治3月余，诸症明显好转。

共守方治疗半年余，诸症消失。1年后随访，病情稳定。

按：痿证指肢体筋脉弛缓、软弱无力，日久因不能随意运动而致肌肉萎缩的一种病证，临床以下肢痿弱多见，称"痿躄"，可见于西医"脊髓侧索硬化症""重症肌无力""进行性肌营养不良"等病。痿证虽有虚实之别、内伤外感之分，但虚证为多，尤以脾胃虚弱、肝肾不足、气血亏虚、五脏蕴热、久病体弱等导致肌肉痿弱不用。痿证的治疗，《素问·痿论》提出"治痿独取阳明"之说，即指补益后天为其主要治疗原则。本例患者肢体无力、瘫软1年余，虎口及下肢肌肉跳动，肌肉萎缩持续加重，渐至行走困难、下肢稍浮肿，舌淡有齿痕，苔黄白腻，脉弱，皆由脾胃气虚，兼有湿邪所致。脾主肌肉，脾胃为气血生化之源，因此"治痿独取阳明"，予升阳益胃汤加减治疗。方中重用黄芪，配伍党参、白术以补脾益气，黄连、清半夏、陈皮、茯苓、泽泻除湿清热以扶脾，防风、柴胡、独活升举清阳，白芍敛阴而调荣，夏枯草平肝风、通经络。诸药合用，补脾益胃，祛湿清热，以振后天之本，体现"治痿独取阳明"之旨。药后诸症大减，肌肉跳动、手颤抖明显减轻，下肢肿渐消。观其脉症，仍宜扶脾益胃以振后天乏源之本，遂守上方略有化裁，加川续断、仙茅调治，以增温阳补肾强筋之功，调理半年余，诸症基本消失。1年后随访，病情稳定。

二、肠易激综合征

崔某，男，38岁，2006年9月4日初诊。

饮食生冷则腹泻1年余，吃生冷食物则大便溏泄、日3～4次、夹有黏液，腹部隐痛、喜温喜按，精神疲乏，纳少，睡眠不实，时胸闷气短。舌淡紫，苔薄白，脉沉滑强弱不匀。肠镜检查未见异常。

诊断：肠易激综合征。

辨证：脾阳不振，气虚湿盛。

处方：升阳益胃汤加减：党参15g，白术15g，黄芪20g，黄连5g，半夏10g，陈皮10g，茯苓15g，防风10g，羌活10g，柴胡15g，白芍20g，白蔻仁10g，山药30g，赤芍15g，甘草10g。7剂，水煎服，日1剂，分3次服。

二诊：服用上方后腹泻腹痛好转，大便日1次、不成形、便中未见黏液。胸闷、气短减轻，食欲、睡眠好转。偶有盗汗，舌淡红，苔白黄，脉弦。药已见效，继续用本方加减，共服药28剂，诸症消失，大便成形、日1次。

随访半年未复发。

按：肠易激综合征以突发腹泻腹痛为主症，中医学认为，病变部位主要在肝、脾、肾与大肠，其致病原因，不外乎外邪侵袭、饮食所伤、七情不和及脏腑虚弱等，但病机关键在于脾胃功能障碍。脾主运化，胃主受纳，若长期饮食不调、劳倦内伤、久病缠绵等均可致脾胃虚弱、运化失司、水谷内停、清浊不分而成腹痛腹泻，故选用升阳益胃汤。若泄泻日久，损伤肾阳，命门火衰，不能温养脾胃，致脾肾阳虚，可以本方合四神丸加减；若肝气不舒，因情志因素腹痛腹泻加重，则重用痛泻要方以疏肝缓急。本例患者因饮食生冷，损伤脾气，脾虚水湿不运、流注肠中则大便溏薄。脾胃阳虚，则受纳、腐熟、运化功能减弱，故纳少，胃脘隐痛喜温喜按。脾气不足、生化乏源，则神疲乏力；心神失养则睡眠不实、胸闷气短。升阳益胃汤寓有"六君子汤"和"痛泻要方"之意，具有健脾益胃、升清降浊之功。方中党参、白术、黄芪健脾益胃；黄连、半夏、陈皮、茯苓、防风除湿清热；羌活、柴胡升清除湿止泻；白芍柔肝止痛，敛阴止泻；白蔻仁温脾化湿行气；山药健脾止泻；赤芍凉血通络止痛。诸药合用，恰中病情，服药7剂，诸症好转。守方加减治疗，共服药28剂，诸症消失。随访半年未复发。

三、斑秃

史某，男，9岁，2007年6月22初诊。

主诉：头发反复呈斑片状脱落8月余，诊查所见，头部斑秃7处，直径1～1.5cm大小，无明显其他症状，舌淡红，苔白微腻，脉滑。

诊断：斑秃。

辨证：脾胃气虚，血热湿阻。

处方：升阳益胃汤加减：党参20g，白术15g，黄芪30g，黄连5g，半夏15g，陈皮15g，茯苓10g，葛根15g，羌活20g，侧柏叶30g，升麻10g，柴胡15g，柏子仁15g，黄精20g，甘草10g。14剂，水煎服，两日1剂，每剂分6次服，日服3次。

二诊：药后未见新发斑秃，原斑秃周边有新发生长。

守上方加减服药50余剂，未见新发斑秃，原斑秃脱发处新发已生浓密黑发。

按： 斑秃又称圆形脱发，是一种突然发生的局限性斑片状脱发性疾病。其病变处头皮正常，无炎症及自觉症状，病程缓慢，可自行缓解或反复发作，多发于青壮年。若整个头发全部脱落者，称全秃；若全身所有毛发均脱落者，称普秃。中医学称"油头风""鬼剃头"等。小儿斑秃多由于禀赋不足、后天失养、饮食不节、脾胃气虚、运化失常、气血化源不足、毛发失养而致。成人斑秃与肝肾不足、精血亏损及风盛血热有关。本例患儿证属脾胃气虚，血热湿阻。治当健脾益胃，升阳除湿，清热凉血，故用升阳益胃汤加减治疗。方中重用黄芪，并配伍党参、白术、甘草补气养胃；柴胡、羌活、升麻、葛根升举清阳，祛风除湿；半夏、陈皮、茯苓、黄连除湿清热；酌加侧柏叶凉血生发，柏子仁、黄精滋肾润脾，益气升阳。诸药合用，补中有散，发中有收，使脾健胃强，化源充盈，气足阳升，则正旺邪退而毛发得生焉。服药14剂，患儿未见新发斑秃，而原斑秃周边现新生毛发，疗效显著。效不更方，守上方略施化裁，调理50余剂，遂告痊愈。

桂枝芍药知母汤临床应用

桂枝芍药知母汤由汉代张仲景所创，《金匮要略·中风历节篇》云："诸肢节疼痛，身体尪羸，脚肿如脱，头眩短气，温温欲吐，桂枝芍药知母汤主之。"该方由桂枝、白芍、知母、防风、麻黄、附子、白术、生姜、甘草组成。方用桂枝、麻黄、附子温经散寒，益火之源；白术、防风除湿祛风宣痹；知母滋阴清热；白芍和营防辛热伤阴；姜、草和中护胃。诸药合用，共奏温经通阳、祛风除湿、清热止痛之效。主治历节风、痹证、骨痹、鹤膝风等。临床对风湿病、类风湿性关节炎等属风寒湿热互结者，用之得当，效果显著。

一、类风湿性关节炎

刘某，女，41岁，河北省承德人。2009年6月21日初诊。

手腕、手指、足趾关节肿痛变形两年余，近3个月逐渐加重。2009年6月14日查RF 161U/mL，CRP 8.1mg/L，ASO 286U/mL，血沉46mm/h。X线示腕、指、趾关节肿大畸形，密度减低；双踝及膝关节肿大。承德市某医院诊为类风湿性关节炎。逐渐出现周身关节酸重疼痛，手指、腕、膝、踝关节痛甚，活动受限。时恶心，胃脘隐痛，口干。胁背窜痛、晨起睑肿、畏风寒。舌淡红，苔白黄，脉沉滑。现口服爱若华（来氟米特），每片10mg，1次2片，1日1次。甲泼尼龙，1次8mg，1日1次。雷公藤多苷，1次10mg，1日1次。

处方：桂枝15g，白芍20g，赤芍15g，知母15g，白术15g，防风10g，炙麻黄5g，炮附子7g（先煎），秦艽15g，威灵仙30g，穿山龙30g，虎杖20g，萆薢15g，甘草10g，生姜3片。14剂，水煎服，日1剂，每日3次。嘱停服雷公藤多苷片。

二诊：药后手指、腕、膝、踝关节痛明显减轻，但遇阴雨天时仍感疼痛。恶心、胃脘痛、胁背窜痛未作。颈肩部酸痛、畏风。晨起睑肿、口干。舌淡红，苔白黄，脉滑。上方去穿山龙，加羌活15g，再进14剂。嘱减爱若华、甲泼尼龙各1片。

三诊：颈肩部酸痛、畏风基本不显，晨起睑肿减轻，唯口干、四末不温。以此方加减续服50余剂，嘱停爱若华，减甲泼尼龙至半片。

2009年9月22日查：RF 42U/mL，CRP 4.1mg/L，ASO 188U/mL，血沉15mm/h。后停服激素，用独活寄生汤加减服药半年余。随访1年，病情稳定。

按： 桂枝芍药知母汤对多种免疫系统疾病均有较好疗效。该患者素体阴虚，风寒湿邪乘虚而入，寒从热化，痹阻经络，流注关节而出现关节疼痛症状。用桂枝芍药知母汤祛风除湿，温经散寒，滋阴清热。加秦艽祛风湿，清湿热，止痹痛；威灵仙、萆薢祛风除湿，通络除痹；穿山龙、虎杖舒筋活血，祛风止痛。服药后，病情明显好转，待停用激素后，寒湿之象渐显，遂改独活寄生汤养血祛风、散寒除湿，巩固疗效。

二、系统性红斑狼疮

何某，女，28 岁，河北省唐山人，2008 年 2 月 15 日初诊。

2004 年北京协和医院诊为系统性红斑狼疮。2008 年 2 月 7 日查抗核抗体（＋），抗 SM 抗体（＋）。白细胞 $3.6×10^9$/L，血小板 $83×10^9$/L。双手手指关节疼痛，不能接触冷水。踝、膝关节肿胀疼痛，难以行走。鼻翼两侧片状红斑，畏阳光曝晒。肩项背畏寒，纳呆，餐后即胃脘痞满，饮冷则胃脘拘急。时心悸、头晕、口干、焦虑。舌淡红胖，苔白黄，脉沉滑。现口服泼尼松 1 日 6 片（每片 5mg）。

处方：桂枝 15g，白芍 20g，知母 15g，白术 15g，防风 10g，炙麻黄 5g，附子 10g（先煎），秦艽 20g，鸡内金 10g，穿山龙 20g，生龙骨 30g（先煎），生姜 3 片，甘草 10g。14 剂，水煎服，日 1 剂，分 3 次服。嘱减泼尼松 5mg。

二诊：服上方后，手指、踝、膝关节疼痛明显缓解，可正常行走。食欲好转，肩项背畏寒减轻，胃脘不适未作。仍觉口干、焦虑。偶尔心悸、头晕。舌淡红，苔白，脉滑。2008 年 2 月 27 日复查抗核抗体（＋），抗 SM 抗体（＋）。白细胞 $4.5×10^9$/L，血小板 $105×10^9$/L。

效不更方，以此方加减，每服 20 剂后，嘱减泼尼松 5mg。剩最后 5mg 时，每服 20 剂减半片，直至停用激素。

2008 年 10 月 12 日复查抗核抗体（＋）。无明显症状，后改为丸剂巩固疗效。

随访两年，病情稳定。

按语：红斑狼疮是一种累及多系统、多器官的自身免疫性疾病。系统性红斑狼疮患者多长期服用激素治疗，对激素有很强的依赖性，一经服用，很难停减。该病例用桂枝芍药知母汤加减治疗半年余，对控制病情发展、缓解疼痛、停减激素效果肯定。由于该病缠绵难愈，故当症状消失、化验指标正常后，应坚持服药，至少要服中药巩固疗效半年以上，以免复发。

三、膝关节滑膜炎

胡某，女，57 岁，黑龙江省哈尔滨人，2001 年 11 月 6 日初诊。

1997 年 3 月因外伤致左膝关节创伤性滑膜炎，经封闭、抽吸、理疗等综合治疗后好转。近两周由于气温骤降而左膝关节肿胀疼痛、屈伸不利、关节处有波动感。2001 年 10 月 27 日 B 超示左膝关节积液。舌淡红胖，苔白黄，脉弦。

处方：桂枝 15g，白芍 20g，知母 15g，白术 15g，防风 10g，炙麻黄 5g，附子 10g（先煎），薏苡仁 30g，仙茅 10g，独活 10g，生龙骨 30g（先煎），生姜 3 片、甘草 10g。7 剂，水煎服，日 1 剂，分 3 次服。

二诊：服上方 7 剂后，膝关节肿胀、疼痛明显减轻，屈伸尚可，波动感消失。舌淡红肿、苔白微腻，脉弦。此方加减续服 14 剂，左膝关节肿痛消失，关节屈伸自如。

2008 年 11 月 20 日复查 B 超关节积液消失。

按：该患者膝关节素有痼疾，逢气候变化，风寒湿邪侵袭膝关节、痹阻经脉而致本病。桂枝芍药知母汤祛风寒湿邪，清解郁热，标本兼顾。方证相应，故疗效显著。

上中下通用痛风方临床应用

上中下通用痛风方出自元代朱丹溪《丹溪心法·痛风》，由黄柏、苍术、桂枝、防己、桃仁、红花、川芎、羌活、白芷、威灵仙、天南星、龙胆草、神曲组成。方中黄柏、苍术清热燥湿；羌活、独活、威灵仙、白芷祛风通络；川芎、桃仁、红花活血化瘀，通经止痛；桂枝通阳化气，温经通脉；防己除湿利水；神曲化浊消积；天南星化痰解痉；龙胆草清肝胆湿热。诸药合用，共奏祛风除湿、清热化痰、活血通络之效。中医之"痛风"，并非单纯西医学的"痛风"，是指由风、寒、湿、热、痰、血瘀等引起，以周身疼痛为主的一类疾病。临床上，我们用该方加减治疗系统性红斑狼疮等疑难疾病，收到满意疗效。

一、系统性红斑狼疮

刘某，女，37岁，2007年3月26日初诊。

2003年确诊为系统性红斑狼疮，一直用激素治疗，现服泼尼松每日15mg。双手手指关节变形，右手指、左手无名指及小指麻木疼痛，肩项背痛、膝关节痛，胸腹灼热而胀，胃脘痞满，口中异味，时心悸，小便黄浊，舌紫暗胖，苔黄腻根厚，脉弦滑数。实验室检查血沉35mm/h，抗核抗体（+），血红蛋白89g/L。B超示双肾呈慢性炎性改变。

诊断：系统性红斑狼疮。

辨证：湿热郁蒸，气滞血瘀。

治法：清热燥湿，活血解毒。

处方：黄柏10g，苍术10g，天南星10g，桂枝15g，桃仁15g，红花10g，威灵仙20g，防己15g，川芎15g，秦艽20g，大腹皮15g，龙胆草15g，白花蛇舌草30g，甘草10g。14剂，水煎服，日1剂，分3次服。

二诊：服上方后，手指关节麻木疼痛明显减轻，胸腹灼热而胀、胃脘痞满不显。肩项背痛、膝关节痛好转，口中异味渐退。舌暗红，苔薄黄，脉滑。检查血沉22mm/h，血红蛋白110g/L，抗核抗体（+）。减泼尼松5mg，继上方加减。再进30余剂后，再减泼尼松5mg。

三诊手指关节痛基本不显，余症消失，仍留关节变形，能从事家务劳动，停用激素。以知柏地黄汤合四妙散加减，服药半年余，巩固疗效。

病情稳定，至今5年未复发。

按：系统性红斑狼疮（SLE）是一种弥漫性、全身性自身免疫病，临床表现多样，主要累及皮肤黏膜、骨骼肌肉、肾脏及中枢神经系统。对于SLE的治疗，西医学应用糖皮质激素、免疫抑制剂等，虽能缓解病情，但难以阻止疾病进展，致肾脏等脏器损害甚或进入狼疮危象。SLE属于中医学"温毒发斑""五脏痹"等范畴。其病机是由于风湿热邪内舍，与体内热毒相搏，燔灼气血，瘀阻脉络与肌腠，痹阻骨节，损伤脏腑，从而形成复杂的临床表现。该患者由于热毒浸淫，造成骨节痹阻，所以手指关节变形疼痛；热毒瘀阻脉络，经气不畅，则肩背、膝关节肌肉疼痛；湿热阻碍中焦气机，则出现胸腹胀闷灼热、胃脘痞满、口中异味；湿热毒邪燔灼上下，充斥内外，阻滞气血运行，故舌紫暗胖，苔黄腻根厚，脉弦滑数。治以清热燥湿，活血解毒。方用上中下通用痛风方加减，方中苍术、黄柏清下焦湿热；天南星祛风痰，尤能化经络间痰浊之气；川芎理气活血，通行十二经络，桃仁、红花活血通络，三者共奏活血化瘀止痛之功；桂枝通阳化气，温经通脉，引诸药直达病所；防己除湿利水消痹；神曲化浊消积，祛经脉筋肉之"陈腐之气"；龙胆草清利肝胆湿热；加白花蛇舌草解毒清热利湿。诸药合用，共奏清热解毒、化痰除湿、活血通络之效。二诊时症状明显减轻，减服激素。三诊即病情稳定，后停用激素，用补肝肾、利湿热、活血通络法，巩固疗效，至今5年未复发。

二、干燥综合征

秦某，女，44岁。2007年10月14日初诊。

患者2001年确诊为干燥综合征，经激素、免疫抑制剂及对症药物治疗后，病情缓解。现周身关节、肌肉疼痛，髋、膝、踝关节尤甚，活动受限，双侧腮腺肿大压痛。四肢皮肤时有瘾疹瘙痒，咳黄绿痰，目干涩痛。舌紫暗胖大有瘀斑，苔黄腻，脉滑数。现服泼尼松1次10mg，1日1次。实验室检查抗核抗体（+），抗SSA（+），抗SSB（+），类风湿因子（-），血沉110mm/h，IgA5.6g/L。

诊断：干燥综合征。

辨证：湿热内蕴，瘀血阻络。

治法：清热化湿，活血化瘀。

处方：黄柏10g，苍术10g，桃仁10g，红花10g，桂枝10g，秦艽20g，石斛15g，神曲15g，生地黄10g，天南星10g，威灵仙30g，穿山龙20g，生龙骨30g（先煎），甘草10g。14剂，水煎服，日1剂，分3次服。

二诊：周身关节、肌肉疼痛减轻，膝、踝关节可屈伸活动，瘾疹消失。抗核抗体（±），抗SSA（-），抗SSB（+），血沉36mm/h。守方加减继服30剂，减泼尼松5mg，日1次。

三诊：关节、肌肉疼痛基本消失，余症不显。再服30剂，停泼尼松，肌肉、关节痛未作。

后以上方加减服药3月余，巩固疗效。随访1年未复发。

按：干燥综合征是一种以侵犯泪腺、唾液腺等外分泌腺体为主的慢性自身免疫性疾病，又称自身免疫性外分泌腺体病，分为原发性及继发性两种，以口、眼干燥为常见表现，属中医学"燥证""痹证"范畴。其病机为本虚标实，脏腑阴虚为本，火热化燥为标，湿热瘀血为其变。本例患者乃湿热内蕴、瘀血阻络而致诸症内生。湿热蕴结，瘀阻络脉，则周身关节、肌肉疼痛，活动受限，双侧腮腺肿大压痛，湿热下行、流注关节，故髋、膝、踝关节疼痛尤甚；内蕴之湿热，郁于皮肤则瘾疹瘙痒；湿热搏结、损阴伤液，故目干涩痛；舌紫暗胖大有瘀斑、苔黄腻、脉滑数亦为湿热内蕴、瘀血阻络所致。遂以上中下通用痛风方加减治之。方中黄柏、苍术清热除湿；威灵仙、秦艽、穿山龙祛风、通络、止痛；桃仁、红花活血化瘀，通经止痛；桂枝通阳化气，温经通脉；神曲化浊消积；天南星化痰解痉；石斛、生地黄滋阴润燥。诸药恰中病机，共奏清热化湿、活血化瘀、通络止痛之效。服药14剂，诸症明显减轻，守方加减，调理两月余，停服激素。再守法治疗3月余，随访1年未复发。

三、痛风

刘某，男，56岁，2007年3月10日初诊。

患痛风（尿酸盐肾病）6年，平素嗜食肥甘，1个月前受寒后出现四肢关节肿胀疼痛，左足趾跖关节红肿痛甚，不可触及，夜剧昼缓，屈伸不利。服用秋水仙碱疼痛缓解不明显。双耳轮及手足可见痛风石。舌暗红，苔黄腻，脉弦。素食3天查血尿酸512.9μmol/L，尿尿酸7.7μmol/L。

诊断：痛风。

辨证：湿热痰瘀，痹阻经络。

治法：清热利湿，活血化痰。

处方：黄柏10g，苍术10g，桃仁10g，红花10g，羌活10g，桂枝15g，白芷10g，川芎15g，防己10g，秦艽20g，茯苓15g，薏苡仁30g，天南星10g，威灵仙15g，忍冬藤20g，甘草10g。14剂，水煎服，日1剂，分3次服。

二诊：关节肿胀不显，疼痛明显减轻，屈伸自如，舌暗红，苔淡黄微腻，脉弦。效不更方，再进30剂。

药后关节痛消失。查血尿酸295μmol/L，尿尿酸3.78μmol/L。随访半年未复发。

按： 痛风是由于嘌呤代谢紊乱和血中尿酸结晶而引起的组织损伤疾病，常侵犯关节、肾脏等组织。西医治疗痛风的首选用药为秋水仙碱，虽见效快，但降血尿酸及促进尿酸排泄效果不显，易反复发作，并形成药物依赖，损害肾功，易出现胃肠道反应和毒性反应。痛风属中医学属于"历节风""痹证"范畴，多因风、寒、湿、热等致病因素引起的经脉痹阻不通而致。本病案中，该患者因过食肥甘厚味，导致湿热内蕴，加之外感风寒侵犯经络，导致气血不通、瘀血凝滞、络脉不通而发病。急性发作多为湿热瘀滞较甚，以标急为主，辨证为湿热痰瘀痹阻经络，治当清热化湿以泻浊，活血化痰通络以止痛。方选上中下通用痛风方，取其祛风除湿、清热化痰、活血通络之效；加茯苓、薏苡仁健脾利湿化浊，忍冬藤清热解毒，疏风通络，并嘱注意饮食调节。二诊诸症即明显好转，守方治疗30剂，症状消失，血尿酸恢复正常，随访半年未复发。

四、类风湿关节炎

杨某，女，37岁，2006年11月26日初诊。

患类风湿关节炎9年，近半月因气温骤降而复发，服泼尼松10mg，雷公藤多苷片

10mg，关节疼痛缓解不明显。现双手指及腕关节肿胀疼痛，屈伸不利，晨起僵硬明显，食指、中指及左腕关节变形，肩、肘、膝、踝关节疼痛，舌暗红，苔黄腻稍厚，脉滑。实验室检查类风湿因子（+），抗链"O">500U，血沉26mm/h。

诊断：类风湿关节炎。

辨证：湿热蕴结筋脉，流注关节，瘀阻经络。

治法：清热燥湿，活血通络。

处方：黄柏10g，苍术10g，天南星10g，防己10g，神曲15g，桃仁15g，龙胆草15g，红花10g，桂枝15g，桑枝15g，威灵仙20g，秦艽20g，生龙骨（先煎）30g，甘草10g。14剂，水煎服，日1剂，分3次服。

二诊：手指关节红肿渐消，屈伸自如。手指、腕、肩、膝、踝关节疼痛减轻，实验室检查类风湿因子（+），抗链"O"<250U，血沉17mm/h。守上方加减，继服20剂。药后关节痛基本消失，减泼尼松5mg。

守上方加减再服30剂，停服泼尼松，关节痛不显，诸症消失。巩固疗效，继服药60余剂。

随访半年未复发。

按：类风湿关节炎（RA）是以关节组织慢性炎症为主要表现的自身免疫性疾病，属中医学"痹证"范畴，反复发作，迁延难愈。本病多因风、寒、湿三气杂合而入，流注筋骨血脉，搏结关节而致，急性发作责之于湿热痰瘀互结，痹阻关节筋脉。本案病例乃湿热蕴结筋脉、流注关节、瘀阻经络、气血瘀滞不通，故手指、腕、肩、肘、膝、踝关节肿胀疼痛、屈伸不利、甚则变形；舌脉亦为湿热内蕴、瘀滞经络之象。用上中下通用痛风方以清热燥湿，活血通络。服药14剂，诸症悉退，不仅关节红肿渐消、屈伸自如，且抗链"O"、血沉等也明显下降。湿热渐解，遂守方加减，调理20余剂，关节痛基本消失，减泼尼松5mg。继服30剂，关节痛不显，停服泼尼松，并守方调理，巩固疗效。随访半年未复发。

正气天香散治疗小儿脐腹痛

正气天香散出自《绀珠经》，治疗女子郁气上冲心胸之间、胁肋刺痛、月经不调等症。笔者根据其顺气、散郁、除痛的功效，临床上用于治疗小儿脐腹痛，常获良效。

病案 1

吕某，女，7 岁。1997 年 4 月 22 日初诊。

肚脐周围疼痛、晨起甚，已两年余，曾可疑腹型癫痫，用抗癫痫药治疗无效。现每日脐腹痛 4～5 次，食生冷加重，揉按减轻，时腹胀、纳少、乏力，舌暗红，苔黄，脉弦。

辨证：脾虚气滞胃热。

治法：健脾，理气，清热。

药用正气天香散加减。

处方：香附 10g，干姜 10g，紫苏叶 10g，陈皮 10g，乌药 10g，延胡索 15g，枳壳 20g，佛手 15g，茯苓 15g，白术 15g，鸡内金 10g，连翘 20g，知母 10g，甘草 10g。7 剂，水煎服，两日 1 剂，日服 3 次。

二诊：药后脐腹痛等症明显好转。守方治疗，继服 7 剂。

药后诸症消失。嘱服人参归脾丸两周，巩固疗效。

病案 2

王某，男，6 岁。1997 年 5 月 6 日初诊。

晨起脐周疼痛 1 年余，痛时腹胀，近 3～4 个月加重，每日阵发疼痛发作 5～6 次，纳少，便干，舌淡红，苔薄黄，脉弦。

辨证：脾虚胃热，气机郁滞。

治法：理气健脾止痛，兼清胃热。

药用正气天香散加减。

处方：香附 10g，干姜 6g，紫苏叶 10g，陈皮 10g，乌药 10g，延胡索 15g，枳壳 15g，佛手 15g，鸡内金 15g，连翘 20g，芦根 20g，甘草 10g。5 剂，水煎服，两日 1 剂，日 3 次。

二诊：药后脐周痛止，便干好转，饮食增加。继服 5 剂，巩固疗效。

随访半年，未复发。

按：临床上小儿脐腹痛多见，反复发作，常常西医检查无明显的病理改变。中医学认为，脐属大腹，归脾胃经。小儿脐腹疼痛多由脾虚胃热、气机不畅所致，常表现为肚脐周围疼痛、喜温喜按，由于小儿为稚阴稚阳之体，易寒易热，饮食不调，胃中蕴热，故便干、苔黄。药用正气天香散加减治疗，寒温并用、健脾理气寓于一方，常收到满意疗效。方中乌药、陈皮顺气散郁，延胡索、香附、紫苏叶行气调中止痛，枳壳、佛手理气疏郁，茯苓、白术、鸡内金健脾消积，连翘、知母、芦根清热。诸药相合，共奏健脾理气、清热止痛之功，切中病机而疗效肯定。

从临床疗效分析中医实践的先进性

——曹洪欣教授诊治思想

一门学科是否科学，不在于它是否符合某种理论、某种思维，而在于是否客观反映实际，是否经得起历史的检验。中医学对生命和疾病的认知，"道法自然"，不用标准化的框框，与生命形成于自然、存在于天地气交之中的客观实际十分吻合，而且经历了上千年的临床检验，其客观性和合理性不证自明。中医学先进的理论和有效实践方法，在五千年中华民族的繁衍昌盛中发挥了重要作用。医学的目的，在于防治疾病，以人生命的质量为主要内容的临床疗效具有绝对权威性。临床疗效就是最重要的衡量标准。

之所以有此感触，是通过随师侍诊两年多的学习所引发的。导师曹洪欣教授，中国中医科学院院长、博士研究生导师。曹师善于用中医理论指导临床实践，尤在临床上精于遣方用药，临床疗效显著。在此期间，笔者被导师精湛的临床技能、准确独到的辨证思路、待患者如亲人的高尚医德以及令人惊叹的临床疗效所折服，而且认识到了中医学在临床应用时作用靶点及作用方式的灵活多样，更深刻地理解了中医学的诊疗体系。中医药的干预不仅使一些患者达到了临床治愈，并且在一定程度上提高了患者的生存质量，减少了重大疾病突发事件的发生率，体现了中医的优势以及相对于西医学诊疗疾病的先进性。

临床上，曹师治疗疾病的范围极其广泛，从他擅长的心脑血管疾病到一些极罕见的疑难杂症，面面俱到，均能解患者于痛苦之中。短短时间内，笔者见到的病种就有冠心病、心律失常、风心病、扩张性心肌病、病毒性心肌炎、高血压、慢性支气管炎、哮喘、胃炎、消化性溃疡、肝炎、结肠炎、胰腺炎、急慢性肾炎、尿路感染、肾病、肾功能不全、紫癜、甲状腺功能亢进、糖尿病、类风湿关节炎、系统性红斑狼疮、干燥综合征、肿瘤、妇科及皮肤科等多种常见病、多发病及很多罕见的疑难病症。笔者初步统计，临床总显效率达90％以上，几乎所有的患者复诊时各项症状均有不同程度的减轻，更有很多患者达到了临床治愈。这说明在辨证准确的前提下，中医药在治疗各种疾病都有着极好的临床效果。

通过随导师在临床上的学习，笔者的粗浅认识是中医药干预重大疾病及疑难病证在诊疗思路和疗效上具有相当的优势，其先进性主要体现在以下几个方面。

一、预防疾病　防止疾病传变

医学发展趋势是防治战略前移，提倡以预防为主，早期诊断，早期干预。人们的健康需求也更注重生存质量和预期寿命。中医学"以人为本""天人相应""形神统一"的健康观念以及"治未病"的主导思想和养生保健方法能够更好地适应这种健康需求的转变。而中医药从养生保健到治疗疾病也都具有前移的优势。无论从维护健康、干预亚健康，还是到疾病的防治，都提倡未病先防，既病防变，有效地实现了"治未病"的理念。在临床上我们常遇到出现高热的一些急性热病患者，在本质性病因、西医学中的病原体还未查找论证的情况下，曹师一般根据一组由症状组成的证候群，审证求因，据因处方。通常3～5剂药就可退热。这种早期干预可以抢得治疗先机，对急性热病的治疗及控制疾病的发展很有意义，是中医的特色和优势所在。如一患者突发高热1天，恶寒无汗、便干，舌红、苔黄、脉数。曾自服感冒药效果不显。查体温38.6℃。白细胞3.5×10^9/L。曹师辨证为外邪侵袭肺卫，卫气被郁，气机升降失常。方用小柴胡汤合升降散，酌加金银花、连翘以清热解毒，山药以养胃顾护正气而起到表里双解、升清降浊、透邪解毒之效。患者服药4剂后，热退神清而愈。

再如曹师在临床上治疗一些隐匿性肾小球肾炎患者，尿常规示正常或尿中偶有红细胞出现，患者并无明显泌尿系统不适症状，或仅偶有乏力倦怠、易于疲劳等。很容易因不重视而引起疾病的进一步发展。对此类患者根据其一系列表现，早期应用中药辨证施治，对控制疾病的进一步发展效果十分显著。可以看出，中医对疾病的早期干预和防治，既可防患于未然，预防新的疾病的发生，并且在疾病的萌芽时期就能预见疾病的发展趋势，有效地进行控制，防止疾病的进一步发展。这种治疗理念是非常先进的。

二、注重整体调节

中医学的一大特点为"整体观念"。认为任何疾病的发生都不是单纯一个因素所导致的，所以在治疗上也不单纯是针对某一靶器官、靶细胞或某一单纯原发病因发挥作用，而是在整体观念指导下，注重综合治疗与调节，调和阴阳，以平为期。这种综合调节有利于对多因素所致的重大疾病及疑难病证治疗，更可以从根本上改善机体的状态。同时中医的干预不仅可以提高临床疗效，也使西医学检查指标均正常，使自觉不适的亚健康状态患者回归健康人群，不同程度地改善生活质量。

如曹师治疗一老年男性患者，3年来自觉呼吸困难、项强、闭目不睁，无法与人正常交流。多方求诊均无明显疗效。曹师辨证为年老体虚、中气不足、清阳不升，投以益气聪明汤，重用黄芪以补气，另加郁金、石菖蒲以醒神开窍，随症加减。服药30余剂后，患者呼吸正常，两目可完全睁开，精神状态亦如常人。患者家属都很惊讶。而且发现，经过治疗患者除原发疾病症状好转外，在精神状态、气力、心情、睡眠、注意力、精力等方面均有不同程度的改善。说明中医药的治疗理念着眼于整体调节，在提高患者和正常人群的生活质量，以及对人群的保健方面均发挥着不可或缺的重要作用。

三、促进患者康复　提高生活质量

中医在促进患者康复方面的作用是很明显的。临床上很多中风恢复期、肿瘤术后和冠脉搭桥术后的患者，在疾病后期恢复过程中会出现部分机体功能丧失、生活质量下降等。如一中风后遗症患者，首次脑梗后左侧肢体瘫痪，复发脑梗，右侧肢体不利。患者就诊时下肢无力、左下肢麻木，行走需人搀扶。伴心前拘急不适、气短、痰多，偶有头晕、恶心，略畏寒，舌紫胖、苔少，脉弦缓。证属气阴两虚、痰瘀阻络。给予生脉散益气养阴，合用瓜蒌薤白半夏汤以通阳散结，祛痰宽胸，配以黄芪以补气活血，赤芍、川芎等活血化瘀。服药仅7剂患者心前痛、恶心不显，气短、头晕、左下肢麻木减轻，咳痰减少，自觉精神转佳，力气增加。后随症加减，服药1年余，除左侧肢体稍有活动不便以外，诸症好转，生活起居亦近于正常。随访1年，无脑卒中等突发事件发生。诸如此种病例很多，说明中医药的干预可以促进机体功能恢复，改善机体不平衡状态，降低重大疾病突发事件的发生率，对恢复期患者的康复具有积极作用。

四、重视个体化的诊疗模式

针对不同个体精准的辨证论治，是中医取得疗效的制胜法宝。辨证论治是中医处理人体疾病信息所采用的科学方法，是中医学的精髓和实质。临床上对患者的个体化诊疗，主要体现在对每一个患者的治疗方案，都是建立在针对其个体而制定的。曹师常强调诊疗疾病时要注意正确把握每个患者的关键症状，同时结合其自身的体质、生活环境、工作性质及发病时的气候特点等辨证论治，不拘于一法一方。比如曹师治疗失眠患者，有伴以心悸神疲、倦怠欲睡、睡而易醒、头晕乏力、舌淡脉弱等辨证为心脾两虚者用归脾汤加减治疗；有伴以多梦、痰多胸闷、恶心、苔黄腻等证属痰热内扰者给予温胆汤治疗；有虚烦不得眠、头痛等症的用酸枣仁汤治疗，临床疗效都非常好。患者用中药治疗后，睡眠较前都有很大改善，达到不依赖于西药即可入睡的状态。而且对同一患者根据病情的不断变化随症改变用药，而不是一味固守原方；对患者的治疗根据季节气候的变化而有所偏重；将病因治疗与对症治疗相结合，整体调节与局部对症相结合。这些都说明了中医诊疗疾病是针对具体个体并且根据个体变化而变化的。这种以人为本、灵活科学的诊疗模式应是医学的发展方向，是中医的思维体系和诊治模式的先进性所在。

学习中医10余年，临床上每每看曹师辨证遣方，依然觉得懵懂，很是汗颜，深感中医学的博大精深。中医学理论与实践的先进性，更需要我们青年一代中医工作者不懈的努力，如此方能传承和发扬光大。然而在临床实践中，如何将学到的理论知识较好地运用，如何更深层次地领悟医理，确实是摆在我们当代青年中医面前的艰巨任务。只有努力钻研中医理论，将知识转化为临床能力，切实有效地解患者之苦难，才能成为发展中医的有用之才。

（杜松《中华中医药学刊》2007年第8期）

新型冠状病毒肺炎验案三则

2019 年 12 月以来，湖北省武汉市暴发新型冠状病毒肺炎（以下简称新冠肺炎）疫情。该病毒传染性强，迅速扩散至全国各省市及境外部分国家，防控形势严峻。当前西医对新冠肺炎采取抗菌、抗病毒或免疫球蛋白及激素冲击治疗，取得一定效果，但尚缺乏有效的治疗方法。《柳叶刀》杂志发表世界卫生组织（WHO）专家评论文章，建议避免使用类固醇皮质激素作为新冠肺炎的治疗方案。中医对疾病认知理论与"治未病"早期干预、综合治疗的整体调节作用对防控突发流行性传染病具有一定优势。历代中医防治疫病理论与实践，以及在流行性脑脊髓膜炎、流行性乙型脑炎、严重急性呼吸综合征（SARS）、甲型 H1N1 流感等疫病防治中均证实了中医药的确切疗效。当前，中西医结合防治新冠肺炎已列入国家防控疫情战略，曹洪欣教授通过远程会诊与网络义诊形式治疗新冠肺炎患者，现将 3 则典型案例进行总结分析，以期对诊治新冠肺炎有所裨益。

一、典型病例

病例 1

患者，女，38 岁，武汉人，2020 年 1 月 27 日初诊。

主诉：发热、恶寒、肌肉酸痛 10 天。入院查血氧饱和度 93%，经吸氧、给予甲泼尼松龙琥珀酸钠 40mg 加入 0.9% 氯化钠 100mL 静脉滴注，每日 2 次；静脉滴注 50mL（10g）人血白蛋白注射液治疗，每日 1 次，未见明显好转。肺部 CT 结果显示肺部磨玻璃样改变。1 月 24 日新型冠状病毒核酸检测为阳性。近 10 天来发热，体温 38℃，近两日凌晨 1：00 时左右热甚，体温 39.5℃，伴寒战、恶寒、气喘、咳嗽，症状逐日加重，乏力尤甚，难以下床活动，动则头晕目眩，舌淡稍暗，苔白微腻。

西医诊断：新冠肺炎。

中医诊断：寒疫（证属寒袭肺卫，病入少阳）。

治则：和解少阳，散寒解毒，宣肺益气。

药用小柴胡合桂枝汤加味。

处方：北柴胡 20g，黄芩 15g，法半夏 9g，党参 15g，茯苓 15g，桂枝 10g，白芍 20g，川芎 15g，浙贝母 10g，金银花 30g，连翘 30g，蝉蜕 15g，甘草 10g，生姜 5g。5 剂，每日 1 剂，水煎，分早晚两次口服，西药治疗不变。

2020 年 2 月 2 日二诊：发热未作，寒战、恶寒不显，体温 36.5～36.8℃。咳嗽、气喘、眩晕减轻，力气增加，已能下床活动，但活动后头晕，舌淡嫩稍暗，苔黄腻。1 月 29 日、31 日两次检测新型冠状病毒核酸均为阴性。2 月 1 日肺部 CT 示双下肺炎性改变。2 月 1 日给予甲泼尼龙片每次 20mg，口服，每日 1 次，其他西药停用。守法治疗。

处方：北柴胡15g，黄芩15g，法半夏9g，半枝莲20g，瓜蒌12g，桔梗10g，浙贝母10g，北沙参20g，川芎15g，茯苓15g，炒白术15g，苦杏仁10g，党参15g，甘草10g，生姜5g。5剂，每日1剂，水煎，分早晚两次口服。出院居家观察，继予中药治疗。

2020年2月8日三诊：气喘、头晕目眩、乏力均好转，偶尔咳嗽，舌淡红稍紫，苔黄白。复查肺部CT示双肺感染病灶好转，嘱逐渐减量、停服甲泼尼龙片，给予升陷汤加味。

处方：黄芪30g，麦冬15g，桔梗10g，知母10g，升麻10g，北柴胡15g，苦杏仁10g，浙贝母10g，紫菀15g，款冬花15g，蒲公英20g，鱼腥草30g，北沙参15g，甘草10g。5剂，每日1剂，水煎，分早晚两次口服。

2020年2月15日电话随访，诸症消失，体力及精神转佳，偶有胃脘不适。嘱继续服用中药调理，巩固疗效。

按： 本病以非时之气为诱发因素，以正气不足为内因，以时行疫毒为外因，其病机特点是时行疫毒侵袭肺卫，肺气怫郁，表里闭阻，邪毒内郁。本例患者临床特征较典型，以反复高热、夜间明显、咳嗽、呼吸困难为主要临床症状，肺部影像学检查显示炎症性改变。治以透邪解毒法，方选小柴胡汤合桂枝汤加味治疗。方中重用味苦微寒之柴胡，柴胡、黄芩合用能透半里之邪，清半里之热，具有升发阳气、透表泄热、开解气机之功；考虑"疫毒"的特性，重用金银花、连翘，佐以蝉蜕，凉而能透，清宣发散以透邪解毒；然寒战与恶寒较重，舌淡稍暗、苔白微腻为"寒疫"致病之象，故以桂枝汤解表散寒，温通经脉；浙贝母化痰止咳；川芎活血行气疗头风；党参、茯苓益气健脾扶正，并有健脾渗湿之效。诸药合用，共起毒邪外达、寒祛热清、宣肺化痰、顾护正气之效，共奏追逐荡伐疫疠毒邪之功。二诊患者新型冠状病毒核酸两次检测均为阴性，热退身凉，恶寒不显，咳嗽、气喘、头晕目眩减轻，然舌苔由白变黄，乃疫邪化热之象，故用小柴胡汤加半枝莲透邪解毒，加北沙参、桔梗、瓜蒌、杏仁、浙贝母养阴清肺化痰，党参、茯苓、炒白术健脾益肺，固护正气。三诊时患者CT显示肺部炎症好转，诸症明显减轻，偶有咳嗽。方用升陷汤调理善后，升陷汤益气养阴，固护肺气，病后防复，紫菀、款冬花、苦杏仁、浙贝母润肺下气，化痰止咳；蒲公英、鱼腥草解毒清肺化痰，消散炎症。诸药合用，扶正祛邪，宣肺化痰，有利于病后调理康复。

病例2

患者，男，45岁，湖北省鄂州市人，发病前曾旅居武汉市，2020年1月30日初诊。

主诉：恶寒、发热10日，体温38℃以上，口服布洛芬片，每次300mg，每日两次，服药后热势减退，但继则复热。1月23日肺部CT示右肺上叶后段、左肺下叶见絮状及磨玻璃状高密度影，边界不清。1月25日收住院治疗，给予甲基泼尼松龙琥珀酸钠40mg加入0.9%氯化钠100mg静脉滴注，每日两次；静脉滴注人免疫球蛋白每次2.5g（50mL），每日3次。1月28日肺部CT示双肺感染性病变，间质性病变居多。1月29日新型冠状病毒核酸检测阳性，诊为新型冠状病毒肺炎。刻诊体温38～39.5℃，全身乏力、难以活动，动则咽痒、咳嗽、痰多色黄或暗黄，语声低微，气促，呼吸困难，舌淡紫胖，苔黄微腻。

西医诊断：新冠肺炎。

中医诊断：寒疫（证属毒郁伏肺卫）。

治则：透邪解毒。

方药小柴胡合大青龙汤加减。

处方：北柴胡20g，黄芩15g，法半夏9g，党参15g，炙麻黄6g，苦杏仁10g，款冬花15g，生石膏30g（先煎），白果10g，桑白皮15g，紫苏子15g，蒲公英30g，半枝莲20g，甘草10g，生姜5g。6剂，每日1剂，水煎，分早晚两次口服。

2020年2月5日二诊：服初诊方3剂热退，后未再发热，停用甲基泼尼龙琥珀酸钠。咳嗽减轻，仍乏力，站立活动则咽痒咳嗽、痰白、胸闷、气短，少气懒言，平卧则无明显症状，舌淡胖，苔黄腻剥。予升陷汤加味。

处方：黄芪30g，麦冬15g，桔梗10g，升麻10g，北柴胡15g，知母10g，浙贝母10g，苦杏仁10g，紫菀15g，前胡15g，蒲公英30g，紫苏子10g，茯苓15g，甘草10g，生姜5g。5剂，每日1剂，水煎，分早晚两次口服。

2020年2月10日三诊：咽痒咳嗽、胸闷、气短明显减轻，2月8日停用人免疫球蛋白，舌淡胖，苔白黄腻。予麦门冬汤加减。

处方：北沙参15g，麦冬15g，法半夏9g，瓜蒌15g，紫菀15g，款冬花15g，前胡15g，半枝莲20g，浙贝母10g，蝉蜕15g，鱼腥草20g，茯苓15g，黄芪20g，甘草10g，生姜5g。5剂，每日1剂，水煎，分早晚两次口服。

2月11日、13日患者两次新型冠状病毒核酸检测均为阴性，观察两日后出院，继续服中药调理，巩固疗效。

按： 本例患者为反复高热，服退热药未见好转，伴乏力，语声低微，动则咽痒咳嗽，呼吸困难，新冠肺炎临床表现明显。初诊给予小柴胡汤合大青龙汤，以散寒透邪，解毒清热，宣肺益气，化痰定喘。全方配伍，寒热同用，透邪解毒与清热化痰并举，解表与益气并施，突出退热，重在解毒，活在化痰平喘。二诊时热退未复发，咳嗽、喘促减轻，仍乏力，活动则咽痒咳嗽，胸闷气短，懒言，舌淡胖，苔黄腻剥，气阴两虚症状凸显，方用升陷汤加浙贝母、紫菀、苦杏仁、苏子、前胡等滋阴益气，化痰止咳；加蒲公英解毒清热。三诊时两次新型冠状病毒核酸检测均为阴性，患者咳嗽、胸闷、气短等症明显减轻，方用麦门冬汤加减。方中北沙参、麦冬、黄芪养阴润肺益气；鱼腥草、半枝莲清热解毒；瓜蒌、前胡清热化痰；紫菀、款冬花、浙贝母化痰止咳；蝉蜕利咽止痒；茯苓、甘草补土生金。诸药合用，恰中病机，而疗效显著。

病例3

患者，男，22岁，武汉人，2020年2月2日初诊。

主诉：咳嗽4日。4日前出现咳嗽，痰少色白而黏稠，咽中不适，纳呆，无恶寒发热、乏力等症状，舌暗红，苔黄干。1月27日肺部CT示右肺尖胸膜下多发肺大泡；2月2日新型冠状病毒核酸检测阳性，肺部CT报告双肺尖肺大泡，双下肺少许纤维灶。

期间服阿比多尔、连花清瘟颗粒，未见明显好转。

西医诊断：新冠肺炎。

中医诊断：寒疫（证属毒入少阳，化燥伤肺）。

方用小柴胡汤合桑杏汤加减。

处方：北柴胡15g，黄芩15g，法半夏9g，北沙参15g，桑叶15g，苦杏仁10g，浙贝母10g，瓜蒌15g，前胡10g，连翘20g，蒲公英20g，甘草10g，生姜5g。5剂，每日1剂，水煎，分早晚两次口服。

2020年2月12日二诊：2月6日配齐药方开始服药，服药3天后咳嗽、咳痰、咽喉不适消失，饮食尚可。2月9日肺部CT报告双肺尖肺大泡，双下肺少许纤维灶；2月12日、16日新型冠状病毒核酸检测均为阴性，CT检查无异常。嘱继服上方5剂，巩固疗效。

按：本例属新冠肺炎轻症患者，患者主要症状为干咳、痰少色白而黏、不欲食、舌暗红苔黄少干，属疫毒化燥伤阴之象。疫毒化燥伤肺，肺失宣降则干咳、少痰或无痰，故以小柴胡汤合桑杏汤加减；小柴胡汤合连翘、蒲公英和解少阳，透邪解毒；桑杏汤清宣温燥，润肺止咳；瓜蒌、前胡降气化痰。诸药合用，药证相应而疗效显著。

二、讨论

1. 中医药对新冠肺炎的作用

3则病例，新型冠状病毒核酸检测均为阳性，结合临床征象确诊为新型冠状病毒肺炎。在西医治疗基础上联合中药治疗3～11天后冠状病毒核酸检测转为阴性，提示中药可能对新型冠状病毒具有一定的抑制作用，其作用机制有待于深入研究。同时观察到中医药对新冠肺炎的症状改善有较好疗效，服用中药1～2天，发热消失，体温恢复正常，而无反复；周身乏力、咳嗽、咳痰、胸闷、呼吸困难、腹泻等症状均得到明显改善而逐渐消失。CT影像显示患者肺部炎症、磨玻璃样改变等治疗后均有好转，表明中药具有促进肺部炎症吸收的作用；说明中医药早期干预、辨证论治、整体调节对新冠肺炎有一定疗效，对控制病情、截断病势、恢复健康具有一定优势作用。有待扩大样本并深入研究，以造福新型冠状病毒感染病患及应对突发疫病防控。

2. 新冠肺炎"疫毒"的特征

新冠肺炎疫情发病流行于己亥冬、庚子春时节，据湖北省气象局公开数据，武汉市冬季气候以寒冷潮湿为主要特征。综合分析气候地理特征、发病特点、症状与舌象、脉象等，新冠肺炎病因病性以"寒""湿"为主，属"寒疫""湿疫"范畴。中医对疫病的认识，核心是把握"因时、因地、因人、因病"四个关键环节。新冠肺炎病因为疫疠之毒，病机特点为寒热错杂、虚实并见、邪盛正衰、病势缠绵、毒邪贯穿始终、累及肺心肾等脏腑，治疗宜"从寒""从湿"论治。然而由于"疫毒"的流行性、传染性，把握"疫毒"性质和变化特点至关重要。分析治疗病例，患者常见舌质淡或淡紫，舌苔白黄腻、黄腻、黄厚或黄剥而干，说明寒邪疫毒极易化热，故有效"解毒"是提高新冠肺炎疗效的关键。因此，采用透邪解毒法，集和解少阳、宣肺益气、散寒解毒于一体，祛邪扶正，驱邪外出，并结合病变特点加减化裁，有利于提高疗效。

3. 新冠肺炎的证治

新冠肺炎发病以"寒、湿、毒、热、虚"为特点，表现为干咳或咳嗽痰白、乏力、恶（畏）寒、舌淡、苔黄腻，但起病又以发热为主，或先寒后热，或寒热交替，或无明显发热，用药当寒热并用，攻补兼施，熔解毒、清热、解表、利湿、益气于一炉。对于邪居肺卫与少阳，以反复高热，或寒热往来、乏力、干咳、痰白而黏，或恶心、胸闷、不欲食、苔白微腻或黄腻为主要表现者，宜和解少阳，清热宣肺，益气解毒，方用小柴胡汤加味。对于发热不显、干咳、气促、痰白而黏、咽痒而痛、活动后尤甚、舌淡苔黄而干，可用小柴胡汤合桑杏汤加减。对于邪气入里化热而毒热壅盛，肺失宣降，以高热不退、恶寒或寒战、咳吐黄痰、气促胸闷、乏力日甚、舌淡紫或舌红、苔黄腻或黄厚为主要表现者，可用大青龙汤、麻杏石甘汤等化裁；毒邪伤及气阴，气阴两虚而心悸、气短、动则尤甚可加升陷汤；毒热入胃与寒邪伤脾而寒热错杂，见腹泻肠鸣、腹胀、恶心可加半夏泻心汤等。疫情极期，如毒热内盛，肺气郁闭，神志昏蒙，可用安宫丸、至宝丹等；内闭外脱，当用开窍醒神、固脱等救急方法。

对于病毒检测两次以上阴性而出院者，常见气阴两虚而偶咳、气短、胸闷、乏力等症，肺部 CT 可见局部炎症尚未完全吸收，可用益气养阴、宣肺化痰等方法，用百合固金汤加减；部分患者出现心肌损伤或心律失常等征象，宜益气养阴，养心安神，用养心汤加减治疗，巩固疗效。

三、结语

中医治疗新冠肺炎要注重驱邪与扶正并举，使邪有出路，正气得复，调动体内抗病能力与抗病毒相结合，这样既能明显缩短发热时间，改善临床症状与肺部炎症，且有助于病毒核酸检测转阴，减少糖皮质激素用量及西药毒副作用，减轻后遗症与并发症，缩短病程等。当前防控疫情形势非常严峻，应进一步发挥中医药的作用，推广中医药防治方法，全面提高防治新冠肺炎的能力和水平，为有效控制疫情贡献力量。

参考文献略

［陈志威　张华敏　王乐　蔡秋杰　李金霞

曹洪欣（通讯作者）《中医杂志》（2020 年 2 月 22 日网络首发）2020 年 5 月第 9 期］

专访报道

附篇

中医博士曹洪欣

　　曹洪欣坐在我对面切脉，看上去平凡无奇。30 岁出头，身材不高，话语不多，孩子似的小平头，白皙的脸上架着一副普通的白框近视眼镜……似乎从他身上找不到一点的不凡之处！可他作为我省第二个中医内科博士，他本人也如同深奥的中医学文化，给人以神秘和新奇的感觉。

　　从曹洪欣那艰难困苦的童年，可以找到他今天成功的答案。那年他 7 岁，爸爸像猝然折断的大梁病故而去，母亲带着 5 个孩子用双手撑住几近坍塌的家庭。从那时起，他心底萌发出一种强烈的奋发学习的愿望，将来报答母亲的养育之恩。

　　耐人寻味的是，他跨进中医学那古老且神秘的殿堂，不是有人引路，更没有人指教，而是拮据生活的促成。就是爸爸病故那年，比洪欣年长 6 岁的姐姐住进了医院，无力承付那笔心脏手术费呀！无计可施之下，用了大量中药的姐姐竟奇迹般活了下来，甚至连二尖瓣狭窄的病灶也完全消失。这个至今让已是中医博士的曹洪欣也不能解释的中医之谜，让 7 岁的小洪欣朦朦胧胧地生发一个"中医梦"。那一半是感激一半是崇拜的心情，使他小小年纪就把借来的《濒湖脉学》《药性赋》《汤头歌诀》《医宗金鉴》4 本百余万字的医典中的全部歌诀倒背如流。尽管对这 10 多万字的歌诀绝大部分不能理解，尽管"唱"这些歌诀时，生活让他体味到一种中药般的苦涩，可他在执着的追求下，一步步地走近那神奇和神圣的中医世界。

　　这种穷人家孩子的早熟，奠定了一般人不具有的基础。恢复高考的 1978 年，他以超录取分数段 49 分的成绩考入黑龙江中医学院。1986 年在获得硕士学位之后，他又毅然放弃公派出国学习的机会，投到著名老中医张琪教授门下攻读博士学位。张老在他的博士学位论文上郑重写下这样一句评语："该生已具备高层次医疗、教学、科研工作能力。后生可畏，未来定能成为后起之秀而胜过我们这一代人。"

　　他作为新一代中医界的学者型医生，在治学、教学、从医方面，对先辈们开创的中医事业，既有继承也有创新。10 年间，他自己或与别人合作编撰、撰写中医学医著 10 套 / 册 300 余万字，发表论文 40 多篇近二十万字。更有数以万计的患者记住了曹洪欣的名字，是因为他为他们解除了病痛。8 年前，一个 8 岁孩子因心肌炎休学，曹洪欣第一次接触此病，五十几剂药过后，那孩子痊愈了。7 年前，大兴安岭一位闭经 18 年每天要喝二十几暖瓶开水的妇女，找到曹洪欣治疗半年，病证完全消失，38 岁喜生一子。今年冰雪节期间，一位港商万万没有想到在香港花了几万港元没治了的病，吃曹大夫二十多剂草药，百十来块钱，药到病除。让港商更为吃惊的是，曹洪欣分文不取。港商风趣道："下回有病，坐飞机找曹大夫也合算呐！"

在黑龙江中医学院，曹洪欣的医道医风可以治病救人；他的勤奋与追求，同样是振奋人们进取的一剂"良药"。

（中央人民广播电台记者毕国昌《新晚报》1992 年 2 月 12 日）

一个在中医园地里耕耘的年轻人

——访我院基础部副教授曹洪欣

我接到任务，采访曹洪欣，5 月 19 日，如约来到位于和兴路的学院科研二门诊。

走进门诊部的大门，给人最突出的印象是，人"满"为患。当时是上午 9 点，一问得知曹洪欣的门诊已挂到 69 号。

患者张淑华说，她是在深夜 12 点从香坊赶来才挂上头一号的。好些患者是一人治愈又引来了许多人，患者程丽雪就是因自己的心肌炎治愈，又携来了 75 岁的老母亲。

面对着进出不断的患者我想了许多，其中在头脑中映出的最大问号是，曹洪欣是如何建立起如此硕大的患者群？

按说，患者的普遍心理是找医生喜老不喜少，中医更甚之。可是我的采访对象是如此年轻，34 岁。

一、勤能补拙

洪欣常说自己不是一个智力很好的人，可人们常言"笨鸟先入林"。

关键是勤。

说起洪欣步入中医的天地，还有一个小故事。7 岁那年，姐姐因严重的风湿性心脏病被医生判了"死刑"，甚至母亲也为女儿做好了"妆老衣服"，可最终姐姐却因服了大量的中药汤剂而走下了病床。

中医竟是这般神奇！

此事，催发了小洪欣对中医学的崇敬之情，一粒种子也由此种下。1972 年洪欣 14 岁，偶然的机会得到了《濒湖脉学》和《汤头歌诀》，似乎是出于对中医的神秘和崇拜心理，他把整本书都背了下来。中学毕业了，他边干临时工，边找来了《药性赋》《医宗金鉴》等书细心研读，并时常在自己的家人中进行一点点的医疗实践。

1978 年洪欣考入了黑龙江中医学院，实现了自己梦寐以求的理想。他如鱼得水，更加发奋读书，五年的大学生活中除了积极参加学校的活动外，全部精力都投入到学习中，几乎没看过一场电影。

至今班里的同学还记得一次晚会上，洪欣给大家表演的节目，几分钟内背下《汤头歌》里的四百多首方剂，令人叫绝。

在读硕士期间，在导师的严格教导下，洪欣进步很快，并被团省委授予"发明创造者"称号。

1986 年曹洪欣硕士毕业后又投师于我省著名老中医张琪教授门下攻读博士学位。3

年里除了完成课题外，张老的每一次查房，每一回出诊，洪欣都跟随左右。张老开出的每一个方子，他都要小心记下，反复琢磨研究。同时，心里总要问上几个为什么，要是自己处理这个患者该怎么办？和张老的方子有什么不同？往往在这对比中，洪欣有了别样的收获。

"有心人，天不负"，3 年下来洪欣在中医学领域又有了长足的进步。

与导师的悉心研习，也养成了他夜读的习惯，每每夜里 9 点到凌晨 1 点洪欣家的灯都是亮的，灯下的年轻人正勤奋地求师于中医古典医籍中……

二、敢创新路

有人说，曹洪欣啥病都敢治。

翻开他的门诊病例，其间 80% 以上都是心肌炎、肾病、尿毒症等疑难杂病。

一次，一个生口疮的患者，疮满舌皆是，患者整天伸着舌头，痛苦异常，为此到处求医不得治，最终找到了曹洪欣。洪欣据其症状以钱乙的"泻黄饮子"化裁处方，1 剂下去患者顿觉口舌清爽，7 剂而痊愈，历数年不发。

一个被 CT 诊断为脊髓空洞症的女患者，42 岁，不能站立，生活完全不能自理。曾在某大医院住院 3 个月，被西医判为完全不可逆症。洪欣以中医血痹诊断，以益气活络通阳为治法处方。服 10 剂药后，患者自觉有力量。连续服药 8 个月，患者竟如常人。如今用患者自己的话说"我可以跳两个小时的迪斯科"。

还有一些令医者称奇的病例。李淑新，省建一公司职工，CT 诊断腰椎管狭窄，行走不得超过 50 米，则双下肢麻木不能站立，并牵扯腰背痛。洪欣以活络效灵丹加减治疗 6 个月后，患者能自如行走两个小时。最让人惊讶的是，CT 检查狭窄的腰椎管变宽。

诊室里我还见到了这样一位患者，哈某中学的校长，因小腿纤维瘤恶变使用大剂量的放射疗法，致局部肌肉大面积坏死。遍访北京、上海、南京等地的放射线及化疗专家，得到的结论是，需要截肢。一次因人介绍来找曹洪欣，经一个半月的治疗患处创面明显缩小，局部皮肤也由黑而渐现粉红颜色。

医疗实践中曹洪欣遵循古籍而又不拘泥其间，对中医典籍的广泛涉猎，及从师悉心研究，加以大量的临床实践，似乎使他达到了某种境界。

无论遇到什么病，只要以中医理论来辨证施治，就都存在着治愈的可能性，问题的关键是对证。

洪欣说，我愿意尝试，因为只有在疑难病中尝试，才能有所创新和突破。

三、人生的取舍

采访中使人对一件事很犯琢磨。

世人皆知，时下出国留学可说是中国大陆最时髦的事。一些人甚至为此使出浑身解数，即便是自费也趋之若鹜。

可曹洪欣居然能放弃公派去澳大利亚留学的机会，这未免太具"反潮流"意味了。不是吗？为此至今还有人说"小曹太傻"。

原来，1988 年 9 月在考取了作为访问学者公派留学的同时，一纸博士研究生录取通知书也送到了洪欣面前。

何去何从，让人颇费思量。

留洋镀金，对一个年轻人不能不说没有太多的吸引力，这又是多少人翘首以盼的呀！

人生的取舍似乎可以决定成功的大半。

洪欣最终的选择是：放弃赴洋留学，继续在自己无限热爱的中医天地里苦心钻研。

我曾问过他，你不后悔？他说，不后悔，可确实觉得可惜。但若出国可能就永远失去了跟张琪老师学习的机会了。这机会更难得。

这也就难怪在读博的 3 年中，洪欣会带股玩命的劲儿，像是要补偿什么。

四、视患者如亲人

在同曹洪欣的几次交谈中，似乎感到在其人生哲学中，有种对这个社会、对他人要回报与奉献点什么的想法。

这又和他从小的遭遇有某种联系。洪欣 7 岁丧父，姐弟 5 人仅靠母亲 47 元的工资度日。学校里小洪欣一直是免费生，穿的也都是妈妈单位好心人送来的旧衣裤。

洪欣常说，在成长过程中是这个社会及他人帮助了我和我的全家，否则孤儿寡母难有今天。

洪欣的日程表上没有闲时，绝大多数时间都给了患者。就是星期天也总有二三十个患者找上家门，难得与家人在一起。但每每和患者在一道，他总是和声细语，仔细认真，迎送有声。

诊室里我见到一个粗声大气闯进来的约五十岁的男患者，就因候诊时间长而烦躁，口里还说"我的肝炎就是这么得的"。经洪欣耐心细致的诊病，待这男患者出门时却是连连道歉。

其妻说"洪欣一见患者就笑"。

去年，曹洪欣被破格晋升为副教授，为此他非常感谢单位及周围的同志们。而他说出的另一句话却是出人意料的朴素——"这么多年来对患者在医德医技上积德了"。

中医理论博大精深，学到今天自己也只是刚刚入门——洪欣如是说。

人生路好长，学海亦无涯。

事业有成，人生无悔，要人始终不改的追求，洪欣正辛勤努力着。

（王宜静　黑龙江中医学院 1992 年 6 月 29 日）

让青春在所爱的事业中闪光

尊敬的各位领导、老师、同学们：

今天，我能以一个普通教师的身份在这里汇报我的成长过程和思想工作情况，心情十分激动。近十年来，在组织的培养帮助下，我边学习、边工作，全心地投入到我所从事和热爱的中医事业，在克服许多困难，如饥似渴地学习中医知识，不断充实提高自己的同时，致力在教学、临床和科研方面进行了实践和探索。于苦乐并存的跋涉中，取得了一点成绩。1992 年被评为"哈尔滨十大杰出青年"，这次又当选为"黑龙江十大杰出青年"。当我站在领奖台上，手捧光彩夺目的金杯时，首先想到这些荣誉应归功于党团组织的培养，老师的言传身教，同仁的支持和帮助，患者的信任和配合。我只是付出了当代有志青年都具有的辛勤努力和不懈追求。在这里，我由衷地感谢关心、爱护和帮助我成长的各位老师和同学们，感谢我所热爱的黑龙江中医学院，感谢能够让我们年轻人充分施展才华的伟大时代。

这次评选，得到社会各界的关注。学院各级领导给予大力支持，我的博士导师张琪教授鼓励我说："这不仅是为了你个人的荣誉，也是为中医界争光。"简短的几句话，凝结了老一辈中医学家对青年人的厚爱和寄予的无限期望。评选结果揭晓后，许多老师、同学及社会各界朋友纷纷向我表示祝贺，学院领导、基础部领导与我亲切交谈，给我鼓励和鞭策。说心里话，我觉得担子很重，压力很大，但我决心将荣誉作为新的起点，不辜负老师和同学们对我的期望，努力把知识转化为能力，在自己热爱的事业中拼搏不息。

我出生在哈尔滨市一个普通的工人家庭，童年、少年和青年一个时期的生活都是比较艰难的。在我刚懂事的时候，残酷无情的病魔相继落到壮年的父亲和年幼的姐姐身上，父亲患了肝硬化，姐姐染上了风湿性心脏病。在饭店工作的妈妈，以每月 47.5 元的工薪，养活全家七口人，还要为父亲和姐姐治病，那困难的生活可想而知。妈妈常常领着我串大街走小巷到处为爸爸和姐姐求医问药，一次有位医生肯定地告诉妈妈：对父亲和姐姐的病都无能为力了。我痛心地大哭起来，对妈妈说，我要是个大夫该多好啊！妈妈哄着我，也流下了伤心的泪水。这件事在我幼小的心灵中留下了深刻的烙印。

我 7 岁那年，爸爸的病多方医治无效，永远离开了我们。妈妈忍住悲痛，挑起了抚养 5 个孩子的重担，她把一切希望都寄托在我们几个子女身上，企盼我们好好学习，长大成人，改变家庭的贫困面貌。为此母亲节衣缩食，日夜操劳供我们几个上学，后来生活实在维持不下去了，作为家里最大的男孩，我 12 岁就协助妈妈挑起了生活的重担。放学后，去妈妈工作的饭店收拾猪下水，干杂活，每周 3 ～ 4 次，常常干到深夜，用挣来的一点钱交学费，买书本，贴补家里的生活。就这样我一直干了 6 年。但一点也没有影响学习成绩，因为我心里憋着同龄孩子难以理解的劲儿啊！

那时我始终做着长大当大夫的美梦，但谈起我迷上中医还得从姐姐的病说起。父亲病故后，姐姐的病拖延了几年，因无力支付那笔心脏手术费用，只得到处求治中医，用了大量的中草药及偏方，出乎意外的是重病的姐姐竟奇迹般地活了下来。中医竟这般神奇，我怀着感激和崇拜的心情，产生了立志学习中医的信念。14 岁那年，一次偶然的机会，我在一个中医大夫那里借到了《药性赋》《濒湖脉学》《汤头歌诀》《医宗金鉴》等几本中医书籍。我如获至宝，反复阅读，似乎有一种神奇的力量吸引了我。我把这几本书的全部歌诀都背了下来。尽管对这些歌诀绝大部分不能理解，尽管"唱"这些歌诀时让我体味到中药般的苦涩，可在自己执着的追求下，我一步步走进了那神奇而又神圣的中医世界。

恢复高考的第二年，我以超出录取分数段 49 分的成绩考入黑龙江中医学院。这是我报考的第一志愿，也是实现我梦寐以求理想的第一步。入学后，我没有丝毫的松劲和满足。聆听许多造诣很深的老师毫无保留地传授中医知识，看到学院图书馆大量的医学书籍，我觉得没有条件自己还创造条件学习，有了这样好的条件利用不好简直是罪过。因此，我付出了超出一般人的努力，起早贪黑，始终如一，全部精力都投入到学习中。5 年的大学生活，除集体活动外，我几乎没看过一场电影，甚至把走路、坐车、上厕所等一切时间都利用起来，这样我的学习成绩一直领先，1983 年毕业获学士学位。同时，我坚持业余义务为患者诊病，把学到的知识应用于实践中，提高自己的诊疗水平。

记得我治疗的第一个患者是我的母亲，一次她突然眩晕、头胀、血压 210/120mmHg，手麻。起初我以为肝阳上亢，于是开了天麻钩藤饮。两剂后不但眩晕未减而且恶心呕吐加重，我仔细观察，发现母亲眩晕不欲睁眼，卧则眩晕不减，吐物都是清水痰涎，对照书本，我小心翼翼开了一剂半夏白术天麻汤，心里念叨着，这一剂药可得见效了，否则我无法向妈妈、姐姐们解释。没曾想第二天妈妈竟能下地活动了。这件事使我感触很深。回想起来，也真是从那时起，我朦胧地体会到学习中医、应用中药必须遵循中医的理论体系和临床思维，否则一见到高血压就平肝潜阳，一闻冠心病就活血化瘀，往往会使中医的优势得不到发挥，某种程度上还会束缚中医药的适应范围。

5 年的大学生活很快过去了，可我越学习越觉得中医知识的广博和深奥。接触的患者越多，越感觉到自己知识的肤浅。我的一个好同学的母亲患了肝癌，让我治疗，记得第一次去的时候，她就说："洪欣，你大胆地治吧，我相信我会站起来的。"因为她并不知道自己患了癌症。这是我治疗的第一例癌症，我查阅了有关书籍，辨证治疗用了大量抗癌药，患者维持了 11 个月，在临死的头三天，我去给她诊病，虽然她已不能讲话，但眼睛里却含着感激的泪水，闪着不愿离开人间的目光。那时我才真正体会到一个医生治不好患者时的遗憾和内疚，这让我至今难以忘怀。我觉得一个医生并不一定能治愈所有的疾病，重要的是向这方面进行不懈的探索，哪怕取得一点点进步，就是献出自己的毕生精力也是值得的。

大学毕业的同年，我又考取了研究生，投黄柄山教授门下学习中医基础专业，历时 3 年获硕士学位。1988 年我又考取了博士研究生，师从张琪教授学习中医内科专业，3 年后获博士学位。在考取博士生的同时，我又接到作为访问学者公派去澳大利亚留学的通知，是继续学习中医，还是出国留学，在选择上我曾犹豫过。当时出国留学可以说是国内最时髦的事情，是多少青年人翘首以盼的呀！可是如若选择出国，就会失去随张琪教授学习的机会。大家知道，张琪教授是全国著名中医学家，学术上具有高深的造诣，能考上张老的博士生确实不易。思前想后，最后我下决心放弃出国留学的机会，继续在自己无限热爱的中医天地里苦心钻研，有人说我太傻气，可我觉得这"傻"的选择很值得。这三年，张琪老师的医术、医德给我留下了深刻的印象。医术上常见他起死回生的病例；医德上，他不仅表现在对患者很强的责任心，而且表现对同行的尊敬。他常说，只有尊敬别人，才能使他人尊敬自己。这几年我在门诊工作中，时时提醒自己将张老的这些高尚的医德医风体现出来并保持下去，所以我平时十分注意向其他老师学习，取长补短。治疗上发挥中医药优势的同时，并注意向西医同行学习相关知识，同时使西医尽可能地了解中医。现在常有哈医大、省医院、市第一医院的专家提出与我们合作搞科研，并给我介绍患者。通过这种形式不断互相交流，我的医德医风与学术都得到了提高。

中医是一门临床实践较强的学科，没有丰富的实践经验很难提高教学水平。多年来的从师和教学实践使我深深体会到，做一名普通教师，完成课堂那点教学任务并不难，但能够做到真正对学生负责，把传道、授业、解惑有机结合，当一名合格教师则不容易。望着学生那一双双渴望求知的眼睛，我深感责任重大。每上一堂课，我都要进行充分准备，查资料，翻病历，将成功的经验和失败的教训贯穿于教学，力求理论联系实际。我所教的中医诊断学是从理论向临床过渡的一门桥梁课。对于那些刚刚踏进中医学院的一年级同学，临床对他们来说是一片空白。如何使同学们在短时间的诊断实习中学到更多东西，打下一个良好的基础，确有一定的难度。在九二级中医专科的诊断实习课中，我将全班分成小组，随我到科研门诊实习，上下午轮换。即使是平时授课我也鼓励同学随时到门诊见习。这样就能使同学们把课堂上学过的知识在临床中得到体验，并能通过患者的讲述使同学们看到中医药的确切疗效，从而对中医产生浓厚的兴趣，巩固他们的专业思想，加深对中医药事业的热爱，收到既教书又育人的效果。去年一名西医院校毕业生来我院实习中医，在随我临床的过程中对中医产生了浓厚兴趣，现正在加紧复习，准备报考中医研究生。

由于我在教学、科研和医疗方面取得了一定成绩，博士研究生毕业仅 3 个月就被破格晋升为副教授。

"当一个人受到公众信任时，他就应该把自己看作为公众的财产"。经过党团组织多年培养和自己的社会实践锻炼，尤其是为数万名患者治病并得到他们承认以后，我已经不是幼年的"我"，完全跳出个人和家庭的小圈子。我经常提醒自己，国家培养了你这么多年，你应该属于祖国，属于黑土地上的人民，属于千千万万对你寄予希望的患者。

我是这样想的，也是这样去努力履行一个医生职责的。对待每一位患者我都态度和蔼，一丝不苟，在临床实践中，既注意运用先辈总结出的医疗经验，又不断探索，力求最佳的治疗效果。从硕士研究生时起，我就认真收集治疗的每一个病例，至今已经收存了义诊和门诊治疗的近5万份病例，并进行了归类整理。我常常结合实际，对某种病的多种治疗方法和效果进行比较分析，在"简、便、廉、验"上下功夫。这样不断地学习、总结，特别是将张琪老师的宝贵经验直接应用于实践，使我进步很快。目前，我已经初步摸索出了治疗心肌炎、冠心病、肾病等疑难病的一些有效方法。近年来，我总结治疗病毒性心肌炎两千余例，收到满意疗效，其方法被收入《中华知名中医师诊疗新技术大典》。

1993年冬季，我国一名著名射击运动员患了病毒性心肌炎，心电图心律不齐，S-T段下移，心悸、气短、胸闷，稍微活动则心前区疼痛，不能坚持正常训练。面临亚运会选拔赛，他十分着急。经我治疗，30余剂汤药后，症状消失。在调任国家队教练的体检中，心脏检查完全恢复正常。临床工作中，我坚持突出中医疗法特色，即能用中药的就不用西药。遵循辨证论治的原则，对一些疑难病进行大胆的尝试，取得了一定疗效。

1993年9月一个叫孟祥的男孩由于外伤所致右眼上直肌麻痹，在医大住院3个月，效果不明显，患者一直有复视现象，视力疲劳。说心里话，我从来没治过这种病，但根据辨证属于气虚血瘀，用补中益气汤和通窍活血汤化裁，治疗1个月复视消失，至今病情稳定。这些年我治好的患者我也说不清有多少，也叫不出所有患者的姓名，但是他们大多没有忘记我。作为一名医生，我深知这些赞誉表达了患者发自内心的感激，也感受到患者对我的信任，并增添了我为更多患者解除病痛的信心和勇气。

近年来，在组织的关怀下，在患者的厚爱下，来找我治疗的患者越来越多。小小的诊室，我往下一坐，屋里屋外就排成长长的队伍，使我应接不暇。我常常一坐就是六七个小时，连吃饭、上厕所甚至喝水的工夫都挤不出来。遇上外出开会，我常常下了火车直奔诊室，让患者痛苦而来，满意而归。现在我在完成教学任务的同时，每周要治疗200～300名患者。在科研门诊挂号已成为患者的难事，有些患者起五更、爬半夜地去排队等候。有人见有机可乘，竟在挂号上做手脚，以30元的价钱倒卖挂号票，发不义之财，这个情况使我非常着急，为杜绝这一现象，两年来，我提前一个小时出诊，直到看完最后一个患者，时常延续到晚上七八点钟。这样挂号难的问题有所缓解，但还是满足不了患者的要求，一些患者托亲靠友去家找我，还有的患者在上下班的路上等。说心里话，有时我也觉得很累，可我往椅子上一坐，脉枕一放，就忘记了疲劳，又聚精会神地投入到诊病中。

医好了患者的病，患者表示感谢，慷慨相赠是常有的事，按现在的世俗也不足为怪。但我始终坚持自己的做人原则，拒绝患者的钱物。我想，作为一名白衣战士，随便收患者的钱物，不但有损医德医风，良心得不到安宁，还会毁了自己的理想和事业。前年冰雪节期间，一位港商患了肾病，在香港花了几万港元也没有治好，经人介绍找我治疗，吃了20多剂草药，花百十来元人民币，病情缓解。他非常感激，拿出一沓钱要答谢我，被我婉言拒绝。他风趣地对我说："下次有病，坐飞机来找您也合算呐。"

10 年来，我拒绝患者钱物合人民币数万元，但对学院该收的钱则一点也不马虎。近两年来，我为学院门诊创收 30 多万元，为学院事业的发展尽了一份微薄之力。

作为一名学者型医生，在教学临床之余，我总觉得应该把自己多年的学习体会、临床的一些尝试进行归纳整理，这样既有利于提高自己的医疗水平，又可以为中医学宝库留一点可供借鉴的东西。由于教学、临床、科研工作实在太忙了，没有办法，我只好挤休息时间。10 年来我把所有的节假日和晚上时间都利用起来，几乎没有一个晚上是 12 点前休息的。忙起来常常每夜只睡三四个小时。近年来我出版医著 18 部，主编了《实用中医肝胆病诊疗手册》《儿童家庭医疗保健丛书》等，担任《中国医学诊法大全》《中国医学疗法大全》《中国医学预防法大全》《国际针灸交流手册》副主编。在国家及省级杂志发表了"清空汤治疗血管性头痛""消蛋白八法治疗慢性肾病蛋白尿"等 50 余篇学术论文。参加国家自然科学基金资助项目"肝病证候实质研究"课题，获省中医药管理局科技进步一等奖。参加研究的《素问疑识》获省中医药管理局科技进步二等奖。主持研究的"参白口服液治疗病毒性心肌炎的临床与实验研究"被列为省级重点课题，已获省科委 3.3 万元专款资助，省教委 1.3 万元资助。现正在着手进行中医药治疗病毒性心肌炎的系列研究和《中医特殊诊法拾遗》的编撰工作。

因为工作上取得了一点点成绩，得到了各级组织的肯定和社会的公认，我还担任省级重点学科后备学科带头人、硕士研究生导师，兼任中国文化研究会传统医学专业委员会副主席、黑龙江省青联委员等职。某些单位和个人要把我从中医学院挖走。一位马来西亚药商来信，以高薪相邀到那里去工作，甚至有人以每日 500 元的高价邀我去出诊，这些都被我一一谢绝。我觉得，黑龙江中医学院培养了我，这里的事业需要我，我不能受生活条件的诱惑而辜负党的培养和患者的期望。我必须安心工作，不懈追求，用全部的智慧和汗水去报答为我们青年人成长创造条件和机遇的时代。

各位老师、同学们，我深知自己只是许多为中医事业拼搏不息青年群体中的普通一员；我的成功得到许多前辈、师友的支持和帮助，如果没有他们，我将一事无成；我还年轻，今后的路更长，任务更艰巨，我要把我的青春年华毫无保留地贡献给龙江的中医事业，贡献给祖国和人民。

（《黑龙江中医学院院报》1994 年 6 月 10 日）

中共黑龙江中医学院委员会
关于开展向曹洪欣同志学习活动的决定

黑龙江中医学院基础部中医基础诊断（各家学说）教研室副主任、副教授、医学博士曹洪欣同志，在"第三届黑龙江省十大杰出青年"评选中光荣入选。曹洪欣同志是在党的哺育和邓小平同志建设有中国特色社会主义理论指导下成长起来的一代青年杰出代表。他为我院广大师生员工树立了榜样，为我院争得了荣誉。学院党委决定，在全院范围内，深入开展向曹洪欣同志学习的活动。

我们要学习他自觉树立远大的理想和抱负，尽心竭力报效祖国和母校的优秀品质。曹洪欣同志身为共产党员，具有坚定的共产主义信念和为共产主义事业奉献的精神。他热爱党、热爱祖国、热爱人民。面对外部的高薪聘请，他多次谢绝；面对几次出国的机会，他毅然放弃。在中医学院这块沃土上，他辛勤地耕耘，为继承和发扬祖国传统医学宝贵遗产做出了突出的贡献。

我们要学习他甘愿献身祖国传统医学，立足本职、争创一流的敬业精神。曹洪欣曾坦诚地说："是中医学院培养了我，我就要为祖国的医学事业贡献毕生的精力"。他全身心地投入到所从事和热爱的中医事业中，经常废寝忘食，博览古今中医史料。他在运用先辈总结出的医疗经验的基础上，大胆探索和勇于创新。在教学工作中，他认真备课、耐心讲解、言传身教、为人师表。既教书、又育人，是同学们的良师益友。他辛勤耕耘的硕果，受到了老一辈中医学者和社会的肯定。1992年，他曾光荣地被评为"哈尔滨市十大杰出青年"。

我们要学习他在科学的道路上不畏艰险，锲而不舍、精益求精、刻苦严谨的治学态度。曹洪欣同志十多年来，一边在实践中坚持严肃认真地教学、临床，一边在理论上刻苦研究和积极探索，在祖国传统医学的理论和实践上，取得了突破性的进展。他先后出版了《实用中医肝胆病诊疗手册》《儿童家庭医疗保健丛书》，参与主编了《中国医学诊法大全》《中国医学疗法大全》《中国医学预防法大全》等18部专著。他参与研究的《素问疑识》获省中医局科技进步二等奖。他主持的"参白口服液治疗病毒性心肌炎的临床与实验研究"，被列为省级重点课题。他的名字已被载入《中国当代名人》《名医辞典》等名录中。

我们要学习他不为金钱所动，待患者如亲人的高尚医德。曹洪欣同志以高尚的医德、精湛的医术、良好的信誉，在社会上赢得了声望。请他看病的患者很多，为了不影响教学工作，他经常利用业余休息时间，义务为患者诊治。曹洪欣同志这种忘我的奉献精神和良好的医德医风，为全院教职员工树立了榜样。

学院党委要求全院各级党政领导，要认真贯彻党委的这一决定精神，精心组织好多种形式的学习活动，切实注重实效。要把这次学习活动同学习院内外其他模范人物的活动紧密结合起来。通过开展向曹洪欣同志学习的活动，全院师生员工要在精神面貌上有进一步改观；要在教学、科研、医疗水平上有进一步提高；全院整体工作要上一个新台阶。

开展向曹洪欣同志学习的活动，是中医学院目前政治活动中的一件大事。学院党委号召全体共产党员、共青团员、师生员工，都要"从我做起"，领导带头，认真而迅速地行动起来，形成人人学先进、赶先进的生动活泼的局面。

中共黑龙江中医学院委员会

一九九四年五月十一日

中共黑龙江省委副书记单荣范对学习曹洪欣活动的批示

1994年6月16日黑龙江省委副书记单荣范批示：学习曹洪欣的活动一定要扎扎实实深入持久地开展下去，务求实效。洪欣同志精神的核心是坚定的志向，远大的理想，高尚的医德，无私的奉献，严谨的科学态度。要以此为动力，把师生员工的精力集中到搞好教学、医疗、科研和学习上来，集中到振兴和发展祖国传统医学上来。

（《黑龙江中医学院院报》1994年6月10日）

　　刚刚懂事的时候，残酷无情的病魔夺去了父亲的生命。不久，中医奇迹般地治愈了姐姐拖延多年的风湿性心脏病。从那时起，他便立志要使更多的人免除病魔的厄运，给更多的人带来生的希望和幸福。

追求卓越　一代良医

——记黑龙江中医学院副院长、黑龙江省第三届十大杰出青年、医学博士、教授曹洪欣

　　曹洪欣，男，1958年2月生。黑龙江中医学院副院长、教授、医学博士，省级重点学科（中医基础专业）后备带头人，硕士研究生导师。兼任中国文化研究会传统医学专业委员会副主席，黑龙江省青联委员，黑龙江省青科协理事，黑龙江省科技进步奖评审委员，黑龙江省中医药技术高级评委会委员。

　　1978年曹洪欣考入黑龙江中医学院中医专业，1983年毕业获学士学位，1986年获硕士学位，1991年获博士学位，从师于著名中医学家张琪教授。同年作为拔尖人才破格晋升为副教授，1994年破格晋升为教授。

　　37岁的曹洪欣是风华正茂，颇有建树的中医博士，他不断进取，成果迭出。他主编了《实用中医肝胆病诊疗手册》《儿童家庭医疗保健丛书》及英文版《中医基础理论》与《中医诊断学》，参与主编了《中国医学诊疗大法》《中国医学预防法大全》等18部医著。发表了"参白汤治疗病毒性心肌炎的临床研究""消蛋白八法治疗慢性肾病蛋白尿"等50余篇学术论文。参加研究的国家自然科学基金资助项目"肝病证候实质研究"课题，获省中医药管理局科技进步一等奖；参加研究的《素问疑识》获省中医药管理局科技进步二等奖；主持研究的"参白口服液治疗病毒性心肌炎心肌损伤的临床与实验研究"被列为省级重点课题，已获省科委3.3万元专款资助进行研究。他主持研究的"参白口服液治疗病毒性心肌炎心肌损伤的临床与实验研究"已报国家中医药管理局课题。现在正在着手进行心肌炎的系列研究和《中医特殊诊治拾遗》的编辑工作。他曾被评为"第二届哈尔滨市十大杰出青年""首届中国百名杰出青年中医银奖"。他的事迹已被载入中国当代名人、世界知识分子名人录、世界医学名人录。按理说，像他这个年龄搞古老的中医确实"嫩"了点。可说来也怪，曹洪欣出诊的中医科研门诊，每天求治的患者都能排起一条长龙，忙得他连吃饭、上厕所，甚至连喝口水的时间都没有。虽说累点儿，可曹洪欣心里却很舒坦。他在用渊博的知识、精湛的医术和诚实的劳动为自己圆童年的梦。长大当医生一直是曹洪欣儿时的憧憬。

他出生在哈尔滨市一个普通工人家庭，刚懂事时，疾病无情的魔爪相继落到了他壮年的父亲和年幼的姐姐身上。父亲患了肝硬化，姐姐得了风湿性心脏病，一家人多方奔波求治，医生对这两种病都束手无策。曹洪欣7岁那年，他的父亲因沉疴而去世。父亲的离去在曹洪欣幼小的心灵上刻下了深深的烙印，他含泪对自己说，我要是个大夫多好呀！

从那时起，曹洪欣开始在脑海中编织起当白衣天使的美梦，而恰在此时，久治不愈的姐姐因中医的治疗奇迹般地活下来的事实，使小洪欣一下子崇拜起神奇的中医学，产生了投身杏苑的愿望。14岁那年，他借来《药性赋》《濒湖脉学》《汤头歌诀》《医宗金鉴》等医书，如饥似渴地反复阅读，直至把全部歌诀背诵下来。执着的追求和超人的毅力使曹洪欣步步接近中医奇妙而神圣的世界。

曹洪欣越学习越觉得中医学问广博和深奥，接触的患者越多，越感到自己知识浮浅。怀着进一步深造的愿望，他大学毕业后直接考取了硕士研究生，1988年又考取了博士研究生。11年的潜心学习使曹洪欣打下了坚实的中医理论基础，为数万名患者诊病又积累了丰厚的临床实践经验。得到患者和社会承认的曹洪欣实现了童年的梦想，并完全跳出了个人和家庭的小圈子。他的眼光愈加开阔，胸怀更加坦荡。他常想，当一个人受公众信任时，他就应该属于培养他多年的祖国，属于养育他的黑土地上的人民，属于千千万万对他寄予厚望的患者。这些想法犹如乐曲中的主旋律，始终激励他努力履行一个医生的职责。

一个医生并不一定能治愈所有疾病，重要的是朝这个方面不懈探索，哪怕取得一点点进步，就是穷尽自己毕生精力也是值得的。他在读硕士时，就认真收集治疗的每一个病例，至今已经积累了业余义诊和门诊治疗的近10万份病例。他对其进行了归类整理，结合实际对某种病的多种治疗方法和效果进行比较分析，在"简、便、廉、验"上下功夫，初步摸索出了治疗心肌炎、冠心病、肾病等疑难病的一些有效方法。1993年冬季，我国的一位著名射击运动员患了病毒性心肌炎，不能坚持正常训练，经曹洪欣治疗，30余剂汤药服完后，症状消失，在调任国家队教练的体检中，心脏检查完全恢复正常。一位日本女患者，患类风湿关节炎多年，走遍了日本各大医院没有得到很好的治疗，当他听说曹洪欣教授医术高超后，便专程从日本来到中国诊治。经过几个疗程的治疗，病情明显好转。她说："如果早来中国治疗，我也不用花那么多冤枉钱了。"

临床工作中，曹洪欣坚持突出中医疗法特色，即能用中药的就不用西药。他遵循辨证论治原则，对一些疑难病进行了大胆的尝试，如对冠心病、心肌炎的频发室早，严重心肌损伤及慢性肾炎蛋白尿等，均取得了极佳的疗效。经曹洪欣治好的患者连他本人也说不清有多少，也叫不出几个患者的姓名，但患者没有忘记他。

当许多大医院为门诊患者逐年递减而一筹莫展时，曹洪欣的门诊区却成了"热门"，有的患者起五更、爬半夜地去排队等候。有人甚至以30元的价钱倒卖挂号票。为了不负患者的厚望，曹洪欣总是提前1小时出诊，晚上则常常延续到七八点钟。

在繁忙的教学、临床、科研之余，曹洪欣以惊人的毅力出版医著18部，发表学术论文 50 余篇，获各种科技奖多项。鉴于他的成就，某些单位和个人要把他从中医学院挖走。一位马来西亚药商来信，以高薪相邀，让他到那里出诊。广州一比较知名的大学以优厚的条件邀他去任教。一些省内外的同行也常常发来邀请信，甚至有人以每日 500 元的高价邀他出诊。这些都被他一一谢绝。1994 年 10 月，曹洪欣教授应邀赴英国讲学，他渊博的理论知识和高水平的医术，受到英国学员的好评，英国剑桥国际传记中心将其事迹收录于《世界知识分子名人录》及《世界医学名人录》中。他谢绝了英方的高薪聘请，按时返回母校，继续在自己无限热爱的中医天地苦心钻研。他真正实现了童年时的美丽梦幻，成为一位发扬光大中医学的年轻新秀！

（《黑龙江团刊》1996 年第 3 期）

大医精诚

一、空谷足音

三月的哈尔滨，乍暖还冷。但是，大气中已经弥漫着沁人心脾的早春气息。

当我们踩着脚下嘎巴作响的冰碴，走进坐落在和兴路上的黑龙江中医学院科研二门诊时，迎面扑来热浪，让人顿生一种异样的感觉。没见过这阵势，着实令我们惊愕：怎么这么多患者？！唉，谁要是一到这地方，保证能想起"人满为患"这个词。

我们询问门口的一位同志："曹洪欣大夫在哪个诊室？"这位同志用眼神乜斜了我们一眼，好像是看外星球来的怪人似的："哪个诊室人多，他就在哪个诊室。"也许，他觉得回答的不妥，又补充说："这不，这些人都候着他呢。"是呀，我们咋这么傻，采访名人还没把人家当名人，早应该看出门道来。屋里尽管人多，但是很有秩序地排着长队。猛然，我们感到一个新发现：过去的那种中医越老越值钱的观念，已被这位年轻的曹洪欣博士打破了。这也许是一个中医的新趋向。

寻着大队人流的源头，我们找到了这个诊室的门口。蓦地，被一位老太太强硬地拦住了："不能进！你看后边多少患者都在等着呢？！好多人都是半夜来挂的号啊！"她口齿伶俐，不容人申辩，显然是位办事干练，还俨然是一位公道的主持人。原来，她把我们当成走后门的患者了。我们笑了：你看我们像患者不？她瞧瞧我们确实不像患者。她也笑了。我们告诉她，我们是来采访曹大夫的。她高兴极了，脸上闪着光："太好了，太应该了！"她让我们稍等一下，等里面出来人再进去。站在门口，我们和她唠起来。得知她姓纪，62岁了，从二门诊开业（1991年7月），她就自愿地来这里维持秩序。她说话干脆，还风趣：要不说，怎么不让你们进去呢！患者大都是零点来排队挂号的，都不容易呀。为了这，我得罪了好多人……这不，我们一个教研室的人也在这儿排队……现在，曹教授的挂号票让黑市炒到50元了。为了制止这事，他每次都提前来就诊……她说话像机关枪一样，一梭子一梭子的。来现场看看真好，我们打心眼儿里感激这位老人家。

终于，我们挨近诊室了，里面有五六个人候诊。

曹洪欣大夫正在全神贯注地给患者诊脉，认认真真地搜寻和思索，犹如计算机高速运作。一切的喜和忧从他脸上都感知不出来。他平日里的好动和活泼劲都销声匿迹了。他真有排除一切杂念的本事，依稀入境一样。这和我们第一次见他的时候判若两人。头一回见面时，他笑眯眯地像是一位老朋友。他给我们的第一印象好像是一位潇洒、自信的大学生。他总是那样神采奕奕，精力充沛。此刻，才是第二次见到他，我们只是用眼神打了招呼，没有一点客套。他还是剃着那种简捷的小平头，一副琇琅架高度近视眼镜，显得十足的书生气，可是他那道深邃而凝重的目光告诉我们：一看患者，他真是全身心地投入啊。让他看病，这真是患者的福祉。不知情的人，看不出他是位名医，他对每一位患者都是一样的周全客气；他不像是 37 岁的年龄，更像 27 岁。

这时，站在我们旁边的一位女患者，等得实在挺不住就蹲在地上了。她说，今天，我太难受了。要不然，我给你讲讲曹教授……我先后住了 9 次医院，吃了几麻袋药啦，西医让安心脏起搏器，是曹教授给我治疗后，没用安……这回，在单位评职称生点气又犯病了。旋即，她告诉了我们她家的地址和姓名，她一再说，她能讲许多关于曹大夫的故事。很可惜，此刻她讲不了。

这工夫，门外传来话：院里来了位处长要向曹洪欣院长助理汇报一下工作。早就听说，曹洪欣在院里分工负责教学和医疗工作，因为没有主管的副院长，所以这两大摊的工作都找他。趁曹大夫出去的机会，我们和他带的一位姓林的学生唠了几句：

"你是曹老师带的研究生吗？"

"不是。我想考他的研究生……太难了，18 比 1，比考大学难多了！"他的眸子里流露着神往的真情。

"你跟着曹老师，有什么感触？"

"曹老师，不仅教我专业知识，还教我做人。"他那话语里溢满了钦羡和感激。"那次出诊，曹老师发高烧 38.6℃。我劝他休息吧，他说 80 多位患者怎么办？吃了几片药，硬挺着像好人一样给患者诊治，一直到晚上九点多。"

这位小林简洁地表述了心声：心痛和赞誉。然后，又埋下头写起药方来。我们不忍心再打扰他了。

在小小的诊室里，我们站了 3 个小时，没想主动采访谁，可是先后有十几位患者主动向我们倾诉了自己和曹大夫的故事。

这是一次始料不及的采访。一个下午，我们瞧着曹洪欣一位接一位地接待患者，他连口水也没喝。我们之间犹如陌生人，没说一句话。这哪叫什么采访呀？纯粹是参观来了。或许是平时少锻炼，我们的腿都站酸了，但是觉得很值，收获是超常的。我们不仅真实地感受到了这个青年名人的一种氛围和一种责任，而且还倾听了患者的心声。我们直接感触到了他的生命温度，也着实饱受了一次敬业精神的陶冶、一次职业意识的教育……真的，我们犹如从中医的深谷里初知了曹洪欣的足声。

二、岁月的锻造

采访曹洪欣教授，实在耗神。知情的人和众多患者都催我们：曹洪欣的人品太好了，中医干到这个程度太出类拔萃了。从那次无言的采访，迄今又过去 3 个月了，不是我们不想快点把这篇稿子写出来，可就是找不到曹洪欣的有空时间。他实在太忙了，想必他甘心情愿这样忙。无奈的情绪一过，我们又变成担心：一个人如果天天半夜十点左右回家，凌晨一两点钟才能休息，就这个倾注心力的干劲、这个精神，真是一个了不起！可是，人毕竟是血肉之躯呀！

细读一下曹洪欣这个年轻人，我们深深地领悟到：一个人的志向，不是一天设定的；

人的毅力和决心，也不是一天形成的。他的成长和成才，不仅是一篇"了不起"的人物报道。于是，为了探寻这个"了不起"的底蕴，（1995年7月6日早晨7时）我们给曹洪欣家里打电话。他妻子田慧萍说，洪欣出诊去了。本来，没想太早打扰他，想让他多休息一会儿，谁知，还是找不着他。

打电话，打传呼（许是我们找得他太难为情了），从第一次到门诊采访的半年之后，终于我们再次见面了。这个马拉松似的采访真不易呀！

遇上这样的采访对象，你说是应该高兴呢，还是应该沮丧呢？这是我们第一次给自己提这样的诘问。能撞上这样的人物，我们肯定是高兴的事儿。真的，我们不后悔。

曹洪欣的经历，实在是平中见奇，溢满了凝重的血和汗、泪与笑，鲜明地给跨世纪的青年一代，昭示了一个做人的大课题。

1958年，曹洪欣出生在哈尔滨市一个普通的工人家庭。这就预示他要吃更大更多的苦，因为他没有人生的捷径可寻。

曹姓，是一个古姓，源远流长，其源出自山东。相传颛顼后入安，助禹治水有功，赐姓为曹。从小，洪欣就知道自己这个姓氏，是一个值得骄傲的姓。洪欣的父辈就是从山东闯关东来东北的。有这样一个传统教育的家族，在小洪欣刚刚懂事的时候，残酷无情的病魔相继落到壮年的父亲和年幼的姐姐身上。父亲患了肝硬化，姐姐染上风湿性心脏病。在饭店当会计的妈妈，以每月47.5元钱的工薪，养活全家七口人，还要为父亲和姐姐治病，那困难的生活可以想见。妈妈常常领着小洪欣，串街走巷到处为爸爸和姐姐求医问药。一次，有位老医生神秘兮兮地告诉妈妈，对父亲和姐姐的病，他都无能为力。听到这消息，洪欣伤心地大哭起来。旋即他止住了哭，懂事的洪欣知道安慰妈妈。他说，我长大要当一个专门能治疑难病的大夫！妈妈流着泪水，把他紧紧搂在怀里。母亲的臂弯本是一个温暖的世界，可此时他是头一次感知来自生活上的窒息。这个镜头和这个承诺，在他幼小的心灵中永远地定格了。应该说，他的精神和毅力的积蓄就是从那时候开始孕育的……

就在他7岁那年，爸爸的病经多方医治无效，永远地走了。当时，姐姐Ⅲ度心衰，也危在旦夕。妈妈忍着巨大的悲痛，挺着纤弱的身子，挑起了抚养五个孩子的重担。她把一切希望都寄托在这五个子女身上，这是她生活下去的勇气，更是她生活下去的希望。全家每人一个月平均生活费用仅有七元钱，五个孩子的衣服和鞋帽都是妈妈单位同事送的。对于吃和穿，他从不挑，压根没奢望过什么。小洪欣在班里当班长，他最怕交学费时，妈妈从单位开来免费证明。每到这时，他都要哭一场。他不甘心这样，实在不好意思不交学费，但没有别的办法。12岁时，作为家里最大的男孩子，曹洪欣从小就养成了自理能力，还知道为家里和他人操心。他开始协助妈妈挑起了生活的重担。放学后，先抓紧完成作业，然后到妈妈工作的饭店去收拾猪下水，干杂活。那时，最高兴的是每月有十次八次的刮猪蹄的活儿。当时，收拾干净一斤猪蹄给二分钱，一夜晚能收拾一二百斤，这是挣"大"钱的机会，一到这时候他就玩命地干。刮猪毛，刮不干净不行，验收不合格，人家不给钱。为了保质保量地干好活，他的眼睛，就是在这时候累近视的（后来发展到近600°）。打这以后，他再也不让妈妈从单位开免交学费的证明了。

他用挣来的一点钱交学费，买书本，贴补家里的生活。这样，他一直干了六七年。这期间，他没耽误读自己的教科书。正如别林斯基说的那样：不幸是一所最好的大学。他比别的同学也过早地读到了社会、生存、竞争、发展的这部大书。

上初三的一个暑假，曹洪欣为了挣点钱，他去卖酸梅汤了。开学一个月后，他还没有去上课。老师找到家里来了："这么好的学生，家长怎么不让孩子上学呀！"

这是个负责任的老师，对家长善意的责备。

妈妈苦笑着，答应马上让洪欣去上课。她不是不让孩子上学，家里实在没有经济基础，一切都是生活所迫。

耽误了1个多月的课，曹洪欣期末考试还是考了个第一名。当时，这个第一名穿着很寒酸。他穿着一身补丁衣服（上大学后他还穿了两年补丁衣服），解放鞋竟露着脚趾头。苦吗？他当时没觉得怎样。只是他心里，憋着同龄孩子难以理解的要求生存与发展的劲头！

中学毕业了，曹洪欣没有出路。他加入了东莱维修队的临时工队伍。当时只有90多斤体重的曹洪欣，挑砖上跳板，从每次八块开始，到后来他竟能挑动64块。起初，每人挖土方4立方米，他起早贪黑也干不完，累得他直掉眼泪，打掉牙往肚子里吞。叫苦，最多能听一句同情的话而已。那不是他的性格，他宁可一宿不睡，也要完成任务，也要挣来每天1.75元的工资。一次，一天他竟然挖了15立方米。大家都惊叹他的毅力。第一个月终于顽强地挺下来了，他领到40多元钱的工资欣喜若狂，这是他亲手挣来的最多的钱哪，赶回家把钱交给妈妈。真幸福、真高兴！这让他更深一层地体味到劳动、拼搏的甘甜和快慰。妈妈接过钱，鼻子一酸，眼里噙满了泪花。她心痛自己瘦弱的孩子呀！说什么啊，她什么都没说出来，便哽咽了。

当了两年临时工，他始终还做着要当大夫的梦。

姐姐病了好几年，因无力支付那笔心脏手术费用，只得到处求治中医。在用了大量的中草药偏方之后，出乎预料的是，重病的姐姐竟奇迹般地战胜了死神。中草药的神奇，更使他心驰神往，曹洪欣学习中医的劲头更足了。他借到了《药性赋》《濒湖脉学》《汤头歌诀》《医宗金鉴》等几本中医书籍，如获至宝，反复阅读，似乎有一种神奇的力量吸引了他的身心。他把这几本书的全部歌诀都背诵下来，尽管对这些歌诀绝大部分不能理解，尽管"唱"这些歌诀时生活让他体味到一种汤药般的苦涩，可是他一直在执着地追求。

幻想和奢望总让他心情激动，总让他不停地开辟前进的道路。

临时工的伙伴有病了，他从书本上套着开个方；妈妈高血压，他也试着开个方。有成功，也有失败。但都成了他生存的莫大乐趣。

1977年国家开始恢复高考，他庆幸自己赶上了一个好时代，亢奋得彻夜难眠。实在是太单纯、太幼稚了，最初他还以为报考中医院校要考药方呢。于是，他使劲地背方子。后来才得知要考数理化。他又不舍得耽误上班，白天背政治题，晚上抠数学题。那时，他连一本参考资料也没有，每晚上借一本书，看完后赶紧还人家。那一段日子，写得最多的时候，一晚上他能用完一支圆珠笔。这毅力、这劲头，犹如火山口在他心中爆发。"有所作为，是生活中的最高境界。"他把恩格斯的话抄在笔记本上，当作座右铭。

就这样，他一直挺到 1978 年 4 月份，才离开工地，到道外区一个补习班上课。当时，他的三科成绩还不如人家的一科成绩高。任课教师断言：这个学生不可能考上大学。听了这话，曹洪欣没有泄气。因为他对自己从没失去过信心，也从来没沮丧过。相反，他决心要争口气，用超常的勤奋创造奇迹。半个月后，第二次测验，他竟然达到了各科都及格的水平。教师开始对他刮目相看了，这个飞跃不得了。待到 6 月模拟考试时，他达到了平均 90 分的好成绩，一跃成了班上的尖子学员。在全省高考初试时，他的三科考了 280 分，着实给了人们一个惊喜。这时，知情人劝他报考清华或北大，他不改初衷。他一心一意就是要报考中医院校，就是向往那神奇而又神圣的中医殿堂。

三、加盟拼搏

如果说困苦是一块磨石，那么理想就从这磨砺中得到生长和鲜亮。

恢复高考的第二年，曹洪欣以高出录取分数 59 分的好成绩考入黑龙江中医学院。这是他报考的第一志愿，也是实现他梦寐以求理想的第一步。此刻，他觉得天地都豁然开朗了。

从没见过大学校园的曹洪欣，一走进中医学院的林荫道，便激动得不行。高大的楼房，飞机型的大礼堂，特别是亲眼看到学院图书馆里大量的书籍，他觉得没有条件时，自己还要创造条件学习，如今有了这么好的条件，如果利用不好、学习不好，真是个罪过。人贵有自知之明，他不认为自己有什么超人的地方。他欣赏一句话："小苦小智慧，大苦大智慧。"他甘愿吃大苦。于是，他付出了超常的努力，每天都是全班起得最早的一个，也是每晚睡得最迟的一个。他学什么都是一样专心，就是走路、上厕所，他也要记几个英语单词。五年的大学生活，除了集体娱乐活动外，他几乎没看过一场电影。他连续四年被评为"三好学生"（最后一年没评），这在学校是不多见的。

学好中医，掌握科学的学习方法十分必要。这是曹洪欣从入学时就思考的问题。思与行在他身上结合得相辅相成。一次听老师讲课，曹洪欣大胆提出自己的疑问："一位患者上身热，下身寒，怎么用药治疗？"不懂就是不懂，他不糊弄自己，也不糊弄别人。

由于曹洪欣学习好，又有一定的临床功底，所以同学有病也愿意找他开点汤药。这期间，让他铭记的第一个患者就是自己的母亲。一次，她突然眩晕、头胀，血压210/120mmHg，手还麻。起初他认为是肝阳上亢，开了天麻钩藤饮，二剂后不但眩晕未减而且恶心呕吐加重，洪欣心里特别不是滋味，他恨自己无能。于是，他仔细观察，发现母亲眩晕不欲睁眼，卧则眩晕不减，吐物都是清水痰涎。对照书本用中医的思路，他小心翼翼地开了一剂半夏白术天麻汤，心里念叨着，这一剂药可得见效了，否则我无法向妈妈、姐姐们解释交代。没曾想，第二天妈妈竟能下地活动了。这件事使他感触很深。回想起来，也真是从那时起，他朦胧地体会到学习中医用中药，必须遵循中医的理论体系和临床思维，否则仅局限于中西医对号入座。一见到高血压就平肝潜阳，一听说冠心病就活血化瘀，往往使中医的优势得不到发挥，从某种程度上还束缚了中医药的适应范围。

5 年的大学生活很快过去了。迄今他的同学们仍啧啧称赞曹洪欣曾在班里表演的一个节目：几分钟内背诵出《汤头歌诀》里的四百多首方剂，真令同学们击掌叫绝。就这么样学习，曹洪欣越学习越觉得中医知识的广博和深奥；他接触的患者越多，越感受到自己知识的肤浅。真是，头两年不知天高地厚，后三年总觉得学得不够。

一位同学的母亲患了肝癌，让他治疗。第一次去的时候，这位老人家就恳切地说："洪欣呀，你大胆地治吧，我相信我会站起来的。"因为她并不知道自己患了癌症。这是曹洪欣治疗的第一例癌症患者，为了治这个病，他绞尽脑汁，查阅了许多相关资料，辨证治疗用了大量抗癌药，患者维持了 11 个月，在她临死的头三天，曹洪欣去给她诊病，虽然她已不能讲话了，但是眼睛里却含着感激的泪水，闪着不愿离开人间的目光。那种目光，像一个烧红的烙铁，能让人留下一辈子的印记。那时，洪欣才真正体味到了一个医生医不好患者时的遗憾和愧疚感。爱莫能助的滋味，太难受了。至今，他仍是难以忘怀。实践让他深深地悟到：人，要爱在肩头，要担起爱的责任；一个医生谁也不能包治所有的病，重要的是向这方面不懈的探索，哪怕取得一点点进步，这也是人生的欣慰。换句话说，就是献出自己的毕生精力也是值得的。

1983 年，曹洪欣毕业获学士学位。这期间，他坚持业余义务为患者诊病，把学到的知识应用于实践中，努力提高自己的诊疗水平。在毕业实习中，他进一步感受到中医对妇科病疗效特别好。于是，他立志想毕业后到妇科当一名大夫，发挥古老又新生的中医优势。然而，这个机遇没有冲他微笑。于是大学毕业的同年，曹洪欣又报考了研究生。人，不能停止追求，不能降低自己人生的价值。这是他的人生理念。上大学之前，他一点英语也不会。上大学后，他是从 ABC 学起的。考研究生，专业知识没问题，就是怕外语不行。谁知，天有不测风云，报考没几天，去山东老家探亲的妈妈病故了！这不啻是一个灭顶之灾，这个噩耗，一下子把即将毕业的洪欣打懵了。他请假前往山东处理妈妈的后事……失去妈妈的巨大痛苦，使他没法自制，整个身心都被伤痛绞碎了。妈妈去世后，单位停发了工资。此时，曹洪欣一点儿经济来源也没有了。面对着失去亲人的痛苦，又面临着没有一点经济来源的窘境，洪欣快要窒息死了。距考研究生还有 1 个月的时间，这段时光，他就做了两个字"哭、学"的事，想起妈妈就哭。哭，成了一种寄托，一个宣泄，他哭了个酣畅淋漓；学，此时成了一种超越，一种发愤后的拼搏。考研究生，已是他这时生存和思想的全部内容。此刻，这个仅有的追求，成了他生存下去的救星。要不，他真活不下去了。

考研究生的成绩发表后，他最担心的英语结果得了 72 分，是当年考生中外语的最高分。他的总分，竟比和他一起考研究生的老师高出 80 多分。他考取了研究生，投在黄柄山教授门下学习中医基础专业。靠着当时 46 元研究生的助学金，洪欣挣扎在生活的最底层。此时，他正和一位心地善良、媚气的姑娘谈恋爱。她当过纺织工，学过做服装，她叫田慧萍。洪欣的经济压力大，慧萍的精神压力亦大。人家考上研究生还能要你吗？面对着这个人生的关键时刻，他们勇敢地向世俗挑战，第二年俩人毅然结婚了。当年，洪欣的弟弟高考，当时要交补习班的学费都没着落，在这无奈的条件下，田慧萍忍痛割爱，卖掉了自己的飞鸽牌自行车，给小弟交了120元学费。没有辜负希望，弟弟考上哈尔滨大学工民建专业。由于田慧萍的鼎力支持，洪欣在经济上有了保障。于是，他把全部精力都投入到学习和科研中。

在黄导师的严格教导下，他边研究、边实践，用理论指导临床治病，加深了对中医理论的认识，长进很快。当初，想写论文都不知道选什么题目。1984年，当他接到第一篇论文的采用通知时，他高兴得差点跳起来，前面的路一下子拓宽了。这时，他的医术也有了长足进步。一位教师的女孩患了癫痫，一周发病2次，用了许多药没见效果。这位教师找到曹洪欣。洪欣认真诊脉后，详细询问了曾服用的药物。她说过去一直用的都是安神的药。

"你喜欢吃什么？"

"就喜欢吃酸的。"她说。

对于这个怪现象，曹洪欣敏感地捕捉到了。虽然没治过这个病，但是曹洪欣分析入理。过去吃安神药不见效果，说明不对路。她喜欢吃酸的，说明肝不足，得从肝阴论治入手。于是，他开了具有特色的处方。结果，把癫痫控制在1个月发作1次，不久竟痊愈了。这女孩也爱上医学，后来她还考取了哈尔滨医科大学。

从这时，能治疑难病症的曹洪欣，被别人叫响了名字，诚然，这是他自我塑造的整体形象和整体素质的结果。他用行动，而不是用语言，真正地拓开了属于自己人生的历史。

学院里一教师的孩子得了心肌炎。当时心电图是频发室性早搏，ST改变，左室高电压，病情非常严重。这位女孩子抬头的力气都没有。曾住院几次，还休学了。这位教师非常信任曹洪欣，因为他知道小曹善于琢磨问题，思路新、思路好。其实，这是曹洪欣治疗的第一例心肌炎。根据病情，心气不足，心阴也虚，曹洪欣采取了补心气、养心阴的药方。没想到，患者吃了十几剂药，明显见好。1个月后，心电图正常了，又巩固了两个月，痊愈了。打这儿起，洪欣对探索治疗心肌炎产生了浓厚的兴趣。这为他以后系统研究治疗心肌炎和心血管病而取得的成就奠定了基础，更重要的是，他找到了自己科研的思路：中医，不仅要把人看作是一个整体，还要把人和自然看为是一个整体。什么都不是孤立的，只有进行综合分析才能解决病症。这样的实例，他研究了许多。有一位血管神经性头痛的患者，经常是半夜零点头痛。从自然上看，这个时候是一天中最静的时刻；从自身看，此时与肝关系最密切。于是，他从治疗肝上入手，取得了良好的效果。为此，他在《云南中医药》杂志上发表了《清空膏治疗血管性头痛》的论文。

过去一说到有炎症，西医就是消炎，中医常用清热解毒的药。对此，曹洪欣有自己的独到见解。在临床观察中，他发现许多慢性结肠炎的患者，大都是在清早时腹痛、腹泻。清早，从自然上分析，是一天中最冷的时候，此时发病，说明阳气不足。从人的整体分析，这病显然与脾、肾关系密切。所以，曹洪欣在治疗中采取温补脾和肾的方法。通过肠镜观察发现，这种温补不仅补了脾和肾，还达到了消炎的作用。根据这项研究，他撰写了《温肾补脾法治疗35例慢性结肠炎》论文（发表在《四川中医》杂志上）。用中医的思路，拓宽了中医治疗的天地。这个成果，在中医界引起很好的反响。

中医，不仅能治病救人，还能陶冶人心，让人神往。

在读硕士研究生期间，曹洪欣共发表了 7 篇论文。其中在导师指导下撰写的《内伤病统一辨证规律探讨》一文，系统地研究了内伤病的辨证论治规律，在全国获得广泛好评。《肝病证候动态变化之探讨》，首次全面地阐述了肝病证候动态变化的规律，在中医证候研究上取得了可喜可贺的突破。中医讲究重视辨证论治，这里的"证"，就是中医认识疾病的核心。这就是他硕士研究生时的主攻方向。在研究过程中，他认识到，中医的治疗往往都是落实到"证"上。这个"证"，就是指疾病的发生、发展过程中某一阶段疾病本质的反映。抓住了这个"证"，就等于抓住了疾病的本质。实践中他深深地体会到，这个"证"，不仅表现为相对的稳定性，而且还处于不断变化的状态。所以他提出作为一名好医生，首先要抓住稳定的"证"，还要抓住不断变化的"证"。从这个理论上认识事物，中医强调不断地调方，就是这个道理。同时，他指出，任何一种成药都不可能治疗不论什么"证"的病。为此他写了系列关于"证"的论文，如《对中医证候研究的一点看法》(发表在《中医信息》杂志 1987 年第 3 期)、《证候动态变化之探讨》(发表在《云南中医》杂志 1987 年第 3 期)。这是曹洪欣首次提出证候是一个不断变化的过程，并对动态变化的过程进行了深入探讨，《论证动态变化的特点》，发表于《吉林中医》杂志 1989 年第 5 期。

这是创新，这是贡献。

硕士研究生毕业前夕，他被团省委授予"发明创造者"称号。

1988 年，曹洪欣又考取了中医内科专业博士研究生，从师于著名中医张琪教授学习中医内科专业。在考取博士研究生 1 个月的时候，他接到了国家教委公派去澳大利亚出国留学的通知。

这是机遇，还是挑战？

是继续学习中医？还是出国留学？

限时三天做出选择。当时，张琪教授支持曹洪欣出国，出国的经费也已经到位。这真是一个人生的十字路口，亦是一个痛苦和艰难的选择，曹洪欣曾犹豫过。当时出国留学可以说是国内最时髦的事情，是多少青年人翘首企盼的呀！但是他对前途有一个非常清楚的认识，如果选择出国留学，就失去随张琪教授学习的机会。中医界谁都知道，张琪教授是全国著名的中医学家，中医界巨擘，学术上具有高深的造诣，能考上张老师的博士生确实来之不易。3 天后，曹洪欣的选择出乎众人的预料：他放弃了出国留学的机会，决心继续在自己无限热爱的中医天地里苦心钻研。为此有人说他傻。可他觉得应该这样，傻得值。他默默地下决心，一定要学出个样子来，做一名争气的"土"博士！在跟随张老师学习的 3 年时间里，张老师每天出诊他都不离左右，风雨无阻，一天没落。张琪教授辨治入微，治法灵活，用药精当，疗效卓著给了他刻骨铭心的印迹。

曹洪欣不仅是位有心劲的人，还是位爱操心的人。他的精力超常专注，永远都那么精神饱满、充沛。为了掌握张老师的诊病思路，他专心致志，全身心地投入。张老师每开一个药方，如果自己想的思路对不上，他就请教，探究其间的底蕴。中医开方讲究汤头，每次加减哪味药、药量怎么变化，他都反复对照研究，寻觅张老治病的特色。实践让他渐渐地明白了，仅仅辨证准确还不够，还要用药精当。要在临床上提高疗效，必须在选方用药上下苦功。既重视古方剂的研究，又重视现代方药的研究，于是，曹洪欣又在不断地寻找研究方剂的最佳配伍方法……

在治疗病毒性心肌炎时，曹洪欣发现许多患者都有胸中窒闷、气短不足以息的症状。他研究用药思路，不是采取消炎的方法，而是重在补气。他采用升陷汤加减治疗，收到了满意疗效。后来，在研究了5000例治疗病例的基础上，他在《中医药学报》上发表了《参白汤治疗病毒性心肌炎的体会》。为了研究方剂最佳配伍，曹洪欣还撰写了《泻黄饮子的临床应用》，发表在《陕西中医》，扩大了泻黄饮子的应用范围，在治疗口疮、口臭、厌食和睑弦赤烂方面取得良好疗效。

追随张琪教授这样的导师，是曹洪欣一生的幸运。

张琪教授的医德和医术，实在让洪欣佩服、折服。医术上常见他起死回生的病例；医德上，他不仅表现在对患者很强的责任心，而且表现对同行的尊敬，从不在背后讲别人一句坏话，关键的时候还敢于直言。他常说，只有尊敬别人，才能使他人尊敬自己。这几年，曹洪欣在门诊工作中，时时提醒自己将张琪教授的这些高尚的医德医风体现出来并保持和弘扬下去。有了这个意识，曹洪欣十分注意向其他老师学习，取长补短。在治疗上，他在注重发挥自己中医优势的同时，并虚心向西医学习，同时也让西医尽可能地了解中医。

现在，有人讲：理想最远，金钱是实。

然而，理想在曹洪欣心里，不是海市蜃楼，不是虚无缥缈的幻影；而是一个目标和一个牵肠挂肚的责任。于是，生活中他敢于挑战，用自己的头脑走自己的路：靠行动，不靠门路；靠业绩，不靠捷径。科学研究上，也没有什么捷径可走。

在3年博士研究生学习期间，他总结撰写了张琪教授治疗肾病的经验、运用海藻的经验、治疗肾病规律探讨等一系列研究论文，分别发表在《中医杂志》《中医药学报》和《黑龙江中医药》等杂志上，在总结名老中医经验方面取得了令人瞩目的成绩。70岁高龄的张琪教授至今仍不停地学习，不停地撰写论文。张老掌握中医的前沿水准，也能把学生带到前沿阵地上……

毕业时，曹洪欣的博士论文是《慢性原发性肾小球疾病的中医临床研究》。该论文对名老中医治疗肾病的经验进行了探讨，阐述了慢性肾病的病理基础，首次提出治疗肾病的四步二十六法。经专家评审，达到国内领先水平，被誉为中医博士论文的典范。在这篇论文的评语上，作为导师的张琪教授这样写道："该生已具备高层次医疗、教学、科研工作能力，后生可畏，未来定能成为后起之秀而胜过我们这一代人。"

这么高的评语，在学术界是罕见的。

这是肯定的褒奖，也是希望的企盼。张琪教授既是导师，又是伯乐。曹洪欣一辈子都忘不了这位和蔼可亲的师长。

37岁的曹洪欣，可谓是大器早成。

他，24岁毕业获学士学位，27岁获中医基础专业硕士学位，33岁获中医内科专业博士学位。由于他教学、科研、医疗方面的成绩特别突出，博士研究生毕业3个月后被破格晋升为副教授。36 岁时，又被破格晋升为教授，成为当时全国中医界最年轻的教授。这里，重要的是他的中医建树，已经引起了国内外同行的瞩目。

四、恪守初衷

人活着，就是被别人需要才会生活的有意义。做一个医生，正是被人需要的职业，但是没有医术不行，那是一个庸医。曹洪欣从一开始，就特别注意培养和积累临床经验。他要做一个"苍生大医"。每治疗一个患者，他都认真地留下一份病例。从 1984 年至今，他已收集十多万份完整的病案，这些翔实的第一手资料，成为曹洪欣研究中医的宝贵财富。

学中医到曹洪欣这个程度，已经是一个辉煌了。为此，有人说他走得顺利，其实不然。这里，关键是他一步步走得太笃实了。那还是在他读本科生的时候，当时，一位来自大兴安岭的妇女，从 18 岁开始闭经 20 年。这期间，每日要喝水 20 多暖瓶，尿量两大桶。北京医院的脱水试验结果是早晨体重 70 公斤；晚上体重 50 公斤，这实属罕见的病例，无确切的诊断，曹洪欣勇敢地收治了这位患者。他依据中医理论，辨证用药医治，半年后患者每日只喝三暖瓶水，尿量也基本正常了。出奇的是，她来了月经并怀孕生育了。这之后，随访 4 年，病情无复发。

现在有人说曹洪欣教授啥病都敢治，这话是赞誉，也是实情。敢治疑难病，这是胆量，更是水平。

从他第一次出门诊（半天），看了 28 位患者之后，再也没少于 50 人。

谁要是翻开他的门诊病例就会发现，其中 80% 以上都是心肌炎、冠心病、肾病、尿毒症等疑难病症。曹洪欣为自己选择了一条叫人望而生畏的路，他是大胆的，他是义无反顾的……他要以自己的行为，送给人们鲜活真切的希望。

一次，门诊来了一位口腔溃疡反复发作的患者，患者整天伸着舌头，痛苦异常。在求医无奈的情况下，最后找到了曹洪欣。洪欣据其症状以泻黄饮子化裁处方，1 剂下去，患者顿觉口舌清爽，7 剂后痊愈，历经数年未发。这简直就是一个奇迹。

一个被 CT 诊断脊髓空洞症的 42 岁女患者，不能站立，生活完全不能自理，曾在某大医院住院 3 个月，被西医诊断为完全不可逆症。曹洪欣接治后，以中医血痹诊断，以益气活络通阳为治疗思路。10 剂药服过，患者自觉有力量。连续服药 8 个月，患者竟能如正常人一样。如今用患者自己的话说："我可跳两小时的迪斯科。"

还有令一些医药界称奇的病例。患者李某，是黑龙江省建筑公司的职工，CT 诊断腰椎管狭窄，行走不得超过 50 米，否则双下肢麻木不能站立，并牵扯腰背痛。洪欣以活络效灵丹加减治疗 6 个月后，患者能自如行走两个小时，最让人惊讶的是，CT 检查结果显示狭窄的腰椎管竟然变宽了。

在医疗实践中，曹洪欣遵古而又不泥古，敢于闯新路。这是源于他对中医典籍的广泛涉猎和大量的临床实践，使他达到了一个境界。

让患者哭着来，笑着回去。这是当大夫都奢望的，而曹洪欣则是能把这个奢望变成现实的人。

中医不仅要考虑患者的生理问题，还要考虑其人的整体因素。所以说，中医要求大夫要有很高的逻辑思维和临床思维，这个能力跟不上，就很难达到综合治疗的效果。

曹洪欣遇到过这样一位小患者，孩子外伤后，眼睛的上直肌麻痹，在大医院住了三个月，一点儿效果也没有。因为这个孩子的眼球往上抬，眼珠肌肉麻痹，出现复视。他正看着数，一个手指能看出是两个，往上看也是一样。这种病，曹大夫过去也没见过。但是，他运用中医理论思维和逻辑思维：肌肉无力收缩，都属于气虚。于是，他采取了补气活血的药方，患者吃了一个月后，正面看一个是一个了，但是往上看还不行。这个患者很特殊。当他又吃了一个月的药后，症状全消失了。迄今，快一年了，患者没有反复。他到哈医大复查时，大夫说：曹大夫怎么会治这种病？真神了。

患者心里有面镜子，它能照见大夫们的医术和医德。曹洪欣教授的患者越来越多，这是他的医术和医德对患者产生的"魔"力。

每次出诊，他的诊室外面都排着长长的队，都是应接不暇。就为了这信任，为了尽一个大夫的责任，曹洪欣常常是一坐就是六七个小时。连吃饭、上厕所甚至喝口水的工夫都挤不出来。遇上外出开会，他常常下了火车直奔诊室，曹洪欣这位年轻的中医专家，非常理解患者的心情，对患者满腔热忱，认真诊治，让患者痛苦而来，满意而归。

现在，他除了完成科研、教学、管理及指导研究生工作外，平均每周诊治患者300余人，其中省市外患者占10%，心血管患者占70%。他的门诊量，在省内青年中医中居首位。在科研门诊挂号已成为患者的难事，有的患者起五更、爬半夜去排队等候。有的人见有机可乘，竟打起来倒卖挂号票的主意。得知这情况后，曹洪欣非常着急。为有效地遏制这一现象，近两年来，他都提前1小时出诊，直到看完最后一个患者，常常要到晚上八九点钟。挂号难的问题有所缓解，但还是满足不了患者的需求。一些患者托亲靠友去家找他，曹洪欣实在累得不行，但他都能尽全力不让患者失望。他这个人有这么一个怪癖，只要往椅子上一坐，脉枕一放，便忘记了疲惫，就会聚精会神地投入到诊病中，用他妻子话说："洪欣一见患者就精神了"。这个"精神"里，包容了多少才情、人情、热情、钟情、痴情……

医好了患者的病，患者表示感谢，慷慨相赠是常有的事，按现在的世俗也不足为怪。但是，曹洪欣恪守自己的做人原则，坚决拒绝患者的钱物。他认为，作为一位医务工作者，随便收患者的钱物，不但有损医德医风，就是良心上也得不到安宁，更会毁灭自己心中圣洁的理想与事业。1989年冰雪期间，一位患了肾病的港商，在香港花了几万港元也没有治好。经人介绍找到曹洪欣，吃了20多剂草药，花了百八十元人民币，病情缓解。他非常感激，拿出一沓钱表示感谢，被曹洪欣婉言拒绝。他风趣地对曹大夫说："下次有病，坐飞机来找您也划算呐。"

一位学院的教师，他孩子曾得心肌炎让曹大夫治好了。在洪欣妻子生孩子的时候，他送来了100元钱。当时，洪欣没法硬拒绝。通常，这事要是轮到别人也就收了。可是，曹洪欣有极强的原则。收患者家长的钱，他心里难受；不收人家的礼，自己心里才平衡。考虑到同事的面子，他通过邮局给这位教师寄回了90元钱。当这位教师再见到曹洪欣时，眼里噙着泪，直说感谢话。这个曹洪欣，实在"怪癖"得可爱。

爱患者，爱中医事业，对于曹洪欣来说全都体现在工作岗位上。这是他长时间形成的性格和老师教导的结果。实践中，他十分注意患者的每一个表情。他曾仔细地研究过，如果大夫的表情过于严肃，会让患者陡增精神负担，便会错误认为自己的病太重；如果医生若总是微笑，会让患者觉得不可信赖。他严格要求自己，只要给比自己年龄大的患者治病时，他连口水都不喝。他要既体现对患者的尊重，还要展示对患者的十分认真。从每一个动作、每一句话的声调都很在意，一切从患者出发，想患者所想，这是他恪守的行医和做人原则。

一次，曹洪欣带一位学生出诊。开完方药后，这位学生漫不经心地"哗啦"一下把方子递给患者。曹洪欣抬起头来看了一眼这位学生，心里很不舒坦，但是没有批评他。曹洪欣带学生有严苛的一面，也有宽容的一面。这位学生已感觉到了老师的态度，脸有些红。事后，他告诉几位学生说：说话办事反映一个人的修养，一个动作、一个眼神，做医生的都要讲究。我们要给患者一个良性信息，这是一个做人和行医的境界。

跟学生说这些，曹洪欣完全是自己的切身体会。

那次，是治疗一个脊髓空洞症的患者。这人病得很重，后期很可能造成瘫痪。家属找曹大夫看病时，就因为他摸脉时皱了一下眉头，家属出诊室后，就说：他是国家著名中医呀，他皱眉头，这是病重呢，还是曹大夫有什么想法？得知这情况后，曹洪欣一再反省自己，痛下决心，日后一定要从一点一滴的细微上注意。为此，他总结出掌握这个度的分寸，虽然掌握这个度很难，但很关键，因为它关系到医疗效果。

患者是在最困难的时候才找大夫的，人家能把自己的生命都交给你，并把所有隐私都暴露给你……这是对你多大的信任啊！曹洪欣非常看重这一点。

一位本学院的教师，得了冠心病，到门诊看病，曹洪欣给治好了。后来，他的孙子又患了心肌炎。为此，这位教师觉得挺不好意思，就拿出 500 元，硬塞给曹洪欣。曹洪欣说："这钱，我坚决不能收。"这位教师的眼泪掉下来了："你是不是有什么想法？"曹洪欣告诉他："我不能破这个例。你孙子的病，我一定尽力治。"曹洪欣是真心这样想的：患者对自己的这种信任，这是拿多少钱都买不到的情谊，绝不能收患者的钱物。

这些年来，凡是出诊赶上午休吃饭，他从没有把患者放下不管自己去吃饭。

要做一个好医生，首先要做一个堂堂正正的好人。如果做医生是为了赚钱，那一定当不了好医生。这是一个对医生起码的素质要求。不论在哪儿，曹洪欣都坚持这个信念，都坚持这么做。

1994 年 11 月，曹洪欣应邀到英国仁术中医学院讲学。一下飞机，虽然接待得热情周到，可是到异国他乡，尽管是学院派来的，但他仍有一种打工的感觉。原本他是学中医内科的，当时已定好，要他讲中医内科。他撰写的《中医诊断学》和《中医基础理论》两部 30 万字的讲义，已由仁术医院以英文版出版。当仁术学院得知曹洪欣临床好时，竟让他讲外科（皮肤科）病。因为英国的神经性皮炎和银屑病（牛皮癣）患者特别多。在国内，曹洪欣没有专门研究过这些病。第一天讲课，院长找来三个患者。这是测试，也是验证。这位年轻的教授是否有真才实学呢？一切都要动真格的，讲完课，给患者看病开方。曹洪欣根据外病内治的思路，课讲得深入浅出，清楚明白。曹洪欣不是一位读死书的人，他喜欢读法国史学家兼批评家丹纳的《艺术哲学》，也喜欢读美国戴维波普诺著《社会学》……课后，曹洪欣根据患者的不同情况，辨证施治，开出了药方。很快，吃药的患者都反馈回来说见效了。这下仁术学院的院长乐了。他从内心到脸上都再不小视这年轻教授了。

在英国，通常大夫一天只看几个患者。由于患者较多，曹洪欣提出可以多看几位患者。院长将信将疑，这么高效率地治疗能行吗？结果，曹洪欣从治疗十位患者到二十几位患者，反映特别好。院长的思路开始活动了，他想这是个了不起的人啊，于是千方百计地想留下这位曹博士。

"曹 Doctor of Medicine"，老板用生硬的中文夹掺着英语说，"每月给薪 5000 英镑，请您留下来"。

这个薪水，约合人民币 6.8 万，好一个诱惑的数字。

曹洪欣不为金钱所动。他重申自己的观点："不要考虑我留下的问题，您应侧重考虑如何将我们两所学院的合作巩固下去。"

院长再一次让步，把食宿也考虑进去，恳请他留下。曹洪欣还是没有答应。仁术院长又提出出资请曹洪欣到附近国家观光，想"曲径通幽"。没想到，20 天的归期就要到了，曹洪欣竟自己到售票处确认了返程的机票，然后告诉这位院长："谢谢您的好意，我已确认了返程的机票。"院长非常惊讶，又十分恼火，他实在弄不明白，这个年轻人怎么如此固执。他耸耸肩，无可奈何，深表遗憾。

搞业务，到曹教授这个程度，实属不容易。

要说，曹洪欣一个人出国，晚几日回国，挣点钱也无可厚非。但是他没有这样做。因为出国前，他给不少患者开了 20 天的药，他惦记着这些患者，他惦记自己带的研究生……

在踏上祖国土地的那一刻时，他深切地感觉找到了感情和事业的归宿。回国的第二天，曹洪欣就出诊了。

五、敢闯新路

有人说，谁播种阳光，谁就收获太阳。这句话，细细品味是很有道理的。做人，不就是这样吗："春种一粒粟，秋收万颗籽。"

平心而论，曹洪欣就是一位刻苦耕耘、勇于播种阳光的人。

翻阅了发表曹洪欣教授论文的刊物之后，让人产生一种诘问：他这个年龄怎么会出如此之多的成绩？！他真是一个创造奇迹的人。

作为一名学者型的医生，在教学、科研和临床之中，曹洪欣有着严谨的治学态度。他既注意运用先辈总结出的医疗经验，又不断地探索和创新，敢闯禁区，并能以锲而不舍和精益求精的态度治学。十多年来，他认真分析门诊及业余诊病的每个病例，不断总结经验，努力在疗效上下苦功。

近年来，他治疗病毒性心肌炎 5000 余例，治疗方法被收入《中医诊疗特技精典》，并荣获第二届世界传统医学大会国际金杯三等奖。

实践令曹洪欣更聪明了。他认为，应该把自己多年的学习体会和临床的一些尝试进行归纳整理，这样既有利于提高自己的医疗水平，又可为中医学宝库留一点可借鉴的东西。不知内情的人很难想象曹洪欣能忙到什么程度。他现在是 7 名研究生的导师，他还要出诊，他还有自己的科研任务，他还有诸多的行政工作。他要干的事儿实在是太多太多。没有办法，他只好向睡眠要时间。自打上大学以来，他几乎没有一个晚上是 12 点前休息的。知情的人都称他是"铁人"。忙起来的时候，他经常每晚只睡三四个小时。近 10 年来，他出版了医学专著 18 部，主编了《实用中医肝胆病诊疗手册》《儿科家庭医疗保健丛书》等书，并担任了《中国医学诊法大全》《中国医学疗法大全》《中国医学预防法大全》《国际针灸交流手册》副主编。其中《中国医学诊法大全》《中国医学疗法大全》《中国医学预防法大全》，这三部巨著合计三百万字，都是他读博士研究生时与北京的有关专家合作完成的。当山东科学技术出版社出版后，中医界引起很大反响，发行量不断攀升。这三部著作，把中医的诊断、治疗、预防融为一体，可谓中医的大百科全书。台湾中华书局再版了繁体字版本。中央电视台专题报道了这三部著作的有关情况。有权威人士说，这三部巨著，对中医学的贡献非同小可，功德无量。

勤奋的曹洪欣在国家及省级杂志上发表了《清空汤治疗血管性头痛》《消蛋白八法治疗慢性肾病蛋白尿》等 50 余篇学术论文。参加国家自然科学基金项目"肝病证候实质研究"课题，获黑龙江省中医药管理局科技进步一等奖。参加研究的《素问疑识》获黑龙江省中医药管理局科技进步二等奖。主持研究的"参白口服液治疗病毒性心肌炎的临床与实验研究"被列为省级重点课题，已获省科委 3.3 万元专款资助，省教委 1.3 万元资助。现在，曹洪欣正在着手进行中医药治疗病毒性心肌炎的系列研究，并担任了有世界医学"三峡工程"之称的《世界传统医学大系》的常务副总主编。该书分共六集 26 部，目前正在编撰中。

曹洪欣以自己不凡的充沛精力，做了许多不同寻常的事情。他能够不断地挖掘自己的潜能，不断地超越自我。学习中医 14 年，他能够真正地让科研、医疗、教学三方面都上层次，真是当今的中国殊……他从一开始也没想成名，可是他出名了。

六、激流勇进

名人，不仅仅是一个显赫的名包装；名人，更需要有一个惊人的"内核"。曹洪欣，就是一个这样很有实在"内核"的青年名人。

迄今，曹洪欣已经作为一个先进典型出现在全市、全省、全国的面前，可喜可贺的是，身边的人对他格外的敬重和爱戴。

"过去学英雄、学模范，总觉得离我们很远，今天不同了，榜样就在自己身边，让我们有比较，好效仿。"这是黑龙江中医学院大学生们一致的感喟。为此，黑龙江中医学院开展了向曹洪欣学习的活动。学曹洪欣，不是一句空话，在这个学院里，已是高潮迭起。黑龙江省委副书记单荣范同志对该院工作做了重要指示："学习曹洪欣的活动一定要扎扎实实持久地开展下去，务求实效（洪欣同志精神的核心是坚定的志向、远大的理想、高尚的医德、无私的奉献、严谨的科学态度）。要以此为动力，把师生员工的精力集中到搞好教学、医疗、科研和学习上来；集中到振兴的发展祖国传统医学上来。"

是啊，作为哈尔滨市十大杰出青年、黑龙江省十大杰出青年和全国首届百名杰出青年中医银奖获得者，今年6月21日，他在北京领奖时，大会搞了半天义诊，一上午他就看了40余位患者。接着，北京经济台请他做节目。30分钟的节目，打电话的人不断。他还被英国国际传记中心编著的《世界知识分子名人录》（第11版）和《世界医学名人录》（第2版）收录。可令人钦羡的是，曹洪欣把一切荣誉看得很淡很淡。相反，他更刻苦了，更不敢懈怠了。今年7月，他被中共黑龙江省委授予优秀共产党员称号。最近，他又被授予省级优秀中青年专家称号。

荣誉，是历史、是丰碑、是起点，但不是包袱。曹洪欣在这方面对自己有一个非常清楚的认识和非常清楚的远见。

有专家说，一个人要当领导，首先要有人格的力量；然后，是业务上的水平。曹洪欣的人品，让多人传颂和赞美。

去年12月份，曹洪欣担任了黑龙江中医学院院长助理，协助院长分管教学和医疗工作。他读硕士研究生时，没觉得多大压力。可自从考取了博士研究生之后，他觉得这个压力特大。全国的中医博士生，并不是很多。他深感自己担负着振兴中医的义务和责任。当今，全世界都面临保健的问题，人们都在追求回归自然。如何让我们的中医走向世界，这是摆在每一位中医人面前的课题。中医是中国的国宝。特别是在下一步恢复我国的关贸总协定之后，我们的中医事业都是让人焦虑的。当今，我国对中医非常重视，给予了多方保护。在这个大好环境下，我们必须有一代青年中医人才的崛起才行啊！可以说，现今搞中医的人不少，但真正学好中医的人不是太多。

对于曹洪欣这样一位知名的中医博士来说，做管理工作不仅要多操心费力，还预示着经济上的损失。但人是要有点责任感的，不能为了赚钱而降低自己的价值观。自己能走到今天这一步，全是众多老师培养和教育的结果。要对得起老师，对得起国家。人活着，不能仅考虑自己。如果是为了自己，曹洪欣可以不当这个行政官。但是想到要培养更多的人才，他下决心一定当好这个行政官，要让管理上档次。一个大夫如果只看病，最多也就每周看几百个患者，他要培养更多的中医人才，为更多的患者看病。正是基于此，他无悔无怨地为行政事务而忙碌。我们相信，多一点经历，就会多一分收获，多一份担当。

曹洪欣这个人，实在有一颗不同寻常的"红心"。

古人倡导"大医精诚"。然而曹洪欣能从行动上真真正正地"博极医源，精勤不倦"，实在是出色的年轻人。他很年轻，很纯朴，从不炫耀自己，也不展示自己。青春没有休止符，用他的话说，他活着总有危机感和紧迫感。这点感觉真好！这实在是当今青年一代都需要的。他用行动给了当今青年一个做人的良性信息……他的毅力、他的追求是从生活的深处迸发出来的。不然，怎么会如此强烈呢！他一一谢绝了英国、马来西亚的高薪聘请，及国内名牌大学以优厚条件邀他任教，谢绝了每日 500 元的高价出诊费，以及三室一厨的住房待遇，他从不为金钱所动。由此我们感悟到：他的心笃实地系在家乡，他的根深深地扎在中华大地……他为之奋斗的中医事业，不仅仅属于他的民族和祖国，更属于全人类。

（黑龙江省作家协会主席、文化厅厅长贾宏图，《活力》杂志社社长霍华民
《中国青年》杂志 1996 年第 3 期，并收载于霍华民著《闪光的路——走进大手笔》
黑龙江人民出版社 1996 年出版）

中医心悟（第二版）

赤情写诗篇

——记国家有突出贡献的中青年专家曹洪欣教授

深情的黑土地不知吞噬了人们多少艰涩的回忆。幼年时，父亲早逝，与他相依生活的母亲和姐姐重病缠身，他不能和同龄人一道自由自在地生活、学习，只能早早担负起家庭生活的重担。中学时代的他一边勤奋助学，一边默默不懈地努力。30多年的成长经历，从生活到学习，从医疗到科研，从硕士到博士再到博士后，他以坚强的毅力勤奋进取。每一项学习和科研成果的取得，都记下了他勤奋不舍、刻苦攻关的身影；每一个热心服务人民、无私奉献的感人故事，都记下了他追求思想、献身事业的足迹。他崇高的品格和对人生的赤热追求，谱写了当代杰出青年知识分子报效祖国、置身事业的光辉篇章。他就是黑龙江中医药大学副校长、医学博士曹洪欣教授。

1983年，曹洪欣以优异的成绩毕业于黑龙江中医学院，正当他满怀信心报考硕士研究生之际，母亲不幸去世。他一边含着泪水，一边复习功课，将心中对母亲的思念全部融进了所追求的事业。10年间，他以优异的成绩攻取了硕士、博士学位，以丰硕的教学、临床、科研成果和突出的成就，连续破格晋升为副教授、教授，并被评为国家及省有突出贡献的中青年专家和最年轻的博士研究生导师之一。

功成名就的曹洪欣丝毫没有成功者的自负，他依旧工作在教学、临床、科研第一线。几年来，经他治疗的患者数以万计，他高尚的医德更是感动着无数患者。1994年他被派往英国讲学，出色的医技征服了西方人。他谢绝了英国仁术中医学院院长每月5000英镑的高薪挽留。这位院长又请他去欧洲各国旅游观光，他告诉院长，我出国前给患者开了20天的药，必须赶回去给他们看病开药。而后自己悄悄定好返程机票，按期回国，这种做法英国人很不理解。

每到曹洪欣的出诊日，上百名患者早早地排成长龙。为了方便患者，他常常提前1小时应诊，而且常常吃不上午饭；连续工作，常常因说话太多，口干舌燥，但他只是饮一点水润一下嗓子，为的是少上厕所，节省时间。就这样年复一年，日复一日，每次应诊一坐就是六七个小时，再加上学校繁重的管理、教学和科研工作，他常常工作到深夜。

按规定，曹洪欣可以享受厅级干部待遇，但学校每次分房他都谦让了，至今仍住在两室的小屋。而学校教师和学生的困难、中医事业的发展却时时挂在他的心头。从青年教师住房条件的改善到研究生生活学习环境的改进，从学科师资队伍的建设到学校教学、医疗水平的提高，他都倾注了心血。这一切付出他都不图回报，只要望一望所积累的那10多万份科研病例，看到数万名重病患者重返工作岗位，以及黑龙江中医药大学的办学实力和社会声誉逐年提高，他便心满意足了。10多年来，曹洪欣的名字享誉省内外，各地患者接踵而来。他想患者所想，在简、便、廉、验上下功夫，已初步摸索出治疗心肌炎、冠心病、肾病等疑难病的有效方法。他主持的课题也以此为基础，深入研究，取得了丰硕成果。我国一位著名的射击运动员患了病毒性心肌炎，不能比赛了，经曹洪欣治疗，不到1个月，症状完全消失，恢复了训练比赛。一位日本女患者，因患类风湿关节炎多年，走遍了日本各大医院，医治无效。当她听说曹洪欣高超的医术后，便专程从日本来到中国求治，经过几个疗程的治疗，病情明显好转，行动自如。

高尚的品德，闪烁着他的奉献精神。献身科研，追求真理，倾注了他对中医事业的一片赤诚。从20世纪80年代开始，针对学术界对中医客观化的认识偏见，曹洪欣大胆地提出自己的新观点，并结合肝病证候的发生演变，深入探讨证候动态变化特点、形式及影响因素，较系统地阐述了证候动态变化规律，为中医学证候客观化及实质研究提供了新的模式。在学术上颇有建树的曹洪欣，并不满足于在基础研究领域取得的诸项成果。多年来，他通过大量病例的临床观察，在研究著名老中医经验的基础上，首次提出了治疗慢性肾病的"四步二十六法"，并深入探讨了药物配伍规律，经专家认定达到国内领先水平。尤其是对病毒性心肌炎的临床与实验研究，曹洪欣可谓独辟蹊径，打破了以往清热解毒为主治疗病毒性心肌炎的常规，深入研究了益气养阴法治疗心肌炎的基本规律，并且创拟了"参白口服液"等一系列有效方药。经过临床系统观察，该系列方药治疗病毒性心肌炎患者1万余例，有效率达90%以上，为中医药治疗病毒性心肌炎探索了一条新的途径。

他先后主持国家及省级科研课题8项，获部省级科技进步二等奖两项，获黑龙江省中医药科技进步一等奖两项，出版专著26部，发表论文60余篇，他撰写的学术论文在美国第二届世界传统医学学术研讨会上获金杯奖。他先后被评为哈尔滨市十大杰出青年、黑龙江省十大杰出青年、黑龙江省优秀共产党员，黑龙江省杰出青年基金及中国百名杰出青年中医银奖获得者、国家有突出贡献的中青年专家，获第三届中国优秀青年科技创业奖，入选国家百千万人才培养工程一、二层次人选……

（《中国中医药报》1999年4月28日）

曹洪欣：悬壶济世

——1996 年黑龙江杰出青年基金获得者

1994 年，一名年轻的中国学者应邀在英国讲学，他以出色、精湛的医技征服了西方邀请者。当英国仁术学院院长以每月 5000 英镑高薪盛情挽留时，他谢绝了；当该院长又提出请他去欧洲各国旅游观光时，他告诉院长，出国前给患者开了 20 天的药，现在回去给患者看病。而后他悄悄订了返程机票，如期回国。这种做法令英国人十分不解，感到迷惑。而这位技惊四座、医德高尚的中国人，就是黑龙江中医药大学的校长、博士生导师曹洪欣教授。

1958 年 2 月 10 日，曹洪欣来到了这个多彩的世界。可是幼年时父亲早逝，与他相依生活的母亲和姐姐重病缠身，他的童年没有同龄人的快乐，不能无忧无虑地生活、学习。他早早地担负起家庭的重担。生活的无情并没有磨去他对知识的渴望。中学时代，他一边勤工助学，一边加倍的勤奋和默默不懈的努力。1978 年他考入了黑龙江中医学院中医本科专业，期间任学生会学习部长。1983 年当他以优异的成绩即将毕业，满怀信心地报考硕士研究生时，生活再次给了他无情的打击。他的母亲不幸去世，这使他失去了唯一的寄托。然而他又一次战胜了生活。怀着对母亲的思念和热爱，他把自己的全部都融进了所追求的崇高事业。十年间，他以优异的成绩取得了硕士学位、博士学位，以丰硕的教学、临床、科研成果和突出成就，连续被破格晋升为副教授、教授；并被评为国家及省有突出贡献的中青年专家。

在瑰丽的中医药宝库面前，曹洪欣以其勤奋求实的精神、孜孜不倦的努力和聪颖的天资打开了它的大门。20 世纪 80 年代初期，针对学术界对中医客观化的认识偏见，他大胆地提出了自己的新观点，并结合肝病证候的发生演变，深入探讨了证候动态变化的特点、形式及影响因素，较系统地阐述了证候动态变化的规律，为中医学证候客观化及实质研究提供了新的模式。

多年来，曹洪欣致力于中医证候与诊法客观化的研究，注重"经验总结→理论升华→实验探讨→临床验证"和"病证结合、方证相应、理法方药统一"的整体研究思路，在体现中医辨证论治核心基础上，充分应用现代化科技手段，进行证候实质的探讨和证的现代生物学基础研究。多年的实践和积累，使曹教授在自己的基础研究领域取得了诸多的成果。其中当首推"病毒性心肌炎证候变化特点及治法研究"和"冠心病心阳虚证的研究"这两大成果。

病毒性心肌炎多发于儿童及青壮年人群，发病率高、病程长、病情轻重不一、缠绵难愈且易受诱因影响复发或加重。近年来其高发病率、大危害，已引起了广大医务工作者的普遍关注、重视，然而国际上尚无特效治疗方法。故此，寻求有效的治疗方法是目前研究领域亟待解决的问题。经过大量和长期的临床观察及研究他发现，其病变表现为初期气阴两伤，中期气阴两虚，后期气阴两衰，在病变演变过程中可兼痰浊、瘀血、心神不宁等表现，因而证实气阴两虚是病毒性心肌炎的基本病机，并贯穿于疾病全程。在此病的八个证候中，气阴两虚为常见证候，由此他确立了益气养阴的基本治疗法则，并依据不同情况采用益气养阴解毒法、益气养阴活血法等。临床总有效率为91.2%他还对益气养阴法进行了实验研究，从形态学、分子细胞水平等客观指标变化进行了证的现代生物学基础及其作用机制探讨，成果经鉴定达国内领先水平。该项研究获得了1999年黑龙江省中医药科技进步一等奖和黑龙江省科技进步二等奖。

冠心病是严重威胁人类健康和生命的常见病、多发病。据统计，心血管病在我国的死因构成比中居首位，而冠心病在心血管病中由20世纪50年代的第四位上升至目前的第一位。在专业上不断挑战的曹洪欣又向这一重大课题发起进攻。他立足探索冠心病的证候演变规律，探讨中医药作用机制，证实心阳虚是冠心病的主要病理基础，从而确立了"温阳益心法"的基本治疗法则。经统计临床总有效率为90.7%。研究表明，温阳益心复方能改善心肌缺血与缓慢窦性心律失常，减轻心肌损伤，抑制血清酶的释放，可增强自由基清除系统的活力等。该项目被省科委列为重大项目，并予以资助，研究成果达国内领先水平。

"理论来源于实践"，多年的临床积累和学术研究，使他在专业领域有了自己的独特观点，首次提出了治疗慢性肾病的"四步二十六法"，并深入探讨药物配伍规律，被专家鉴定为国内领先水平。

在学术上颇有建树的曹洪欣并没有满足于基础研究领域取得的诸多成果。近年来，通过反复筛选和验证，他研制出了治疗病毒性心肌炎、冠心病的三个中药制剂，即"参白口服液""芪芍冲剂"和"温心胶囊"。其中"参白口服液治疗病毒性心肌炎后遗症的临床与实验研究"获得了黑龙江省杰出青年基金资助，并获得1998年黑龙江省教委科技进步一等奖、黑龙江省科技进步二等奖。

在临床实践中，曹洪欣十分注重发挥中医药优势，在"简、便、廉、验"上下功夫，对心肌炎、冠心病、肾病等有独特疗效。每周他的业余及门诊患者达300人以上，患者遍布国内8个省、16个市县。每次应诊，都有上百名患者排成一条"长龙"，他们不分昼夜排队挂号，等待的是他们心中最信赖的好医生。

为了方便患者，他常常提前一个小时应诊，而且常常吃不上午饭，连续工作，常常因说话太多而口干舌燥。有时他只能少饮一点水润一下喉咙，为的是少上厕所，节省时间。每次应诊一坐就是六七个小时。五年来，为黑龙江中医药大学附属医院门诊及附属第二门诊创收约200万元，为学校赢得了经济效益和社会效益。

精湛的医技、端正的态度、高尚的医德，不仅为曹洪欣带来了良好的口碑，也为他带来了地位和荣誉。在学术方面，他身兼数职：中国中医药博士研究会副主任委员、全国高等医学教育学会理事、中国中医药养生保健学会常务理事、全国中医药高等教育学会理事、全国中医中西医结合临床专业学位教育指导委员会委员、中国青年科技工作者协会委员、黑龙江省政协委员、黑龙江省中医药学会副会长、黑龙江省中医学会心脏病专业委员会主任委员、黑龙江省青联副主席等，被聘为国家中医药"九五"攻关项目评审及验收专家、中国博士后基金评审专家、教育部教育教学评价专家、国家食品药品监督管理总局药品审评专家、《中国中医基础医学》杂志编委等。

1996 年获得黑龙江省杰出青年科学基金资助后，曹洪欣在教学、医疗、科技管理等方面均取得了丰硕的成就：主持研究的课题获国家自然科学基金、科技部资助 2 项，部省级项目 3 项；参加研究的项目获国家科技进步二等奖 1 项；主持研究的课题获省政府科技进步二等奖 2 项、厅局级一等奖 2 项；发表论文 50 余篇、出版著作 18 部；主持国家级教学研究项目 1 项、部级教学研究项目 1 项；获省优秀教学成果一等奖 1 项。1997 年被评为国家有突出贡献的中青年专家、入选第八届中国十大杰出青年候选人。1998 年入选国家百千万人才培养工程一、二层次人选。1999 年获第三届中国优秀青年科技创业奖、黑龙江省首届"五四青年奖章"。曾多次应邀赴国外讲学，促进了中医药事业在国际领域中的发展，培养了大量的中医药人才，先后培养博士生 13 名，硕士生 17 名，留学硕士生 10 名，留学博士生 4 名。

作为黑龙江中医药大学校长，曹洪欣没有满足以往的收获，又全身心地投入到他热爱的事业中，向着更高的顶峰攀登，满怀信心地带领中医药大学走入新世纪。

（黑龙江省自然科学基金委员会《龙江青年科技英才》）

附篇 专访报道

青春在杏林闪光

——记卫生部有突出贡献中青年专家、黑龙江中医药大学校长曹洪欣博士

当中医的热浪漫过新世纪的门槛，人类的目光聚向东方时，我国的中医事业正以前所未有的速度跃升，中医新星在医学轨道上闪烁，曹洪欣就是其中之一。

2002年岁末，黑龙江中医药大学校长曹洪欣把匆匆的脚印留在非洲医学讲坛上。这是他继美国、英国、加拿大、韩国和日本等国讲学之后的又一次远行，把中医学的种子撒在非洲大地上。几乎在同一时间，他被授予卫生部有突出贡献中青年专家，远行的足迹和崇高的荣誉延伸着曹洪欣以青春和热血奉献的中医事业，书写了不凡的经历和累累硕果。

博极医源　创新发展

从敲开中医学宝库大门，到步入中医创新之路是一次伟大的跨越，不仅需要勇气和执着，而且需要寻求一条正确的研究途径。

恢复高考第二年，曹洪欣以高出全国重点院校的分数毅然报考了黑龙江中医学院。本科毕业后，又攻读硕士学位和博士学位，师从全国名老中医张琪教授，随后完成了哈尔滨医科大学临床医学博士后研究工作，1986年留校任教，先后破格晋升为副教授和教授。1996年被聘为博士生导师、重点学科带头人。他致力于中医证候与诊法客观化的研究，注重"经验总结、理论升华、实验探索、临床验证"和"病证结合、方证相应、理法方药统一"的整体研究思路，进行证候实质的探讨和证的现代生物学基础研究，同时他还在病毒性疾病、心脑血管病、内分泌疾病以及免疫性疾病、亚健康状态等领域全力开拓。

结合肝病证候的发生演变，他较系统地阐述了证候动态变化的特点、形式及影响因素，为中医证候客观化及实质研究提供了新的模式。他从形态学和分子细胞水平等客观指标变化揭示了病毒性心肌炎证候变化特点及辨证方法，在治疗上突破了中医以往清热解毒治疗心肌炎的常规，从益气升陷入手，注重补心气、养心阴。他在冠心病心阳虚证的研究方面取得突破，证实心阳虚是冠心病的主要病理基础。首次提出了治疗慢性肾病的"四步二十六法"，并深入探讨了药物配伍规律。在总结临床经验基础上，他研制出治疗病毒性心肌炎、冠心病的三种中药制剂，即"参白口服液""芪芍冲剂"和"温心胶囊"，临床总有效率97.19%。

他先后获得国家和部省级科研成果奖 4 项，主持国家和省部级科研课题 11 项，发表论文 80 余篇，出版著作 36 部，主编国家规划教材 1 部。他的建树引起国内外的瞩目，很多国家纷纷邀请曹洪欣去讲学、出诊，他出色的医技征服了西方人，美国、英国等以高薪和洋房挽留他，都被他一一谢绝，他的根深植在中华大地。

他的业绩已被接连不断的荣誉所认证，从"黑龙江省十大杰出青年""全国杰出青年中医"到"国家百千万人才培养工程人选"；从"黑龙江省优秀中青年专家""黑龙江省卫生系统跨世纪拔尖人才"到"国家有突出贡献的中青年专家"；从"黑龙江省首届'五四'青年奖章""黑龙江省劳动模范"到"第三届中国优秀青年科技创业奖"……一个个桂冠记载着曹洪欣一段段艰辛攀登的历程，一项项荣誉激励他走向新的征程。他没有被荣誉陶醉，他感到中医事业大有可为，他愿意尽自己毕生智慧和力量推进中医药事业的发展，实现人生价值和理想。这就是 44 岁的曹洪欣的思维定式。

医德高尚　技冠一方

曹洪欣的第一个患者是自己的母亲，以后他对待所有的患者都像对待母亲和亲人一样。十几年来，他治疗了近 20 万患者，让千百个心脑血管病患者免除了痛苦，让失去治愈信心的人找到了希望，让阳光和幸福回归无数个家庭。

哈尔滨焊接研究所工程师鲁年松，2001 年 5 月患病住院，全身浮肿，胸腔、腹腔重度积水，呼吸困难，经诊断是肺炎、胸膜炎、冠心病心包炎。西医认为，如果不手术，生存期限最多 3 个月。他失去希望后，找到曹洪欣诊治，服中药不到 1 个月，胸部憋闷、气短等病状消失，3 个月后水肿消退，6 个月后各项检查正常。

韩国总统的儿子，患帕金森综合征，手术后站不住，多次专程到中国找曹洪欣看病，疗效十分显著。他感激地说：中医真了不起！

曹洪欣以丰富的临床经验赢得了患者的信赖。每次出诊，患者都不分昼夜地排队挂号，他的门诊量在省内青年中医中高居首位。即使是科研、教学、管理工作繁忙，他也一直坚持出诊，平均每周诊治患者 200 余人。他欣赏的一句话是"小苦小智慧、大苦大智慧"，为了中医事业，他甘愿吃大苦。他几乎每天都要工作到子夜，周六周日从不休息，为患者看病和义诊，往往延续到晚上八九点钟。有时遇上外出开会，他常常下了火车直奔诊室。尽管如此，也满足不了广大慕名而至的患者需求，有的患者托亲靠友去他家找，还有的患者在路上等。对于如此之多的患者，曹洪欣实在太累了，但他尽量不让患者失望，耐心细致地为每一个患者诊疗。用他妻子的话来说："洪欣一见患者就精神了。"这个"精神"，包含着多少人情、热情、钟情、痴情……

他特别注重总结临床经验，每诊疗一个患者他都写下详细的病历，至今他已积累了十多万份完整的病案，其中大部分是心肌炎、冠心病、肾病、尿毒症等疑难病证。

"为患者服务是一门艺术"，曹洪欣不断这样告诫他的学生和青年医生。他说，做个好医生要有高尚的医德、精湛的医术、艺术的服务，三者缺一不可。他在为患者服务的实践中实现了自己的人生价值，又在救死扶伤中升华了人生。这就是曹洪欣的人生坐标。

打造航母　培养人才

　　曹洪欣 1999 年被任命为黑龙江中医药大学校长，成为全国中医药院校中最年轻的校长。自那时起，他始终把打造中医教育航母作为自己的追求目标，对大学的发展充满信心。

　　他充分发挥专家型校长的特长，勇于创新，大胆改革，破除封闭式办学的传统观念，确立了以中医药为主体的理、文、工、管多学科相互渗透、协调发展的学科专业结构和以中医本科教育为主体，大力发展研究生教育、长学制教育和国际中医药教育的教学体系，确定了立足黑龙江、服务全国、走向世界的学校定位。他将学校原来仅有的 3 个专业发展成为目前 22 个专业（专业方向），本科教育改变了过去全省招生的局面，实现了在全国 17 个省、市、自治区招生，年招生人数由 1998 年的 500 人扩大到 2002 年的 1000 余人。在校研究生达 1060 人，毕业生中有多人进入清华大学、中国协和医科大学及美国纽约大学等著名学府深造。

　　他把科研工作作为提升学校综合水平的关键环节并取得了丰硕成果，仅 2001 年，全校中标研究项目 74 项，获国家"十五"攻关项目 5 项，国家中医诊疗技术项目 9 项。2002 年获省部级科技进步奖 20 余项，有一项成果获国家科技进步二等奖，一项获国家教学成果一等奖。

　　此外，他抓住中国加入 WTO 的机遇，积极开展与美国、英国、日本、澳大利亚、加拿大、韩国、马来西亚等国家，以及中国香港、台湾等地区教学、医疗、科技的广泛合作；利用黑龙江省"北药"开发优势，加快科学研究步伐，促进产学结合，服务于经济建设；加强基础设施建设，建成新的实验楼、多功能阶梯教室、研究生楼、学生食堂、动物实验室和全国唯一的"大医之路"文化园；建成校园宽带网并实现办公自动化，教学科研设备总值增加 4 倍。这一切，使黑龙中医药大学实现了跨越性发展，被誉为"黑龙"现象。

　　一个崭新局面出现，一批顶尖人才脱颖而出。多年来，曹洪欣始终工作在教学、科研、医疗、管理第一线，培养了博士生 17 名，硕士生 22 名，留学硕士生 10 名，留学博士研究生 7 名，而且还承担部分本科生课程。他以充沛的精力，做出了许多非凡的业绩。在曹洪欣雍容睿智的仪态里，既有一种高度修养的儒雅，又有着真诚无华的质朴。他常说，当领导首先要有人格的力量，然后是业务上的高水平，唯有高瞻远瞩地认清当前的形势和不辞劳苦、不计得失地拼搏，才有可能使中医药服务于全人类。为了让古老的中医驶向世界的彼岸，他永远是一个漫漫长路上的求索者、崎岖山路上的攀登人。

（本报记者周颖　刘智利《中国中医药报》2003 年 1 月 16 日）

曹洪欣：在挑战中享受乐趣

曹洪欣，男，1958年2月生，中医专家，医学博士，教授，国家有突出贡献的中青年专家。38岁被聘为博士生导师，41岁任黑龙江中医药大学校长，45岁担任中国中医科学院院长至今。他以中医药治疗心血管、肾脏疾病等疑难病证著称，至今免费义诊10余万人次。

无论走到哪儿，曹洪欣都随身带一样"宝贝"，一带就是19年。那是个巴掌大小的病历处方本，他在义诊看病时使用。4月9日，曹洪欣拿出处方本给记者看，每页上面是病情记录，下面是处方，封面上的序号表明这是他使用的第1491本。这个数字意味着他已免费看病10余万人次，如果再加上出门诊看的患者数，则近20万。

为何保持这样一个习惯？"我把每次看病当作一次挑战，要对患者和自己负责"。曹洪欣说，因为很多患者不只看一次，有了记录，下一次就能依病情变化准确加以调整，而且自己也能通过治疗前后的对比，在总结经验和教训中不断提高。

"挑战"正是曹洪欣生命中的关键词，是他不断超越自我的动力。

曹洪欣生于哈尔滨一个贫困的工人家庭，父亲肝硬化，姐姐心脏病，求医之难，从小在他心中留下深深的印记。7岁那年，父亲病逝。垂危的姐姐却被中医神奇地治好，使曹洪欣立下志向：做一名能起死回生的中医。这是他中医路上的第一个挑战。

挑战让他勤奋，勤奋使他的水平以几年一个台阶的速度飞升。他以优异的成绩考入黑龙江中医学院。大学5年，曹洪欣几乎没看过一场电影，却练就了几分钟背出中医《汤头歌诀》400多首方剂的过硬基本功。此后他向中医专科发展。读硕士，他主攻肝病；毕业后，又攻胃病；读博士，再攻肾病；做博士后研究，又攻心血管疾病。他还广泛涉猎妇科、外科、针灸等。每一领域，他总能掌握其精要。临床上，只要有疑难病证，都会引起他探索的冲动，每有所得，兴奋不已。为积累临床经验，曹洪欣大学毕业留校后，连续10多年利用寒暑假行走于大小兴安岭，为林业工人免费义诊。

中医学术与临床总是相辅相成。曹洪欣1986年留校任教，10年后被聘为博士生导师。他致力于中医证候与诊法客观化的研究，同时还在病毒性疾病、心脑血管病、内分泌疾病及免疫疾病等领域全力开拓，屡有所成。他先后获得国家和省部级科研成果奖4项，主持"863"等国家级课题11项，发表论文100余篇，出版专著30余部。每一项对曹洪欣来说都是挑战，在挑战中他实现了另一个自我。

挑战和勤奋使曹洪欣日益进入中医悬壶济世的高明境界。

他的第一个患者是患有高血压的母亲，他照书开出两剂汤药，不仅无效，反而加重。他仔细琢磨，有所变通，再开一剂，很快痊愈。这给他上了难忘一课：治病用药须求实求变。他读研究生时便开始给人看病，并屡显奇效。同学们戏称他为"老中医"。

此后的历练，更使他在患者和业内享有越来越高的声誉。他的患者都知道，只要找他治病，一般都停掉西药；即便有依赖性的西药，也要逐步停掉。曹洪欣有这样的自信：在没有西药的干预下，他能从中医角度较准确地把握疾病演变的本质规律。

在黑龙江乃至全国，他的名气很大，许多西医难以治疗的病患，往往推荐到他这儿来。每次出诊，屋里屋外总有上百名患者排成长龙，更有不少患者在他上下班的路上等他。

他是名医，但从不以名医自居，视患者如亲人，一视同仁，负责到底。跟过他出诊的学生都记得，曹教授看病从不当着患者的面喝水；每次开完处方，总是双手递给患者；有时外出开会，常常下了火车直奔诊室；不出门诊时给人看病从不收费，坚持至今……他经常对学生讲，给患者治病只有两次机会，第一次可能不见效，患者可以理解；第二次还不见效，他就不会再找你了，而你却有可能延误对方的病情。

曹洪欣说不清他治好的患者有多少，也叫不出多少患者的名字，但他治过的患者忘不了他。他去年从黑龙江调到北京后，他治疗过的 300 余名患者曾经两次联名写信给卫生部领导，要求让曹大夫常回去看看他们。曹洪欣说："视患者如亲人，说起易，做起难。在日益世俗化的今天，也是一个挑战。我想我做到了。"

做一名医生和教授是如此，做一名管理者，曹洪欣同样喜欢挑战。

去年 3 月，他上任中国中医研究院（现中国中医科学院）院长伊始，正值抗击 SARS 的非常时期，如何使中医药有效介入并发挥作用，是他作为国家中医药科研机构领导面临的最大挑战。曹洪欣挺身而上，领导中国中医研究院，召开了最早的中医药防治 SARS 专家论证会，出版了最早的中医药防治 SARS 专著，最早在海峡两岸中医药防治 SARS 座谈会上做主题演讲，最早派出进入一线的中医医疗队，牵头组建了最早的 SARS 医疗和科研同步的课题组……事后，中医药有效介入防治 SARS 当中并发挥了重要作用，一系列的科研成果得到世界卫生组织对中医药的认可，而这些成绩的背后无不留下了中国中医研究院和院长曹洪欣的影子。他自称这是他作为一名管理者至今最富有挑战也最有成就感的一件事。

谈到中医药事业的发展，曹洪欣首先想到的还是挑战。他说目前想到的有三个，一是国家对中医药的支持和投入力度不够。我们经常说中西医并重，而中医基础设施、技术条件之弱，无法与西医相比。二是行业内外对中医药存在不少认识上的误区和偏见。三是中医药行业如何自强。

"当然，在力所能及的范围内，我会尽最大的努力。"曹洪欣说这话时，语气中充满着迎接挑战时的兴奋，一如他作为医生喜欢琢磨疑难病证时的感觉。"我最快意的事，就是在挑战中创新，在创新中享受乐趣。"

（本报记者王淑军《人民日报》2004 年 4 月 22 日）

主体发展　兼收并蓄

——记曹洪欣教授

　　如何用最有效的方法获得最佳的治疗效果，如何利用现有的技术、方法、手段不断突破、创新，为疾病提供新的治疗方法和治疗方案，这是一名医学工作者一生所孜孜以求的方向。中医与西医虽然是两个不同的医学理论体系，但其追求的目标却是相同的，那就是"防病治病，维护健康"。因此，无论是中医还是西医，只要有益于提高人类防病治病能力，有益于增强人民群众健康水平，就都应该予以重视。中西医结合医学是我国医药科学和卫生事业的一大优势。几十年来，无数医家学者致力于这一事业，并取得诸多的成就。作为一名从事中医研究的科学家，20 年来，导师曹洪欣教授在中医药的科学研究中不断借鉴、吸收西医学的技术、方法和手段，以揭示中医学的科学内涵，使中医学容易被更多的人接受、认可。借此机会，将其发展历程总结如下，以期与同道共勉。

　　曹老师出生于哈尔滨一个贫困的工人家庭，父亲肝硬化，姐姐心脏病，求医之难，从小在他心中留下深深的印记。7 岁那年，父亲病逝，垂危的姐姐却被中医神奇地治好，因此那时他就立下志向：做一名能起死回生的中医。1978 年，他以优异的成绩考入了黑龙江中医学院中医本科专业，期间任学生会学习部部长。大学 5 年，老师几乎没看过一场电影，却练就了几分钟背出中医《汤头歌诀》400 多首方剂，能够熟练背诵《伤寒论》《金匮要略》《医宗金鉴》等中医古典医籍著作的过硬基本功。日后每当我们问起这些时，老师都谦虚地一笑说："这是作为一名中医必须要具备的基本素质。"大学毕业之后，老师开始向中医专科方向发展。1983 ~ 1986 年，他在攻读硕士学位期间，主攻肝病，并结合肝病证候的发生演变，深入探讨了证候动态变化特点、形式及影响因素，较系统地阐述了肝病的证候动态变化规律，为中医肝病的证候规范化研究提供了新的模式。攻读博士学位期间，他专攻肾病，首次提出了治疗慢性肾病的"四步二十六法"，并深入探讨了药物配伍规律，被专家鉴定为国内领先水平。曹老师早在读硕士研究生的时候就开始给人看病，而且屡显奇效，同学们戏称他为"老中医"。最为难能可贵的是，大学毕业留校后，连续 10 多年的寒暑假，他都行走在大小兴安岭，为林业工人免费义诊。老师那时候每日的门诊量已经达到 120 ~ 140 人，以中医药治疗心血管、肾脏疾病等疑难病证著称。大量的临床实践，使他积累了宝贵的临床经验，也使他在患者中和业内享有越来越高的声誉。10 年间，他以优异的成绩取得了硕士学位、博士学位，以丰硕的教学、临床、科研成果和突出成就被连续破格晋升为副教授、教授，并被评为黑龙江省、卫生部、国家有突出贡献中青年专家。

多年的临床实践和经验积累，使老师在中医药治疗心血管疾病方面有了尤为深刻的体会和认识，并逐步形成了独特的治疗方法和治疗药物。从 1994 年开始，他在"病毒性心肌炎中医证候特点及治法研究"和"温阳益心法治疗冠心病研究"两个领域展开了系统而深入的研究。在研究中，他遵循经验总结—理论升华—实验探讨—临床验证和"病证结合、方证相应、理法方药统一"的整体研究思路，在体现中医辨证论治核心基础上，充分利用现代科学技术手段，进行中医证候规律及中医治则治法作用机制研究。他以大量的临床病例为本底材料，对病毒性心肌炎的中医病因病机、证候分类、证候特征、演变规律和治则治法进行了系统的研究。在清热解毒法、益气养阴法等常规治法的基础上，他首次提出应用益气升陷法治疗病毒性心肌炎，丰富了病毒性心肌炎的中医辨证论治内容。该法将治疗病毒性心肌炎的显效率由文献报道的 26.7%～72% 提高到 76%，显著提高了临床疗效。为进一步揭示该法的作用机制，他利用膜片钳、RT-PCR、光电镜、原位末端标记、免疫组化及 ELISA 等技术，从整体、器官、细胞、分子水平多层次、多指标进行深入研究，证实了益气升陷法能够清除柯萨奇 B 族病毒核酸的持续感染，可以防止病情向慢性期乃至心肌病演变；揭示了益气升陷法抗心律失常的离子机制和抗心肌细胞凋亡、减轻炎性反应与心肌损伤、改善心室重构及心功能、延缓心功能不全的发生与进展的作用机制，为益气升陷法的应用提供了科学依据，充分体现了中医药的治疗优势。该项研究成果获 2005 年国家科技进步二等奖和 2004 年中华中医药学会科学技术一等奖。

同时，他立足于探索冠心病的中医证候演变规律，通过治疗大量冠心病患者的临床实践，证实了心阳虚是冠心病的主要病理基础，从而确立了"温阳益心法"的基本治疗法则。临床研究证实，温阳益心法具有显著的抗心律失常、心肌缺血、动脉粥样硬化作用，临床总有效率达 90.1%。在临床研究的基础上，他结合西医学对冠心病心肌缺血及动脉粥样硬化机制最新研究成果和动向，借助类似于人类动脉粥样硬化及心肌缺血损伤病理变化的动物模型，运用现代科学技术和方法，从细胞及分子水平进一步探索与冠心病发生、发展及转归预后密切相关的能量代谢障碍、细胞内钙超载、自由基损伤、内皮功能障碍、冠状动脉侧支循环的建立及新血管再生、细胞凋亡及其调控基因的表达等多方面因素对冠心病动脉粥样硬化及心肌缺血损伤的综合机制，深入探讨温阳益心法防治冠心病的作用机制。该项研究成果获黑龙江省政府科技进步二等奖。

近 20 年来，曹老师既重视从临床中总结经验，运用中医学的理论和临床思维认识疾病的规律，同时又充分利用现代科学技术，用人们易于接受的科学语言阐明中医药的作用机制。这符合以中医药理论为指导，兼容中西医结合的发展方向。2003 年 SARS 流行期间，他主持了科技部"863"课题"中医学关于 SARS 发病、证候演变规律与治疗方案研究"。该课题全面研究了 SARS 的中医证候特征、演变规律、治疗方案、药物作用等，为发挥中医药优势和在应对突发公共卫生事件的作用提供了依据。同时他对以透表解毒立法的抗 SARS 冠状病毒中药进行实验研究，证实了中药复方安替威的药效、作用机制及安全性，为 SARS 的治疗提供有效药物奠定了基础。该项研究成果获 2005 年中华中医药学会科学技术一等奖。

曹老师担任过医院院长、大学校长，现在担任中医药唯一的国家级科研院所的院长。在管理中，他始终坚持"以人为本"的原则，以其对中医药发展方向的准确把握能力和所具备的先进的现代管理理念，在一个个管理岗位上做出了突出的成绩。给我印象最为深刻的是，老师曾经说过："我从事管理工作，唯一的信念就是为更多优秀的人才创造良好的机遇和宽松的环境，中医药事业培养了我，我要培养更多的人才，为中医药事业的发展贡献更大的力量"。作为专家、管理者，曹老师一直致力于中医药发展战略研究。他认为："中医学如何在保持和充分发挥自身优势的同时，有效利用现代科学技术的方法和手段，建立现代中医药学的科学技术创新体系，是新的历史条件下我国中医药领域所面临的重大课题。因此，中医现代化发展一定要按照中医药学自身发展规律，有效利用现代科学技术，继承和发扬中医优势和特色，完善和发展中医理论，提高临床实践能力和水平。"

　　21 世纪，中医药学与西医学及其他学科将不断地交叉、渗透，中医药必将逐步融入现代生命科学体系之中。以中医药理论为指导，合理引进、吸收西医学的理念、技术和方法，立足主体发展，兼收并蓄，是促进中医药事业快速发展的主要途径。

　　（张华敏　中国协和医科大学出版社《中国中西医结合医学家传》2007 年 10 月）

侠骨仁心铸就中医之路

——访中国中医科学院院长曹洪欣

　　我与曹洪欣院长一直是通过短信联系的。难以想象，百忙之中的他是怎样抽出时间，一字一句地在手机上按出回复我的话。可能是在车中的休息时，可能在给患者诊病之后的疲惫中，可能在会议开始前的急促下……而在整个的采访中，我深深感受到了这位中医学领军人物对中医学深厚的热爱之情、对中医学的融会贯通以及对青少年的深切关怀。

　　曹洪欣生于哈尔滨一个贫困的工人家庭，父亲患有肝硬化，姐姐患有心脏病，所以他从小便深深体会到求医之难。7 岁那年，父亲病逝，垂危的姐姐却神奇地被中医治好了，这件事使他对中医产生了无限向往。

　　记者：中医是我国传统文化的一大代表，有着悠久历史。不过，我们似乎都习惯于在"中医"前面加一个"老"，因为印象中的中医都是白发银须。您为什么在那么年轻的时候就能成为一代名医，做出如此骄人的成绩？

　　曹洪欣：我上中学的时候，我国经济还十分落后，而在城镇与乡村，赤脚医生运用中医药、针灸治愈疾病的情况很令人称奇和向往。早在初中时，我就对中医产生了兴趣，从背诵《药性赋》《濒湖脉学》《汤头歌诀》开始，可以说越学越觉得中医博大精深。特别是当我姐姐的心脏病被中医神奇地治好了，更坚定了我从事中医工作的志向。1978 年参加高考时，我的第一志愿是黑龙江中医学院中医专业。尽管当时我的分数能够上其他重点高校和热门专业，但我还是义无反顾地选择了黑龙江中医学院。

　　记者：在学习中医的过程中，什么最吸引您？

　　曹洪欣：进入大学后，我坚持把学到的知识用于实践。应该说时到今天，30 年过去了，最吸引我的是中医博大精深的知识体系和神奇的疗效。中医理论中不仅仅有丰富的能够指导临床实践的医学知识，还有很多养生之道、职业素养、做人与处世哲学等先进的理念。如中医学强调的"阴阳平和""天人相应""形神统一""大医精诚""恬惔虚无""上工治未病"等。中医学的这些理念，对当今社会有重要的指导意义。所以我深深感悟到：学习中医的过程中，不仅仅是在治病救人，还是在不断加深对中华文化的领会和感悟。

　　记者：听说念书的时候，您几分钟就能背出中医《汤头歌诀》400 多首方剂，是天分还是勤奋？这样过硬的基本功是如何练就的？

　　曹洪欣：学习中医我真谈不上天分，我想更多的还是勤奋。大学期间，除了学习课程外，我几乎利用所有的业余时间学知识、读经典。更重要的是，我立志追求把握"一切为患者服务"的机会，领悟中医的临床疗效，致力将学到的知识转化为能力。大学与研究生期间，我坚持去大小兴安岭，为林业工人、干部义诊。大量的临床实践，使我真正体会到中医理论与实践的科学性。30年来，我一直把运用中医理论指导治疗常见病、疑难病作为治病的职责，治疗患者20多万人次，正是在运用中医理论治病的实践中，我真正体会到中医理论与实践的先进性。

记者：中医包含的领域非常广，像您研究生时主攻肝病，毕业后攻胃病，博士生时攻肾病，后来又攻心血管疾病等。我对医学不甚了解，这样广泛的涉足，会不会有"样样通，样样松"的危险？您是如何做到领域之间的区分和互通？

曹洪欣：你所说的肝病、肾病、心血管病都是西医学的概念。中医学认识人体，一方面认为人是自然的一部分，另一方面人是以五脏为中心、通过经络联络四肢百骸，形成一个有机的整体。因此，中医学认识健康与疾病，既要考虑人与自然的关系，也要考虑人体内部脏腑之间的联系。所以一个优秀的中医师，应该是既能体现中医理论指导下的整体治疗，又能体现中医理论指导下的各科防病治病的总体把握，分析我所治疗的患者涉及内、外、妇、儿各科，这也确实是中医理论与实践的特色。

记者：在学习中医方面，有什么诀窍？

曹洪欣：我觉得学习中医，首先是兴趣和信心，也就是说要喜欢中医、热爱中医；然后就是相信中医，对中医的发展充满信心；更重要的是从中医的临床疗效体会到中医的优势。

无论走到哪儿，曹洪欣都随身带一样"宝贝"，一带就是二十几年。那是个巴掌大小的病历处方本，是在他义诊看病时使用的，每页上面都是病情记录，下面是处方。这样的本子，他已经攒了上千本，免费诊治的患者已达十万人。

记者：您上学的时候就开始给患者治病，那您还记得第一个患者的情况吗？当时的心情如何？

曹洪欣：我治疗的第一个患者是我的母亲。当时我母亲患有高血压病，起初我照着课本中所学方剂开了几剂药，结果效果不明显。我仔细琢磨病情，按中医理论又开一个方剂，很快见效。这件事让我至今难忘。我深深地体会到：学习与实践中医，必须用中医理论指导实践，这样才能取得更好的疗效。

记者：毕业留校后，您曾经连续十多年利用寒暑假为林区的人们义诊，为什么要这么做？为什么不去大一些的医院实习？

曹洪欣：作为医生，能够把学到的知识运用于实践中是最大的快乐，所以我觉得到大小兴安岭义诊是锻炼自己的机会。我非常珍惜每一次去那里的机会，把治好患者作为自己最大的乐趣。正是这种情感促使我连续10余年一次又一次地去林区，也正是治疗了诸多的疑难患者，使我从中得到了锻炼。我深深地感悟到：没有患者的医生绝不是好医生，是患者为医生成长提供了天地，应该说患者是医生的老师。无论是大医院还是小医院，作为医生，只要尽心竭力，得到患者信任，就能成为民众认可的好医生。

曹洪欣是名医，但从不以名医自居，视患者如亲人，一视同仁。他医术高明，医德高尚。跟过他出诊的学生都记得：曹教授看病从不当着患者的面喝水；每次开完处方，总是双手递给患者；有时外出开会，常常下了火车直奔诊室；不出门诊时，给人看病从不收费……那他又是怎样要求自己的弟子呢？

记者： 中医可能比较看重实际操作能力，您培养了很多优秀的研究生，平时教学时您是如何要求他们的？

曹洪欣： 应该说中医研究生培养担子很重。鉴于中医学的特点，我在培养学生科研、医疗、教学能力的同时，更注重整体素质和人格魅力的培养。特别是重视研究生临床能力的培养，坚持基于临床实践的理论创新，要求每个研究生从入学开始，经历近万余例次患者的诊治过程。这种经历，使他们能够体会到中医的疗效，培养他们中医诊疗的思维，坚定发展中医的信心。我培养的研究生中，部分已成为博士生导师，部分承担着国家重点研究项目，有的已经成为青年名中医。同时，注重对他们品质道德的培养，我常告诫他们："做一个好医生首先要做一个好人。"所以，我对学生平时的言行要求较高，要求他们牢记孙思邈："凡大医治病，必当安神定志，无欲无求，先发大慈恻隐之心……一心赴救，无作功夫形迹之心。如此可为苍生大医"，这是我对自己的要求，也是培养研究生的目标。

"非典"时期，曹洪欣临危受命，挺身而上，领导中国中医研究院展开了一系列抗击"非典"的工作，事后，中医药有效介入防治 SARS 当中并发挥了重要作用，一系列的科研成果也得到世界卫生组织对中医药的认可。

记者： 问了很多医学方面的问题，其实您还有一个身份——中国中医科学院院长。据说您当年是在 SARS 时期临危受命的，您是如何领导中医研究院抗击 SARS 的？

曹洪欣： 我刚到中国中医研究院工作就赶上抗击 SARS 的非常时期，作为国家级的中医药科研机构，我当时组织召开了最早的中医药防治 SARS 专家论证会，出版了最早的中医药防治 SARS 专著，最早在海峡两岸中医药防治 SARS 座谈会上做主题演讲，最早派出了进入一线的中医治疗科研队伍，组建了最早的 SARS 医疗科研的课题组……这些在中医药有效介入防治 SARS 当中发挥了重要作用，我院获得的一系列科研成果得到世界卫生组织的认可。当时我还牵头承担了"863"重大科技攻关项目——"中医治疗 SARS 的发病、证候演变规律及诊疗方案研究"，也是 SARS 期间第一批证实了中药对冠状病毒具有抑制作用的项目。这项研究成果获得 2006 年国家科技进步二等奖。

记者： 从医生到高级管理者，您如何做到身份的转变？

曹洪欣： 我想最重要的是观念上的转变。我认为自己做一名好医生固然重要，因为可以帮助很多患者解除疾苦，并从中获得快乐。然而，治病救人一个人的能力是有限的，作为管理者，我可以为更多的中医人才施展才华创造条件，使他们能在宽松和谐的环境和条件下为更多的患者服务。我一直认为，管理工作比超越自我更重要。从 1995 年我担任大学副校长至今已 13 年了，1997 年兼任附属医院的院长，1999 年任黑龙江中医药大学校长，2003 年任中国中医研究院（2005 年更名为中国中医科学院）院长。在管理工作中，我始终坚持"以人为本"的理念，唯一的信念就是为更多优秀的人才施展才华创造良好的机遇和宽松的环境。中医药事业培养了我，我要努力为更多的人才、为中医药事业的发展做出更大的贡献。作为管理者，我一直致力于中医药发展战略研究。2004年，我承担了国家中长期科技发展规划战略研究中"中医药科技发展战略研究"课题，任专题副组长。2005年，我又主持了国家中医药管理局重大专项"中医现代化发展战略研究"课题。这些课题研究为我做好管理工作、把握发展方向奠定了坚实的基础。

　　谈到中医的发展前景，曹院长充满信心，并也做好准备迎接可能出现的任何挑战。同时，他还希望有更多的青年人能够投身祖国的医学事业。

　　记者：您是如何看待中医与西医之间的关系的？面对目前国内有部分反对中医的声音，您有何看法？

　　曹洪欣：中西医并重是国家政策。中西医优势互补、相互促进已经走过50多年历程，并在国际上形成优势。我认为在中国，中医与西医一样，均是主流医学，人们可以根据自己的意愿选择两种医学体系防病治病。中医与西医，两种医学体系，并存于同一个历史条件和社会体系中，二者相互结合、取长补短、相互促进、共同发展，是中国对医学发展和解决健康问题的一个战略选择。

　　中医发展已走过了几千年的历程，为中华民族的繁衍昌盛做出了不可磨灭的贡献。前一段时间出现个别人反对中医的声音，不足为怪。我认为这是一种无知的表现，首先是对中华文化的无知，更重要的是对中医理论与实践的无知。当然，个别水平低的中医也是有的，但那并不是中医的主流，我们要当就要当好中医！中医与西医有着不同的特点和规律，做名好中医是很不容易的，在书本知识基础上还要长期坚持医疗实践，并且要善于体会和总结，要有悟性，这就是一般讲老中医水平高的原因。我想，随着时间的推移，事实胜于雄辩，中医在为民众促进健康的同时，其魅力一定会令人折服。

　　记者：您会鼓励您的孩子学习中医吗？如果高中生想报考中医方面的专业，您有什么好的建议？

　　曹洪欣：我的孩子已经大学毕业，虽然没学中医，但非常热爱中医，每次感冒发热首先选择中医。

　　对想报考中医专业的高中生，我想说的是：中医学是具有中国特色的生命科学，蕴含着深厚的中华文化底蕴，中医学将科学与人文相结合，其系统整体的理论体系、有效的临床实践方法，以及理论与实践的先进性越来越受到国内外更加广泛的重视，是我国具有自主创新的优势领域，也必将在维护人类健康中发挥更大作用。

　　记者：对现在的高中生，您有什么期望和寄语？

　　曹洪欣：我期望有更多的有志于从事服务人类健康事业的学子报考中医院校，促进中医中药的发展，为人类健康服务。

　　希望这一代人铭记"仁慈济世""大医精诚"的理念，能够肩负起弘扬中医的重担！

　　　　　　　　　　　　　　　（本刊记者　吕卉《学子》杂志 2008 年 10 月）

大医精诚　天人相应

> 凡大医治病，必当安神定志，无欲无求，先发大慈恻隐之心，誓愿普救含灵之苦……一心赴救，无作功夫形迹之心。如此可为苍生大医，反此则是含灵巨贼。
>
> ——唐·孙思邈《大医精诚》

一、大医精诚　治学不倦

无论你走进曹洪欣教授的办公室还是诊室，你都可以看到静静高悬的中医古训——《大医精诚》。他以这样的治学和从业态度要求自己，也培养了许许多多优秀临床医生。他说，一个从医者，在成为一个好医生之前，首先要成为一个品行良好的人。

《大医精诚》一文出自中国唐朝孙思邈所著之《备急千金要方》第一卷，是中医学典籍中论述医德的一篇极重要文献，为习医者所必读。《大医精诚》论述了有关医德的两个问题：第一是精，亦即要求医者要有精湛的医术，第二是诚，亦即要求医者要有高尚的品德修养。从这篇中医学的重要文献中，后人依稀可见中国传统医学中蕴含的佛教和哲学思想。

其实，无论是两千四百多年前的《希波克拉底誓词》，还是一千五百年前孙思邈的《大医精诚》，无论西医还是中医，那些在医学道路上努力攀登的先行者，对于优秀医生的认识都很相似。那些著名的论述，不仅系统地提出了医者的修养和行为准则，字里行间也饱含了浓厚而朴素的人道主义精神。

曹洪欣教授说，中医药是中国人几千年与疾病做斗争总结出来的智慧结晶，也是中国传统文化的重要组成部分，更是无数中国人用生命换来的珍贵医药科学。中医理论不仅蕴含丰富的医学知识，还包含人类对自然的认识、处世哲学和养生之道，例如中医秉承的阴阳平和、天人相应、恬恢虚无、治未病等，这些中医学智慧所贯穿的都是儒释道诸家的精神。

对中医学有浓厚的兴趣和热爱，对中医药事业发展充满信心，重视临床研究、阅读经典、跟随名师、耐得住寂寞都是成为一名优秀医生的必要条件。更重要的是，一个好的中医师，必须在学习过程中对中华文化有更多的感知和领悟，这样才能把握中医的神韵。另外，中医最讲历法，不知道历法、节气等的来龙去脉，就无法清晰地掌握季节、天气等对疾病的影响。而名医在解决疑难杂症时也并非用了什么灵丹妙药，只不过"在用药中求实求变"，从而创造了许多起死回生的奇迹。不了解古代度量衡知识，这一点也是无法做到的。

作为中国中医科学院院长，曹洪欣教授同时承担着管理、课题研究与教学工作。他认为，自己能够作为一名好医生解决他人的疾苦固然重要，但是能够为中国和世界培养更多的优秀中医，并为他们创造良好的环境和条件，让他们为更多的患者服务，同样具有重要意义。

二、传统医学　护佑中华

中医药文化是中华民族几千年的传统文化的重要组成部分。同时古代的天文学、气象学、地理学、物候学、农学、生物学、矿物学、植物学、军事学、数学及酿酒技术、冶炼技术等，都曾对中医药学理论体系的形成与发展起到过重要的促进作用。在西医没有进入中国以前，中医发挥了绝对重要的作用。

曹洪欣教授说，古罗马、古印度、古埃及都有过灿烂的文化，但是五千年来，到当代为止，唯一没有断层的文化只有中华文化。中华民族虽然经历了无数战争与瘟疫的洗礼，经历了历史的变革与更替，但中华文化强大的包容性却保证了文化的延续和统一。在这一漫长的历史过程中，朴素的中医药发挥了保护中华民族身体健康的关键作用，也对中华种群的繁衍壮大做出了巨大贡献。

1840 年的鸦片战争打掉了中华民族的自信，中华文化受到了众多质疑，中医药文化成为其中受冲击最大的传统文化之一。20 世纪之后，随着中国经济的崛起，世界开始重新审视中华传统文化及其精华。被誉为中国"第五大发明"的中医药，再次成为中国文化中最有生命力、最具国际竞争力和影响力的学科门类，中医药文化复兴也得到了中国政府的高度重视。2007 年 7 月启动的"中医中药中国行活动"是中国政府重视中医药文化复兴的舆论引导，中医药申报世界非物质文化遗产的工作也在不断地推进。

就像很多人预言 21 世纪是中国的世纪一样，中国的中医泰斗邓铁涛教授预言：21世纪是中医的转折点，是中医腾飞的时刻。曹洪欣教授说，我们对此预言深信不疑，随着中国经济的进一步强大，中医药文化必将迎来伟大的复兴。

三、天人相应　和谐共生

在中国传统自然科学中，最能充分体现中国思维特色的要算医学。中医学具有十分完整而博大的理论体系，是至今仍然屹立于世界科学之林的唯一的传统科学。

曹洪欣教授说，在中国古代，医学远远走在其他科学的前面，与儒道两家的积极倡导分不开。更为重要的是，中国传统思维有力地推动了医学的发展。中国古代哲学以生命的观点研究宇宙系统的发生与衍化，对系统性原则有着相当深刻的理解，从本质上说，中国哲学是一种生命哲学，因而对医学产生了巨大影响，同时也从医学生理学中汲取了许多养分。这也使得在所有的自然科学中，唯有中医学与哲学的关系最为密切。

中医学认识人体疾病以及防病治病的基本原则大体可以归纳为几个方面。一是从自然和社会的整体环境观察人体；二是侧重从动态功能和整体结构研讨生理、病理和病因；三是注重人体内部及人体与外界环境的信息联系，重视和利用人体系统的反馈调节。曹洪欣教授说，所谓坚持中医学特色，其实就是坚持着重研究作为系统整体的人体的动态规律。无论过去还是现在，中医学之所以能取得辉煌成就，能够独立于世界医学之林，就是因为这一特定领域的独创之处。这也是中国古代医学家们观察人体的独特视角。

古代中医学家在把人体看作是由若干个子系统构成的母系统的同时，认为人体又是天地自然界这个母系统中的一个子系统，而整个人体都受天地自然的统摄。因此，研究人类，既要研究其构造，又要考察人体与自然界的联系，即生态关系。中医学家讲求把人放入天地之间的巨大生态环境中进行观察，而这恰恰体现了中国古代哲学的观念——人不是自然之外与自然对立的事物，人与自然是相互交融的。

中医学家依据这种理论认为，人体的生理过程随自然界的运动和自然条件的变化而发生相应的变化，人体和自然界有共同的规律。所以，古代中医与经典西医的一个重大区别在于，前者不仅研究人体的特殊规律，而且重视研究人体与自然界的共同规律，这也是中国哲学向来强调世界统一性的体现之一。因此，中国古代医学的人体模型，从脏腑到气血、从经络到四肢，它的每一个系统及整体，都与天地或者其他自然现象的运动节律具有相应关联。

正是由于这种观察人体的方法，古代医学家特别重视天人相应的理论，并把天人相应纳入医学领域。这一理论，深刻反映了人与自然界的一致性，表现了中国古代文化的系统论精神。

四、生态医学　未来所趋

人类进化400多万年以来，绝大多数时间都与大自然和谐共处、相安无事。近200多年以来，随着"工业文明"的长驱直入，人类逐步具有了对抗自然、改造自然的能力，并在利益驱动下，大力发展工业以及工业化的农业和军事工业。随之而来的是有害食物、有害气体、温室效应、冰川融化、海平面升高、大气环流紊乱、自然失衡等大生态环境的恶化问题。

曹洪欣教授说，其实在人类大环境遭遇破坏的同时，人类赖以生存的小环境并未逃脱劫难。微生物在地球上已经生存了30多亿年，是地球的土著，它们无所不在。人类在400多万年的进化过程中，微生物一直与之和谐共存，并在人体内部形成了人类赖以生存的小环境，比如有些微生物具有拮抗某些病原微生物的作用，有些肠道微生物能合成维生素，为人体提供营养等。但是随着人类文明的激进发展，过分地讲究卫生、盲目地使用无菌物品，改变了人与微生物的正常接触和交流。尤其在青霉素发明并广泛应用之后，对微生物的破坏更是变本加厉。几十年来，全球滥用抗生素的结果，直接导致人与自身内部（或体表）的微生物关系失衡，从以往和谐共生的关系转变为敌对的致病关系。

这一系列环境变化，使得自20世纪50年代至今，慢性非传染性疾病成为人类健康和生命的主要威胁，成为社会医疗的主要负担。站在失衡的大小环境之间，人类幡然醒悟：有一种先进叫作落后。

近年来，由于生态环境的破坏、快节奏的生活状态以及不良的生活习惯，亚健康群体日益壮大。世界卫生组织关于亚健康调查的结果显示，健康人群约占全球总数的5%，患有明确疾病的人群约占20%，处于亚健康状态人群约占75%。他们表现出易疲劳、精神不集中、脾气暴躁、身心不适、体力恢复很慢等症状，但是面对各种仪器检查时，却显示不出什么问题。而西医学本质上是生物医学，生物医学模式在美、欧等国巨大人力、财力的推动下，分子生物学和生物技术虽然获得了巨大进步，但对各种慢病的认识和诊疗却未取得重大进展，导致病死率、发病率居高不下，且呈上升趋势。

为此，世界卫生组织曾经宣布：21 世纪的医学不能继续以疾病为主要研究领域，而应该以人类的健康为主要研究方向。毫无疑问，西医学的医学模式应当向健康医学、生态医学、稳态医学的方向转化。

随着人类生活水平的不断提高，人们越来越关注生命的质量与健康的状况，防病保健的意识也逐步加强。特别是在亚健康问题上，中医讲求从整体上调节人体功能，使人体的生理功能达到协调的治疗方式，中医比西医更具优势。另外，由于中药较少有毒副作用及价格低廉的优势，人们也更加青睐中医药治疗。

与此同时，中医药神奇的疗效和它博大精深的知识体系也深深吸引世界关注的目光。当席卷全球的 SARS 来临时，作为国家级的中医药研究科研机构，曹洪欣教授组织召开了最早的中医药防治 SARS 专家论证会，组建了最早的医疗和科研同步课题组。中医药的有效介入，在防治 SARS 战役中发挥了重要作用，也获得了世界卫生组织对中医药的认可，其中的两项 SARS 中医药诊疗研究获得国家科技进步二等奖。当科学家还不清楚它是什么病毒时，中医已经有效地治疗了。曹洪欣教授说，实际上，中医在治疗天花、麻疹、乙脑等疾病时都没有去对抗病毒，也不是清除病灶，中医治疗的重点是提高人体自身的防御能力，强大自我的康复能力。而人类具备的自我实现健康的能力、修复自我机体的能力，恰恰是以对抗治疗为主导的西医所忽略的方面。

曹洪欣教授说，WHO 报道，西医药在影响健康长寿的影响因素中只占 8%。而中医的目标首先是生态，其次是养生保健，最后才是对抗疗法。正因如此，国内外生命科学界已经开始重视这些现象，进而引发世界"中医药"热潮，多国卫生行政部门不仅重视传统中医药，并积极与中国进行交流沟通。全球共享中医药，服务人类健康已成为一个不可抗拒的发展潮流。

目前，针对重大、危重及疑难疾病，中国中医科学院先后开展了中医药防治心血管、糖尿病、肺癌中医药治疗方案、艾滋病中医药防治、调节功能紊乱（抑郁、性功能紊乱）、急性热病等用药、亚健康基本证候、临床科研一体化技术体系等攻关研究。同时，中医药创新必须在中医药理论的指导下来进行，可以建立一套不同于西医药的标准体系。

五、植根中华文化　服务人类健康

中医药是中华民族几千年来的伟大创造，是我国人民长期与疾病做斗争的实践经验总结，为中华民族的繁衍昌盛做出了不可磨灭的贡献。同时，中医药也对世界文明产生了积极的影响，在世界传统医药领域独树一帜。

曹洪欣教授介绍说，当今，中医药作为我国独具特色的卫生资源，与西医药共同担负着维护和增进人民健康的重要使命，是中国特色医药卫生事业不可或缺的重要组成部分。中医药在治疗常见病、多发病和疑难病等方面独具特色与优势，并以其费用低、疗效好、副作用小等特点，深受广大人民群众的喜爱。据 2007 年统计，中国中医医院诊疗人次达 2.54 亿人次，是 1980 年（3337 万人次）的 7.5 倍，出院人数为 744 万。另外，绝大多数综合医院（设有中医药科室）、72% 的乡镇卫生院、92% 的社区卫生服务中心和 54.7% 的社区卫生服务站均能为群众提供中医药服务，在卫生资源相对短缺的情况下，较好地满足了人民群众的中医医疗服务需求。

另外，据不完全统计，世界上已有 140 多个国家和地区设有中医医疗机构，在国外的中医医疗机构已达 10 万多家，每年有 30% 的当地人和 70% 以上的华人接受中医药服务。可以说，中医药与西医药优势互补，相互促进，共同维护和增进人民健康，不仅成为中国特色医药卫生事业的显著特征和巨大优势，而且也为全人类的健康事业服务。在国际合作交流方面，中医学近年来开展的国际学术交流与国际科技合作日益频繁。

曹洪欣教授说，近年来，中国中医科学院的专家为许多国家首脑和政府要员提供了优质的中医医疗保健服务，获得一致好评，分别被俄罗斯政府等授予国际合作发展奖、朝鲜一级友谊勋章等，有效地促进了中医药的国际发展。此外，中国中医科学院依托下设的研究生院、国际针灸培训班、院培训中心、挂靠单位世界针灸学会联合会及各二级单位的资源，积极为境外培训针灸与中医人才，每年接纳来自其他国家 2000 多人留学和进修，为世界各国积极培养中医药人才。

六、秉承传统　卓越创新

在中国传统自然科学中，最能充分体现中国思维特色的要算医学。中医学具有十分完整而博大的理论体系，是至今仍然屹立于世界科学之林的唯一的传统科学。中医学的整体观既具有系统科学的思想，也具有一定的优越性，如何将系统生物学的研究方法引入中医药研究，是摆在中医学面前的急需解决的重大问题。

据曹洪欣教授介绍，实际上，中医药理论的发展，既面临着迫切需要解决自身建设与发展的问题，也面临着在临床实践中进一步发挥作用的问题。中医药理论经过长期历史积淀，形成了理念先进、内容丰富的知识体系，但至今缺乏全面系统的深入研究，以及对现代中医科学研究成果和临床实践经验进行理论总结、提炼、整合与升华。近年来，把基于"还原论"的生物医学微观实证研究方法和手段，作为中医理论创新的主要途径，制约了以系统观、整体观为主要优势的中医理论发展；同时，未能充分重视临床实践对理论的创新作用，导致理论研究与临床实践脱节，成为对理论发展支撑不够的重要原因。

当中国古代医学家按照天人相应的逻辑潜心探索人体功能与日月四时的深奥关系时，欧洲医学则偏重讨论人体自身的实体构成，走着另一条截然不同的道路，并在文艺复兴之后，取得了巨大的成就。近一二百年来，欧洲文明迅速传入中国，一些追求真理和西方先进科学的中国学者，把注意力放到认识人体的另一个方面，去追赶世界水平，以克服我们的落后。在我们积极引进西方科技成果的同时，中国文化的某些方面也正在被西方文化借鉴。时代进化的循环圈和东西文化互补的循环圈决定了西医学必须珍视中医学这笔遗产。

曹洪欣教授说，在中国，中西并重、优势互补、相互结合已经走过了50多年的历程。中国的中医与西医一样，均是主流医学。人们可以根据自己的意愿自由选择两种医学体系。中医与西医，两种医学体系并存于同一个历史条件与社会中，两者相互结合、取长补短、相互促进、共同发展，是中国对医学发展和解决健康问题的一个战略选择。中西医结合作为国家的一项卫生政策，得到了政府的支持和保护，并已经将中西医结合医学列为一门新学科。经过不断的研究探索，现已取得了一些成功的经验。

事实上，有许多人更倾向于选择中西医结合的方法作为医疗卫生保健的主要手段。从原则上说，中西医之间没有不可逾越的鸿沟，无论中医还是西医都是在综合利用多种基础科学和科学技术成果的基础上向前发展的，而西医无疑是与中医最靠近的学科。中医学对疾病的认知方法和治疗理念，顺应了当今健康观念的深刻变化和医学模式的转变，顺应了21世纪医学发展的新趋势和世界医药市场的新需求，展现了强大的生命力和广阔的发展前景。中西医学发挥各自所长，优势互补，将能共同促进人类健康。

七、保护生态环境　共享药材资源

中国是中医药唯一具有自主知识产权的国家，又是中药资源蕴藏量最丰富的国家。曹洪欣教授介绍说，奥运会期间，中医药文化和中医药治疗的神奇疗效再次被来自世界各国的来宾分享。由中医志愿者组成的奥运会中医服务队伍，为来自世界各国的运动员提供中医药服务，让他们倍感神奇和爱慕。2012年伦敦奥运会的主办方官员甚至与曹洪欣教授联系，能否在英国的奥运会上，由中国的中医再次为来自全世界的运动员提供像中国奥运会那样受欢迎的中医药服务。可见，2008年的北京奥运会不仅是展示中国文化的舞台，也是弘扬中医药文化的舞台。在这个舞台上，中医学再次以它古老奇妙的诊疗方法和与时俱进的融合发展态度，赢得了世界的赞誉。让世界人民了解和接受中医药、选择和使用中医药，无疑是国医国药冲出国门、走向世界的有利契机。

曹洪欣教授说，中医药作为中国具有原创优势的医药科学，是我国具有自主创新的优势领域，也是我国最具国际竞争力和影响力的学科门类，对建设小康社会与创新型国家具有重要意义。事实上，中国在自主创新方面最有潜力的是中医药领域的创新。然而由于各种原因，对中医药创新重视不够，同时中医药创新也走了很多弯路。中医药浩如烟海的典籍和经方验方包含了很多没有挖掘的宝藏，未来将会不断地进行深入挖掘。

从1975年开始，中国政府用历时10年的时间进行了全国中药资源的普查，确认中国有中药资源12807种，其中药用植物11146种，野生药材总储藏量为850万吨，家种药材年产量为30多万吨。但是现在的中成药、保健品、中药提取物、中药饮片等每年要消耗药材70万吨。随着世界中医药产业的不断发展壮大以及对中药材需求的急剧增长，野生中药资源，尤其是道地药材资源受到严重破坏，中药资源生物多样性锐减，某些常用珍贵药材的物种已濒于灭绝或资源枯竭。

众所周知，中药产业是资源依赖型产业，特别是复方中药对药材资源十分依赖。只要缺少任何一味药材，则无法制造该类复方中药。为此，厘清道地药材研究基本思路，构建道地药材研究模式是立足于中医学科前沿的重要科研工作。据不完全统计，目前中国已建有 448 个中药材规范化种植基地，种植面积已达 2000 余万亩。人工栽培品种约400 种，产量约占中药材总量的 30%。曹洪欣教授认为，动物类药材人工养殖的难度要远远大于植物类药材的人工栽培，因此，研究者更看好可以种植再生的纯植物类中药的发展前景。

据世界卫生组织统计，目前全世界有 40 亿人在使用中草药或天然药物治病，占世界总人口的 80%。相关统计表明，目前在全球范围内传统药物的市场已经超过 1000 亿美元，未来几年将增至 2000 亿美元。然而，由于各种原因，中国的国际市场占有率仅为 5%。随着国内外对中医药文化的逐步认可，中国的中药行业必将全面走向国际市场，也将迎来长期的发展机遇。

曹洪欣教授认为，随着东西方哲学理念的碰撞交流，自然科学与人文科学间交叉、渗透、融合，新技术、新方法不断出现，新兴学科不断产生，以生命科学、生态科学、信息科学和系统生物学为前沿学科的世界科学技术正朝着整体、系统的方向迅猛发展。同时，信息科学、物理学、化学、分子生物学等现代科学技术正不断向中医领域渗透，为中医药的继承创新提供了技术支撑，有利于中医药的创新发展。他坚信，伴随着科技进步与医学发展，人类认识中医、掌握中医、享受中医、发展中医必将成为历史潮流，势不可挡。

[记者　周小兔《人民日报（海外版）》2009 年 2 月]

继往开来创辉煌

——曹洪欣院长谈中国中医研究院更名为中国中医科学院

2005年11月19日，中国中医研究院举行50岁生日庆典大会，在这个非同寻常的日子里，中国中医研究院又迎来了划时代的标志——更名为中国中医科学院。这是时代的呼唤，也是提高中医药科技地位的要求，体现了党和国家对中医药事业的高度重视与支持。这是中国中医研究院发展中的一件盛事，也是我国中医药行业的一件大事。日前记者采访了中国中医科学院院长曹洪欣，他阐述了更名为"中国中医科学院"的历史背景、现实意义和发展前景。

曹洪欣从三方面谈了中国中医研究院更名为中国中医科学院的意义。

首先，从国际中医药发展现状分析，更名有利于适应国际中医药事业发展的需要。

中医走向世界主要是在近20年，随着针灸、中医走向世界，中医药科研、教育和中药产业越来越得到东南亚及许多发达国家的重视。在进入21世纪的今天，在人类健康观念发生重大转变的时候，世界医学的目光聚向了东方，聚向了中国中医药科学研究的国家队——中国中医研究院，已有100多个国家和地区的医药界、科研院所、高等院校和医药企业与该院建立了长期合作关系，世界卫生组织在该院建立了3个传统医学合作中心。该院对外交流与合作的范围越来越大，与各国政府机构的合作也日益增多，与世界卫生组织、联合国发展规划署等国际组织建立了长期的多边联系与合作关系，在国际传统医学领域有着重要的影响。作为全国中医药研究中心和我国传统医药对外合作与交流的重要窗口，更名为"中国中医科学院"，可使其以同世界发达国家科学研究机构对等的身份，更好地开展对外交流与合作，进一步提高国际社会对中医药科学性的认识，促进中医药走向世界。

第二，从国内医学发展历史分析，更名有利于提高中医药的科学地位，有利于我国医学科研机构的建设与发展。

走过漫漫五千年中华文明史的进化历程，中医药依然以其特有的方式屹立在东方。中医药学是我国优秀科学文化的重要组成部分，在医学科学中具有独特的优势，也是我国当今最具创新空间和取得自主知识产权的优势领域之一。中医药对保障人民健康、有效防治疾病、降低医疗成本和建立具有我国特色的医疗卫生保健体系、促进民族医药产业发展具有十分重要的作用。因此，国家把"实现中医药现代化"纳入了中长期科技发展规划。中国中医研究院更名为"中国中医科学院"，可进一步明确中医药的学科地位，同时提升中国中医研究院的学术地位和影响力，从而促进中医药事业的发展。

从我国现有国家直属医学科学研究机构的体系和名称看，作为同样承担国家重大科学研究任务的医学科研机构，中国医学科学院主要承担西医学的研究，中国中医研究院主要承担中医学的研究。我国宪法强调中西医并重，中医学本身是我国主流医学之一，中医药在我国医疗保健体系中发挥着不可替代的重要作用，中医的科学性毋庸置疑。更名为"中国中医科学院"可使我国医学科学研究机构名称统一，并形成规模、地位相等的医学科学研究体系。

第三，从中医研究院的发展来看，更名是历史的重托，是时代的需要。

1955年，中国历史上第一个国家直属的大型综合性中医研究机构——卫生部中医研究院宣告成立；1985年，中医研究院更名为中国中医研究院。半个世纪以来，中国中医研究院走过了极不平凡的发展道路，无论在任何历史条件下，中国中医研究院始终牢记党和国家重托，坚持正确的办院宗旨和方向，历届领导呕心沥血，励精图治；几代中医药专家矢志不渝，屡建功勋，使中国中医研究院取得了从艰苦创业到成长壮大的辉煌业绩，逐步建设成为了目前我国规模最大、学科齐全、设备先进、科研力量雄厚，集科研、医疗、教育于一体的大型综合性国家中医药科研机构。走过50年的成长历程，中医药各学科领域的科学研究取得了显著成就。该院附属西苑医院、广安门医院、望京医院、眼科医院在医疗工作中取得了全面进步；基本形成了学历教育、继续教育与对外培训等多层次的中医药教育体系，培养、涌现了一大批优秀中医药人才和享誉海内外的著名中医药专家。可以说，中国中医研究院发展的50年，是勇于开拓、不断进取的50年，是全院干部职工同心同德团结奋斗的50年。从20世纪80年代开始，研究院领导和一批老专家就积极呼吁更名为"中国中医科学院"，今天，研究院适逢继往开来的战略机遇期，几代中医研究院乃至中医药行业人的夙愿终于实现了。这不仅仅是一个名称上的变更，而是标志着党和人民向中医药行业提出了新的期望和更高要求，标志着中医科学院和中医药事业发展上的一个新的里程碑。

在谈到中国中医科学院的定位时，这位上任3年，以求真务实、拼搏勤奋著称的曹院长坚定地说，我们要按照吴仪副总理在"中国中医研究院成立50周年暨更名中国中医科学院庆典大会"上的指示要求，把我院建设成为"队伍精干、优势突出、代表国家水平的中医药科学研究与临床基地，继承发展中医药事业，建设具有中国特色的医疗卫生保健体系，造福于我国人民和世界人民"。这个定位要求中国中医科学院要在我国中医药创新体系和卫生保健体系建设中发挥重要作用，要适应社会对中医发展的需求，充分体现中医特色，承担起中国中医研究和临床龙头的作用和重任。

关于中国中医科学院的发展目标，曹院长强调，作为国家中医药科学研究和临床基地，要研究中医药与人类健康领域的重大问题，使中医药服务于人类健康；组织国内外、行业内外的优秀人才和科学研究队伍；调动各方面的积极性，形成医疗保健的优势团队。

对于中国中医科学院的发展前景，曹洪欣院长充满信心。他说，在这大有作为之际，我们要明确中医药发展方向，全面贯彻落实以人为本、全面、协调、可持续的科学发展观，通过科技体制改革，优化科研机构与学科发展方向，组织精干的科学研究队伍，完善现代科研院所制度，全面提高中医药科研创新能力和学术水平；加强中医药科技改革，通过优势病种的中医临床项目，真正促进具有优势和特色临床研究的发展。

回顾过去，心潮澎湃；展望未来，任重道远。在谈到更名为中国中医科学院的感受时，一向平和谦逊、实干低调的曹院长非常激动。他表示，代表国家水平的中国中医科学院要以更名为契机，绝不辜负历史赋予这一代中医人的神圣使命，不辜负时代对中医药发展的需求，在新的起跑线上，励精图治，锐意创新，努力开创中国中医科学院更加辉煌灿烂的明天，迎接中医药科学发展的春天。

（《中国中医药报》2006 年 1 月 4 日）

中医的现状与机遇

　　"中医药是传统的，因为它贯穿了中华五千年的发展历程；中医药又是现代的，因为它不断与时俱进解决当代防疾治病问题；中医药是民族的，它根植发展于中国；中医药又是世界的，它在维护全人类的健康中发挥着不可磨灭的作用。"

——曹洪欣

　　"神舟七号携带中药上天，供航天员在飞行期间服用"——这一消息发布后，中医药再次成为人们关注的话题。中医，一种源于中国，以古代中国人的医学实践为主体的传统医学，至今已有数千年的历史。它是我国劳动人民长期与疾病做斗争的实践经验总结，为中华民族的繁衍昌盛做出了不可磨灭的贡献。同时，中医药也对世界文明产生了积极的影响，在世界传统医药领域独树一帜。近年来，中医的发展情况怎么样了呢？在国内外的影响力如何？面临哪些机遇和挑战？中国中医科学院院长曹洪欣接受本报专访时作出了回答。

立足中国，正在走向世界

　　中医药是中国特色医药卫生事业不可或缺的重要组成部分。曹洪欣介绍，2007年全国中医院诊疗人次达2.54亿，是1980年（3337万人次）的7.5倍。我国绝大多数综合医院设有中医药科室，72%的乡镇卫生院、92%的社区卫生服务中心和54.7%的社区卫生服务站均能为群众提供中医药服务，较好地满足了人民群众的中医医疗服务需求。中医立足社会需要，在治疗重大、危重以及疑难疾病方面发挥着重要作用。在2003年防治SARS的战役中，中国中医科学院牵头承担了两项科技部"863"SARS专项，其成果"中西医结合治疗SARS的临床研究""中医瘟疫研究及其方法体系构建"为SARS的预防和治疗起到了突出作用。

　　中医还为世界提供了良好的医疗保健服务。目前，世界上已有140多个国家和地区设有中医医疗机构，国外中医医疗机构已达10万多家，每年有30%的当地人和70%以上的华人接受中医药服务。中国中医科学院专家为许多国家首脑和政府要员提供了优质的中医医疗保健服务，获得广泛好评，并获得俄罗斯国际合作发展奖、朝鲜一级友谊勋章等奖项，有效促进了中医药的国际发展。

　　曹洪欣说，中医药与西医药优势互补，相互促进，共同维护和增进人民健康，不仅成为中国特色医药卫生事业的显著特征和巨大优势，而且也为全人类的健康事业服务。

　　近年来，我国加强了与世界卫生组织及国外著名科研机构、高等院校和著名企业在科研、医疗、教育等方面的交流与合作，积极推进中医药的国际发展，扩大了中医药的国际影响。以中国中医科学院为例，目前该院已与国外、境外50多个机构建立了合作关系，合作项目100余项。在完成政府合作框架项目的基础上，该院率先开展了中坦中药防治艾滋病项目，并与美国、俄罗斯、英国、澳大利亚、奥地利、韩国等国家的著名科研机构、高等院校与企业开展了实质合作。如中澳合作项目"中药治疗血管性痴呆（维脑康）临床与实验研究"在澳大利亚完成临床研究，并将开展国外多中心临床研究，成为具有自主知识产权的中药在国外进行临床研究并推广的示范。

人才多样，科研成果卓著

人才是中医事业传承与发展的关键。在人才培养方面，各中医药院校健全学科体系，培养了大批各层次中医药人才。中国中医科学院1978年开始招收研究生，目前学科门类齐全，在校研究生500名，博士后研究人员137名。结合中医药高层次人才培养特点，该院还在全国率先启动了著名中医药专家学术经验传承博士后研究模式，将名老中医药专家经验传承与博士后研究工作相结合，培养了一批临床骨干。

集聚了大量优秀中医药人才的中国中医科学院，50多年来取得了丰硕的科研成果，引领全国中医药继承创新的发展方向。该院"血瘀证与活血化瘀的系统研究"获国家科技进步一等奖。在研"973"项目"中医基础理论整理与创新研究""中药药性理论继承与创新研究""中医辨证论治疗效评价方法基础理论研究"等，立足解决中医药发展的重大科学问题。

近年来，中国中医科学院围绕岐黄工程、仲景工程、时珍工程等三大工程，全面启动"中医药古医籍抢救工程""中医优势病种临床研究""鼓励自主创新的自主选题专项"等专项，充分调动了科研人员的积极性和主观能动性。立足学科前沿，该院组织开展了方剂关键科学问题研究及道地药材研究，率先提出了组分配伍中药新药研究的新思路和新方法；厘清了道地药材研究基本思路，构建了道地药材研究模式。另外，该院还组织全国35家高等中医药院校和科研院所的300余名专业人员共建中医药科技信息数据平台，目前已初步建立了国际一流的中医药科学数据研究平台和61个专业基础数据库，发挥了科技信息对中医药自主创新的支撑作用。

存在机遇，同时面临挑战

随着经济和社会的发展，人类生存环境发生了重大变化，人们物质生活水平的不断提高，健康观念和医学模式也在深刻转变。总的趋势是更加注重预防、自我保健和生态环境改善，更加注重综合治疗和个体化治疗，从以疾病为中心向以患者为中心转变。这正与中医学强调人与自然和谐、"上工治未病"等理念相吻合，与中医药学的整体观、辨证论治的本质特征相一致。特别是包括系统生物医学在内的生命科学，呈现出从分析向综合、从局部向整体的发展趋势，也使得中医药的整体观念、"天人合一"的价值被重新认识。

中医学对疾病的认知方法和治疗理念，顺应了当今健康观念的深刻变化和医学模式的转变，顺应了 21 世纪医学发展的新趋势和世界医药市场的新需求，展示了强大的生命力和广阔的发展前景。当前，人类健康仍然面临着诸多尚未彻底攻克的重大疾病的挑战，一些传统传染病仍在威胁人类的健康。新的传染病仍不断出现，特别是慢性非传染性疾病发病率不断增加，并成为死亡与生存质量下降的主要因素。另外，目前我国已进入老龄化社会，如何使老年人提高生存质量，安度晚年，将是医学领域的一个重大问题。这些都给中医药科研提出了新的要求，同时也带来了新的机遇。

中医作为中国具有原创优势的医药科学，是我国具有自主创新能力的优势领域，对建设小康社会与创新型国家有重要意义。目前，信息科学、物理学、化学、分子生物学等现代科学技术正不断向中医领域渗透，为中医药的继承创新提供了技术支撑，有利于中医药的创新发展。曹洪欣说："我们坚信，伴随着科技进步与医学发展，人类认识中医、掌握中医、享受中医、发展中医，必将成为历史潮流，势不可挡。"

［本报记者　陈振凯　潘笑天《人民日报（海外版）》2008 年 10 月 11 日］

迎接中医学发展的春天

——记我国著名中医专家、中国中医科学院院长曹洪欣

中医学理论体系的形成与发展走过了两千多个春秋，它是在中华民族历经风霜雨雪的实践中发展起来的，也是中华文化和医疗实践的璀璨精粹，是传统的，也是现代的；是中国的，也是世界的。对中医学的继承、创新和发展，是我们中华民族永恒的主题。

继承是为了发展，发展就要创新。

在强调提高科学素质理念的今天，在自主创新成为整个国家战略的今天，广大中医药科技工作者们继承着老一代中医学家的崇高信念，振奋精神，与时俱进，在承前启后的历史征程中大展宏图，奋斗着，奉献着……

中国中医科学院院长曹洪欣教授就是这样一位专家，20余年来，他始终工作在中医科研、医疗、教学与管理第一线，致力于基于临床实践的中医理论创新研究。他长期坚持临床实践，已诊治患者20余万人次，并积累了完整的诊疗资料，以高尚的医德医风与显著的临床疗效深受患者赞誉。

他怀着对中医药科学的满腔激情，牢记先贤的谆谆教诲，尽职敬业，求真务实，伴随新时代中医学的发展，不断思考、耕耘、奋斗……

厚积薄发　创立中医药治疗病毒性心肌炎的新方法

在曹洪欣教授所从事的各项科研工作中，中医药治疗病毒性心肌炎新方法的创立凝结了他更多的心血和智慧。病毒性心肌炎（VMC）是指由各种病毒引起的心肌急性或慢性炎症，临床可表现为各种心律失常、程度不同的心肌损伤、心功能不全，甚则导致心肌病或猝死。该病在青少年中发病率偏高，目前尚无可靠、理想的治疗方法和药物，因此，已成为严重影响患者身体健康和生存质量的难治病之一。

曹洪欣教授经过十余年诊治病毒性心肌炎的临床实践，逐渐摸索出运用益气升陷法治疗病毒性心肌炎，并取得了良好的疗效。为此，从1996年开始，按照中医学对疾病发生发展规律认识的模式，开展了益气升陷法在病毒性心肌炎中的应用与研究。通过大样本的临床证候学调查研究，首次提出并证实了大气下陷证是病毒性心肌炎的临床常见证候，大气下陷是病毒性心肌炎的主要病机，总结出咽中拘急或心前坠胀是病毒性心肌炎大气下陷证的证候特征。结合研究结果，确立了益气升陷法为病毒性心肌炎的基本治疗法则。经临床对照观察，运用益气升陷法治疗病毒性心肌炎能显著改善临床症状、程度不同的心肌缺血或心肌损伤及各种心律失常、恢复心功能，总显效率为76.1%，总有

效率为 97.1%，疗效明显优于对照组及文献报道的其他治疗方法和药物。

为了进一步阐明益气升陷法治疗病毒性心肌炎的作用机制，从抗柯萨奇病毒感染、抗心律失常和心肌损伤等方面进行了深入研究。研究结果证实，益气升陷法能够清除柯萨奇 B 族病毒核酸持续感染，具有防止病情向慢性期乃至心肌病演变的作用；揭示了益气升陷法抗心律失常的离子机制和抗心肌细胞凋亡、减轻炎性反应与心肌损伤、改善心室重构及心功能、延缓心功能不全的发生与进展的作用机制，为该法的应用及推广提供了科学依据。这项研究在对病毒性心肌炎中医病机新认识的基础上，提出并证实了病毒性心肌炎的新证候——大气下陷证及其证候特征，确立了病毒性心肌炎的新治法——益气升陷法，充分体现了中医学"源于临床→理论创新→指导临床"的研究思路。

大气下陷与益气升陷理论在病毒性心肌炎中的应用，显著提高了临床疗效，体现了中医药的治疗优势，实践了遵循中医自身规律、基于临床研究的中医理论创新的思路与方法。研究成果"益气升陷法在病毒性心肌炎中的应用与研究"获 2005 年国家科技进步二等奖。

自主创新　丰富发展中医瘟疫理论

2003 年，SARS 疫情不期而至肆虐南北。曹洪欣教授率课题组通过对古今文史及医学文献、SARS 的证候要素、证候特征及证候演变规律、中医及中西医结合各种治疗方案疗效评价、透邪解毒法的作用机理、SARS 后骨坏死和瘟疫研究的方法学等进行深入系统研究，以期构建瘟疫研究模式及其方法体系，为发挥中医药治疗突发流行性疾病的优势和作用提供依据。

该项目在系统分析我国文献记载的 555 次瘟疫流行情况的基础上，创建了反映我国历代疫病流行年、地域、疫情的疫病流行年表，展示了疫病流行的时空分布状况，阐明了古今瘟疫不同的发病特点与理论特色，证实了中医防治瘟疫的确切作用与独特优势。他提出了中医瘟疫理论面临第三个发展机遇，即继承辨病与辨证相结合的中医瘟疫理论特色，创新辨病与辨证思路与方法，采用辨突发瘟疫与分析辨证要素相结合的方法。以新发瘟疫 SARS 为切入点，运用数据挖掘方法对 880 份专家调查问卷、1356 例 SARS 病例及 113 例骨坏死病例进行了系统研究，提出并证实了 SARS 的证候演变既不同于伤寒六经传变，也有别于温病卫气营血和三焦传变规律，而是以肺脏病变为中心，以毒、火、瘀、湿、虚为证候要素的多脏腑罹患的新型瘟疫疾病，丰富和发展了中医瘟疫理论。他还根据新发瘟疫的病机特点确立了透邪解毒为 SARS 的早期治法，证实该法具有抑制冠状病毒、副流感病毒等 7 种呼吸道病毒，能升高宿主细胞膜脂质流动性、促进细胞膜功能恢复、减轻炎性损伤和调节免疫功能等作用，为中医理论与实践能够早期有效干预新发病毒性传染性疾病提供科学依据。运用综合评价方法评价了 7 个 SARS 治疗方案的总体疗效，并对治疗方案的特点进行分析，证实根据中医瘟疫理论结合临床实践制定的治疗方案，是治疗新发瘟疫的有效途径。同时，揭示了 SARS 后骨坏死的中医病机特点、早期证候特征并优化了治疗方案。

综合对瘟疫理论、临床与基础研究，构建了"基于文献整理的瘟疫理论研究、基于临床信息与数据挖掘的辨证论治规律研究、利用现代科学技术的作用机理研究"相结合的研究模式和方法体系。这种方法体系体现了传统与现代、中医与多学科方法相结合，以快速反应和综合集成为特点的中医药干预新发瘟疫的临床与科学研究新模式，对提高中医药应对 SARS、人禽流感等新发瘟疫的能力及临床与科学研究具有示范作用。该项研究成果获 2006 年国家科学技术进步二等奖。

主体发展　为中医药传承与发展做出贡献

曹洪欣教授高度重视中医药发展战略研究，参加了"国家中长期科学和技术发展战略研究——人口与健康"专题研究工作，作为负责人之一完成了"中医药科技现代化发展战略研究"课题。课题组提出的部分战略任务，已被列入《国家中长期科学技术发展规划纲要（2006—2020）》和《国民经济和社会发展第十一个五年规划纲要》。主持完成了国家中医药管理局重大专项"中医现代化发展战略研究"课题，主编出版了《中医现代化发展研究报告》，研究成果对于进一步明确中医现代发展方向、战略重点和主要任务具有积极意义。

在中医药创新发展中，倡导主体发展、自主创新、和合共进，始终把提高中医药防病治病能力作为发展中医药事业的关键，以提高中医药疗效为目标，以创建符合中医药临床研究的研究方法为重点，2005 年率先在中国中医科学院推进开展中医优势病种临床研究工作。

曾作为大学校长、现兼任中国中医科学院研究生院院长的曹洪欣教授十分注重中医药人才培养工作，在高等教育中倡导不断深化教学改革，提高人才培养质量。根据中医学的特点，他率先提出并推行在本科教育阶段实施"高等教育与师承（导师）制"相结合的人才培养模式，制定了中医实践教学质量标准、中医药实践教学全程质量监控考评体系和中医临床教学基地建设的评价标准与指标体系，致力提高学生的临床实践能力和教学质量，主持的研究成果"中医药类专业实践教学改革研究与实践"获 2005 年国家级教学成果二等奖。在研究生培养过程中，注重学生品德、学风和临床与科研能力等综合素质的培养，积极实践把中医临床思维与能力的培养作为中医研究生的成才基础，已培养硕士研究生 36 名、博士研究生 28 名、博士后 17 名。他培养的研究生中，已有 10 余人主持的项目获国家自然科学基金等国家科研项目的资助，有的已成为患者认可的小名医。

他积极创导并推行把高层次中医药人才培养与名老中医药专家的经验传承结合起来，在全国率先开展了博士后研究工作与著名中医药专家经验继承创新相结合的人才培养模式。

曹洪欣教授认为，古医籍抢救、挖掘、整理研究是中医药知识创新领域之一，因此他积极推进古医籍抢救工程，主编出版了《海外回归中医古籍善本集粹》24 卷，包括国内失传的中医珍善本古籍 21 种；主编出版了《中医古籍孤本大全》，包括孤善本医籍

50 种；主编出版了《温病大成》，对中医温病理论进行了全面系统的挖掘、整理研究。这些研究工作为抢救中医古籍、传承发展中医药学术具有积极作用。

2003 年曹洪欣担任中国中医研究院院长以来，积极推进中国中医研究院的科技体制改革工作，在建立现代科研院所制度、加强中医药创新体系建设与提高科技创新能力等方面取得显著成绩。他与中国中医研究院全院职工一道，在中医药防治 SARS、中医优势病种临床研究、古医籍抢救整理研究、中医药国际交流与合作等方面，在全国发挥了龙头与示范作用。

和合共进　积极推进中医理论与实践的国际传播

在科学研究领域，国际间的交流与合作显得尤为重要。它可以让我们及时跟踪最前沿的科研动态，学习最先进的理论知识和实践经验。在中医药国际交流与合作中，曹洪欣教授倡导主体发展、和合共进的发展理念，积极推进高水平、多途径、宽领域的中医药国际交流与合作。作为世界卫生组织（WHO）传统医学临床与信息合作中心主任，曹洪欣教授积极推动 WHO 传统医学标准化建设和传统医学临床实践指南制定工作。他积极推进中国中医科学院与美国国立卫生研究院（NIH）、奥地利太平洋学术网络组织、美国可口可乐公司等开展实质性合作；作为组委会主席或学委会主席，在国内外主持主办国际学术会议 10 余次。2006 年他应邀参加了美国西雅图"太平洋健康峰会"，其专题报告"中西医学优势互补，共同促进人类健康"在会上引起极大反响。美国《外交政策》杂志发表了"中医药在突发公共卫生事件中的作用"专访文章。2007 年成功主办了"太平洋健康高层论坛"，构建了世界顶级科学家与中医药交流合作的平台。主持了科技部"中医优势病种临床研究"国际合作项目；应邀赴美国、俄罗斯、英国、意大利、奥地利、韩国、马来西亚等国家讲学和做专题学术报告 20 余次；被俄罗斯外交部授予国际合作发展奖，被意大利中医学会授予希波克拉底奖；兼任世界针灸学会联合会顾问、世界中医药学会联合会工作咨询委员会副主席、中医药申报世界文化遗产及中医药申报世界记忆工程专家组组长、国家非物质文化遗产保护工作专家委员会委员等，在促进中医药国际交流与合作方面做了大量卓有成效的工作。

曹洪欣教授对中医药事业的不懈努力和无私奉献，得到了业内外的认可。他先后被评为卫生部有突出贡献中青年专家，国家百千万人才培养工程一、二层次人选，享受国务院政府特殊津贴，被文化部批准为国家级非物质文化遗产项目（中医生命与疾病认知方法）传承人，并兼任中华中医药学会副会长、中国中西医结合学会副会长、中国保健协会副理事长等。

中医是国粹，是瑰宝。正如曹教授在其主编的《中医现代化发展研究报告》中所说的，中医学是我国医疗卫生保健体系中独具特色的重要组成部分。在当今世界经济竞争日趋激烈、科学技术飞速发展的形势下，作为拥有五千年辉煌历史、为中华民族的繁衍昌盛做出不可磨灭贡献的医学体系，如何应对和"适应不断变化的需求和挑战"，是新的历史条件下我国中医领域所面临的重大课题。

我们相信，在曹洪欣教授等中医药专家、学者的带领下，中医的发展一定能够"适应不断变化的需求和挑战"，一定能够在保持和充分发挥自身特色优势的同时，有效利用现代科学技术方法和手段，不断开拓创新，更好地为我国人民和世界人民的健康事业服务，为"建设我国更高水平的小康社会"贡献力量。

曹洪欣：保持和发扬中医理论与实践的先进性
发挥中医药在防病治病中的重要作用

曹洪欣院长是我国中医界的专家，几十年的历练，更让他成为中医药创新发展的积极倡导者。我们有幸聆听了他专业而理智的畅谈。

记者： 一个世纪以来，中国取得了翻天覆地的变化，中医学作为我们华夏文明的精华，也处于这一变革的洪流中，您作为业界的知名专家，请您谈谈中医学的发展状况。

曹院长： 在西医进入中国以前，中医已经经历了几千年的发展。的确，近百年来中医不断受到来自各方面的冲击。但是中医还是一路走到了今天，不但没有衰落，而且在不断发展壮大。

党和政府十分重视中医药事业发展，胡锦涛总书记在党的十七大报告中指出，要扶持中医药和民族医药事业发展。温家宝总理在近三年的全国人大会上的《政府工作报告》中强调，要大力发展中医药事业。吴仪副总理四次对中医药事业发表重要讲话，充分肯定了中医药的历史作用、现实意义和科学价值，指明了中医药发展方向。中医药发展已被列为国家中长期科技发展规划，中医药已作为我国具有自主知识产权、推进自主创新的优势领域。随着人们生存环境变化，健康观念、疾病谱与医学模式的转变，中医药的理论与实践恰恰与其相适应。国际上中医药发展迅速，国际间合作广泛开展，可以说国际关注、国内重视。如今，全球运用中医药产品或保健品的国家有160多个，运用中医疗法的国家有130多个，部分国家已把中医纳入了医疗保障体系。

在人类对健康的需求越来越高与西医诊疗昂贵的矛盾日益突出的当代，中医药能够发挥更大的作用。

记者： 我们能深深地感受到您对中医、中医经典、中医文化的那份热爱和执着，以及这种对中医责无旁贷的使命感。几千年来，中医诊疗在维护人民健康、防病治病中发挥着重要作用，请您谈谈如何正确认识中医学的理论与实践。

曹院长： 中医学起源和发展于中国，是中华民族研究人体生命过程以及维护健康、抵御疾病的科学。它蕴含着丰富的中华传统文化，是人文与生命科学有机结合的系统整体的医学知识体系。其天人相应、形神统一的理论与辨证论治方法有效地指导着临床实践，在理论与实践方面具有鲜明先进性。中医学先进的理论和实践方法，在数千年中华民族的繁衍昌盛中发挥了巨大作用，至今在维护人类健康中仍发挥着重要作用。

中医理论与实践的先进性主要体现在以下几个方面：第一，根据人体的健康状况和生命信息把握疾病的动态变化，通过望、闻、问、切四诊，采用治未病的早期干预理念与方法，有效地实现了维护健康、防止疾病发展的目的。第二，以辨证论治为主的个体化诊疗模式，实现了阴阳平衡、脏腑和调的以人为本的医疗保健目标。第三，强调天人相应，注重人与自然及社会的和谐生存状态为主的健康维护，是当代人类健康追求的方向。第四，具有中医药、针灸、推拿等丰富的治疗手段和方法，治疗中注重人体功能的整体调节，激发人的抗病能力和康复能力；同时，辨证用药及针灸、推拿等非药物疗法具有效果可靠、毒副作用小等优势。第五，中医简、便、验、廉的诊疗手段在实现医学目标中发挥重要作用，可有效地解决健康需求不断增加、诊疗技术飞速发展与医疗保健费用不断增高等矛盾。

记者： 如何保持和发扬中医理论与实践的先进性，它对中医事业全面、协调、可持续发展有什么重要意义。

曹院长： 中医发展的关键首先是正确认识中医理论与实践的先进性；核心是自立自强，坚持主体发展，使中医药在人类健康事业中发挥更大作用；重点是推进继承创新，有效利用现代科学技术，促进中医药优势特色的发挥。

保持和发扬中医理论与实践的先进性，就要从根本上强化中医主体发展意识，在继承的基础上发展中医，兼容多学科研究成果，提高中医防病治病能力，拓宽中医服务领域，充分发挥中医在防病治病中的重要作用，建设具有中国特色的医疗卫生保健服务体系。

提高中医养生保健和防病治病能力，加强中医医疗卫生保健服务体系建设，是中医主体发展的核心内容。具体地说是要提高中医养生保健和防病治病的能力。几千年来，中医学形成了独特的养生保健理论与方法体系，至今有效的在维护人民健康方面发挥作用。然而，由于多种原因，中医学这些宝贵财富并没有被广泛应用，因此，全面开展中医养生保健方法和技术的研究、发挥中医养生保健的优势是建设中医保健体系的重点领域。全面推广、普及和规范中医养生保健理念、方法和技术，使"治未病"优势得到充分发挥，对提高国民健康素质、延长预期健康寿命和预期寿命具有重要意义。

要深入开展中医防治常见病、多发病及重大疾病诊疗方法的研究，提高中医诊疗重大传染性疾病、非传染性疾病及慢性疑难性疾病能力和应对突发性公共卫生事件的能力。特别要加强中医优势病种的临床研究，积极探索适合中医自身规律的临床研究方法，挖掘民间特色诊疗方法与技术，不断提高临床疗效，提高中医药防病治病能力，这是全面提高我国医疗卫生保健水平的战略选择。

要加强中医保健体系建设，特别要重视发挥中医药在新型农村合作医疗和城市社区医疗卫生保健体系中的作用，大力培养适宜人才，推广适宜技术，充分发挥中医特色优势，加强基层中医医疗示范基地建设，拓宽中医服务领域，提高城乡社区中医保健能力，促进"人人享有健康"目标的实现。

推进自主创新是中医发展的灵魂与动力。自主创新是一个民族生存发展的灵魂，中医学作为我国自主创新的优势领域，在保持和发扬中医理论与实践先进性的基础上，注重基于中医临床实践的自主创新；基于古医籍抢救、挖掘与理论研究的原始创新；基于有效利用现代科学技术，引进、消化、吸收后再创新；正确认识与科学评价中医创新、提高中医自主创新能力、加强创新体系建设是中医发展的关键。

具体来说，要提高中医自主创新能力，要建设一批精干高效的中医药创新团队，建立适合自我选题、激励自主创新的有效机制；发挥中医药原创优势，借鉴和吸收现代科学理念与方法，开展中医学理论和科学研究方法的创新性研究；从中医诊疗原理出发，充分利用现代科学技术的最新研究成果，开展中医养生保健、诊疗方法的技术创新，开展基于临床研究的理论创新，全面提高中医创新能力。

重视加强中医创新条件建设，以建设国家中医药科学研究基地、国家中医临床研究基地、国家中医药实验室等为重点，建设以科研院所和高等院校为主体的中医知识创新体系和以科技企业为核心的中医药技术创新体系，形成一批代表国家水平的开放共享的中医创新平台，为中医自主创新能力的提高提供条件保障。

正确认识和保持发扬中医理论与实践先进性任务十分艰巨，我们必须自立自强，坚定主体发展信念，只有不断提高中医药的防病治病能力和自主创新能力，不断提高中医药知识普及能力与国际发展能力，中医药才能在促进人类健康事业中发挥更大作用。

记者： 这些年中医药研究取得了一定的成果，但与此同时，有些人迷失了方向，出现了"中医经典边缘化""传统中医是经验医学"等现象和论调。您觉得中西医之间有鸿沟吗？

曹院长： 中医、西医是两种截然不同的理论体系。中医强调人是有机的整体，认识到人与自然的联系、形体与精神的统一，重视动态地把握人体的健康状况与病情变化，以系统整体论为方法论。西医与现代科技结合紧密，研究直观、具体的人体结构，认为人体是可分的，遵循线性的思维方式，以还原论为方法论。两者虽然是截然不同的理论体系，但可以互相借鉴，优势互补，所以我不认为中西医之间存在鸿沟。现在，西医强调把防治工作前移，这都符合中医的"治人"理论和"治未病"的特色和优势，这也是中医受到世界关注的主要原因。

中医应坚持主体发展，也应该接纳现代科学技术来丰富和发展自己，不应该排斥现代科技。几十年来，我国中西医结合发展迅速，已在国际上形成优势。尽管还没有达到理论体系的有机结合，但两者优势互补，不仅有利于中医、西医的发展，而且有利于服务人类健康，有利于为构建和谐社会做出更大贡献。

（《科学中国人》2007 年 12 期）

2008年6月17～18日，第四次中美战略经济对话在美国安纳波利斯市举行，中医药成为其中一项重要话题。中美双方签订了中医药合作备忘录，鼓励双方加强中医药合作与交流等。

2008年12月4～5日，第五次中美战略经济对话在北京举行，成立了中医药合作委员会，并确定了第一批合作项目。

2009年1月，北京市政府发布有关规定，从今年开始，北京将加大扶持中医药的力度，每个医院将设有中医科，在基本医疗保险报销目录中将增加中医诊疗项目。

…………

"中医药"这个似乎带些神秘色彩，承载了中华民族几千年传统文化和哲学理念的医疗保健技术，在从未断绝的争议、质疑，甚至非议声中一路走到今天，却越来越受到世界的青睐，再次成为人们关注的焦点话题。这其中的奥妙在哪？发扬中医药对于中华民族走向世界，对于人与自然、社会和谐将具有哪些重大意义和促进作用？带着这些问题，本刊记者专访了中国中医科学院院长、首席研究员，全国政协委员曹洪欣教授。

中医：世界的瑰宝

走向世界

画外音：中医药学起源和发展于中国，蕴含着中华传统文化的丰富底蕴，凝聚着中华民族的伟大智慧，是中华民族创造的医学科学，至今在保障人类健康方面发挥着重要作用。

党和国家对中医药事业高度重视，大力扶持。党的十七大报告明确指出，要"中西医并重""扶持中医药和民族医药事业发展"，在法律上和政策角度赋予中医药合法、重要的地位。

信息导刊：发展中医药对于我国具有哪些重大意义？

曹洪欣：发展中医药，有利于缓解群众"看病难、看病贵"问题，有利于传承中华传统文化，有利于推进创新型国家建设，是贯彻党的十七大精神、落实科学发展观、构建社会主义和谐社会的重要内容。

首先，中医药是提高全民健康水平的重要手段。中医药是我国医疗卫生服务体系不可或缺的组成部分，有着广泛和深厚的群众和社会基础，对常见病、重大疾病、疑难疾病有良好的疗效，在国内外具有广泛的需求。

其次，中医药发展有利于弘扬中华文化，推进和谐社会进程。中医药学重视以人为本，融合了平衡理念，强调形神合一、整体协调，强调人与自然、人与社会的有机统一，这与构建和谐社会的理念相一致。如果说西方文化走入中国靠的是"青霉素"，那么，中华文化走向世界的重要的有效载体就是"中医"。

第三，中医药最具原创优势，有利于在创新型国家建设中发挥作用。中医药理论与诊疗方法和技术是中华民族的伟大创造，是我国自主创新的重要资源，在建设创新型国家中具有独特的作用。对中医药学理论与方法进行深入研究，挖掘中医药学原创优势，将对世界科技和医学发展做出更重大贡献，造福人类。

第四，中医药产业的迅速发展有利于促进经济发展。目前，我国中药产业经济规模已突破千亿元，总产值占医药工业总产值的31%，中药产品年进出口总额已达到16亿美元。中药材种植已成为农民增加收入和脱贫致富的一个重要来源，对于促进经济社会发展起到十分重要的作用。

第五，中医药国际发展有利于提升我国的国际地位。中医药事业发展已成为世界各国发展传统医药的典范，越来越多的国家和国际组织寻求与我国合作发展传统医学。随着中医药在国际上影响的逐步扩大，必将为提升我国的国际地位与软实力起到积极的促进作用。

回归自然的选择

画外音：中医药因其药物环保、自然，副作用小，疗效显著，越来越受到世界的青睐，被亚洲、欧洲、美洲等一些国家正式承认，并纳入保险范围，获得合法地位。

信息导刊：中医药被世界广泛接受的主要原因在哪里？

曹洪欣：目前，世界许多国家越来越重视中医药在医疗保健中的作用。中医药已传播到160多个国家和地区，国外中医医疗机构遍及130多个国家达10万多家，针灸师20多万人，有30%的当地人和70%以上的华人接受过中医药服务，国际市场对中药产品的需求日趋加大。

中医药的国际合作已从民间医疗合作向政府间多领域合作转变。自2004年温家宝总理与意大利总理签署了两国政府间中医药合作项目后，我国与几十个国家政府间的中医药合作取得可喜进展。近5年来，仅中国中医科学院就接待了40多个部长级以上的外国政府首脑官员代表团，表现出国际社会对中医药科学研究、医疗保健的极大兴趣，同时开展了50余项国际合作项目。

随着医学模式与疾病谱的变化，中医学在应对突发性疾病、多因素疾病、复杂性疑难疾病的能力越来越凸显，疗效也逐渐被认可。

当今社会中医药之所以越来越被重视，是由中医理论与实践的先进性所决定的。它以"中和"的角度尊重自然，力求基于人体把握疾病演变规律。中医药理论与实践的先进性决定了中医药的优势和特色，主要体现以下几方面：一是根据人体的健康状况和生命信息把握疾病动态变化，注重形神统一，在养生、保健、治疗与康复等方面采用早期干预理念与方法，有效实现了维护健康、防止疾病发展的目的。二是以辨证论治为主的个体化诊疗模式，实现了阴阳平衡、脏腑和调的以人为本的医疗保健目标。三是强调天人相应，注重人与自然、社会和环境的和谐生存状态为主的健康维护，是当代人类健康追求的方向。四是具有中医药、针灸、推拿等丰富的诊疗手段和方法，注重人体功能的调节，激发人体的抗病能力和康复能力；同时辨证用药及针灸、推拿等非药物疗法具有效果可靠、毒副作用小等优势。五是中医简、便、验、廉的诊疗手段在实现医学目标中发挥重要作用，可有效地解决健康需求不断增加、诊疗技术飞速发展与医疗保健费用不断增高等矛盾。这些优势的存在，为发展中医药事业、推进中医药的国际发展提供了良好的机遇。

中医没有倒退

画外音：几千年的临床实践，证实了中国的中医中药无论是在治病、防病上，还是在养生上，都是确凿、有效、可行的，但是到了现代，"望闻问切"的中医四诊法的诊断因拿不出确凿的科学实验依据，随着科学进步和人们思维观念的不断更新，中医是否科学、是否有效受到一些人的质疑、排斥，甚至非议和诽谤。

信息导刊：您对此做何评价？

曹洪欣：首先应该强调的是中医学来源与发展于临床，确切的疗效与中华民族的繁衍昌盛证实了它的科学性。中医学理论、诊疗方法、技术是古代医家在对人的养生保健与医疗实践中不断积累而成的。中医学的特征就是与临床紧密结合，中医理论的升华来源于临床，中医药的诊疗方法与技术来源于临床，许多科学问题都是从临床实践中得到启发，提取凝练，深化研究，上升为理论，并在临床实践中得到验证与升华的。中医学是基于以人为研究对象的生命科学，具有丰厚的中华文化底蕴，体现了科学与人文的有机结合。中医学的理论体系和实践技术与西医学有着本质的区别。

中医学发展至今，没有倒退，没有退步。中医学的健康理念至今有效地指导着人们的养生保健；中医学的疾病观，在SARS、艾滋病、肿瘤、心脑血管病以及各种疑难疾病的防治中仍有明显的优势，已形成较为完善、具有我国特色的中医药医疗、科研、教育和产业体系。当前，中医学已经进入快速发展的轨道，发展势头良好。

中医之所以受到质疑，我认为主要有三方面原因：一是中西文化之间的差异，对于"科学"概念的认识不一，更有部分人对中华文化存在着严重的偏见和排斥；二是社会上部分人对中医药缺乏正确认识，好标新立异，妄加评论。因为不了解而疑惑无可厚非，没有研究就给予否定，不可思议，也缺乏严谨的科学态度。三是中医界内也有人对中医学理论与实践体会、研究不深，信心不足，妄自菲薄。

当然，我们倡导良好的职业道德，尊重学术民主，鼓励学术争鸣，虚心接受建议意见，敢于面对不足之处。我们也清醒地意识到，中医药的管理体制和运行机制还不尽完善，继承与创新能力相对薄弱，中医中药发展不协调，人才队伍建设与事业发展和民众需求还存在不相适应的地方，这些都不同程度地制约着中医药事业又好又快地发展。

目前，我国在中医药立法、标准化建设、人才培养、中医治疗疑难病与作用机制研究等方面开展了大量卓有成效的工作。中国中医科学院有世界卫生组织设立的三个传统医学合作中心，与世界卫生组织合作积极推进传统医学标准与临床实践指南的研究，大力推进政府间合作框架下开展高水平的科学研究与人才培养项目，为国外政要提供优质的医疗保健服务。这些对促进中医药的国际发展、为人类健康服务具有积极作用。

做好创新大文章

画外音：创新是一个民族进步的灵魂，是国家兴旺发达的源泉和动力。作为具有几千年发展历史、为中华民族繁衍昌盛做出巨大贡献的中医药，如何不断与时俱进、推进自主创新，提高防病治病能力，是融入世界的重要课题。

信息导刊：我们注意到，您之前提出过"中医药自主创新"的概念，请问，我们将如何做好这篇创新大文章？

曹洪欣：中医要发展，要走向世界，无谓的争论是毫无意义的，妄加评论的"折腾"也不会阻碍中医发展的大趋势。我们倡导的是以民众需求为导向，认认真真搞研究，实实在在促创新。

"十一五"期间，中国中医科学院全面启动了以抢救中医药古医籍、继承先贤学术思想、丰富发展中医理论为宗旨的岐黄工程；以提高中医药防病治病能力、拓宽中医服务领域为重点的仲景工程；以中药研发、标准建设、疗效评价和共性的技术研究为主要任务的时珍工程。三大工程的实施对中医药传承、创新与发展具有积极的促进作用。

为进一步推进三大工程，中国中医科学院针对制约中医药防病治病能力提高的关键科学问题，从八方面开展中医药前沿领域的创新研究，即中医古籍文献的知识挖掘；中医基础理论核心问题研究；中医药作用机制现代研究；中医防治常见病、多发病和重大疾病的临床研究；中医疗效评价方法与技术研究；中药新药创制关键技术研究；中医诊疗仪器设备的研发；中医药标准规范的研究。经过几年的努力奋斗，部分领域已取得阶段性成果。

信息导刊：推进创新是否意味着"中医西医化"，如何处理传承与创新的关系？

曹洪欣：强调创新，并非否认继承，离开继承是不可能创新的。创新也不是否定中医，更不是中医西医化，而是在坚持主体发展的基础上，推进自主创新。

推进中医药自主创新，必须处理好继承与创新的关系。没有继承就不能保持中医药优势与特色，没有创新中医药发展就失去原动力。既保持发扬中医特色优势，又能有效利用现代科学技术一直是中医药发展中需要解决的核心问题。我们一贯倡导以中医为主体的发展意识，坚持在继承的基础上创新。

提高自主创新能力，我们坚持基于中医临床实践的自主创新。坚持基于文献与理论研究、知识挖掘的原始创新，坚持有效利用现代科学技术，引进、消化、吸收后再创新，注重吸收国外传统医学研究的先进技术和成果，结合我国中医药发展的实际需要，加速中医自主创新发展。

走现代化之路

画外音：进入 21 世纪，人类对健康的认识和追求发生了根本改变：对健康的要求不仅是避免疾病和伤害，更重要的是要求身心健康和与社会、环境和谐统一的生存质量；医学模式也从单纯的生物医学模式转变为生物－心理－社会－环境医学模式。这些变化恰恰与中医学所强调的"治未病""天人合一"与"形神统一"理论有着相同的本质。

信息导刊：新时期以来，我国提出了"实现中医现代化"战略。在国际金融危机、国内扩大内需的新形势下，中医现代化之路将走向哪里？

曹洪欣：当前中医药面临着严峻的挑战，同时也面临着前所未有的发展机遇，无论是在政策、科技环境，还是在社会经济、国际环境，以及国内外民众需求都为中医发展提供了广阔的空间。

中医药正在稳步地走向世界，越来越多的国家高度重视中医的立法管理和标准化建设，国际医学界也对中医药产生了浓厚的兴趣，投入越来越多的力量开展中医药研究，这些都将有力地促进中医药各领域的进步。

中医现代化是中医发展的必然抉择，也得到了党和国家的高度重视。我们将以全面提升中医现代化发展能力和质量水平为目标，实施主体发展战略、科技创新战略，加快中医现代化进程，促进中医可持续发展。

未来 10～15 年，我们将不断丰富和完善中医学理论体系，在重大理论问题上与现代科技广泛交融，使中医在研究方法上有所突破；建立符合中医特点的诊疗与疗效评价体系，提高中医对重大疾病的整体治疗水平；建立行业覆盖面广、机制先进、创新能力强的中医药科技创新体系；创新多元化人才培养模式，全面提高人才培养质量，建设适应中医现代化发展的人才队伍。

中医的创新发展是历史的命题，是时代的召唤，是实现中华民族伟大复兴的重要使命。中医现代化是一个漫长的发展过程，需要几代中医药工作者的不懈努力，更需要国家的重视，需要社会的关心，需要人类的支持。因为只有了解中医、享受中医，才有利于发展中医。同时，中医不仅是中国的，更是世界的。

（本报记者　徐文清　人民日报社《信息导刊》2009 年）

2011 年两会搜狐网访谈

主持人：曹委员，请您给我们介绍一下今年的提案主要有哪些？

曹洪欣：今年的提案主要是两个方面，一个是充分发挥中医药防治慢性病的作用，另一个还是关于中医药科普宣传亟待专业化的问题。为什么？一是慢性病已成为我国百姓致死致残的主要原因。同时，随着人们对中医药的逐步了解，包括人们对养生、健康意识的增强，对中医药的需求越来越高，特别希望了解中医药养生保健知识，包括防病治病的知识。时到今日，甚至到昨天，在有关电视台，我还看到非医学专业人士在讲中医养生保健知识，常常讲的有些知识并不是真正的中医理论，也没有把握中医实践的关键，这样容易给群众对中医知识形成误导，影响中医作用的发挥。所以我一直建议应该把好中医养生保健宣传演讲人的入口关，只有具备一定的专业资质才能进行宣讲。这样就能使宣讲知识更科学化，更能让百姓科学掌握中医知识，从而指导他的养生保健实践，更好地发挥养生保健的作用。否则鱼目混珠，不仅影响中医形象，甚则会给百姓健康带来危害。

主持人：提到宣传把关这方面，哪个部门该负这个责任？

曹洪欣：实际应该综合把关，就像医疗广告似的。医疗广告审批在医疗部门，但宣传是在媒体、期刊等，对医疗广告的把关恰恰因为综合把关容易出现衔接上的问题。在中医养生知识宣传上，中医药管理部门包括宣传部门应综合把关，启动联动机制，有明确的政策规定。比如，宣传中医养生保健知识必须具备执业医师资格，医师要对他的宣讲内容负责，否则，像讲文化那样漫无边界，很容易把中医科学知识宣传成单纯的文化，影响到它的科学把握，包括正确使用。

主持人：老百姓怎么区别这个专家是不是真的有资质或是值得听信的？

曹洪欣：有的媒体也报道过，调研认为，我国民众在掌握养生保健知识方面能力非常低，反映出百姓的素质相对较差，但我觉得并不完全是这样。因为不仅是我们国家，任何国家都是这样，一门知识在宣传或传播的过程中很难有一个正确把握的度。我认为，一方面我们期望老百姓能够多了解科学的中医知识，另一方面严格把关是最重要的，包括媒体各部门乃至政府要发挥综合作用，严把资质和入口关，杜绝不合格的人进行宣讲。

但是不应该把鉴别专家是不是具有专业水平的责任推到老百姓身上，说老百姓鉴别能力不强。老百姓没有那么多专业知识，不可能去鉴别如某些虚假的职称，包括某些不存在的学会职务，这个应该是政府有关部门做的事情。

主持人：去年张悟本事件给中医养生带来一些负面影响，为什么中国老百姓对这种看不见、摸不着的中医理论这么感兴趣？

曹洪欣：张悟本事件出来之后对中医有一定的负面影响，但并不是主流。为什么？

因为张悟本并不能代表中医，他片面夸大了某些中医知识，有些言论违反科学常识。张悟本事件之后，许多新闻媒体把握一个方向，选择了一些优秀的中医专家来进行宣讲，应该说中医养生保健热在不断升温。从另一个角度看，百姓对中医养生知识的需求有广阔的市场，这个需求不光在中国，在发达国家，现在对中医药应该说认可程度越来越高。

中医药的理论为什么被认可，我认为是由中医理论与实践的先进性所决定的。所谓先进性：一是中医强调人体是一个整体，人体内部、人和自然、人和社会是一个整体，这个整体观念应该说恰恰和人们追求的健康维护与疾病防治目标是吻合的；二是中医讲辨证论治，这种辨证论治提倡个体化治疗是医学发展的方向。这些综合整体观念、辨证论治、包括治未病、早期干预的理念是中医的优势，人们当然追求的是未病，没得病的时候需要越来越健康，得病后要控制不让它再发展，病好了之后尽量防止复发，这些状况下中医都有它的理论和实践，而实践又能够给身体带来好处，所以老百姓尝到甜头之后，势必对中医理论产生一种渴望，要了解才能享受。比如中医讲天人相应，中医很强调无论睡眠、饮食要与时间相结合，包括不同季节的饮食宜忌。这种理念指导我们不用花更多的钱，调节饮食对某些疾病的预防具有积极作用。所以中医先进理念和它的实践能够给百姓带来实惠，能够在健康维护方面发挥作用，所以信任中医的人越来越多。

主持人：方舟子这些年以来一直在提中医是一个不科学的学科，它只是经验之谈。你要是觉得中医科学能不能拿出一些证据来证明中医是科学的，咱们这方面有没有进展？

曹洪欣：提出中医不科学之论并不是方舟子发明的，在中国历史上当西方科学、西学东渐进入中国之后，有部分人对中医理论包括中国哲学都提出异议。应该这么说，方舟子没学过中医，他反对中医可以理解。但我体会最深的，对一个学科的评价，对科学的评价应该了解它、掌握它、应用它，而且能不能真正在维护健康中发挥作用，这方面实践是检验真理的标准。那么用西方科学来评价中医可能感觉中医不科学，但是反过来用中医学思想去评价西医，西医也有它缺陷的地方。比如说中医讲情志变化，即精神情绪变化对人体有影响，气候变化就能对人体有影响，而且中医有一套系统理论，现在西方更加重视心理医学、时间医学。再如中医一直是在人体上发现问题、解决问题，突出以人为本；而国际兴起的转化医学理念与中医的模式相一致。中医学认为，很少有单独一种病因致病或者仅仅一个脏器的病变，五脏相关常常相互影响，所以中医治疗是综合治疗。现在西医也认为由病毒或细菌引起疾病，单独杀死一种病毒、一种细菌，都很难解决这个疾病的问题。比如，胰岛素发明时，认为攻克了糖尿病，现在发现用上胰岛素虽然血糖控制了，虽然表面上状态好了，但是糖尿病的慢性演变过程仍在进行，说明胰岛素只是治疗糖尿病的指标治疗药。恰恰中医在治疗疾病的过程中考虑整体的调理，是多因素、多脏腑的调节。

辨证论治的个体化诊疗，一个人一种处方，根据疾病的不同阶段进行调节，这和西医的治疗理念完全不一样。我认为它的科学性随着时间的推移会逐步被认识。科学有不同的标准，中医的理论和实践能够有效地指导临床、指导养生保健治疗，这本身就是科学。中医是医学，因为它能治好病；另一方面，它强调人文精神。这种人文精神体现在强调大医精诚、医乃仁术，医生必须关心患者，好的中医不存在什么医患关系，给患者治好了病会成为朋友，个体化诊疗，合理给患者用药，在医疗过程中带有人文关怀，这也是中医的特色。中医讲艺术，包括开处方也很讲究艺术。中医强调"医者意也"，医生看病过程中应该是逻辑思维和悟性思维结合，逻辑思维应该说从患者的外在形象搜集信息来推测内部病变。同时包括悟性思维。悟性思维就是医生在临床实践中不断积累形成的。中医也是这样，西医也是如此，单纯逻辑思维解决不了所有医学问题。因为人是一个整体，逻辑思维和悟性思维形成中医的辨证思维。我认为，对中医的评价，科学性在于它的理论和实践，人文性在于它体现了医乃仁术，艺术性又体现了逻辑思维与悟性思维的有机结合，形成了独特的思维方式。这种独特的思维方式造就了一批名医的形成。

主持人：方舟子说的拿出证据用西医的这套理论往中医套，是不公平的。

曹洪欣：什么叫证据？比如我们曾经统计过中国历史上555次疫病大流行，这555次疫病大流行在世界上造成灾难性的疫病甚至死亡都是上千万人，但是在中国没有一次死亡上百万人的，靠的是什么？毋庸置疑，靠的是中医。恰恰在中国疫病流行最多的东汉末年和明清时期，这两个时期中医产生张仲景的《伤寒论》，形成了以《温疫论》《温病条辨》为代表的温病学说等，恰恰这两个理论形成在瘟疫流行的清代中国人口突破两个亿，靠的是什么？这难道不是证据吗？从另一个角度，基于循证医学的科学研究我们一直在进行，而且很多高等中医药院校、科研院所包括中国中医科学院开展了循证医学的临床研究，应该说为中医科学发展奠定了坚实的基础。

主持人：现在越来越多的人在西医解决不了的病特别是慢性病上求助中医，中医是不是在治疗慢性病上有它独特的优越性？

曹洪欣：慢性病一般指非传染性的疾病发病3个月以上逐渐形成慢性痼疾，慢性病应该说病因复杂、常常涉及不同的脏腑，涉及不同的器官，甚至涉及不同的组织，从基因讲涉及多个基因的变化，这种情况下单纯的靶向治疗很难对慢性病进行有效的控制。中医治疗慢性病是根据机体所处的状态，通过望、闻、问、切收集外在的表现，分析疾病处于什么状态，而选择不同的方药。这种情况下用药往往是整体治疗药物，整体治疗有两个特点，一个是能够早期有效干预。比方说治疗冠心病，中医不是单纯立足冠状动脉，也不是单纯立足血液黏稠度、血脂升高，更重要的是整体把握对冠心病处于什么样的状态而采取宽胸、化痰、活血、理气、温阳等不同治法，抑制冠心病发病。另一方面控制疾病演变。中医理论和治疗方法对慢性病来说就起到了截断疾病发展趋势的作用，通过综合治疗和个体化诊疗，防止慢性肝炎向肝硬化发展。中医讲见肝之病，不是单纯治肝，要通过治脾控制肝病的发展。中医这些理念确实把握了疾病整体的趋势去治疗，形成了中医治疗慢性病的优势。因此，百姓得了慢性病一般愿意找中医来治疗。

主持人：中医是不是只能治慢性病？

曹洪欣：这个问题涉及对中医的认识问题。所谓急性病多数是因细菌、病毒侵犯人体而引起的起病急、传变快的一类疾病。西医的诊疗理念是先确诊是什么细菌或病毒，然后才能有效干预，而细菌、病毒的判定需要一定的时间。实际上，中医治疗急性病是根据细菌、病毒侵犯人体，分析机体所反应的状况去治疗，如中医不是单纯重视发热的程度，还要重视怕冷的情况，对发烧的同时怕冷、发烧的时候不怕冷，还是发烧和怕冷交替出现及伴随症状等，分析处于什么状态，从而采取相应的治疗方法。这种办法能够有效控制急性病。比方说，中医治疗以发热为主的急性病疗效很好，一般不超过 3 天就能治愈。再如中医药治疗 SARS、甲流等，不是单纯有效，而是通过科学研究证实中医药的作用。

主持人：随着科技的不断发展，中医会被西医取代吗？

曹洪欣：中医、西医是两种不同的医学体系，它们的理论与实践也不一样，但目标是一样的，目标都是维护人类健康、治疗疾病。发展中医一方面是丰富发展中医理论和实践，另一方面是有效地利用现代科学技术来服务中医药，这也是必不可少的路径。随着现代科技的发展，当然 21 世纪人们对东方哲学、对中医学的理论实践认识应该越来越深刻，现代科技有助于中医发展，中医有必要结合现代科技。我认为，中医理论和实践与中国哲学、中华文化紧密结合，中医是医学，不是文化也不是哲学，但是有深厚的文化底蕴和哲学思想，它突出作用于人的整体。科技的发展能够促进中医发展，但并不是说把中医取代而取消中医。有人说中医现代化就是取消中医，其实不然。中医学应该是开放的，从古至今中医都与当代科学发展紧密结合。我们这一代中医要懂现代科学知识，要把现代科学技术引入中医领域，但是要坚持中医的主体发展，因为中医主体确实有它的先进性，而这种先进性恰恰是西医包括现代科技显得薄弱的地方。整体看待人、个体把握人，健康和疾病、五脏与神志的辩证关系都是现代科学有待进一步揭示的问题。这里有很多深奥的理论，也是中医的优势。我们应该看到中医是个不断发展的过程。引用现代科学技术是必需的，但不可能把中医完全取代。

主持人：中西医结合是不是以后中医发展的主要方向？

曹洪欣：毛泽东主席非常重视发展中医、中西医结合，强调中西并重，中西医结合是中医的一个发展方向，这毋庸置疑。尽管两种体系、两种方法不同，但是围绕防病治病的目标，有效地运用两种理论和两种方法，优势互补，对人的健康是有益的。中西医结合是途径之一，发展中医，坚持中医的主体，利用现代科学技术，这也是一个方向。我认为坚持中医主体发展，有效利用现代科学技术来丰富、发展中医理论与实践。就拿冠心病来说，任何人不能排斥用西医方法确诊冠心病，从一般的心电图到心电监测到冠状动脉造影分析冠心病的狭窄程度，确诊后，按照西医的治疗方法，对冠心病的相关因素进行治疗，针对血液黏稠度升高、血小板凝集、冠状动脉痉挛、冠状动脉狭窄、动脉硬化等问题进行治疗，这是按照西医思维的诊疗模式。按照中医的思维，冠心病首先看处于哪个阶段，以胸闷憋闷为主，形体肥胖，经常头晕、时有浮肿、鼾声较重、舌苔脉象属痰湿，治疗以化痰祛湿为主；胸痛如针刺一样、夜间加重，舌有瘀点瘀斑属血瘀，治疗以活血化瘀为主；如胸痛遇冷加重，四肢不温属阳虚，治疗以温阳为主，这些就是中医的思维。按西医诊断疾病，按照中医思维来认识治疗疾病，治疗后不是以症状消失为痊愈，而是通过检查看狭窄的程度是不是由过去的 70% 降到 50%，血液黏稠度、低密度脂蛋白是不是降下来了等，这种用西医做前后诊断，用中医理论指导治疗，就是坚持中医的主体。

（搜狐网访谈 2011 年 3 月 4 日）

全国政协委员曹洪欣，您是我的救命恩医

曹洪欣常年坚持面向社会出门诊，给普通老百姓看病，即使已是中国中医科学院的院长，也坚持这个几十年形成的作风不变。有人给他算了一笔账，他给患者看病超过20多万人。

我的家人说，我这个人很有福，因为我认识全国政协委员、中国著名中医曹洪欣。

曹洪欣作为中医，两次治愈我的大病，他在我的一生之中是我命中恩人。第一次是20多年前，我莫名其妙地患上心肌炎；第二次是四五年前，我又被检查出糖尿病。这两个病都属于西医学难以治愈的大病，无论谁得上哪一个，都是颠覆性甚至是毁灭性的，那就基本结束了健康人生，甚至是难以再维系正常的生活，更甭提好好工作了。可我两次都是曹洪欣给治愈的，恢复了我的健康。认识曹洪欣的确是我一生之幸福！

第一次患心肌炎应该是1990年的事情。那时事业和家庭的负担相当之重，想在新闻岗位和文学界同时出人头地，必须付出常人难以想象的辛苦。孩子小，家务负担重，对我的身心构成多重压力，加上工作上的努力得不到认可，致使情绪低落，心情郁闷。大概就是这样一些问题的重叠加压，摧残了我的躯体。那时我还算年轻，可整个身体似乎在一夜之间垮掉了，失去了气力。当时我住在哈尔滨市道里区森林街9号的7楼，爬一次楼需要休息三四次。哈尔滨第一医院诊断为心肌炎，心肌缺血、心肌部分损伤，频发室性早搏，哈尔滨医科大学附属第一医院证实了对我的这个诊断。咨询了几位哈尔滨的医学专家，他们的意见是心肌炎不好治，发展下去，可导致心肌病甚则危及生命。

躺在哈尔滨第一医院中医科的病床上，尽管当时医生将治疗方案调整了几次，点滴的药品和剂量不断调整和增加剂量，可我的病情却没有一点转机，甚至发展到连喘气说话都成了问题。望着每天程序化的治疗和越来越重的病情，我对生活、前途和命运充满了绝望。

或许我就是命不该死。记得非常清楚，时间是1991年4月底的一天，我正在病床上阅读《哈尔滨日报》，却被一则豆腐块消息吸引——《沈阳军区某炮兵团参谋长苏宁因抢救战友壮烈牺牲》，作为一位少校军官、高干子弟为抢救两位战友付出了宝贵生命。我被苏宁的英雄壮举所感动，以至于前来探望我的兵团战友黑龙江电台播音员老陆，什么时候走进我的病房，我都没一点察觉。

老陆很严肃地批评了我，他无法理解我已经病成这个样子，还如此专注研究新闻业务。批评之后，老陆向我推荐，"我给你介绍一个小大夫吧。这个小大夫叫曹洪欣，黑龙江中医学院博士研究生，导师是黑龙江省四大名医之一的张琪教授"。讲到这里，老陆将一个事先写好的地址递给我，"他很神，许多多年不能治愈的肾病、心脏病，还有很多疑难杂症都让他治好了。还没出校门呢，患者就门庭若市了"。"那怎么叫小大夫

呢？"老陆笑道："人家年轻，长得又小的原因吧。"

带着几分的神秘，怀揣着几多的敬重，当然也充满渴盼在曹洪欣这儿出现转机的期冀，我找到了曹洪欣的家。他一边为我诊脉，一边听我讲述病情。记得他并没有太多的问诊，只是说了句"吃中药试试，应该能治好"。随即，在一个小处方本上给我开了一剂中药方。

这药方没有什么特别的，很简单，既没贵药也无奇药，所以也没花几个钱。服用前，我还在心里嘀咕，这药能行吗？可第一剂汤药喝下去，奇迹就出现了，我说话气不够用、呼吸困难的状况有了明显改善。当时那种感觉至今都记忆犹新，太神奇了，太深刻了！

我不禁一阵欣喜，心里思忖：我遇上高人了！于是我格外认真地对待曹洪欣的药。

现在想想，自己当时也真傻。病情刚刚有一点转机，自己就带上曹洪欣大夫开的中药，拎上药罐子跑到部队去采写那位因救战友而牺牲的苏宁烈士。

现在回想起来，我无法理解当时自己的行为。在沈阳军区某炮兵团和第69师师部，我一边用电炉子煎着中药，一边采访；一边喝着曹洪欣给我的中药汤，一边流着眼泪撰写苏宁烈士。40多天下来，我撰写的长篇通讯《像雷锋那样做人像焦裕禄那样做"官"》在1991年6月5日的《人民日报》头版以横栏标题发表，中央人民广播电台分作三次连续报道，时任中共中央总书记江泽民当天做出批示，包括中央电视台在内的全国几十家媒体迅速跟进，全国范围内掀起了一个宣传报道"新时期献身国防现代科学技术的好干部苏宁"的活动。江泽民同志为我这个典型批示、题词6次。我还用心血凝聚了10多万字的长篇纪实文学《中国的希望》，后来陈列在苏宁纪念馆。当时的沈阳军区政委宋克达中将，当着他属下二十几位将军和校官的面跟我说："毕记者，我知道你，你拎着药罐子到我们部队采访，很了不起！我们沈阳军区全体官兵都应该向你学习。"

我就是这样以健康和生命作为代价，将苏宁这个新时期典型推向了全国，并成为全国全军的学习榜样。而我没有因为这种蛮干失去健康甚至是生命，那是因为我在最关键的时候，服用了曹洪欣大夫开的灵丹妙药，我才免于病魔缠身之苦，以至成功躲过因病致废或丢掉生命的一劫。从这一点上讲，我的确是幸运和有福气的。当时的69师师长柳风举（苏宁所在部队首长，后晋升为23军军长）多次与我台领导等人表示："没有毕国昌，就没有苏宁这个典型。"柳风举军长他哪里知道，其实没有曹洪欣的神奇妙药，我也不可能完成这个报道，至少最初也根本不可能涉及这个苏宁报道。

1992年春季，我在哈尔滨《新晚报》为我专门开辟的人物专栏上发表了人物专访《中医小博士曹洪欣》。可这时也有人认为，目前就我国的医学技术水平，不可能治愈心肌炎，特别是一些从事西医的朋友更是直截了当：你这个心肌炎肯定是（哈尔滨）第一医院搞错了。面对如此这般的否定，我感到很费解，我不知道他们是不相信中国中医，还是不相信曹洪欣，反正我的心脏出现的问题，20多年没再发生，似乎比以前更健康了。记得当时我在接受一位当地医学类媒体采访时，我说了这样一句话：作为新闻记者，多年养成的思维方式，就是用事实说话，事情就发生在自己的身上，难道还会有假吗？

医生这行当很特殊，好与坏、高和低，对于患者而言，结果非常直接。它不同于在商店购买物品，不仅不存在退换问题，而且必定是一个非此即彼的结果，可这个结果就是关乎人的健康乃至生命，所以对于患者而言，名医名药对于患者是再重要不过了。这种不言而喻的特殊性，让曹洪欣在很短的时间内风生水起，名声大震。有几次我带朋友去他那里看病，发现排队候病的患者挤满了诊室走廊，他们多半是亲戚朋友相互介绍而来的。我所介绍的几位朋友反馈的消息都是：这位曹大夫真的了不起，如果说用药到病除这个词，那人家确实是名副其实。他们有的是心肌炎治好了，有的是心肾方面的疾病得到了根治，都是一辈子的大事。

曹洪欣是位难得的人才。大量患者的治愈，诸多疑难杂症奇迹般地从他的手上解决，良好的疗效口口相传，让年轻的曹洪欣的知名度很短时间内迅速提升，成为黑龙江省名医。黑龙江中医药大学像众星捧月似地将曹洪欣推举到大学校长的领导岗位上。那一时，我清醒地意识到曹洪欣是一位不同寻常的中医高手，无论在哪个地方，都是多少年甚至更长时间，才可能出现一两个的人才。在黑龙江省那样一个环境下他能迅速成长，并在全国名声大噪，实属不易。在佩服得五体投地的同时，我也隐约感觉到他这等人才，黑龙江省唯恐留不住。记得有一次，我同儿子的物理老师讲，你的心脏病要找曹洪欣就赶早不赶晚，我怎么觉得黑龙江省有些养不住他呢！

我的这个感觉是准确的，因为我对他的认识是客观的。2003年3月，曹洪欣被调任中国中医研究院（后更名为中国中医科学院）院长。得知这个消息时，我的心情是复杂的，既为这位朋友的高就感到高兴，又清醒地意识到再找他看病困难了。

人吃五谷杂粮哪有不得病的？就是这个道理，所谓怕什么就来什么。2007年，在一次体检中我被检查出了糖尿病，餐前和餐后的血糖指标分别为8和13，一时间我又背上了沉重的思想包袱。我消瘦得非常之快，一年下来，体重掉了10多公斤。

我在人生最为关键的时候又患上十分棘手的疾病，而糖尿病的后果给我增加的心理负担是可以想见的。在哈尔滨医科大学和北京大学附属三院诊治之后，我再次找到了曹洪欣。中国中医科学院位于北京东城区海运仓，那是一个我十分熟悉且承载了我一段特殊经历的地方。我住进了中国人民解放军总参谋部下属的东升宾馆，1988年也是这样一个初春时节，我以"两会"记者的身份入住这里，参与全国人大七届一次会议的宣传报道。在这我的新闻事业经历了波澜壮阔的时刻。20年后我再次住到这里，我的心绪可谓浮想联翩。

清晨，我沿着海运仓的街道遛弯儿，走到中国中医科学院门诊部，发现门前已坐满了等候曹洪欣看病的患者。我以旁观者身份，听他们唠嗑，方知晓曹洪欣在北京民间得到了广泛认同。这些大都是夜里两三点钟赶来排队看病的患者，更有甚者头一天晚上就到这里"占窝"了，可见其求医心切，真诚度之高。这个情景同曹洪欣在哈尔滨出门诊时一模一样。这些人的病也真是五花八门，不过以肾病、心脏病和糖尿病患者居多。他们有北京当地人，也有从河北、河南、山东、黑龙江赶来的外地人。同这些人闲聊得知，曹洪欣的医术灵验，是他们看病如此心切的根本动因。

一位中年妇女坐在一张小折叠凳上，操着一口地道的北京腔，说起曹洪欣来绘声绘色："我家老爷子的冠心病那么多年，看了多少家医院呀，花的钱就甭提了，就是治不好。"她越讲越生动，就跟说评书似的："你猜怎么着，吃了人家的药，没两天，发现身子骨轻松多了，心口也不发闷了，脑袋也不迷糊了，三个月后，各项指标都正常了，跟好人似的了。这会儿，我得了心脏病，我能找谁？"另一个妇女接过话茬："人家要是没点真本事，怎么能从东北调到这个地界儿当院长，怎么能有这么多患者找他"……

曹洪欣这次给我开的药方还是那么简单，如同1991年那时一般。一般医术水平的人是看不出其中奥妙的。我在哈尔滨一家相当知名的大药店抓药，两位坐堂老中医都一致误读是六味地黄丸。中国中医界顶级机构的院长开出的药方，为什么哈尔滨的两位中医居然会误判到如此程度，我简直不敢相信。后来，黑龙江中医药大学的一位中层领导做出这样的解释："曹洪欣对中国的中医中药确实有其独到的理解。"

奇迹再次在我的身上出现了，他开的药方再次在我的身上显灵了。我的血糖呈现缓慢下降的趋势，随之而来的血脂、血压和胆固醇等各项指标也趋向正常值，身体感觉也恢复了正常。一年后，我的各项指标都接近了正常。今年，我再次做了体检，没有任何一项指标能证实我曾是一位糖尿病患者，我的体重也开始慢慢地得到恢复。

现在，每当我以正常人的身体和心态去遛弯、去游泳，去从事我喜欢的新闻和文学创作时，我就会想，我的确是一个很有福气的人，我的这两个病都是颠覆性和毁灭性的，我却能像逃难一样都成功躲避，在事业上还获得许多开始自己并不敢奢望的成绩。如果我没有福气遇上曹洪欣这等国家级中医高手，我的事业和人生肯定会是另外一种情形。

曹洪欣是我的恩人，一个救我于灾难之中的救星。

所以我要感谢中国的中医，感谢曹洪欣。

（记者毕国昌　中国广播网 2012 年 2 月 27 日）

中医药防治慢性病大有作为

在刚刚结束的全国"两会"上，全国政协委员、中国中医科学院首席研究员曹洪欣提出，应当把中医药防治慢性病纳入国家慢性病防控体系，纳入国家医疗卫生体制建设之中。他指出，当今世界的疾病谱已发生重要变化，慢性病正在成为影响人民生命健康的重大"杀手"，要有效改变这种情况，中医药的参与必不可少。我国现有 2 亿高血压患者，并且还在以每年 700 万人的数字增加；部分大城市糖尿病患病达 10%；恶性肿瘤、脑血管病、呼吸系统疾病和心脏病死亡率占我国总死亡率的七成以上；慢性病引起的死亡已占我国居民总死亡数 80% 以上……可以说，我国的慢性病防治形势十分严峻。

慢病控制的关键在于防范危险因素、防发病、防严重疾病事件、防疾病事件严重后果、防疾病事件后复发，因此早诊早治至关重要。中医学对慢病防治有着系统的理论知识，积累了丰富经验，其完善的理、法、方、药，统一的理论体系以及针灸、推拿等多种非药物治疗手段，形成了防治慢病的优势。中医药防治慢性病有优势——辨证论治的个体化诊疗模式，中医学根据人体的健康状况和生命信息把握疾病动态变化，用望、闻、问、切四种诊法，收集人体外在信息，通过综合、分析、判断人体的整体状态（证候），确定相应的治疗原则和方法。这种诊疗模式，一方面真正实现了个体化诊疗，另一方面可以早期干预，防止疾病演变，从而达到阴阳平衡、脏腑协调的以人为本的医疗保健目标。

一、整体观指导下的防治手段

中医的整体观念有三方面含义：一是人体内部是一个有机的整体。二是人与自然界是一个有机整体。自然界的变化（如季节气候、昼夜晨昏、地区方域等）直接或间接地影响着人体。三是人与社会环境的统一。人是社会的组成部分，社会环境因素的变动，特别是社会的安定与动乱、进步与落后，个人在社会中的地位及变化，富贵与贫困，都直接或间接地影响着人体的健康状况，甚至导致疾病的发生。

中医学对人体的认识，是在整体观念指导下，全面动态地把握人体的生理病理信息，强调人体阴阳平衡、脏腑协调、形神统一、天人相应，注重人体内部整体恒动及与自然、社会和环境的和谐生存状态，形成整体调节的治疗理论与实践。这种整体调节的治疗方式，如扶正祛邪、标本兼治、益气活血、滋补肝肾等，对治疗病因复杂、多脏腑罹患的慢病，特别是西医学缺乏有效诊疗模式的慢病危险状态的治疗具有明显优势。

二、"治未病"理念指导下的早期干预

中医"治未病"理念包括"未病先防""既病防变""瘥后防复"三方面，强调重

视保养身体，顾护正气，提高机体的抗邪能力，以达到未生病前预防疾病的发生、患病后防止病情的进一步发展、疾病痊愈后防止复发的目的。治未病倡导早期干预，截断病势，在养生、保健、治疗与康复等方面采用早期干预的理念与方法，可以有效实现维护健康、防病治病的目的。

三、中医疗法综合干预效果肯定

中医学对于慢性病有着系统的理论认识，在长期的临床实践中积累了丰富的经验，形成了系统、完善的理、法、方、药防治方案，以及中药、针灸、推拿等多种药物与非药物治疗手段。这些治疗手段疗效可靠，毒副作用小，注重人体功能的整体调节，激发人体的抗病能力和康复能力，可有效地解决健康需求不断增加、诊疗技术飞速发展与医疗保健费用不断增高等矛盾。特别是能够发挥整体调节、综合干预的优势，更适合脏腑功能减退、代谢功能较差、罹患慢病的广大中老年人群。

四、建设中医药防治慢性病体系

运用中医治疗慢性病疗效可靠，对缓解慢病"看病难""看病贵"、减轻家庭与社会经济负担等具有重要意义。近年来，关于中医药防治慢性病已进行了一些行业专项研究。如在国家科技支撑计划"重大疑难疾病中医防治研究"重大项目中，有16项中医药防治慢性病的相关研究，病种包括冠心病、中风等；中国中医科学院实施的"仲景工程"，启动了三批"中医优势病种临床研究项目"，对中医药治疗心血管疾病、肿瘤、肛肠疾病、血液病、糖尿病、艾滋病、骨伤科疾病、眼科疾病等103个项目展开临床研究，其中慢性病项目数超过75%，以达到提高疗效、创新方法、优化方案的目的。

然而，由于人们对慢病普遍缺乏正确认知，对慢病的防治重视不够，故存在个人与社会防治经费投入不足的情况。尤其是中华民族创造的、具有广泛民众基础的中医学的理论与实践，在防治慢病中的作用没有得到充分发挥。在广大城镇乡村，中医防治慢病缺医少药的现象普遍存在，相当一部分的社区卫生站无中药饮片，使基层中医防治慢病成为无源之水、无本之木。因此，建议把中医药防治慢性病纳入国家慢性病防控体系，纳入国家医疗卫生体制建设之中，制定相应的规划措施，政策上给予大力支持，使中医防治慢病的优势得以发挥。同时加强中医的流行病学调查研究，充分发挥中医药在养生保健、防病治病中的作用和优势，对生活起居、饮食、情志、运动等方面进行干预和指导，建立适合我国人群的健康生活方式。

（《中国医药报》2011年3月22日）

"中医养生保健科普宣传市场鱼目混珠、良莠不齐，冒牌中医养生专家打着中医养生的旗号招摇撞骗，不仅危害百姓健康，还损害了中医甚至政府的形象。"多年来一直关心中医养生市场未来发展的全国政协委员、中国中医科学院院长曹洪欣在日前接受本报记者专访时指出——

中医养生科学普及需破解三难题

难题一：如何让人们享受专业的中医养生知识

从胡万林、"刘太医"，到今天的张悟本，打着养生保健旗号招摇撞骗的人"前赴后继"，即使有所谓养生专家误害人命而身陷囹圄的前车之鉴，可后人依然"孜孜以求"，为何？曹洪欣认为，除了名利驱动，其主要原因就是目前专业的中医养生保健知识传播无法满足人们日益增长的健康需求。

贫而思温饱，富而思长寿。近年来，随着生活水平的提高，人们对健康的需求和期望也与日俱增。"但是对专业的中医养生保健知识的宣传明显不足"，曹洪欣说。国家中医药管理局于2009年成立了中医药文化建设与科学普及专家委员会，其职责之一就是指导中医文化与科学普及。中国中医科学院也积极组织知名中医专家包括国医大师到媒体、机关、学校、企业、社区等进行中医养生保健文化知识普及。但是这些专家参与的范围有限，难以满足百姓需求。另外，虽然近年来国家科学技术奖已设立科普奖，中华中医药学会也设立了著作奖和科普奖，有些医疗机构也将科普宣传作为医生职称晋升的参考指标之一，但是还普遍存在着"重学术、轻科普""重医疗、轻养生"的现象，难以调动医务人员科普宣传的积极性。

"专业中医养生保健知识供给不足给了'水货'们可乘之机"，曹洪欣说。他们利用人们对中医养生保健知识的渴望，又充分利用如今"看病难、看病贵"问题尚未解决，一些慢性病患者希望通过奇方异说来治愈疾患的心理，标新立异而违背科学，哗众取宠以迷惑人心。张悟本的养生理论言过其实，认为疾病都是吃出来的，这种观点有失偏颇。中医学认为，人生病与饮食、情志、邪气外侵以及环境、遗传等因素都有关系，饮食只是致病的一个重要因素，但绝不是全部原因。

应对策略：曹洪欣认为，政府应将中医养生保健知识宣传纳入科普宣传计划；设立专项经费支持中医专家学者宣讲中医养生保健知识；建立健全中医养生科普宣传激励机制，将中医养生保健科普宣传与中医医生的职称晋升及评奖评优结合起来。

附篇 专访报道

难题二：如何加强对中医养生市场的有效监管

"刘太医"事件和林光常事件已经给相关部门敲响了警钟。然而几年过去了，一些没有经过资质审查的冒牌"养生专家"的著作依然在各地书店畅销，他们录制的节目依然在各地电视台、广播电台播放。"中医养生市场鱼目混珠、良莠不齐，可这个领域却一直处于监管缺位状态。这种现象让很多人都非常担忧。"曹洪欣表示。

应对策略：在今年全国两会期间，曹洪欣、姚乃礼、杨金生等委员联合向大会递交了《关于中医养生保健知识普及亟需专业化的提案》，指出中医养生市场与人们的健康息息相关，一定要把好宣讲人的"资质关"，宣讲者必须具备专业的中医基础知识和理论水平，如果讲座内容涉及医疗保健，宣讲者还应具备执业医师资格。有关部门应建立必要的审批程序和机制，下决心杜绝非中医专业人员宣传中医知识与理论的现象。

难题三：如何提高人们鉴别中医养生保健知识的能力

去年12月，卫生部公布了首次中国居民健康素养调查结果，结果显示，中国居民具备健康素养的总体水平很低，仅为6.48%。通过张悟本事件，国人健康素养不高的事实再次暴露出来。"很多人都是'有病乱投医'，一旦疾病迁延不愈，阵脚就更乱了"。曹洪欣说，这与我国长期以来对公民健康知识教育不足有很大关系，同时也必须承认国人在养生保健知识的选择上存在盲从心理。

其实要想把真正的中医养生知识与那些缺少科学性养生观点区分开来并不困难。曹洪欣指出，中医养生保健与人的健康息息相关，人们在看相关的著作或节目时，首先要考虑作者与宣讲者的资质，大家可以到卫生部的官方网站查看这个人的执业医师注册信息，上面会显示他的医师级别、执业类别、执业范围、执业地点等等，如果没有相关信息，应引起注意。其次，大多数红得发紫的所谓"养生专家"都会采取标新立异、违背中医理论的方法吸引人，对于这些人的奇谈怪论，要引起警觉。第三，凡事无绝对，中医很讲究"辨证论治，对症下药"，更强调因人、因时、因地制宜，没有一种中医养生方法放之四海而皆准，一定要看看是否适合自己，探索适合自我的养生方法才是上策，更重要的是多向医生咨询。

相关链接：张悟本与中国中医科学院中医药科技合作中心及中研雍和公司合作被聘为研究员。据了解，只有中医科学院才能聘任研究员，而且审批程序十分严格，中医科学院中医药科技合作中心作为独立的公司法人根本不具备聘任研究员的资格。

今年初，张悟本以中医科学院科技合作中心专家名誉进行中医养生保健知识宣传，中国中医科学院有关部门发现后，开始进行调查。要求中研健康之家必须标明非医疗机构，并多次召开专题会要求规范其食疗咨询行为，完善了相关制度建设。

张悟本在湖南卫视《百科全说》节目中，以悟本堂名誉，利用中医养生理论发表的违背科学的言论属个人行为，不能与中医养生理论科学性相提并论，两者应分开而论。

（本报记者李木元《人民政协报》2010年6月9日）

守护生命之本——补肾

腰酸、背痛、乏力、出虚汗……"你肾虚了，赶快补补吧。"这是很多人的看法。正是这种看法助长了"补肾市场"，各种各样的补肾保健品、补肾壮阳药、补肾药膳等层出不穷。不少人在没有弄清楚什么是肾虚、为什么肾虚、如何科学进补的情况下就乱吃、乱补、乱治，结果适得其反。如何才能科学养肾呢？让我们听听全国政协委员、中国中医科学院曹洪欣教授的见解。

人老"肾先老"

误区：常言道："人老先老腿。"就是说人腿脚不灵活了，就表明身体功能下降，步入老年了。这话没错，但它是从人的外表而言的一句俗语，如果从体质和中医五脏六腑的角度来看，说法就不同了。

专家点评：曹洪欣介绍，中医理论认为，男性的生长发育以 8 年为一个周期，女性的生长发育以 7 年为一个周期。"丈夫五八肾气衰，发堕齿槁"，女子"五七阳明脉衰，面始焦，发始堕"，意思就是男性到了 40 岁、女性到了 35 岁，身体开始从鼎盛转向衰退。因肾主生长发育，这种变化首先表现为肾虚。肾虚的症状表现为腰酸膝软、头晕耳鸣、胫酸、足跟痛、乏力、头发枯脆或脱发、出虚汗以及性功能下降等。当然，每个人的体质不同，症状表现亦有不同。有的表现明显、重一些，有的表现轻一些或不明显，有的甚至无症状。"不过，随着生理变化，或多或少都能从舌象和脉象上找到肾虚的征象"。

肾虚了吃六味地黄丸并非全无道理

误区：很多人一出现腰酸膝软、疲乏、盗汗等症状后，如果不是有明确的器质性病变，一般会怀疑自己肾虚了，于是就吃六味地黄丸。此前本刊针对这一现象也进行过"纠偏"，受访专家明确表示，六味地黄丸虽是补肾良药，但不是人人皆宜。现代人肾虚了就吃六味地黄丸真的没有道理吗？

专家点评：曹洪欣认为，在他接诊的患者中，有相当的患者都出现过乱补的情况，别人送了一些保健品就吃，吃完就上火。其中就有不少人向他咨询六味地黄丸的使用问题。曹洪欣也认为；六味地黄丸并非人人适宜，对证最佳，"不过，任何事不要一概否之，眼下'肾虚吃六味地黄丸'也是有一定道理的"。

曹洪欣介绍，肾虚根据症状可分为三种不同情况：肾阳虚、肾阴虚、肾精亏。肾阳虚主要表现在面色青白、腰酸怕冷、腹痛肠鸣、夜尿频多及下眼袋肿等，这些症状在男性身上表现尤为明显。通俗地讲，这类人群主要是因为能量不足所致。有此症状的人比较适合温补，即多吃些性温、味辛的食物，比如生姜、枸杞子、肉苁蓉、狗肉、羊肉等。中成药可用金匮肾气丸。外出时，应注意保暖御寒；夏季要少开空调，防止寒气入侵，加重肾阳虚症状。

肾阴虚主要表现为手足心热、晚上睡觉出汗、面色发红以及便干等。这类人群进补宜多吃些滋阴补肾的食物，比如百合、榛子、芝麻、豇豆等，具体到中成药就是大家耳熟能详的六味地黄丸。

肾精亏主要是由年老体衰，肾的精气亏损，或者先天不足，抑或是久病耗损、后天失养所致。表现为体质虚弱、周身无力、眩晕耳鸣，男子性功能减退，女子月经早竭、早衰，小孩发育迟缓，中老年与同龄人相比更易衰老，健忘痴呆。这类人应多吃些高能量的、填精补肾的食物，比如鹿茸、阿胶等；注意性生活应有节制。

曹洪欣解释说，现代人饮食普遍丰盛，很多食品都是高热量、高脂肪、高蛋白，再加上锻炼不足，容易引起肾阴虚。另外，根据中医的情志理论，喜、怒、忧、思、悲、恐、惊分属五脏，在肾为恐，即恐伤肾。这不是说人们都生活在惊恐当中，而是现代人，尤其是都市上班族的工作压力普遍较大，容易情绪急躁、紧张、焦虑，这些最容易导致人过早的肾阴虚。"从这个角度讲，有些人一出现肾虚症状就吃六味地黄丸，是有一定道理的"。

女性肝肾两虚较普遍

误区：在不少人眼里，肾虚以男性为主，女性肾虚者很少。

专家点评：曹洪欣说，所有人群都有可能出现肾虚。比如小孩，可能由于先天不足，出现肾虚性体质，从而发育迟缓。女性肾虚同样常见，尤其是女性过了35岁以后，肝肾两虚情况较为普遍，所以女性同样要注重补肝肾。

为什么这样说呢？曹洪欣介绍，中医常讲"肝肾同源"，就是说肝血、肾精都由水谷精微化生，肝藏血，肾藏精，两者关系密切，并且可以相互化生。肝血的化生，有赖于肾中精气的气化；肾精的充盛，也有赖于肝中血液的滋养。精血互生，盛则同盛，衰则同衰。女性由于社会角色和脾气秉性等原因，肝气不疏多一些。过则伤肝，伤肝则累及肾，从而出现肝肾两虚同时偏阴虚的症状，比如眼睛发干、视物昏花、手足心热、心烦易怒、腰酸膝软、乏力健忘等。

"35岁以上的女性最容易出现上述症状。如果到了更年期，随着体内激素和内分泌的变化，则可能表现得更为明显。女性七七四十九，也就是说女性在50岁左右容易出现肝肾两虚。"曹洪欣指出，女性过了35岁就应该多吃猪肉、牛肉、栗子、莲子、黑木耳、藕等滋补食品；饮食上应该清淡一些，可用玫瑰花、白芍泡水喝；在中成药方面可适当吃些杞菊地黄丸。如果到了更年期，亦可适当服用六味地黄丸。

前面介绍的三类肾虚，女性都有发生，而且并不少见。除此之外，还有病态性肾虚，比如各种肾病患者、神经内分泌紊乱疾病患者等，女性不孕、月经不调等都可由肾虚引起。

养肾乃养生核心

曹洪欣说，中医所言之肾与西医不同。西医讲的肾主要是指肾脏这个泌尿脏器，而中医说的肾既包括肾脏实体，也包括与之相关的经脉。肾主藏精，为人体先天之本。肾为水脏，主纳气，主骨，生髓，主生殖和生长发育。《素问·金匮真言论》中说："夫精者，生之本也。"即指肾所藏之精，是先天之精，而精是人体生长发育的根本。从这个概念来看，肾就包含了西医学的神经系统、内分泌系统、免疫调节系统、泌尿系统以及生殖系统等。

"肾为先天之本，为阳气之宗，肾损精亏是造成脏腑功能失调、诱发各种疾病的一个重要原因。所以，中医养生保健，其核心在于养肾。"曹洪欣强调。

养肾亦需排毒

养生的核心在于"扶正祛邪"，扶正即采用药物或其他方法，增强体质，提高抗病能力，其中最主要的就是补肾。祛邪即驱除体内邪气，达到扶助正气之目的，方法包括发表、解毒、消导、利尿、通便等。曹洪欣表示，人上了年纪，主要表现为五脏虚弱、精气血不足，同时经络气血不畅，代谢出现障碍，形成有毒物质不易排出，从而容易导致高血压、高血脂、高血糖、高尿酸等。有些人因为排毒不畅，皮肤会出现色素沉着，甚至是暗斑。所以扶正祛邪是中老年人养生的核心。

如何排毒呢？曹洪欣从饮食、运动、用药等方面做了介绍：饮食上控制高热量、高脂肪、高蛋白食物的摄入量，减少毒素产生，可适当吃些绿豆、莲子、薏苡仁等有助排毒的食物，也可喝绿茶或者普洱茶等。

在运动方面，曹洪欣不主张剧烈的、过量的运动，也不主张单纯的力量锻炼，可多做些形神统一的活动。在他看来，比较好的形神统一运动一为太极拳，二为五禽戏，三为瑜伽，四为游泳和高尔夫。"这几类运动形神兼备，动静结合，既练筋骨，又练呼吸吐纳，是排毒养生比较好的运动方式"。

不过曹洪欣提醒，中医将一天24小时分为12个时辰，一天当中的15～17时为申时，此时膀胱经最旺，有利于排泄水液，泻火排毒，也比较适合锻炼。到了酉时，也就是17～19时，肾经最旺。肾在申时泻火排毒之后于酉时开始贮藏精华，此时段不宜剧烈运动，也不适合大量喝水。

在用药方面，曹洪欣认为可适当吃些有助解毒的药物，比如片仔癀、牛黄解毒丸等。这些药有较好的解毒作用，但不宜过量，一般春季连续吃3～5天即可。

按揉穴位养肾脏

治疗与保健时，穴位是针灸按摩的具体部位，刺激一定的穴位，就能通过经络作用，调节脏腑气血功能，激发机体的抗病能力，以达到防病治病的目的。下面介绍几个常用的养肾穴位。

涌泉穴

涌泉穴位于脚底中线前、中 1/3 交点处，当足趾屈时，足底前凹陷处。涌泉是人体足少阴肾经穴位，是肾水的源泉、人体长寿的要穴。《黄帝内经》上说："肾出于涌泉，涌泉者，足心也。"意思是说：肾经之气犹如源泉之水，来源于足下，涌出灌溉周身四肢各处。所以，涌泉穴在养生保健方面具有重要的作用。经常按摩涌泉穴，能使肾精充足，耳聪目明，精力充沛，强腰壮膝，行走有力。涌泉穴外敷药物可以引火下行，治疗肾水不足、虚火上升的多种病证。

按揉方法：拇指指肚点按涌泉穴 20 ～ 30 分钟，以感觉酸痛为度。按涌泉穴有催生堕胎作用，孕妇慎按。

太溪穴

太溪穴在足内侧，内踝后方，当内踝尖与跟腱之间的凹陷处，是肾经的原穴，是肾经元气经过和留止的部位，所以古人称太溪穴为"回阳九穴之一"，认为它具有很强的回阳救逆之功。古代很多医家面对垂危的患者，多用这个穴"补肾气、断生死"，如果在这个穴位上能摸到跳动的动脉，说明患者肾气未竭，还可救治；如果没有跳动，就说明患者阴气缠身，病势较重。

所以，养肾可以经常按揉太溪穴，每次按摩 5 分钟左右便可。按摩太溪穴以 17 ～ 19 时效果比较好，按揉时可用对侧手的拇指按揉，按揉的力度，除了要有酸胀的感觉之外，最好有麻麻的感觉。

关元穴

我们身体里有一种非常重要的维持人体生命活动的基本物质与原动力，叫元气。中医学认为，元气禀于先天，藏在肾中，又依赖后天精气充养，主要功能是推动人体的生长和发育，温煦和激发脏腑、经络等组织、器官的生理功能。

元气与生俱来，从父母那里继承而来，又依赖后天的充养。随着时间的推移，它会逐渐减少，人就会呈现衰老的态势。怎样才能更好地守护元气呢？刺激关元穴就是一个很好的办法。关元穴在肚脐眼下 3 寸的位置，又称下丹田。它就像人身体的一个阀门，将人体元气关在体内让它不泄漏，是男子藏精、女子蓄血之处，是人身上元阴、元阳的蓄积之处。

刺激关元穴，可以补养肾气。方法是用掌心劳宫穴（张开手掌，中指自然弯曲，指尖自然顶住掌心的位置便是劳宫穴）揉摩关元穴，使心肾相交，以提升元气。先把两手掌对搓一分钟以上，以至发热。再把温热的掌心轻轻放在关元穴上，拇指上翘，不加力，顺时针或逆时针方向揉摩关元穴，直到丹田处出现发热为止。

（本报记者李木元《人民政协报》2011 年 3 月 7 日）

西医标准不能衡量中医

在 10 月 22 日"世界传统医药日"来临之际，中南大学某教授发出了"取消中医"的言论，在社会上引起轩然大波。而前不久韩国拟将中医改为"韩医"申报世界文化遗产也引发国人对于中医的热烈讨论。近日，中国中医科学院院长曹洪欣接受了《生命时报》记者专访，就中医药面临的挑战与发展发表了自己的看法。

问：作为一名中医大夫，听到有人呼吁"取消中医"，您有何感想？

曹洪欣：和广大中医学界的医务工作者一样，看到有人散布这样的言论，我不可理解又非常气愤。这些人置中医几千年来为中国乃至世界人民健康做出的巨大贡献于不顾，居然提出取消中医，不但无知，而且大有哗众取宠之嫌。

我从学习到实践中医工作近 30 年，接诊患者 20 多万人次，并保存着每份病历。从事这项工作时间越长，我就越能体会中医理论的先进性和实践有效性。作为中医的一员，我有责任为中医正名。

问：西医进入中国 100 多年了，您觉得百年来中医经历了怎样的发展轨迹。

曹洪欣：在西医进入中国以前，中医已经经历了几千年的发展。的确，中医 100 年来受到了西医的冲击。其实，"取消中医"的说法已经不是第一次出现了。早在 1929 年就有人提出"取消中医"，直到新中国成立初期，还有"限制中医发展"的声音出现。但是中医还是一路走到了今天，不但没有衰落，反而发展壮大。现在全国有中医医疗机构 3009 所，高等中医药院校 45 所，地市级以上中医药科研机构 98 所。我国政府已经把中医药发展列为国家中长期科技发展规划，中医药国际科技合作计划正在启动。作为具有自主知识产权、推进自主创新的优势领域，特别是随着医学模式的转变，中医的理论实践与西医学的发展趋势相吻合，国际间合作广泛开展，可谓国际关注、国内重视。如今，全球运用中医药产品或保健品的国家有 160 多个，运用中医疗法的国家有 130 多个，部分国家还把中医纳入了该国的医疗保障体系。所以我认为，中医根本不存在复兴的问题，而是振兴的问题。特别是在人类对健康的需求越来越高与西医诊疗技术费用高昂的矛盾日益突出的当代，是如何使中医药在人类健康与疾病防治中发挥更大作用、更好地服务于和谐社会构建的问题。

问：有人质疑中医，认为中医治疗的效果不好，您怎么看待这个问题。

曹洪欣：几千年的历史证明，中医防病治病大有功效。在明清时期，世界范围内发生了数次传染病大流行，造成了几千万人的死亡。而当时中国也是瘟疫大流行时期，由于中医温病理论的创建，有效地指导了疫病的防治，所以我国不但病死率没有那么高，而且到清末，人口突破了两亿。这不可否认是中医药的功劳。从汉代到清末，中国发生了 555 次瘟疫流行，但都没有造成西方社会那样大规模的死亡。在 2003 年"非典"流行期间，中国患者的病死率在全球最低，这也应该归功于中医的介入。就我个人的临床实践来看，无论是突发急症，还是慢性疑难病证，中医都能大显身手。

问：您觉得中西医之间存在鸿沟吗？

曹洪欣：中医、西医是两套截然不同的理论体系。中医强调人是有机的整体，认识到人与自然的联系、形体与精神的统一，重视动态把握人体的健康状况与病情变化，以系统整体论为方法论。西医与现代科技结合得很紧密，研究直观、具体的人体结构，认为人体是可分的，遵循线性的思维方式，以还原论为方法论。两者虽然是截然不同的理论体系，但是可以相互借鉴，优势互补，所以我不认为中西医之间存在鸿沟。现在，西医强调把防治工作前移，这都符合中医的"治人"理论和"治未病"的特色和优势，这也是中医受到全世界关注的主要原因。

问：现在推行中西医结合，但是有人认为结合的结果是中医被西医同化，您的看法是什么？

曹洪欣：在维护与促进人类健康方面，中医、西医都应立足优势互补，但不会出现谁取代谁的问题。在西医广泛借鉴中医理论的同时，中医也应该接纳现代科学来丰富和发展自己，不应该排斥现代科学。不过，目前中西医结合还停留在技术方法的结合，没有达到理论体系的结合。相信将来的某一天，两种理论体系的有机结合将产生一种新的医学。

问：在西医界，有些医务人员对中医存在负面看法，您怎么看？

曹洪欣：西医比中医直观、具体，所以人们对其接受起来更容易。而中医需要宏观、整体把握，特别是临床思维的理解和掌握难度大。就西医对中医的看法，我们曾经对北京 5 家西医院的 300 名医务工作者做过一个调查。结果 18.9% 的人认为中医效果好，67.7% 的人认为中医效果还可以，另有 13.4% 的人认为中医效果差。我认为，有人觉得中医效果一般，跟他们对中医的期望值太高和对中医的了解不多有关，同时中医知识宣传太少也是个原因。事实上，西医高水平人士，比如院士级别的医生，对中医多是肯定的，因为他们看到了西医的局限性与中医的优势。因为是两种不同的理论体系，中医是不能用西医的标准去衡量的，用西医的框架去套中医，这本身就不是科学的态度。我认为，最正确的衡量标准是人们的健康需求。中医应立足于需求，有效利用现代科学技术。同时遵循中医的发展规律和思维模式，保持和发扬中医理论与实践的先进性，这样才能不断得到弘扬和发展。

（本报记者张彤《生命时报》2006 年 10 月 24 日）

让世界通过疗效认识中医

如果全部用西医的科学概念来解释中医，中医理论优势可能就会丢失。中国中医科学院院长曹洪欣委员认为，要把中西医两种医学都按主流医学定位，中医应坚持主体发展，临床疗效是其发展的动力和根本。

"我不认为用现代语言来表述中医，中医就发展了。"曹洪欣说，中医知识应通俗易懂、广泛传播，然而所谓的现代语言并不是白话文，而是用西医学的语言来表达中医。中医是通过人体的外部征象来把握健康的状况，强调"天人合一""形神统一"的整体观念，这种思维方式与西医截然不同。比如在 SARS 疫情肆虐时，中医药的疗效已被证实。而中医正是针对 SARS 患者发热特点、舌、脉等症状的综合分析而进行干预，事实证明这种中医临床思维是有效的。

中医要自立自强，不断提高疗效，致力在解决疑难病和常见病上发挥作用。他认为，利用现代科学技术手段与多学科方法研究中医药，对中医发展会起到支撑和促进的作用，但只有中医理论体系的丰富发展和实践能力的提高，才是中医发展之本。

"有人说，中医国际发展的瓶颈是文化的差异。我不完全赞同。"曹洪欣直言，中国中医科学院的许多专家都在给外国人看病，包括很多国家首脑，他们靠的是中医疗效。曹洪欣说他曾经给一位国外首脑看病时，保健医十分仔细的向他询问中药中是否有农药残留、重金属，是否有毒性等，而这位领导人却主动说："你不要问了，我相信中医。中医有几千年的发展历史，能治好那么多中国人，为什么不能给我治好呢。"曹洪欣的体会是，中医的疗效，已经得到了很多外国人的认可，中医作为承载中华文化的医学，可以传播中华文化走向世界，造福人类健康。

中医理论和实践的先进性决定了中医药的特色和优势，必须保持和发扬，中医主体不能丢。他认为，用现代语言表述中医只是途径之一，中医药走向世界，靠的是疗效，靠的是服务于人类健康。中医理论的最大优势，是通过对人体的功能状态和外部表现信息的综合分析、判断来把握人体健康状况和疾病的动态变化，并进行早期干预而获效。正是因为这一优势，不仅医生，我们自己也可以运用中医知识通过自我感受进行一些防患于未然的干预。比如，自我感觉上火了，可以吃些莲子、蒲公英，脾胃虚弱可以多吃些山药，而血虚不足常有头昏眼花者，可服有补血作用的阿胶等。这些治未病的养生之道，与西医以锻炼和接种疫苗为主的预防手段比较也能显示出优势。

曹洪欣强调，党的十七大报告强调"中西医并重""扶持中医药和民族医药事业发展"，温总理在政府工作报告中指出"制定和实施扶持中医药和民族医药事业发展的措施"，表明党和政府高度重视中医药事业的发展，中医药正面临难得的发展机遇。然而无论是在政策、体制、机制上，还是在人才队伍、科技投入、条件建设等方面实现中西医并重还有很大差距，从认识上还很难超越用西医的管理办法管理中医，用西医的思维评价中医。因此，他建议：把扶持中医药落到实处，必须坚定立足国家利益发展中医药的信心和决心，必须把不断提高临床疗效放在首位，这样才能使中医药在养生保健和医疗服务体系中发挥应有的作用。

（《科技日报》2008 年 3 月 8 日）

中医药走向世界步伐加快

"中医药走向世界的步伐逐步加快",全国政协委员、中国中医科学院首席研究员曹洪欣 12 日在接受中新社记者采访时说。

2010 年 11 月 19 日,中医药国际联盟在北京成立,20 多个国家的著名专家、学者,国内 20 余名两院院士、40 余名大学与科研院所的院校长及专家近百人加入联盟。

作为首届中医药国际联盟主席,曹洪欣认为,这一联盟的成立必将进一步活跃世界范围内的中医药学术活动,促进中医药全方位、高水平、宽领域的交流与合作,全面提高中医药的国际地位和作用。

有数据显示,目前全世界有 162 个国家有中医药及其相关产品,使用中医药或天然药物的人超过 40 多亿,占世界人口的 70% 左右。中医药正在世界范围内受到重视。

"中医的疗效得到国际认可,是一个逐步的过程"。这位中医科学院"史上最年轻"的院长,举例讲述起中医药国际途中的故事。

2006 年始,中医科学院开始与奥地利联合开展 11 个中医药与老年相关疾病的研究,经过 5 年的合作与交流,中医药对老年相关疾病的疗效不仅得到了同行的赞赏,还得到奥地利卫生部对中医药的高度认可和赞扬。

在澳大利亚,具有中国自主知识产权的中药进行了临床研究,中药的确切疗效得到澳方认可,推进了中医药在澳大利亚的发展。

与美国国立卫生研究院(NIH)合作开展的中医药治疗肿瘤研究取得可喜进展,中医药治疗肿瘤的理念与方法得到世界关注。

曹洪欣介绍,中医药国际联盟将定期开展学术交流,合作开展人才培养、科学研究和医疗服务,确定若干个研究方向,深化研究。在深化研究过程中,凝聚海内外科学家,促进中医药的防病治病能力和创新能力的提高。

一直坚持"中西医并重"的曹洪欣还强调,中医药起源与发展于中国,是中华民族的伟大创造。国家与人民有责任倍加珍惜这一宝贵财富。在把握中医药传承创新和国际发展过程中,应该坚持中医药的主体发展,同时还要吸收世界先进科学技术为我所用。

目前,影响中医药国际发展还有制约因素。曹洪欣直言,比如文化差异。中医药有着深厚的中华文化底蕴,西医受西方文化影响,理论体系不同,文化差异大,处理不好,中西医必然处于竞争地位,处理好就能优势互补。"中医药如何既传承中华文化,又融合西方文化体系,实现两种文化、医学体系的融合,需要一批仁人志士去努力创建。"

无论走到哪儿都带着病历处方本的曹洪欣,随时随地为求诊者看病。"我认为,治病救人是医生的天职,能给患者解除病痛是最大的快乐"。除了自己的力所能及,曹洪欣还有一个愿望，那就是，希望中医院像孔子学院一样，出现在世界各地的民众身边。

"中医药的前景十分广阔"，曹洪欣说。他透露，新中国成立以来最大的一项以中医古籍抢救整理挖掘为重点的工程——中华医藏已经立项，即将全面启动。

（中新社记者邢利宇　中国新闻网 2011 年 3 月 12 日）

中医药立法指日可待

关注民众呼声

曹洪欣，男，1958 年 2 月生，中医专家，医学博士，教授，首席研究员，国家有突出贡献中青年专家。38 岁被聘为博士研究生导师，41 岁任黑龙江中医药大学校长，45 岁担任中国中医科学院院长至今。无论走到哪儿，曹洪欣都随身携带巴掌大小的病历处方本，在他义诊看病时使用。至今他免费义诊近 10 万人次，如果再加上门诊治疗的患者数，则逾 20 万。

曹洪欣生于哈尔滨一个贫困的工人家庭，父亲患肝硬化，姐姐得了心脏病，普通民众求医之难从小在他心中留下深深的印记。7 岁那年，父亲病逝，垂危的姐姐却被中医神奇地治好，这使曹洪欣立下志向：做一名能起死回生的中医。

作为第十一届全国政协委员，曹洪欣对自己的要求是：做一名关注民众呼声的委员。

去年"两会"上，曹洪欣积极建言献策，提案涉及中医药立法、管理体制建设、文化建设等各个方面，具有较高的前瞻性和可操作性，对促进中医药发展、服务民众健康具有较强的实际意义。

无论是"把中医药列入国家战略"，还是"在中小学开设中医知识课程"及"治理网上虚假医药广告"等建议，这些都是行业内外共同关注的焦点，更是民众需求的呼声。例如，关于中医理论与实践的先进性论述，得到行业内外高度关注与广泛讨论；中小学生中医知识的教材编写已列入日程；治理网上虚假医药广告已取得了一定进展。

时至今日，跟曹洪欣再次谈起这些提案的进展和意义时，他说："我认为这些提案具有一定的代表性，也是当前中医药发展的关键问题，得到了政府等方面的重视和支持。"

中医立法进入"快车道"

2006 年，极个别人在网络上掀起的一次"促使中医中药退出国家医疗体制"的签名活动，把中医药一下子推到了舆论的风口浪尖。然而，根据《中国青年报》社会调查中心的一项有 14677 人参加的调查结果显示，87.8% 的受访者表示"相信中医"。党的十七大报告、温总理的《政府工作报告》明确指出，大力扶持中医药和民族医药发展，国家各部委对中医药事业的发展给予大力支持，"中西医并重"是我国卫生工作的方针之一，"国家'十一五'与中长期发展规划"也加大了对中医药发展的支持力度。

这次"取消中医"的风波，中医虽得到了政府和绝大多数公众的支持，但同时也引发了业内人士的反思。他们呼吁，有必要尽快出台一部专门的中医药法，在法律上进一步明确中医药在我国医药卫生工作中的地位和作用，使中医药发展受到法律的保护。

作为第十一届全国政协委员，曹洪欣的许多建议和提案受到广泛关注和赞誉。其中最为重要的一条是，他和其他委员曾一道建议要加快推进"中医药立法"，这也是几届委员的共同呼声。

曹洪欣接受本刊记者专访时表示，中医药立法的主要目的是为了保护中医药的科学发展，切实发挥中医药在维护人民生命健康中的作用。"我想无论是中医院的办医模式、科技创新体系建设、教育教学，还是中药研发、管理体制、知识产权保护与民族医药发展等，都应当是中医药立法的重点内容。中医药立法应立足中医药发展，以满足人们日益增长的维护健康与治疗疾病的需求。"

曹洪欣介绍说，2003年《中医药条例》出台，这是我国中医药的第一部行政法规。随后全国20多个省份相继颁布了中医药管理的地方法规。2005年，国家中医药管理局启动了传统医药法立法的论证、起草工作，主要提出建立中医药传统知识保护制度、将师承教育作为中医药人才培养的一种方式、中医民间医生资格取得和执业注册、完善中药管理体制等。经过几年的努力，制定中（传统）医药法已经列入十一届全国人大常委会立法规划，这标志着中医药立法正式纳入国家立法程序。应该说，中医药立法无论是技术层面还是政策层面，都已经到了成熟的阶段。中医药立法指日可待。

医疗体制改革应重视发挥中医药作用

2009年"两会"，曹洪欣准备了5份发言和提案，主要包括两方面内容，一是如何发挥中医药在维护人民群众健康中的作用，其中包括在医疗体制改革中中医药如何积极参与；落实中西医并重方针，促进中医药科学发展。二是中医药自身发展的关键问题，其中包括坚持中医药主体发展；发挥特色优势，加强中医药专科医院建设；加大力度继续治理虚假医药广告等。

谈及这次提案的背景及意义，曹洪欣介绍说，这次提案大的背景主要是医疗体制改革和"健康中国2020战略规划"的编制。

"目前正是推进医疗体制改革的关键时期，可以说政府和民众高度关注医改，我想两会期间医药卫生界的焦点也是医改。"曹洪欣说，"健康中国2020战略规划"将成为卫生系统贯彻落实全面建设小康社会的重要举措之一。因此，要实现"人人享有基本医疗卫生服务"的目标，中医药必然要发挥重要作用。中医药如何更好地发挥应有的作用，这里面既有体制机制问题，也有中医药自身建设的问题。所以，提出这些提案，主要意义在于进一步落实党的十七大精神，促使政府有关部门、社会各界高度重视中医药的地位和作用，围绕着解决中医发展中存在的问题，为更好地发挥中医药在全民医疗保健中的作用奠定基础。

中医药在农村社区大有作为

党的十七届三中全会、2009 年"中央一号文件"先后"锁定"农村的改革与发展，国家投资 4 万亿扩大内需的重点也在农村，那么，在新的形势下中医药事业在农村的广阔天地里有哪些大作为，这又将为中医药事业发展带来怎样的机遇和前景呢？

对此，曹洪欣认为，新型农村合作医疗制度，是新形势下党中央、国务院为了解决"三农"问题，提高农民健康水平，减轻农民负担，解决因病致贫、因病返贫的重要举措。由于中医药拥有中药、针灸、推拿等丰富的诊疗手段和方法，其"简、便、验、廉、安"的诊疗手段，能够有效地解决健康需求不断增加、诊疗技术飞速发展与医疗保健费用不断增长等矛盾。20 世纪 70 年代，我国曾用"一根银针，一把草药"解决了广大农民的医疗问题，用 1% 的资源解决了占世界人口 22% 的卫生保健问题，被世界卫生组织称为"发展中国家解决卫生经费的唯一典范"。

"这些都充分说明中医药在农村有着广泛的群众基础，深受广大农民的欢迎"。曹洪欣说，当今中医药人才、知识、技术储备与防病治病能力和水平远远高于 20 世纪 70 年代，制定相应的支持政策是解决农村社区医疗保健需求的关键。因此，发扬中医药理论与实践的先进性，积极推进中医药进农村、进社区、进家庭，使中医药在城乡社区医疗保障体系中发挥重要作用。特别是充分发挥中医药在新型农村合作医疗试点工作中的作用，将使中医药在农村医疗机构建设、农村适宜技术推广、农村适宜人才的培养以及投入等方面有大幅度的进步，不断提高中医药基层服务的能力和水平，拓宽中医药的服务领域，从而提升国民素质，无疑具有最重要意义。

（本报记者徐文清　人民日报社《信息导刊》2009 年 3 月）

中医药立法机制及发展访谈实录

主持人：各位网友，大家好！欢迎来到手机人民网强国论坛嘉宾访谈室。"两会"期间，手机人民网联合手机腾讯网、空中网、UCWEB 三家网站举办了两会联合访谈活动，旨在通过这种访谈，搭建起网友与代表沟通之间的桥梁。2009 年的"两会"热点是医疗、教育、就业、房改等网友关注的热点话题。今天我们就请到了全国政协委员、中国中医科学院院长曹洪欣就"中医药立法机制及发展"等话题与广大网友进行在线交流。下面就请曹委员与我们的网友打声招呼。

曹洪欣：各位网友大家好，很高兴来到这里跟大家交流关于"中医药立法机制及发展"，这是一个很难得的机会，所以心里非常高兴。温总理在《政府工作报告》中明确提出，要充分发挥中医药和民族医药在疾病治疗中的重要作用，也就是说，中医药在积极参与医疗体制改革的同时，要更好地为人民健康服务。这是政府关注的事情，我们中医药行业应该全力去做，这也是大家非常关注的问题。

大家知道，中医药是中华民族的伟大创造，应该说为中华民族的繁衍昌盛发挥了重要的作用，到今天，中医药不仅能够治疗常见病、多发病，在养生保健方面也具有优势，而且在国际上越来越受到重视。许多发达国家，包括美国、意大利、俄罗斯、英国等对中医药不仅有极大兴趣，而且中医药在这些国家的应用越来越广泛。中医药在世界的发展也反过来提示我们，作为中国的中医药，如何在当今社会更好地在防病治病中发挥作用，这是值得交流的。而且通过交流，大家能够对中医药有进一步的了解。我一直强调，了解中医，才能享受中医，才有利于发展中医。

提问：委员好！我是一名医学生，虽然不是学中医专业的，但我认为中医药在治疗某些疾病上是很有优势的，它跟西医各有所长，可现在我们对中医药的重视不够，投入也少。希望国家重视和扶持中医药的发展，让中华文明源远流长！谢谢！

曹洪欣：这个问题提得非常好。中医和西医是两种不同的医学体系。中医是中华民族在同疾病做斗争的过程中形成的具有特色的医疗体系。这个医疗体系，是根据人体的生命现象和外在的表现来把握健康和疾病的状态和变化的。中医非常强调整体，一是强调人和自然是一个整体，二是强调人体内部是一个整体。所以中医在观察健康和疾病的时候，是根据人体健康和疾病状况的表现来分析的。不管什么病毒、什么细菌侵入人体，只要抓住外在表现，综合辨证，疾病就能够得到及时有效的治疗。中医是医学科学，它的形成是自然科学与社会科学相结合的产物，有其特定的优势。直到今天，中医在维护健康和解决疾病上有它的优势。比方说，当身体出现不适，就是不舒服，出现了亚健康状态的时候，用中医及时调整，就能控制疾病的发展。再有病毒性疾病侵入人体之后，我们可以用中医进行及时的治疗。更重要的是，中医能调节人体的综合状态，抑制病毒的生长。这些都是与西医理论完全不一样的。这个理论和实践决定了中医从古代到今天、从现在到未来都有它诊疗的优势。比方我们中医讲养生，养生，"治未病"，就是把机体调整到一个最佳的健康状态。治疗疾病时也是这样，它根据身体早期异常的状态进行及时调整，中医能够有效干预。今天，健康需求与诊疗费用急速高涨的矛盾越来越尖锐，而这个矛盾中医能够缓解。

我作为中国中医科学院院长，了解世界中医情况比较多，直到今天，发达国家都在探索和积极实践，如何用中医解决他们的医疗保健问题。比方在美国加州，包括德州，以针灸为主，包括中医药，都可以医疗保险付费，而且针灸医师比我们北京还多，相信中医的人也越来越多。所以应该说，中医的优势越来越突出。确实如这位朋友所说，这些年我们对中医重视不够，投入少，总体上看，我觉得这是一个深层次的问题。中华文化的复兴是我们国家非常关注的，在它们受到影响、冲击的时候，对中医药的认识也会出现反复。国家从"十一五"之后，以及温总理的《政府工作报告》都有强调发展中医药的内容。应该说，国家从科技部、财政部都加大了对中医药的投入。去年，国家启动了中医临床研究基地建设项目，国家两个重大科技专项中都有中医相关的内容。应该说，现在国家也高度重视，不仅仅是支持它的科学研究和医疗服务，也看到中医药产业、文化、服务贸易需求越来越大。

游客提问：曹教授你好！我是一名中西医临床大学生，想问学中医五年毕业后能够真正治病救人吗？

曹洪欣：作为一名中医大学生，我想应该一方面在学校立足于学好中医知识，另一方面要早进入临床实践。还是在大学二年级的时候，我就能够看病了。为什么？因为我总想把学到的知识转变为能力，如果实实在在地学好中医知识，把这些知识应用在周围的朋友、亲属中，在知识转换能力的过程中不断积累悟性，就会尝到中医药治愈疾病的甜头。大学毕业之后，我每年假期都到林区义诊，在义诊的过程中，我确实感受到了中医的优势。因为临床疗效越来越提高，患者就会越来越信任你，自己就越想把患者治好，也想不断提高自己的能力。我的体会是，只要大学期间把基础知识学好，然后再努力把学到的知识用于实践，应该说，医学生治病救人是没问题的。作为医生，他的知识必须不断深化，不断地学习，在治病过程中逐渐积累，再深化学习，这样慢慢就能成为一个群众信任的好医生。我觉得这个应该是能做到的。我的体会是，借助西医的诊断，遵循中医的诊疗思维，临床中体悟中医的疗效优势，这样才能提高自己的水平。结合中医特点，一名好的中医应该是全科医生，内、外、妇、儿常见病都能诊治。

网友提问：院长您好，久仰您的大名。请问我们中医专业毕业生到底路在何方？

曹洪欣：全国中医药院校每年招生约10万人，毕业人数也在这个数字上下。中医药院校学生肯定要关心毕业的去向，这是必然的。从当前中医教育、医疗、科研、产业机构与中医药国际发展现状分析，我们的毕业生可以走向不同层次、中医药不同领域。从社会需求看，无论是高层次中医药人才，还是面向基层服务的实用型人才都是缺乏的。一方面中医药博士后、博士、硕士招生比例与西医和其他学科基本是一致的，只要想继续深造，水平、机会是平等的；另一方面无论中医、西医，服务于基层都有很大的空间，只是目前还缺少鼓励大学生服务基层的科学、可持续、稳定的政策支撑。因此，有的院校存在毕业就业率不高的情况。但我认为，关键在自己，只要自己坚定信念、学好知识、提高能力，会把握每一个成才立业的好机遇。

在谈到"中医药立法"问题时，曹洪欣指出，为中药立法要考虑三方面。第一，要保护中医药。中医药是我国具有自主知识产权优势的产业，是中华民族的伟大创造，我们国家的法律要对它的知识产权、对它的文化遗产、对它的理论和实践技术进行保护。第二，要扶持中医药。扶持不是单纯的考证，对中医药的管理体制、运行机制，包括它的药材资源、经费投入、队伍建设等都应该扶持。第三，要发展中医药。中医药作为国家具有特色的行业，单单保护和扶持是不够的，应该不断地创新发展。这个发展要靠法律保护发展，应该形成《中医药发展法》。中医药源于中国，发展了五千年，到现在还能治病，我们应该创新引领世界潮流，在保护和扶持的基础上领先世界发展。

曹洪欣表示，从人大、政协的提案议案，以及政府重视程度来看，中医药立法指日可待。

（http：//news.QQ.com　2009 年 3 月 12 日 14：45 人民网）

中医是弘扬中华文化的重要载体

　　中医植根于中华文化土壤，是中华文化传承的重要载体，它既有自然科学的内涵，也有丰厚的人文哲学底蕴。它汇集了中华文明动静结合的哲学思维、人与自然和谐的整体理念、形神统一的个体化辨证论治诊疗模式、理法方药有机统一的治疗艺术以及医乃仁术、大医精诚的道德修养，在维护人类健康的同时对传播、弘扬中华文化具有不可替代的作用。

　　文化是民族的血脉，是人类的精神家园。中医在形成发展过程中，不断汲取中国古代儒、释、道等诸家文化的精华，形成了中医文化特色。无论是"天行健，君子以自强不息"的拼搏精神，"地势坤，君子以厚德载物"的宽容理念，"通变""和合"的整体思维，还是仁、义、礼、智、信的文化修养等，在中医理法方药中都有鲜活的体现。中医的哲学思维以天人合一、形神统一为核心，强调人体内部、人与自然社会是一个有机的整体，人体的生命活动是一个不断变化的动态过程。以阴阳平衡为理论基础的人体动态平衡观，认为"阴平阳秘，精神乃治，阴阳离决，精气乃绝"。疾病的发生是阴阳"两者不和"所致，强调"谨察阴阳所在而调之，以平为期"而达到"阴平阳秘"的人体平衡状态。

　　中华文化既是中医理论形成的基础，又是发展中医理论的动力。《周易》《河图》《洛书》等形成的哲学观、宇宙观、整体观、变易观，是中医学理论体系形成的哲学基础。《黄帝内经》把中华文化应用于认识健康与疾病，是中医学理论体系形成的标志。中医学的许多理念受《周易》影响，并逐步融入儒、释、道的文化精髓，吸收了自然科学成果，逐渐形成独特的医学理论体系。中医学有关医德的观念，深受儒家文化的影响，如"主中庸、倡中和""仁者寿"的理念，形成了中医道德养生文化。中医学许多养生方法、技术和丸散膏丹的炮制与佛家、道家文化密切相关，如佛家的"禅定"，道家的"道法自然""恬惔虚无"与重视"精、气、神"的练气、保精、存神的养生方法，以及倡导内丹（静功）、导引（动功）等促进了中医养生理论的发展。

　　《伤寒杂病论》确立了中医辨证论治的理论体系，把中医理论应用于临床实践。其诊治疾病体现了整体思维、辩（辨）证思维与中和思维。可以说，历代中医名著的问世与重要中医理论的形成，既汲取了当代中华文化的先进理念，又有机地结合了对人的整体把握与疾病发生发展规律的认识，促进了中医理论与实践的丰富发展。

　　中国医学史上有"不为良相，便为良医"之说。这其中，既有以张仲景为代表的医学大家；也有许多著名的跨文化学者，如亦道亦医者葛洪、孙思邈，亦僧亦医者鉴真、慎柔，亦儒亦医者朱丹溪、陈修园等。他们深厚的文化底蕴和精湛诊疗技术与中医理论的时代创新，对中医学术的发展起到积极的推动作用。

中医与中华优秀文化水乳交融，从医家到患者，从养生到治病，从理论到实践，历史上形成了广泛深厚的民众基础和社会共识，使其经几千年历史而不衰，因此，提升中华文化"软实力"，增强中华文化传播力，必须重视发挥中医这一载体的特殊作用。中医运用望闻问切四种诊法而辨证论治，体现了以人为本、早期干预的个体化诊疗。

随着医学模式的转变，回归自然的呼声与人们生活水平的提高和健康意识的不断增强，中医学蕴含着丰富深厚的中华优秀文化底蕴，凝聚着中华民族从传统走向现代过程中追求维护健康、抵御疾病的智慧，彰显着自身强大生命力，日益受到世界学界的重视。

中医学是传统的，又是现代的。弘扬中医文化，关键是要正确认识中医，有效利用现代科学技术，在传承中创新。中医是中华民族的伟大创造，是我国自主知识产权的优势领域。科学推广中医知识，提高社会对中医知识的认知度，还要采取民众看得见、听得懂、喜闻乐见的形式，组织中医专家走基层、进社区、进农村、进家庭，通过为广大民众普及中医防病治病知识和方法技术，使民众了解中医药人文信息，掌握中医药防病治病方法，熟悉中医防病治病理念、冬病夏治机制、煎药流程、理疗途径、针灸推拿作用、中药膏方服用方法与中医养生知识等，营造社会重视中医药的良好氛围。

中医学是中国的，也是世界的。中医为中华民族繁衍昌盛作出了重要贡献，对世界文明进步产生了积极影响。随着全球社会经济进步、人类生存环境、健康观念、疾病谱与医学模式的变化，一方面中医理论与实践的优势更加凸现，另一方面也对中医创新发展提出了更高的要求。要科学规划中医学国际发展战略，探索中医文化走向世界的途径和渠道，打造中医文化品牌，加强中医药世界非物质文化遗产和世界记忆工程的保护与传播，夯实人才队伍，推进自主创新，展示中医药的安全性、有效性、科学性、特殊性及其与西医药的互补性，使中医与中华文化得到世界更广泛的认同，为促进人类健康和中华民族的伟大复兴做出应有的贡献。

（《人民日报》2012 年 2 月 22 日）

欢迎走进《世纪大讲堂》

——中医与现代文明

主持人王鲁湘： 2010 年联合国教科文组织将中医针灸列入人类非物质文化遗产代表作名录，日前中国内地也发布了《中医药事业发展"十二五"规划》，提出到 2015 年，将力争实现百分之百的地市建有地市级中医医院，中医医院总诊疗人次争取超过 5.5 亿人次，中医药人员增量占全国卫生人员增量的比重争取达到 18%，中医医院中医类别执业医生占执业医比重超过 60%，并正确引导群众认识中医药，让广大人民群众接受中医药文化知识科普教育。那么中国的老百姓对中医有热情吗？如何认识中医？它有什么特征呢？如何认识中医药的文化价值呢？古老的中医文化与现代文明之间存在绝对的冲突吗？有关这些问题今天我们有幸地邀请到了全国政协委员、中国中医科学院原院长、首席研究员曹洪欣老师。他今天演讲的题目是"中医与现代文明"，让我们欢迎曹老师。

曹洪欣，中国中医科学院首席研究员，国家级非物质文化遗产项目（中医生命与疾病认知方法）代表性传承人，黑龙江省、卫生部、国家有突出贡献中青年专家，国家百千万人才工程一、二层次人选，享受国务院政府特殊津贴，为国家中医药管理局重点学科中医基础理论学术带头人，国务院学位委员会中医学中药学学科评议组召集人，《国家药典》委员会执行委员，第十一届全国政协委员，全国政协科教文卫体委员会委员，兼任中华中医药学会副会长，中国中西医结合学会副会长，中国民族医药学会副会长。2003～2010 年任中国中医科学院院长。

曹洪欣教授主要从事中医基础理论传承与创新、中医药治疗心血管疾病与中医药发展战略等研究。2009 年获何梁何利科学与技术进步奖，被俄罗斯外交部授予国际合作发展奖，俄罗斯自然疗法学会授予盖伦奖章。曹洪欣教授长期坚持临床实践，已诊治患者 20 余万人次，积累了完整的诊疗资料，以高尚的医德医风与显著的临床疗效，深受患者赞誉。

说到中医，这些年总是不断起波澜，一会儿说中医是迷信，一会儿说中医不科学，一会儿说中医要取消。那么对此，您是怎么看的呢？

曹洪欣： 从中医的发展历史看，从中医的起源到清代民国，是中医发展不断走向鼎盛的时期，但是到了西方文化对中华文化的冲击，包括西医学进入中国医疗保健体系之后，中医受到了很大的冲击。在这种情况下，有些人不了解中医，有些人单纯用西医思维来看中医的理论与实践，所以就有了不同的认识。

我认为这种认识是正常的。比方说，从鲁迅对一个不是中医而误认为是中医现象的评价，包括有些人对中医的不公正、不平等评价，我觉得也是当今社会存在一种现实。作为中医人，我从事中医工作近30年，从每天看几十个患者到看上百个患者，从学习中医、实践中医，包括为中医发展竭力工作，实践过程中我真正体会到，中医确实是一个伟大的宝库。

主持人：您今天演讲的题目是"中医与现代文明"，其实我觉得中医是中国传统文明的一个很结晶的东西是吧？关于中医本身，它单独就能够称为一种中医文化。说到中医，我们也听有些人说，比如中医是相对于西医而言，中国的医药学就叫中医。也有一些人说不是这个意思，应该说是和中国传统的哲学，比如说中庸之道等都取其中的平衡有关系。您是怎么看中医这个名称的？

曹洪欣：在西医传入中国前，过去并没有中医的概念。在我们国家就把中医叫医学，比方说中医的著作就有叫《医学心悟》。实际上中国人心中，中医就是我们国家独特的、由我们民族创造的医学。中医学在它的形成发展过程中确实强调"和"，强调"中"，所以有的人就说中医来自于中和思维。

主持人：叫"致中和"是吧？

曹洪欣：实际就是"致中和"。西医进入中国之后，随着中医与西医之间的交流、碰撞，甚至优势互补，于是就把中医和西医分开了。中医的概念，应该是中国医学，是中华民族创造的医学。

主持人：我以前做了一期关于中国医疗保障体系的节目，曾经有一个专家对我说，咱们中国这么大的一个国家，而且是一个欠发达国家，人口这么多，要实现全民覆盖的医疗保障体系，假如没有中医的话想都不敢想，因为按照中国目前的财力是完全不可能做这件事情的。但是之所以现在能做这件事情，非常值得庆幸的就是，因为我们有中医。所以这个全民覆盖的医疗体系，只要把中医的力量调动起来，是可以做到的。

曹洪欣：是的。实际在推进深化医改过程中，国家高度重视发挥中医药的作用，包括李克强副总理的讲话，包括医改方案，都明确提出要发挥中医药在医改中的作用。所谓中医药的作用，就是因为现代世界医学的发展趋势是能在家治疗的就不去门诊，能在门诊治疗的就不要住院。因为这样不仅能够提高治疗水平，更重要的是有利于以患者为中心的保健、治疗与康复理念得到实施。这种理念恰恰是中医的诊病模式，这是它的优势。现在国家大力推进中医在基层中发挥作用，比方说乡镇卫生院、社区卫生服务中心、村卫生室和社区卫生服务站，这是中医发挥作用的重点领域。国家在积极推进提高基层中医药服务能力，这也是解决我们国家医改大问题的一个关键环节。

主持人：说到这一点还有一个引起争议的问题，那就是中药。因为中医和中药是联系在一起的，中药中有很多名贵的药材，又涉及所谓的动物保护问题，包括不久前出现的关于活熊取胆事件。这样一种方式，通过媒体披露以后，也引起了社会很多议论。现在也有一些珍贵中药原材料已经禁止再用了。

对于中药与现代文明的接轨，包括推向世界，是不是也会有一些影响？

曹洪欣： 在"两会"期间，我与三十多名政协委员有个提案，建议针对珍稀珍贵中药材的发展问题开展科学研究。这个提案提出来之后，有人提出不同意见。我说作为一个中医药人士，特别是我从事中医药几十年了，体会最深的就是，有很多珍贵珍稀药材在治疗大病上有它不可替代的作用。大家都知道，当牛黄没有替代品的时候，我们要取牛黄，从伦理学上也是有一定问题的。现在我们发现了人工牛黄能够替代天然牛黄，就很好地解决了治疗很多发热性疾病，包括病毒性疾病的用药问题，应该说取得了突破性进展。对这些珍贵药材在没有替代品的情况下，我觉得就是当伦理与人的生存需求发生矛盾的时候，首先应该解决人的需求问题。

主持人： 中医是中华民族的宝贵遗产，如何认识中医，中医有什么特征，中医对生命与疾病的认识和西医有何不同，为什么说中医里蕴含着深厚的中华文化底蕴？

曹洪欣： 目前，大家对中医的认识还是参差不齐。那么怎么能够认识中医、了解中医、享受中医？怎样通过认识传统中医与现代文明的碰撞、交融和优势互补过程，发挥中医药维护人类健康的作用？我觉得这是我们中医人，也是中华民族的一份责任。那么怎样认识中医呢？中医是中华民族几千年来在维护健康、抵御疾病而不断形成和丰富发展的一门医学科学。这门医学科学的特点是融合了中华优秀文化和人体的生命现象，使人文与生命现象有机结合，形成了一种系统整体的医学知识体系。

可以从三个方面认识中医的特征，一是中医的科学性。有人常对中医的科学性提出质疑，我认为科学不是由哪个专家来评价的。中医在人类健康中发挥着重要作用，几千年来随着时代的进步、人类的进化，不断丰富和完善。从这一点上讲，它就是科学。从中医的理论与实践看，至今能够理论指导实践，而且在实践中又不断升华丰富发展理论，这个过程我觉得就是中医科学性的内涵。二是中医的艺术性。中医非常讲艺术，因为中医在治病过程中，从诊病到处方，再到与患者交流过程，都体现了艺术性。比方说，中医强调望、闻、问、切四诊合参，这是基于人的人文关怀的过程。它又非常强调理、法、方、药的有机统一，医生在治病过程中，他能够从头到尾把疾病的诊断、治疗结合起来。比方说，我们现在需要一些科学技术来帮助诊断，尽管我们使用了大量的现代诊疗设备帮助诊断，但并妨碍我们把理、法、方、药有机地统一起来，这个过程应该说逻辑思维与悟性思维有机结合的过程，于是就形成了它的艺术性。三是中医的人文性。中医讲"医乃仁术"，医生是讲究仁义道德的一门职业，要想学医必须讲仁义道德。同时中医强调"大医精诚"。所谓"大医精诚"就是作为一名医生，不仅要医术精湛，更重要的是要医德高尚，两者缺一不可，两者有机融合才是一个医生的至高追求，也是一生行为标准的最高追求。所以从医生的入门讲仁术，从医生一生的职业讲究大医精诚，体现了中医的人文性。这三个方面体现了中医的特征。

中医对人的生命现象、健康与疾病的认识与西医不同。大家知道，西医是实验医学，它是从细胞、组织、器官到整体，甚至强调到蛋白组、基因组、DNA 等，是用分析还原的方法去认识人。那么中医对人的认识，强调以整体观念为指导。所谓整体观念就是，中医强调人是自然界的一部分，要顺应自然、适应社会。同时人体内部是一个有机的整体，每个器官与器官之间、脏腑与脏腑之间、脏腑与经络之间都是一个有机协调的整体。在这个观念指导下，中医强调以脏腑经络来认识人体的生理病理。

有人会问脏腑经络是从哪儿来的呢？中医就是通过观察人的五脏六腑与经络之间的关系，而形成了以脏腑经络来论述人的生理病理。在这个基础上，中医以藏象为核心。所谓藏象就是说无论形体和神志、无论人与自然都有外在的征象，中医通过这个外在征象来把握人体的健康状况。

中医以辨证论治为诊疗手段。所谓辨证论治就是通过望、闻、问、切四诊判断人体健康状态、亚健康状态与疾病发展的阶段和程度，从而采取相应的治疗方法。这种理论与实践形成了中医对健康和疾病认识的辨证论治特色。

中医的特色是基于对人的认识，在人身上发现问题，提出问题，解决问题。中医运用中华文化、哲学思想和历代人文理念，将人文理念与人的生命现象有机结合，从而形成独特的学科体系。以这种中和理念为指导，无论是脏腑之间的协调还是脏腑与经络之间的协调，以及人与自然的协调，均通过饮食起居、精神调摄、非药物疗法、药物疗法等，使人体处于平衡状态。人体达到这种平衡，就能不得病、少得病或晚得病，这就是养生。如果患病了，要及时控制它的发展，就是既病防变、病后防复，把人体从失衡状态恢复到平衡状态，控制疾病的发展方向。这就是中医与西医对健康和疾病的不同认识。

中医是医学，不是文化，但中医蕴含着深厚的中华优秀文化。我认为，医学本身就不是单纯的自然科学，因为人有精神、意识、思维活动。比方说直到今天，无论是美国的大脑计划，还是我们研究人体、认识疾病，连睡眠机制都难以阐述清楚。这说明什么？说明人虽然是自然的人，但又蕴含着深厚的文化底蕴，蕴含着精神、意识、思维活动。这些活动体现在中医对人的认识上，把人文与生命现象结合。作为医生，中医要讲逻辑思维、辩证思维和悟性思维的结合，前者讲究的是科学思维。所以作为一名中医，科学素养至关重要，但只具备科学素养还不够。因为认识人与疾病还要有经验的积累与理论的升华，还要有悟性，要把辩证思维与悟性思维相结合。

医生认识人和患者的时候，既考虑他形体方面的问题，又要考虑他神志方面的问题，中医讲的神就是精神、意识、思维活动。这就要求我们看问题、认识人的时候就应该整体把握。所以有人常说，中医蕴含着深厚的文化底蕴，而恰恰是这种文化底蕴，从《易经》到历代的中华文化发展，中医把中华优秀文化与人的生命、健康与疾病认知相结合，形成中医理论体系。

中华优秀文化的内涵是什么？比方说《易经》的整体变动的理念，儒家中和、中庸的理念，道家道法自然的理念等，把这些理念与人的生命现象相结合，又脱离了诸家文化领域，形成了医学与文化结合。所以我认为，中医学与中华文化的关系是中医蕴含着深厚的中华优秀文化，而优秀的传统文化与人的生命现象相结合，在研究疾病的过程中，中医起到了传承、弘扬、发展中华优秀传统文化的作用。这种认识不仅仅是我个人的观点，也不仅仅是中医界的观点，而且得到了世界的广泛认可。

例如 5 月份我们到意大利，意大利前总理普罗迪先生，也是欧盟的前主席、欧盟基金会主席。他倡导支持召开了"中西医文化与人类健康对话"会议。在会上他讲道，西医一般不太希望了解中医，也不太愿意单纯地否定中医，恰恰中医有很多先进理念，中西医应多加交流、优势互补，这应该是一加一大于二。他说我们作为政治家，应该倡导这种文化交流，努力打造这种平台。我想，这也是西方对中方文化的逐渐认识。

中医文化的核心内涵，我觉得就是从对自然界的认识、对人体的认识、人文的修养和对社会的认识等。过去中医常讲"不为良相，便为良医"，实际就是讲，我们医生能把文化传下来，不仅是治病，更重要的是治人。中医非常讲究在治病过程中治人，治人也是治社会，所以我觉得，中医的理念能给当今的社会进步带来很大的影响。

主持人：医学和文化相结合形成了中医理论体系，中医起到了传承和弘扬中华优秀文化的作用，如何看待中医与现代文明之间的关系？中医是不是跟其他科学相对抗？在现代社会如何进一步发展中医？

曹洪欣：谈到中医与现代文明的关系，也有人问我中医是不是与其他学科对抗，我说并不是那样，因为中医是一个包容性很强的学科。从古至今，尽管它吸收了中华文化的精华，应该说从清代以后，它也尽量吸收了西医学优秀的部分。比方说，我们这代中医在诊断疾病中并不排斥西医，也应用西医的诊断标准，对疗效的确定不是想当然说好了，也是用现代指标来衡量，来确认它痊愈与否。

这种疗效评价就是坚持中医主体（中医的诊疗思维），利用现代科学技术，这样能够有利于发展中医，从这个角度看，中医与现代文明的关系，我觉着应该这么定位。中医不仅对中华民族的繁荣昌盛做出了巨大贡献，不仅为传播中华优秀文化发挥了重要作用，更重要的是它对当代文明也产生了深远的影响。比方说当今世界在肿瘤治疗上遇到了很多困境，许多西方科学家提出来肿瘤防治，要学中医学的思想。又比如治疗病毒性疾病，如艾滋病防治，发现病毒载量下去了，人就完了。中医治疗艾滋病，科学方法证实，虽然病毒载量变化不大，但能让你工作，让你生活。这是两种完全不同的医学理念。再比如 SARS 防治，中医是根据 SARS 病毒，无论变异与否，侵入人体之后，人体会出现不同反应，中医是根据这个反应去诊治。而西医则要先查出是什么病毒，然后针对病毒治疗。如果病毒变异，又没有药物及时治疗，所以两种医学各有它的优势。

当今世界怎么看中医，我觉得首先是科学认识中医，第二是公平对待中医。大家知道国务院 2009 年发布了《关于扶持和促进中医药发展的决定》，有很多人认为中医不行了，要扶持，要抢救，实际并不是这样。我觉得，国务院文件的核心是公平发展中医，因为在我们国家，中西医并重是国策，而现实并没有达到中西医并重的目的。现在中医药专业人员约占医务人员的 10%，而服务量却在 25% 以上。可以说人少，服务量大，但确实解决了部分百姓的健康问题。第三是应该真正享受中医。公平对待中医才能够真正地享受中医。所谓享受中医，大家知道，中医药现在在国际上引起高度关注，这种关注不是说我认为它重要，而是我们已经与 70 多个国家签署了合作发展中医药的协议，世界一流的高等院校、科研院所先后建立了中医药研发机构，许多发达国家中医药立法，或中医药虽不立法但已纳入医疗保险，促进了中医的国际发展。这个时候，国人怎么样认识中医，才能享受中医。第四是在享受中医的过程中发展中医，发展我们祖先留下的这一份宝贵财富。更重要的是中医的理念和实践对现代文明的作用，一是影响，二是引导，三是包容，四是相互促进。大家知道，和谐社会理念与中医的整体平衡观密切相关。中医讲带瘤生存、提高质量，带毒生存、提高质量，目的是保持人体的和谐环境。这个理念对当今社会的发展都有深远的影响。

中医对现代文明的影响，主要有两个方面：一是中医在国内怎么发展，刚才主持人也提到，国家制定的"十二五"发展规划，包括"十二五"中医药事业发展规划，都明确了中医药在医改中的作用。实际上，中医药的发展不能单纯地讲发展而发展，核心是中医药在服务国民健康中怎么发展。中医药只有在服务国民的健康中发挥应有的作用，才能健康、可持续地发展。这就涉及如何提高中医药防病治病能力的问题。一方面我们要把古人留下的优秀宝贵财富传承下来，另一方面在传承的过程中又要不断发展，更重要的是我们应该清楚，所谓的核心就是防病治病能力，能够为百姓的养生保健、能够为百姓的治疗康复发挥应有的作用。这样中医发展的后劲就会越来越足。

关于中医药国际化，我更愿意说中医药走向世界。为什么？因为中医药是中华民族的伟大创造。中医药走向世界面临很多问题，最大的问题并不是中医药神秘，也不是中医药标准的认可程度，更不是中医药的神奇疗效，最重要的问题是三个壁垒：第一个是政治壁垒，第二个是经济壁垒，第三个是文化壁垒。

第一个是政治壁垒。中医在治病救人的过程中能够把文化渗透进去，使人家了解中华文化，而中医是中华优秀文化传承与传播的重要载体，不同的国家有不同的政治体系，必然对中医药有不同的看法。

第二个是经济壁垒。中医药带来的巨大的经济效益，势必影响一个国家的经济体系，那么中医药走向世界，实际上它必然面临着经济壁垒的封锁。

第三个是文化壁垒。因为文化背景不同，所以对中医药的认识存在差异。比如刮痧，在美国就有不同的认识。针灸进入美国，在初期也有不同的认识；包括中药，有人说中药有很多毒性。这些不同认识，经过实践都能达成共识。我们在给外国人治病的过程中，体会最深的就是没有一个人说你中药有毒吗？中药有农药残留吗？每当疾病治愈的时候，他都会深深地鞠上一躬，这不是单纯感谢中医，而是感谢中华民族的创造，感谢中华文化。这点我深有感触。

前几天我去内蒙古调研基层中医药服务能力现状，调研过程中有的专家就提出来，中医在国际上是不是面临尴尬局面？是不是中医在国际上走出去有很多困难？我的观点是，保护中医药、发展中医药要像稀土一样爱护它。为什么？因为这是我们国家的宝贵资源，我们要按照非物质文化遗产保护的方式去保护它。应该说，保护是为了有效利用，有效利用是为了科学发展，只有这样，中医药才可能发展得更好。否则，乱开发、无序发展，不仅是今天影响中医药形象的问题，更重要的是我们国家这个宝贵财富不能有效地发挥作用。

中医文化或者是东方文明和西方文明，应该说在历史发展的过程中是经过碰撞、冲突，甚至排他性的。这个过程应该说双方都有过痛苦。西医进入中国，很快地发展起来，也曾经有一段时间对中医加以排斥。大家知道，民国时期，国民党就提出取消中医，1929年就提出了取消中医议案。时至今天，也有人从西医的角度认识中医，认为中医不科学。这种排他性不仅仅是针对中医，甚至是针对中华文化。我们是中医界人士，曾经也有过一段时间拒绝接受西医学，包括拒绝接受西方文化。中医在其发展的过程中，直到明末清初，应该说无论在应对突发性疾病还是传染性疾病，包括慢性病，中医有它的优势，但也有薄弱环节。比如对结核病，中医就觉得自己有压力，就觉得中医一直没能很好地解决结核病治疗的问题。恰恰这时西方文化冲击后，西医进入中国。我们很多中医界人士对自己失去了信心。经过了这个过程之后，随着时代的发展，中医也有觉得越来越薄弱的过程。然而中医界没有辜负中华民族的希望，近几十年逐步地发展壮大起来。就拿结核病防治来说，现在治疗结核病，应该说是中西医优势互补，在解决结核的耐药性方面、在解决结核药的副作用、在提高患者的生活质量方面，中医发挥了应有的作用。所以中西文明的冲突，从互相排斥，到互相逐步接纳，最后到优势互补。因此要说中西方文明的关系，从文化的角度，从精神文明、物质文明到政治文明，随着时代的发展，中西医能够优势互补，能够根据中华民族繁衍昌盛的脉络，构建以中医为主、有效利用现代科学技术、不断传承创新的中国医学体系，造福于人民。

主持人： 发展中医，并让中医走向世界，需要打破三个壁垒，中医与现代文明融合的过程，应该是中西文明从互相排斥到优势互补的过程，中西医是如何认识和对待生命伦理的？怎样传播中医药文化的呢？

非常感谢曹洪欣教授精彩的演讲。他讲到了中医药最主要的特征，以及它在与现代文明接触过程中出现的一些问题，包括中医在走向世界过程中可能面临的一些问题，这对我们加深对中医中药的认识有很大的帮助。

现在我们进入现场提问环节。在座的都是中医科学院的博士生，我想你们肯定是接受了中医药这个文化和它的哲学后才选择这个学科的。但是这个过程中，因为你们都是现代人，也可能会产生一些困惑，比如有的同事是学西医的，他们可能会经常向你们提一些问题？那么有这样困惑的话就举手，我们请曹洪欣教授现场解答。

问题一： 中药里面有时会用到一些动物药，我们知道更多的是西医学会做大量的动物实验，如大白鼠实验、小鼠实验，您如何评价中西医学对待生命或者维护人类健康之间的关系？谢谢！

曹洪欣： 实际上这是伦理学的一个问题，就是关于动物实验和动物药的问题。比方在国际伦理学上，就拿可口可乐公司来说，它与动物保护组织签署了协议，就是可口可乐的任何研发产品都不做动物实验。但是我想，可口可乐公司研究任何食品，没有动物实验做基础就不可能再有新食品。而中医是在人身上发现问题，曾有人问我，中医有经络吗？实际上，中医在人身上发现了一个一个穴位的点，有穴位间的互相影响，最后由点成了一个线，就出现了中医的十四经。这是在人身上发现问题，经过现代科学的证实。比方说德国、法国都有科学家用现代的红外线技术、现代磁场技术等物理技术来证实经络的存在。中医并没有在动物实验上去由动物到人，这个认识过程与西医不同。西医学提出转化医学概念，所谓转化医学就是在人身上发现问题、提出问题，再进行科学研究，再到人身上应用，缩短先从体外到体内、从动物再到人的过程。从伦理上讲，要说动物药我们不能用，那么动物实验能不能用？

比方 SARS 的时候，为了有效控制 SARS 流行，研究有效药物，我们做动物实验，一天就杀死几百个老鼠、上百个兔子，也用了不少猴做实验，这些我们人类是道德吗？所以从这个角度讲，我的观点是伦理文明和医学需求与人类健康需求应该有机融合，合理地使用。这样才能够推进社会的进步。如果单纯强调一个方面，比如有人说那个动物保护协会，难道说从来不用动物身上的东西吗？重视动物保护是人类的进步，我觉得全面、公正地使用动物应该是更合理的，伦理学应该是科学与文明的有机结合，在这方面，中医是有它独到认识和特色的。

主持人：好！

问题二：尊敬的曹老师您好，既然中医药已经得到了广大普通老百姓的认可和欢迎，您的讲座中您也提到科学认识中医，公平对待中医，享受中医，发展中医，那么中医药知识的传播和中医药文化的传播，以及中医知识的普及也显得很重要。请您谈一谈怎样传播中医药文化，普及中医知识，并且怎么样完成这些工作？

曹洪欣：这个问题问得很好，因为中医药事业"十二五"规划已经把中医药文化传播作为一个重要任务。那么怎样让百姓更了解中华优秀文化，通过中华优秀文化进一步了解中医，关键是解除对中医的误解。我始终认为，有些人并不是恨中医，也并不是要反对中医，关键是对中医有误解。要消除这种偏见，国家战略上提出了"三进"工程，就是中医药文化进乡村、进社区、进家庭，要打造中医药文化品牌。这个文化品牌，比如中医药有很多脍炙人口的理念与故事，包括小品、传说等，体现了中华优秀文化的内涵。大家知道韩国的《大长今》，大长今说是在中国学习的中医，但是在韩国成了大长今文化现象，推出一系列文化产品，大长今文化给韩国带来的不仅仅是经济效益，而且是政治效益与社会效益。打造这个养生旅游文化，最近开发南海包括海南这一带，提出养生旅游文化。这个养生旅游文化应该说对人们的精神、修养的提高，包括人体健康素养的提高都非常重要。应该说，随着我国经济的发展，人们更需要道德养生、精神养生、体育养生、中药养生等。中医药文化传播战略已经形成共识，现正在大力推广，包括中医药文化进校园，最近北京也提出中医药文化进入小学课堂。实际上，我们有很多比如像扁鹊给齐桓公诊病、孙思邈的大医精诚等，都是脍炙人口，学完之后让人终身不忘。无论是对我们做医生，包括做人，都是一种终身追求。这些宝贵的财富对人的道德理念的影响，是非常重要的。

问题三：尊敬的曹老师您好！非常感谢您的演讲，我是一名中医药爱好者，我对中医的了解不是很多，听了您的演讲，我有一个特别的感慨，就是觉得中医实际上是以人为样本，经过几千年渐进式的发展，得到了一个实战性的研究成果，形成了这样一个科学理论。我的问题是，当我们把中医与西医进行比较的时候，如西医我们知道有一些试管婴儿、器官移植、心脏支架等令人"拍手称快"的技术，那么中医是怎样看待这些创伤性的医学技术的呢？在您的从医经历中有没有一些对应的、令您印象特别深刻的病例能够跟我们分享一下？

曹洪欣：在急救方面，西医确实有优势，比方说对心肌梗死的患者，病情危急，马上支架、搭桥，解决了病死率的问题。器官移植解决了器官不可替代的问题，恢复了人体器官的部分功能。但是这些医疗技术也有它的局限性，比如在治疗心血管病的过程中，我们治疗冠心病，体会最深的就是中医对冠心病的治疗与西医是完全不同的理念。西医治疗冠心病用扩冠、溶栓、改善供血等方法，冠状动脉狭窄75%以上，就应用支架、搭桥等技术，挽救患者生命。中医治疗冠心病，是从整体上调节。比方说经过一段治疗，使狭窄的冠状动脉能够通畅，如狭窄的冠状动脉不通开，那么能够促进侧支循环的建立。再比方说中医治疗冠心病不仅能够使稳定型心绞痛、不稳定型心绞痛缓解疼痛，不用终身服药，还能提高综合生活质量。这些与西医是完全不同的理念。

主持人：中医是中华民族优秀的文化瑰宝，共和国开国领袖毛泽东历来十分相信和重视发展中医药。他曾经说过，中国对世界有三大贡献，一个是中医，一个是《红楼梦》，还有一个就是麻将。也许毛泽东发表这种意见时有一点儿调侃，但是从毛泽东一生对中医的肯定来看，他并不是随口一说的。然而在现代文明社会，传统中医一次一次地遇到挑战，如何传承和发展中医就显得尤为重要。曹洪欣教授为我们阐述了中医的核心内容，在分析中医文化与中华文化关系的基础上，认为中华文化对于中医理论的形成与发展具有积极的促进作用，是中医药不断发展的思想基础和动力。中医蕴含着中华民族从传统走向现代的过程中追求健康的一种智慧，并为中医走向世界以及中医面对现代文明的挑战如何发展指明了一条道路。我们再一次对曹洪欣教授表示感谢，也感谢今天现场的观众和电视机前的观众，收看我们本期的《世纪大讲堂》，下周同一时间我们再见。

（《世纪大讲堂》——中医与现代文明 2012 年 8 月 18 日）

附篇　专访报道

453

曹洪欣谈：为什么力挺中医

记者： 中医药话题总是不断，力挺者有之，诋毁者有之，在互联网上，更是聚集着一大批"中医粉""中医黑"，可谓论战不休。您怎样看待中医药的争论？为什么中医发展了几千年，中国人还有这样截然相反的认识？

曹洪欣： 中医学的最大特点是它与中华文化紧密相连，是人文与生命科学有机结合的医学知识体系。中医学是我国具有自主知识产权的优势领域。历经五千年的发展走到今天，中医已经形成系统、整体的理论体系和丰富的诊疗方法和技术，这是毋庸置疑的。

近些年，社会上出现了一些有关中医的争论，中医药到底是不是科学的，是不是有效的医疗手段？不妨把它拿出来"晒一晒"。

中西医是两种不同的医学体系，中医是基于对人的观察、实践与研究，形成以人为中心的诊疗模式和以天人相应、形神统一、五脏相关为核心的系统、整体的理论体系。可以说，中医讲和谐，西医讲对抗。比如说，对待肿瘤，西医是进行靶向抗瘤，切除肿瘤；中医则讲求扶正祛邪，调动机体自身的抗病能力控制肿瘤发展，达到"带瘤生存"状态。这是两种完全不同的理念。许多病例证明，中医的这种治疗理念不仅行之有效，而且能提高患者的生活质量，延长其生命。所以，不能站在西医的立场上否定中医，也不能完全用西医的标准评价中医。

例如，1997 年我治疗了一位日本叫山口久光的男性患者，53 岁。患者从事兽医研究，确诊为小细胞肺癌 1 个多月后，觉得自己生存时间不会太长，便坚持来中国求中医诊疗。患者主诉低热两月余，咳嗽痰少、胸闷、气短、乏力，面色晦暗，舌稍红，苔黄腻，脉细。我采用中医益气养阴、化痰解毒的方法，扶正祛邪，用中药汤剂辨证治疗了两个多月，患者的症状基本消失，身体状态明显好转。回国后每 3～6 个月来中国诊治调方 1 次。1 年后，改成中药丸剂，巩固疗效。患者坚持服药 5 年后停服中药。2011 年 5 月患者因患肝硬化腹水来中国治疗，又坚持服汤药半年余，病情明显好转。两次大病，中医治疗都是以调节机体平衡、提高抗病能力为主，使患者逐渐恢复健康。山口先生风趣地说，如果不是中医治疗，早就两次见阎王爷了。正是因为他对中医的亲身体会，才让本已学兽医的大学毕业的女儿开始学习中医，希望女儿能成为一名中医。

中医最擅长的一是养生，二是对慢性病的治疗，三是对疑难性疾病及突发性流行性传染性疾病的治疗有独到之处。比如 2003 年"非典"流行，根据患者高热、咳嗽、乏力等症状，在病因还未查明的情况下，中医根据患者的临床表现，辨证论治，早期干预，很多病例得到了有效控制。中医药为攻克"非典"做出了重大贡献。2003 年 10 月，世界卫生组织经实地调研、论证指出，中国中西医结合治疗 SARS 安全、有效，具有潜在效应。这也是我国 SARS 患者病死率最低的原因，在中医药史上具有极为重要的意义。更加有力证明，中医不但不是"贻害社会"，相反是造福人类！

中医的很多理念和实践不仅没有落后，而且引领着医学的发展方向。如中医"治未病"的早期干预理念、形神共养与仁者寿的养生保健方法、整体调节与辨证论治的个体化诊疗模式等是医学发展的方向。美国 NIH 把中医称为"补充替代医学"，现在也认可中医属"整体医学体系"。21 世纪以来，日本规定所有医药院校学生必须学习中医课程，否定了自明治维新以来取消中医课程的做法。如今欧美世界一流的医学院校、科研院所及世界著名医药企业，相继开展中医药研究并建立相应机构。在中美两国战略合作框架中，就有中医药合作内容。这些都足以说明，否认中医和诋毁中医都是无稽之谈。

记者："倒中医派"频繁发表"中医不科学"的看法，甚至有人认为中医贻害社会。中医到底科学不科学？不科学为什么又能治病？为什么有些人认为它不科学？

曹洪欣：什么是科学？科学是反映现实世界各种现象的客观规律的知识体系，中医学恰恰就是从实践中来又回到实践中去的科学理论。

中医是根据人体健康状况和生命信息把握疾病动态变化，运用望、闻、问、切四种诊法，收集人体外在信息，通过综合、分析、判断人体的整体状态（辨证），确定相应的治疗原则和方法（论治）。中医对生命与疾病认知的理论与实践充分体现了以人为本、早期干预、整体调节的个体化诊疗模式。这充分体现着中医的科学性。

现在有些人认为中医不科学，甚至说"中医可能对中华民族的繁衍生息反而有负面影响"。持此观点的人，一方面对中医学与中华优秀文化缺少自信，刻意否认中医药对中华民族繁衍昌盛做出巨大贡献的历史事实。另一方面源于对中医的误解，不了解中医或对中医一知半解。比如养生可分为中医养生、道家养生、佛家养生等多种类别，中医养生是在中医理论指导下，针对个人自身特点采取的情志、饮食、起居调节、药物与非药物保健的方法和手段，有理论，有实践。而有的人仅凭个人经验、简单方法或偏方秘方，就打着中医的幌子，影响了中医形象。不明真相者，就把一些非中医、伪科学甚至骗术归罪于中医，或仅凭个别负面案例就全盘否认中医，否认先人留给我们的宝贵财富，这些都是对中华民族与中医历史和现实极不负责任的做法。

记者：各种中医养生类的节目办得风生水起，这似乎反映出人们一种矛盾的情结，信又不全信。现在有种观点，认为中医药只能在预防疾病上有所作为，也就是常说的"不治已病治未病"。对此您怎么看？

曹洪欣：养生确实是中医药防病的优势领域，是中华民族维护健康的智慧结晶。中医学在长期的发展过程中形成了较为完整的预防医学思想和有效的防治原则，早在《黄帝内经》中就提出了"上工治未病"的理念。

"治未病"的中医预防学思想包括"未病先防""既病防变"和"愈后防复"三个方面。"未病先防"，即在疾病发生之前，采取各种方法，防止疾病的发生。中医学既强调在疾病未发生之前调摄情志、适度劳逸、合理膳食、谨慎起居，并倡导导引、太极拳等有益身心健康的健身方法，同时主张运用针灸、推拿、药物调养等方法调节机体的生理状态，以达到保健和防病目的。"既病防变"是指疾病发生后，早期诊治，根据人体阴阳失衡、脏腑功能失调的动态变化，防止疾病的发展与传变。如中医药在防止冠心病等心血管病发生心脏事件、减少糖尿病并发症发生、延长肿瘤患者生存时间、改善生活质量等方面都具有一定的优势。"愈后防复"是指疾病初愈时，采取适当的调养方法及善后治疗，防止疾病复发。

中医学对于慢性病有着系统的理论知识，形成了丰富、完整的理、法、方、药防治方法，以及针灸、推拿等多种非药物治疗手段。这些方法、手段疗效可靠，毒副作用小，注重人体功能的整体调节，目的是激发人体的抗病能力和康复能力，特别是能够发挥整体调节、综合干预、个体化诊疗的优势，更适合脏腑功能减退、代谢功能较差、罹患慢病的广大中老年人群，并可有效地解决健康需求不断增加、医疗保健费用不断增高等矛盾。

早在20世纪80年代"七五"计划期间，国家就启动了中医药防治慢性病研究，在接下来的五个"五年计划"中，进入国家"重大疑难疾病中医防治研究"项目中的病种包括冠心病、脑中风、肾病、糖尿病、肿瘤等。中国中医科学院实施的"仲景工程"，对中医药治疗心血管疾病、肿瘤、肛肠疾病、血液病、糖尿病、艾滋病、骨伤科疾病、眼科疾病等106个项目开展中医临床研究，其中慢性病治疗项目超过75%。很多研究不仅证实了中医药的确切疗效，而且在探索适合中医诊治规律的临床研究方法、丰富中医理论方面取得了可喜进展。

记者： 有一种说法认为，中医强调整体性，但缺乏精确分析，这种说法对吗？

曹洪欣： 整体观念和辨证论治确实是中医学的基本特点，也是中医理论的精髓，是中医治病取得疗效的关键。随着西医学的引进，中医辨证论治也在不断丰富发展，包括宏观辨证和微观辨证。宏观辨证是基于对疾病的整体认识，微观辨证则是分析现代检测指标的变化，两者不可偏废。如果不重视微观，也不能取得更好疗效。所以中医不仅强调整体性，也注重辨证论治的精确性。如我们在治疗冠心病的过程中，对冠状动脉狭窄的患者，不仅看心电图变化，也参照心脏CT或冠状动脉造影诊断及血流变、血生化等改变，这样有利于把握病情变化和微观辨证。对冠状动脉中度以上狭窄又不宜支架或搭桥手术的患者，中医药及时准确干预，常常收到满意的疗效。

例如，我曾治疗一男性杨姓患者。患者55岁，2009年5月3日初诊。心脏造影显示冠状动脉左前降支狭窄>75%，左回旋支狭窄>50%，右侧支狭窄>70%。因患者无明显心绞痛症状，仅有剧烈活动后心前不适，故不愿做手术而选择中医治疗。我们采取宏观与微观辨证相结合的方法，一方面根据患者的症状及舌脉变化，另一方面结合化验指标改变，综合分析，采用温阳益心、活血化痰法，用中药汤剂加减治疗8个多月，患者不仅身体状态好转，复查心脏CT，冠状动脉三支狭窄均<30%，消除了患者发生心脏事件的危险因素，解决了患者的后顾之忧。患者停服中药两年余，实验室检查均正常，身体状态良好。应该说，这些案例不经过亲自实践，是难以想象中医的神奇疗

效的。

记者：中医的辨证论治，听起来挺玄。比如说"上火"，在中医看来，就分好几种情况。这是不是容易导致人们对中医的不理解？中医的核心理论是什么？

曹洪欣：辨证论治不神秘，也不玄乎，而是对人体健康和疾病状态某一阶段的总体把握。比如，同样的下雨天气，如果从气象学的角度，要对云的薄厚、空气湿度、当地的地形等因素进行分析后，才能做出正确判断。中医也是这样。同样是"上火"，根据病变部位，可分为不同脏腑、经络之火而治法不同。如有的表现为口腔溃疡，有的表现为面部痤疮，有的表现为耳鸣目赤，也有的表现为失眠多梦等，中医根据不同的症状，包括舌、脉变化进行分析判断，对不同脏腑或经络的火，采取针对性的治疗方法。这充分说明中医是科学、严谨的。

几十年来，我诊治了20余万人次患者，每个患者都存有详细的诊疗资料，通过这些病例，我体会到了中医的确切疗效。我始终认为，患者第一次就诊，如果诊断辨证准确，就应该有效；如果不见效，还可能抱有期望来第二次；若第二次还没效果，患者就不可能再来治疗了。因此，我很珍惜和认真对待每次给患者诊疗的过程，从不敢懈怠，详细收集患者的临床征象，分析病情，力争取得预期效果。这样才能不断提高诊疗能力，可以说患者对中医的依从性是非常高的。

中医在整体观念指导下，全面动态地把握人体的生理病理变化，注重人体的阴阳平衡、脏腑协调、形神统一、天人相应与人体内部整体恒动及与自然、社会和环境的和谐生存状态，从而形成整体调节、个体化诊疗的理论与实践。这种防治模式，如扶正祛邪、标本兼治、益气活血、滋补肝肾等，对治疗病因复杂、多脏腑罹患的慢性病，特别是西医学缺乏有效诊治模式的疑难病证具有明显优势。

中医的核心理论就是人与自然和谐。人体的平衡协调状态，也就是天人相应，阴阳平衡，脏腑协调，形神统一的中医对生命与疾病认知的理论，包括藏象学说、精、神、气、血与经络理论、辨证论治理论等。

记者：不可否认，中医理论发展的迟滞是明显的，这使中医的说理似乎停留在古代哲学层面，其笼统性、模糊性明显与现代社会不适应。国家最近颁布的《中医药创新发展规划纲要（2006—2020）》就明确指出了这方面的问题："中医以整体、动态和辨证的思维方式认识生命与疾病的复杂现象，但用传统概念表达的中医药理论的科学内涵难以被现代社会普遍理解和接受"。为了适应现代社会需求，中医应如何完善自己的理论体系？

曹洪欣：中医学是一门源流科学，是在不断继承的基础上发展的，不可能推翻原来的理论，重新创造一个新理论，所以在中医学历史上很难找到中医理论革命式、跨越式的发展，不过这并不等于中医理论没有发展。从《黄帝内经》奠定中医学理论基础，到《伤寒杂病论》创辨证论治体系是很大的发展；从《伤寒论》的六经辨证，到《温病条辨》《瘟疫论》等对温病的深刻认识是发展；从巢元方、孙思邈，到"金元四大家"是发展；从重医理、轻视解剖，到王清任大胆挑战前人理论，并进行改错是发展；从《医学衷中参西录》，到中西医结合的各项成绩也是发展，所以中医学是一个不断发展和与时俱进的科学。中医药有效治疗流脑和对 SARS、甲流的确切疗效等不争的事实，也证实了随着历史的发展进步，中医在不断发展。

2011 年屠呦呦研究员获国际医学大奖——"拉斯克奖"，中国中医科学院作为第一发明单位、屠呦呦教授作为第一发明人的青蒿素研究项目，就是中医对世界人民健康的贡献。这些贡献已经得到了包括西方国家在内的世界人民的认可，这也是借助现代科学方法发展中医药的成果。

回顾历史可以看到，世界各国本来都有自己的传统医学，但是在西医学的冲击下有些已经不复存在了，有些丢掉了理论，仅保留了个别技术。唯有中医学从理论到实践，至今被广泛应用，而且越来越受到世界各国的重视，这就是中医学在新的环境下不断发展的结果。

丰富、完善中医理论体系，必须坚持中医主体发展，遵循中医自身规律，以提高防病治病能力为根本，以提高自主创新能力为核心，立足基于中医临床实践的理论创新，基于文献与理论研究的原始创新，有效利用现代科学技术，引进、消化、吸收再创新，从而丰富发展中医理论体系。

记者： 多年来，我国把中西医结合作为实现中医复兴发展的途径，结果似乎是中医越来越萎缩，老百姓至今也没有充分享受到中医学的便利。中西医结合的路走得通吗？中西医应该怎么结合？

曹洪欣： 中西医结合已经走过了一个多世纪的路程，特别是近 50 多年的实践表明，中国在世界上首创的中西医结合，不仅成为我国医药科学和卫生事业的一大优势，也是中国在 20 世纪对人类医学发展的一大创举和贡献。

中西医结合存在着诸多困难，一是东西方文化的差异性；二是医哲交融的歧义性；三是中西医缺乏对应性语言，难以沟通；四是研究方法的局限性。中西医结合要达到理论的融合还有待不断探索。

中西医结合的成就在国内外产生了很大的影响。例如，西医辨病与中医辨证相结合的诊疗模式和方法的创立；开发出具有重要医学价值的新药，如治疗急性早幼粒细胞白血病的癌灵Ⅰ号注射液；在深入研究针刺原理方面，有力推动神经生物学、生理学及病理生理学等基础学科的发展。另外，西医手段丰富了中医的诊断方法，也丰富了中医疗效评价体系。同时西医医院大量应用中成药的事实也说明，在面对众多病因无法说清、缺乏有效西药医疗难题时，西医也在自觉借鉴并应用中医药。中西医结合应该是从方法与技术的综合运用到理论与实践的优势互补，逐步到理论与技术的逐步融合，这需要漫长的研究与实践探索过程。

记者： 屡有所谓中医诊所或养生机构骗人的事件曝光，败坏了中医的声誉。面对需求旺盛而又良莠不齐的中医机构，您认为应该采取怎样的管理和引导思路？现在的管理体制存在什么不足？

曹洪欣： 首先，不应该把不是中医或打着中医旗号行骗的事件归咎于中医。其次，如以上所述，中医养生是在中医理论指导下的医学养生，不能把道家养生、佛家养生及个人养生经验一概归属于中医。

在全国"两会"期间，我曾与多位政协委员向大会提交了《关于中医养生保健知识普及亟须专业化的提案》，提出中医养生市场与人们的健康息息相关，一定要把好宣讲人的"资质关"，宣讲者必须具备专业的中医知识和理论水平。如果所讲内容涉及医疗保健，宣讲者还应具备执业医师资格。应建立必要的审批程序和机制，杜绝非中医专业人员"宣传"中医的现象。

目前，中医养生保健体系尚不完善，尚未形成科学的准入标准，养生保健机构多头管理的现象普遍存在，有效的专业管理体制和机制正在探索实践，国家中医药管理局把构建中医养生保健服务体系列入"十二五"规划重点工作，相信未来中医养生保健服务体系能实现规范、可持续发展。

记者： 一方面老百姓很难找到好中医大夫，另一方面中医有其自身传承特殊性，好大夫确实不多。如何培养更多的中医人才造福大众？中医传承是否必须要走医学院的模式？

曹洪欣： 几十年来，中医药高等教育确实培养了一大批高层次优秀中医药人才，但以院校教育为主的中医药人才培养模式存在着大众教育与精英培养之间的矛盾。

我认为，医学是治病救人的神圣职业，无论中医、西医都应该立足精英教育，选择有志于为医学和健康而奉献的优秀人才。院校教育与师承培养结合是培养中医人才的有效途径，要正视中医药高等教育在中医药人才培养取得的成绩。同时积极探索中医教育的新模式，不断改革教学内容，多层次、多元化发展中医教育，完善本科教育后的中医继续教育体系，培养更多符合中医学术内涵、具备中医临床技能的大医精诚型人才。

记者： 国家明确提出"中西医并重，支持中医药事业发展"的方针，有些省市已经开始尝试加大对中医的支持力度，把中医治疗纳入医保。您认为在医疗体制改革中，中医药应该如何更好地发挥作用？

曹洪欣： 我国是人口大国，医改中充分发挥中医药防病治病作用是国家战略。一是围绕医改重点工作，国家正在大力推进县级医院建设，其中有493所县中医院得到重点建设，同时县医院中医科建设得到加强。国家中医药管理局正在启动"基层中医药能力建设工程"，按国家规划，"十二五"期末，95%以上的社区卫生服务中心和90%以上的乡镇卫生院设立中医科、中药房，70%以上的社区卫生服务站和65%以上的村卫生室能够提供中医药服务，有利于发挥中医药简、便、验、廉、安的特点，为更好发挥中医药作用提供保障。二是发挥中医"治未病"优势，构建中医养生保健服务体系，进一步推进中医药养生保健知识进课堂、进家庭、进社区，提高国民健康素质。三是从中药饮片到部分中成药纳入国家医保目录，为中医药发挥作用提供有力支撑。四是完善相关政策，促进中医药在突发性传染性疾病、慢性病及疑难病治疗中发挥应有作用。同时，国家在 16 个省建立了国家中医临床研究基地，开展了中医药治疗重大疾病的临床研究，为提高中医防病治病能力奠定了坚实基础。

深化医改，人才至关重要。对基层中医药人才短缺的问题，采取制定优惠政策、定向培养、重点培训提高、提高待遇等措施，有助于缓解基层中医药人才匮乏现状；对高层次人才的培养，采取学位教育、博士后研究与师承教育结合的模式，以承担重大项目、重点任务与培养领军人才相结合的途径，努力造就优秀的中医传承创新团队。在提高中医药防病治病能力方面，加强科研院所与高等院校为主体的知识创新体系建设和以企业为主体的技术创新体系建设。同时着力解决中医药治疗重大疾病科技攻关问题，争取在重大疾病防治研究方面取得突破。

记者：作为全国政协委员，您多次在全国"两会"上提出中医药立法，中医药立法真的是迫在眉睫吗？中医药立法的关键点在哪里？

曹洪欣：关于中医药立法，几届政协委员都有提案，应该说不但迫在眉睫，而且对中医药的保护与可持续发展具有重要的意义。

中医药立法应立足中医药发展促进法，对全球传统医学发展具有引领与示范作用，体现了我国对几千年中华民族创造的宝贵财富的传承、保护与发展的法制建设。目前，中医药立法已进入广泛征求意见阶段，列入今年全国人大立法重点。中医药是我国具有自主知识产权的优势领域，我们国家的法律当然要对它进行保护。扶持不是单纯的保障，而是对它的管理体制、运行机制，包括药材资源、经费投入、队伍建设等都应有相应的政策支撑。中医药发展要靠法律保护发展，无论是中医院的办医模式、临床研究与科技创新体系建设、人才培养，还是中药研发与产业发展、文化建设、国际发展、知识产权保护与民族医药发展等，都应当是中医药立法的内容。

记者：中医药在国际化发展道路上并不顺利，而其他不是中医发源地的亚洲国家倒是发展迅速，这是什么原因造成的？是不是我们在中医药安全性方面的研究还比较滞后？

曹洪欣：对这个问题应从两方面分析。一方面，实际上中医药在国际上的发展还是很快的，并出现部分国家竞争发展的局面。据统计，我国年中药销售额达 800 亿美元，中药出口额突破 20 亿，年增长速度达 10%左右。近些年，欧美国家的中医诊所呈旺盛发展趋势。1994 年我去英国讲学时，英国只有几百家中医诊所，现在已达到 3000 多家。

中国中医科学院中药研究所提供的数据显示，占全世界人口 1/4 的中国，医药产业仅占全球的 7%，天然药物仅占世界天然药物市场的 3%～5%，中药出口额不足国际中草药市场的 10%。可以看出，我国整个中药产业的发展水平并不高。

文化差异与中药安全性研究是制约中医药国际化发展的主要因素，但以下因素也至关重要：一是自主知识产权保护薄弱。如我国的六神丸被日本注册为"救心丹"，年销售额超 1 亿美元，被韩国注册的"牛黄清心丸"年产值也近亿美元，而日本小柴胡汤的销量就能抵上中国所有中药的出口额。二是研发投入不足，科技含量不高，创新能力不强。虽然中医药研究投入逐年增加，但经费投入很难与日本、韩国、美国相比。如美国的研发金额占上市新药总销售额的15%，我国的研发金额还不足5%。三是缺乏领军的中药龙头企业。中药企业总体上规模小，产业化程度低，仿、改制品种多，难以形成"高技术""高投入""高回报"的核心竞争力。四是缺乏符合中医理论与实践的疗效评判标准和评估体系。目前，我国还没有形成系统、完善的评价中医药疗效标准，还是借鉴西医的评价体系。这不符合中医治病规律，难以体现中医药的特点和优势。

我认为，与西药比较，中药的安全性是可靠的。中药是经过千百年来反复大量的临床观察证实的疗效确切的医疗保健手段，经得起实践检验。20多年来，我给患者开方用药300多万剂汤药，包括使用作用强、有毒性的中药，没有出现过任何副作用与不良反应。所谓中药不良反应，往往由于使用不当所致，如因长时间服用龙胆泻肝丸引起肾衰竭的关木通事件，究其原因是没有在医师的正确指导下服药所致。使用中药，只要符合疾病的病变机制，药证相应，一般不会有副作用或能有效避免不良反应。不可否认，日本和韩国等亚洲国家在新药审批研究等规则上更能与国际接轨，其相应的新药临床上市研究（包括不良反应）更加规范，所以经过他们"包装"后的中成药更容易被国际上主流国家所接受，这是我们亟待加强的方面，应该通过企业和科研院所的密切合作来完成。

记者： 当前全世界对中医药的认知和了解到底处在一个什么样的程度？我们怎样做才能让中医药更好地"走出去"？

曹洪欣： 有数据显示，目前全世界有162个国家有中医药以及其相关产品。使用中医药或天然药物的人群40多亿，占世界人口的70%左右，国外中医医疗机构达10万多家，国际市场对中药产品的需求日趋加大。

通过中国中医科学院开展的中医药国际合作，我切实感到中医的国际认可度日益提高。我们从2006年开始，与奥地利有关大学开展了11项"中医药与老年相关疾病"的研究，得到奥方经费资助。经过5年多的合作，培养了一批高水平中医药人才，中医药作用不仅得到合作方专家学者的肯定，还得到奥地利卫生部的认可和高度赞扬。我们与美国国立卫生研究院（NIH）合作开展的中医药治疗肿瘤研究也取得可喜进展。与俄罗斯、澳大利亚、意大利、德国、法国、韩国、日本等国家的实质性合作全面展开，范围包括中医医疗、科学研究、人才培养、中药研发等领域，对促进中医药国际发展具有积极意义。目前，我国与70多个国家签署了近百项政府间中医药合作协议，中医药先进理念与技术越来越受到世界关注。中医药国际发展还有利于提升我国的国际地位。中医药的安全性、有效性、科学性、特殊性及其与西药的互补性，逐步在世界范围内得到广泛的认同，若能在世界有需求的国家设立代表国家水平的"孔子中医院""仲景医院"等，使世界人民享有高水平的中医药服务，可以在维护健康、防病治病过程中，促进中华优秀文化的广泛有效传播。

（本报记者单三娅　甄澄《光明日报》2012年8月24日）

附篇 专访报道

461

曹洪欣谈疫情防控：中医药应"第一时间介入"

"在突发性、流行性疾病的防治中，中医药有着其独特的优势。在此次坚决打赢疫情防控阻击战的过程中，中医药在早期就开始介入，取得了较好的效果。其实，中医药应该也能够发挥更大作用，其中第一时间介入是关键。"中国中医科学院原院长、国家中医药管理局科技司原司长曹洪欣日前在接受《经济参考报》记者专访时表示。

中医药第一时间介入，效果更理想

相较于 2003 年的 SARS，此次抗击新型冠状病毒肺炎，中医药更受重视。自 1 月 21 日开始，中医药"国家队"开始陆续进驻武汉，多版肺炎诊疗方案均提到中医药的治疗。其中，1 月 22 日印发的试行第三版诊疗方案细化了中医治疗方案相关内容；1 月 27 日发布的试行第四版诊疗方案，进一步细化新冠肺炎分期并提供中成药和药方指引。

"此次新型冠状病毒肺炎防治中，中医药在早期就开始介入。但我想强调的是，中医的整体治疗观和'治未病'的理念，在疫病防治中具有独特优势，如果能进一步在第一时间有效参与，防治效果会更理想。"曹洪欣表示。

"对于突发性、流行性疾病的认识和诊治，中医与西医完全不同。西医要查清病毒的流行特征、致病机理等之后，才能有效干预。疫苗、防治药物的研发，也需要一定时间。而中医对疫病的认识，是通过人与自然时令变化的适应性，与观察病毒侵犯人体后的不同反应而四诊合参、辨证论治，无论疫情处于什么阶段，注重把握疫病的演变规律，'观其脉证、知犯何逆、随证治之'，从而达到及时有效防治的目的。这决定了中医应该也能够在第一时间发挥作用。"曹洪欣解释说。

据介绍，经过几千年的发展，在历代疫病的防治过程中，中医已经形成了一整套系统的独特的理论和实践体系。比如在汉代疫病流行时，有《伤寒杂病论》六经辨证指导临床，明末清初大疫流行时则有《温病条辨》卫气营血、三焦辨证等疫病防治理论与方法。正由于中医药的有效防治，中华民族历经数千年发展，人口稳步增长。我们曾总结我国历史上 555 次瘟疫流行状况，正是由于中医药的防治作用，而从未发生过西班牙大流感、欧洲黑死病等几千万人死亡的重大瘟疫。2003 年，"非典"前期中国内陆死亡率高达 15%，中医药介入后死亡率降至 6.53%，都说明中医药在防治突发性、流行性、传染性疾病方面优势明显。

发挥中西医结合作用，坚持中医思维

"疫病属于突发性新发疾病，来势凶猛，变化迅速，给人们的生命健康带来极大的危害。在此次新型冠状病毒肺炎的防治中，要充分发挥中西医结合作用。"曹洪欣认为。

曹洪欣特别强调，在此过程中，应坚持以中医理论与思维为指导，同时以开放的心态充分、有效利用西医学的各种先进手段和方法。

他表示，在疫病的诊断方面，可以充分发挥西医的优势，借助西医手段诊断清楚后治疗会更有效。具体防治过程中，应充分发挥中医"治未病"的理念和整体调治，以及及时诊治的优势，通过调节人体平衡，提升自身免疫力，把病情控制在感染前，将已经感染病毒的病例控制在发病前，将发病的病例控制其向重症、危重病发展，以更好地控制疫情的扩散。与此同时，在危重症病人的治疗、中医的作用机理研究、药物研发、创新治疗方法等方面，中西医结合都可以更好地发挥作用。

"我们这一代中医人，应让现代科技更好为我所用。此次疫情诊断上，病毒核酸检测、胸部 X 光片等手段的运用；在危重症病人救治上，吸氧等手段的运用；在疫情控制上，流行病学的运用等，都发挥了重要作用。"他表示。

曹洪欣指出，中医讲究辨证论治。根据疫病的性质、病位与传变特征，有寒疫、温疫、湿疫、火疫、风疫等不同分类，病名显示了疾病的演变规律。疫病的发病与演变及治疗方法不同，准确把握时令、人与病变特点，是提高疫病防治效果的关键。

"此次新冠肺炎暴发于武汉，且发生于冬季。武汉的冬季阴冷潮湿，结合患者的舌苔、脉象、症状，可判断其病因属性以'寒''湿'为主，属于寒湿疫。寒邪伤阳气，所以患者出现乏力等症状。寒湿毒出现在肺上，就表现为咳嗽；寒湿毒侵犯脾胃，就会出现肠胃不适、恶心、腹泻、大便不成形等症状。"他表示，"虽然病毒在不断变异，但寒湿疫的病理病机是一样的。""还应注意的是'疫病'的流行性、传染性，中医学认为'毒邪内侵'，分析'毒邪'的不同性质，有效'解毒'是控制病情发展的关键。"

据了解，国家卫健委、国家中医药管理局于 1 月 27 日印发《关于进一步做好新型冠状病毒感染的肺炎中西医结合救治工作的通知》：明确建立中西医结合救治工作机制，提升医务人员中西医结合救治能力，规范开展中西医结合医疗救治，注重临床救治与科研相结合，确保病例信息资源共享共通。

据媒体报道，北京、四川、重庆、武汉等省市多例新型冠状病毒肺炎出院患者，全部采用中西医结合治疗。山西省中西医结合治疗新冠肺炎取得良好效果，10 多例病情明显好转。

完善机制，让中医药真正有效参与

"此次疫病防治中，要真正实现中医药在第一时间有效介入，还需要在完善机制上下功夫。"曹洪欣认为。

"'非典'时期，由于当时的发病患者集中在防疫医疗机构治疗，而防疫部门没有中医科，所以在'非典'早期中医参与不进去。'非典'早期死亡率高达 15% 以上，中医药介入后死亡率降至 6.53%，这证明了中医药的疗效。'非典'过后，传染病医院加大了中医科的建设。这次新型冠状病毒疫情，虽然中医在早期就参与进去，但参与的量和参与的机制还不是很畅通，很多医院还是没有中医科，或者中医力量很薄弱。"曹洪欣认为。

"下一步应继续完善中医药有效参与疫情防控的机制，进一步加大传染病医院中医科的建设，在病人确诊上进行有效的中医药干预，对疑似病例、留观病例等在早期给予适当的中医药干预，以避免病人感染，以及感染后发病，更有利于控制疫情的扩散。"他建议。

"其次，在疫情防治中还应该'更好地'发挥中医药的作用，要重心下沉，真正实现属地化管理，更好地发挥地方政府的主观能动性和责任作用。"

"此外，在疫情防治中，要进一步加大'两头'病人的中医药参与力度，对患有基础病、慢性病的疫病感染者，以及疑似病例、极易感人群的防控，给予及时的中医药治疗，以提高患者的生存质量，降低死亡率。"曹洪欣表示。

值得注意的是，针对新冠病毒的特殊疫情，药监局已经对检测试剂盒、疫苗和药品上市等开辟了"特殊通道"。

曹洪欣建议，在此过程中，要重点关注一些在临床中有显著疗效的中药制剂作用，尤其是已按新药审批要求做完三期临床试验的中成药产品，加快推进其审批上市，推出具有我国中医药特色的新型复方制剂，为世界范围内疫情的防治做出中国贡献。

曹洪欣同时建议，加快来源于古代经典名方的中药复方制剂的审批上市工作。对于传承使用多年疗效显著且没有副作用的经典名方研发，应加快相关药物审批上市。按照《中医药法》规定，生产符合国家规定条件的来源于古代经典名方的中药复方制剂，在申请药品批准文号时，可以仅提供非临床安全性研究资料。目前，国家中医药管理局已经发布了经典名方目录，国家药监局也已经出台审批办法。在当前特殊时期，这一进程还应加快。

（记者李保金　王小波《经济参考报》/人民网 2020 年 2 月 5 日）

附录一

主要获奖、荣誉证书与社会兼职

主要科技奖项与获奖证书

1. 参白口服液治疗病毒性心肌炎后遗症的临床与实验研究　1998 年黑龙江省科技进步二等奖（第 1 名）

2. 中药现代化发展战略研究　1998 年科技部科技进步奖二等奖（参加）

3. 益气养阴法治疗病毒性心肌炎的基础实验研究　1999 年黑龙江省科技进步二等奖（第 1 名）

4. 温阳益心法治疗胸痹的基础实验研究　2001 年黑龙江省科技进步二等奖（第 1 名）

5. 龙胆等三种中药材规范化种植研究　2004 年黑龙江省科技进步一等奖（第 2 名）

6. 中医学关于 SARS 发病、证候演变规律与治疗方案研究　2005 年中华中医药学会科学技术一等奖（第 1 名）

7. 古方地黄饮子防治老年性痴呆的实验研究　2005 年黑龙江省科技进步二等奖（第 2 名）

8. 益气升陷法在病毒性心肌炎中的应用与研究　2005 年国家科学技术进步二等奖（第 1 名）

9. 中医药类专业实践教学改革研究与实践　2005 年国家级教学成果二等奖（第 1 名）

10. 中医瘟疫研究及其方法体系构建　2006 年国家科学技术进步二等奖（第 1 名）

11. 基于血清药物化学方法的方剂药效物质基础及配伍规律的示范研究　2007 年黑龙江省科技进步一等奖（第 3 名）

12. 俄罗斯国际合作发展奖章和证书（2007 年）

13. 温阳益心法治疗胸痹（冠心病）研究　2008 年中华中医药学会李时珍医药创新奖（第 1 名）

14. 人工种植龙胆等药用植物斑枯病的无公害防治技术　2009 年国家技术发明二等奖（第 2 名）

15. 2009 年何梁何利基金科学与技术进步奖

16. 俄罗斯自然疗法协会"盖伦奖章"（2009 年）

17. 中医古籍抢救、发掘与利用　2010 年中华中医药学会科学技术一等奖（第 1 名）

18.《温病大成》　2010 年第三届中华优秀出版物奖图书提名奖（第 1 名）

19.《中医古籍孤本大全》（53 种）　2011 年第二届中国出版政府奖图书提名奖（第 2 名）

20. 全国政协优秀提案奖（2012 年）

21. 一种抗病毒的药物组合物及其制备方法　2014 年中国专利优秀奖（第 1 名）

22.《诸病源候论》导引法研究与推广应用　2020 年中国民族医药学会科学技术一等奖（第 2 名）

23. 中医药文献传承创新体系构建与应用　2021 年中华中医药学会科技二等奖（第 1 名）

荣誉证书

1. 共青团黑龙江省委"发明创造者"（1986 年）

2. 第二届哈尔滨市十大杰出青年（1992 年）

3. 第三届黑龙江省十大杰出青年（1994 年）

4. 首届全国百名杰出青年中医银奖（1995 年）

5. 黑龙江省优秀中青年专家（1996 年）

6. 国家有突出贡献中青年专家（1997 年）

7. 第四届世界传统医药大会杰出贡献奖（USA）（1998 年）

8. 第三届中国优秀青年科技创业奖（1998 年）

9. 国家百千万人才工程一、二层次人选（1998 年）

10. 首届黑龙江省五四青年奖章（1999 年）

11. 国务院政府特殊津贴（2000 年）

12. 卫生部有突出贡献中青年专家（2002 年）

13. 黑龙江省名中医（2002 年）

14. 黑龙江省劳动模范（2002 年）

15. 国家中长期科学和技术发展规划（2006—2020 年）战略研究荣誉证书（2004 年）

16. 首批国家非物质文化遗产项目（中医生命与疾病认知方法）代表性传承人（2007 年）

17. 中国改革开放 30 年杰出人物（2008 年）

18. 日本东京药科大学感谢状（2010 年）

19. 奥地利卫生部感谢状（2011 年）

20. 中国当代教育名家（2017 年）

21. 东中西部区域发展和改革研究院学术委员会"国策资政建言奖"（2018 年）

22. 庆祝中华人民共和国成立 70 周年纪念章（2019 年）

23. 东中西部区域发展和改革研究院学术委员会"特殊贡献奖"（2019 年）

24. 中国志愿医生项目脱贫攻坚功勋章（2020 年）

25. 北京中医药学会突出贡献管理专家（2020 年）

26. 东中西部区域发展和改革研究院学术委员会"智库产品影响力奖""厉无畏奖""国策人物奖"（2020 年）

27. 微医华佗云"中医药抗击疫情平台"感谢状（2020 年）

28. 新华社"抗击疫情"感谢状（2020 年）

29. 康力电梯公司"抗击疫情"感谢状（2020 年）

30.《世界科学技术》中医药现代化杂志社优秀编委奖（2020 年）

31. 北京市东城区认定"东城杰出人才"（2021 年）

32. 中国医学科学院、北京协和医学院"明德奖"（2021 年）

聘 书

1. 黑龙江省青年联合会副主席（1995 年）

2. 第七届黑龙江省政协委员（1995 年）

3. 第八届黑龙江省政协委员（1998 年）

4. 全国青年联合会委员（1998 年）

5. 国务院学位委员会第五届学科评议组（中医学、中药学）成员（2002 年）

6. 新加坡中华医学会专家咨询委员（2003 年）

7. 中韩文化院荣誉顾问委员会成员（2003 年）

8. 澳门国际中医药科技协会荣誉顾问（2004 年）

9. 第二届全国中医药学名词审定委员会常务副主任委员（2004 年）

10. 全国高等学校中医药对外教育规划教材建设指导委员会委员（2004 年）

11. 国家"973"计划——中医基础理论整理与创新研究项目专家组副组长（2005 年）

12. 中国中医科学院中医药创新体系建设合作委员会主席（2006 年）

13. 传统医药申报世界非物质文化遗产委员会委员兼专家组组长
国家中医药管理局（2006 年）

14. 中国中医科学院中医优势病种临床研究项目专家委员会主任委员（2007 年）

15. 卫生部医师资格考试委员会委员（2007 年）

16. 第九届国家药典委员会委员（2007 年）

17. 中华中医药学会科技创新首席专家（2007 年）

18. 欧盟中医药基金会副主席（2007 年）

19. 教育部高等学校中医学教学指导委员会副主任委员（2007 年）

20. 国家重大新药创制与重大传染性疾病防治重大科技专项论证委员会委员

（2007年）

21. 文化部人类非物质文化遗产代表作名录评审委员会委员（2008年）

22. 卫生部"健康中国2020"战略规划研究专家（2008年）

23. 国家自然科学基金委员会十二届专家评审组成员（2008年）

24. 教育部医学教育认证专家委员会委员（2008年）

25. 十一届全国政协委员、教科文卫体委员会委员（2008年）

26. 公安部特邀监督员（2008年）

27. 两岸四地中医药科技合作中心主席团副主席（2008年）

28. 国务院学位委员会第六届学科评议组（中医学、中药学）召集人（2009年）

29. 国家重大科技专项：综合性中药新药研究开发技术大平台项目专家委员会主任委员（2009年）

30. 国家中医药管理局中医药重点学科建设专家委员会副主任委员（2009年）

31. 中国中医科学院首席研究员（2009年）

32. 北京市首届西学中高级研究班专家指导委员会副主任委员（2010年）

33. 中国中医科学院中医药国际联盟主席（2010年）

34. 中央保健委员会中央保健会诊专家（2010年）

35. 第十届国家药典委员会执行委员（2010年）

36. 全国工商联医药业商会专家指导委员会委员（2010年）

37. 第三届全国中医药学名词审定委员会副主任委员（2010年）

38. 国家新闻出版总署国家出版基金评审专家（2010年）

39.《中华医学百科全书》中医药学类总主编（2010年）

40. 北京市东城区科协主席（2010年）

41. 全国临床医学（中医学、中药学）专业学位研究生教育指导委员会副主任委员（2011年）

42.《中华医藏》专家委员会副主任委员（2012年）

43. 第三届国家科技基础条件平台建设顾问组专家（2012年）

44. 十二届全国政协委员、教科文卫体委员会委员（2013年）

45. 最高人民法院特约监督员（2013年）

46. 国务院学位委员会第七届学科评议组（中医学）召集人（2014年）

47. 上海中医药大学兼职教授（2016年）

48. 香港浸会大学荣誉教授（2017年）

49. 故宫博物院中医药文化研究所所长（2018年）

50. 中国中医科学院培训中心名医传承导师（2019年）

51. 普洱市人民政府医疗卫生发展顾问（2019年）

52. 国务院参事室特约研究员（2019年）

53. 中华文化大讲堂组织委员会专家（2020年）

54. 国务院学位委员会学科发展战略咨询委员（2020年）

55. 中国非物质文化遗产保护协会中医药协调委员会委员（2020 年）

56. 哈尔滨市红十字会荣誉会员（2021 年）

57. 中国非物质文化遗产保护协会非遗与旅游融合协调委员会专家（2021 年）

58. 贵州华彩文化中心大健康文化高级顾问（2021 年）

59. "中国康养医学协同创新联合体"理事会副主席（2021 年）

60. 新加坡同济医药研究院名誉顾问（2021 年）

61. 中国中医科学院中医基础理论研究所特聘首席专家（2021 年）

学会兼职

1. 黑龙江省中医药学会副会长、心病专业委员会主任委员（1998 年）

2. 全国中医药高等教育学会副理事长（2001 年）

3. 中国中医药信息研究会副会长（2003 年）

4. 世界中医药学会联合会工作咨询委员会副主席（2004 年）

5. 世界针灸学会联合会专家委员会主任委员（2004 年）

6. 世界中医药学会联合会第一届教育指导委员会副会长（2007 年）

7. 中国医师协会养生专业委员会主任委员（2007 年）

8. 中华中医药学会心病分会名誉主任委员（2008 年）

9. 中国中西医结合学会副会长（2008 年）

10. 中国民族医药协会副会长（2008 年）

11. 中国保健协会副理事长（2009 年）

12. 中华中医药学会副会长（2009 年）

13. 香港中西医结合医师会名誉会长（2009 年）

14. 北京市中医药学会副会长（2009 年）

15. 中国民族医药学会副会长（2010 年）

16. 中国卫生监督协会专家咨询委员会副主任委员（2011 年）

17. 太湖文化论坛常务理事（2011 年）

18. 中国文化发展促进会理事（2011 年）

19. 北京市中医药协会副会长（2012 年）

20. 中华医学会常务理事（2012 年）

21. 中国医师协会医师志愿者工作委员会副主任委员（2017 年）

22. 中国非物质文化遗产保护协会中医药委员会会长（2020 年）

杂志主编、顾问、编委

1.《中国老年保健医学》副主编（2003 年）

2.《中国医药学报》编委（2003 年）

3.《中国中医药现代远程教育》编委（2003 年）

4.《亚太传统医药》编委会主任委员（2005 年）

5.《中医文献杂志》顾问（2005 年）

6.《糖尿病天地》编委会副主任委员（2005 年）

7.《国际中医中药杂志》总编辑（2006 年）

8.《中国中西医结合杂志》编委会顾问（2006 年）

9.《中医年鉴》（学术卷）编委（2006 年）

10.《生命时报》高级医学顾问（2006 年）

11.《临床和实验医学杂志》顾问（2006 年）

12. 澳门《中医药杂志》顾问委员会委员（2007 年）

13.《世界中医药》第一届理事会副理事长（2007 年）

14. Advisory Board in Australian Journal of Acupuncture And Chinese medicine（2008 年）

15.《中医药通报》顾问（2008 年）

16.《中西医结合研究》编委（2008 年）

17.《健康时报》专家委员会中医主任委员（2009 年）

18.《中医杂志》主编（2009 年）

19.《中草药》十一届编委会副主任委员（2009 年）

20.《世界科学技术——中医药现代化》编委会副主任委员（2009 年）

21.《中国医药科学》杂志顾问（2011 年）

22.《中国医学创新》杂志编委（2011 年）

附录二

出版著作与教材名录

1.《中医症状鉴别诊断学》参编 . 北京：人民卫生出版社，1985.

2.《中医证候鉴别诊断学》编写 . 北京：人民卫生出版社，1987.

3.《素问疑识》编写 . 哈尔滨：黑龙江人民出版社，1989.

4.《中国医学诊法大全》副主编 . 济南：山东科学技术出版社，1989.

5.《中国医学疗法大全》副主编 . 济南：山东科学技术出版社，1990.

6.《中国医学预防法大全》副主编 . 济南：山东科学技术出版社，1991.

7.《国际针灸交流手册》副主编 . 济南：山东科学技术出版社，1992.

8.《中医房事养生与性功能障碍调治》第 1 作者 . 济南：山东科学技术出版社，1992.

9. 儿童家庭医疗保健丛书（《小儿常用中成药》《小儿常见病推拿》《小儿常见病食疗》《小儿常见病偏方》《小儿常见病外治法》）主编 . 济南：明天出版社，1993.

10.《实用中医肝胆病诊疗手册》主编 . 济南：山东科学技术出版社，1995.

11.《世界传统医学大系》（6 集 26 部）常务副总主编 . 北京：科学出版社，1999.

12.《中医基础理论学习指导》主编 . 哈尔滨：黑龙江科学技术出版社，2001.

13.《中医诊断学》主编 . 上海：上海中医药大学出版社，2001.

14.《BASIC THEORIES OF CHINESE MEDICINE》. 哈尔滨：黑龙江科学技术出版社，2002.

15.《DIAGNOSTICS OF CHINESE MEDICINE》. 哈尔滨：黑龙江科学技术出版社，2002.

16.《中医学基础》主审 . 哈尔滨：黑龙江科学技术出版社，2003.

17.《中国疫病史鉴》编委会主任委员 . 北京：中医古籍出版社，2003.

18.《中医药防治非典型肺炎研究》编委会主任委员 . 北京：中医古籍出版社，2003.

19.《中医基础理论》主审 . 北京：清华大学出版社，2003.

20.《中医诊断学》主审 . 北京：清华大学出版社，2004.

21.《中国医药卫生科技发展报告（2003）》编委会主任 . 北京：中国协和医科大学出版社，2004.

22. 普通高等教育"十五"国家级规划教材《中医基础理论》（七年制）主编 . 北

京：中国中医药出版社，2004.

23.《传统医药与人类健康》主审 . 北京：中医古籍出版社，2004.

24.《流行性感冒中西医防治》主编 . 北京：中医古籍出版社，2005.

25.《中国医药卫生科技发展报告（2004）》编委会主任 . 北京：中国协和医科大学出版社，2005.

26.《中国中医研究院院史》主编 . 北京：中医古籍出版社，2005.

27.《中国中医研究院大事记》主编 . 北京：中医古籍出版社，2005.

28.《中国中医研究院人物志》主编 . 北京：中医古籍出版社，2005.

29.《中国中医研究院科技成果》主编 . 北京：中医古籍出版社，2005.

30.《科技产业及科技成果产业化成就》主编 . 北京：中医古籍出版社，2005.

31.《海外回归中医古籍善本集粹》主编 . 北京：中医古籍出版社，2005.

32.《SARS 瘟疫研究》主编 . 北京：中医古籍出版社，2005.

33.《中国中医药学术语集成》总主编 . 北京：中医古籍出版社，2005.

34.《中医药发展与人类健康》主编 . 北京：中医古籍出版社，2005.

35.《基层医生临床实用全书》名誉主编 . 北京：中医古籍出版社，2006.

36.《中国医药卫生科技发展报告（2005）》编委会主任 . 北京：中国协和医科大学出版社，2006.

37.《中医药专业教学模式与实践教学改革研究与实践报告》编委 . 北京：高等教育出版社，2006.

38.《中医古籍孤本大全》主任委员 . 中医古籍出版社，2006.

39. 全国高等学校中医药对外教育规划教材——普通高等教育"十一五"国家级规划教材专家指导委员会委员 . 北京：高等教育出版社，2006 ～ 2007.

40.《中医现代化发展研究报告》主编 . 北京：科学出版社，2007.

41.《温病大成》总主编 . 福州：福建科学技术出版社，2007.

42.《北京地区中医常见病证诊疗常规》主编 . 北京：中国中医药出版社，2007.

43. 普通高等教育"十一五"国家级规划教材《中医学基础》主审 . 北京：科学出版社，2007.

44.《中医养生宝典》名誉主编 . 北京：中医古籍出版社，2008.

45.《珍版海外回归中医古籍丛书》（10 部）主编 . 北京：人民卫生出版社，2008.

46.《中医药现代化发展战略研究》副主编 . 北京：人民卫生出版社，2009.

47.《传承创新发展》主编 . 北京：中医古籍出版社，2009.

48.《中医药发展报告》（一）主编 . 北京：科学出版社，2009.

49.《中医药发展报告》（二）主编 . 北京：科学出版社，2010.

50.《冠心病中医研究》主编 . 北京：中国中医药出版社，2010.

51.《珍版海外回归中医古籍丛书》（续）10 册主编 . 北京：人民卫生出版社，2010.

52.《珍本古医籍影印丛书》主编 . 北京：中医古籍出版社，2010.

53.《海外回归中医善本古籍丛书》（续）10 册主编 . 北京：人民卫生出版社，2010.

54. 普通高等教育"十一五"国家级规划教材《中西医学比较概论》主审.北京：中国中医药出版社，2011.

55.《病毒性心肌炎中医研究》主编.北京：中国中医药出版社，2011.

56.《中医循证临床实践指南》（中医内科）主编.北京：中国中医药出版社，2011.

57.《中医循证临床实践指南》（专科专病）主编.北京：中国中医药出版社，2011.

58.《中医循证临床实践指南》（针灸）主编.北京：中国中医药出版社，2011.

59.《中医优势病种研究》主编.北京：中国中医药出版社，2011.

60.《中医学概论》（英文版）主编.北京：科学出版社，2011.

61.《中医学导论》（中文版）主编.北京：科学出版社，2011.

62.《中医学导论》（英文版）主编.北京：科学出版社，2011.

63.《中医养生大成》总主编.福州：福建科学技术出版社，2012.

64.《中华医学百科全书》中医药学总主编.北京：中国协和医科大学出版社，2012.

65.《中医心悟》著.北京：中国中医药出版社，2013.

66.《中医四大典籍》主编.北京：线装书局，2017.

67.《悬壶贤哲大医精诚》著.北京：中国文史出版社，2018.

68.《画说中医系列丛书》总顾问.北京：中国轻工业出版社，2018.

69.《心悟中医》著.北京：中国文史出版社，2019.

70.《中华医学百科全书·中医基础理论》主编.北京：中国协和医科大学出版社，2020.

后 记

——自强不息之路

完成《中医心悟》书稿，我感到十分欣慰，又有一种说不出的感觉，似乎还有很多内容没有写完。回顾自己成长之路，有成功的喜悦，也有困境的苦衷，然而运用所学的中医本领感恩、回报社会和人民是我的坚定信念，也是40多年来的不懈追求，虽苦也乐在其中。

在我童年刚刚懂事的时候，父亲身染重疾，屡治无效，离我们而去。姐姐也患病重笃，幸得中医调治，服汤药无数，起死回生。幼小的我朦胧地意识到中医的神奇与医生治病救人的神圣，立志长大学医，以救苍生罹病之痛苦。中学时期，一个偶然机会我参加了赤脚医生培训班开始学习医学知识。在舅舅的指导下，我从背诵《药性赋》《濒湖脉学》《汤头歌诀》《医宗金鉴》，到阅读浅显、零散的中医书籍和偶有的实践机会，中医数千年来的实践积累、丰富发展与神奇疗效磁石般地深深吸引了我，引导我在寻梦之路上不断探索。

经夜以继日的拼搏，1978年（恢复高考的第二年）我以优异的成绩考入了黑龙江中医学院（现黑龙江中医药大学）本科中医专业。入学后，我如饥似渴地学习中医、西医理论，领悟中医经典之精华，学习成绩名列年级前茅。大学第二年中医诊断实习时，有幸随黑龙江名医王维昌老师妇科临床学习。王老师深厚的中医理论功底、确切的疗效以及屡起沉疴的案例，让我亲眼所见、深刻感受到中医对重病、疑难病的疗效，对我中医临床思维的形成产生了深远的影响。从此，我倍加珍惜身边的诊疗机会，从给母亲治疗高血压、姐姐治疗荨麻疹，到为同学、亲朋好友与邻里诊病，不断学习、实践、总结和探索。诊疗过程中常获良效而博得大家的信任和赞誉，逐渐形成了一批患者群，更加坚定了我在中医之路上永不止步的信念。

正当我为具备一定中医理论和治病能力而兴奋、踌躇满志地准备报考研究生继续深造时，相依为命的母亲因病突然离去，难以言表的悲伤、痛苦与困境更加激励我发奋图强。经过1个多月的冲刺，我以高出录取线近百分的成绩，考取黑龙江中医学院中医基础理论专业攻读硕士学位，师从黄柄山教授。黄老师治学严谨，培养学生注重科研、医疗与教学相结合，指导我从临床肝病证候入手，研究证候演变规律。为了把握肝病证候的发生发展，我起早贪黑在门诊、病房研究实践，努力把课题研究与提高临床能力结合起来，很快就得到黄老师的肯定并成为导师课题组的主要研究成员。通过跟随黄老师参与《中医证候鉴别诊断学》《中医疾病鉴别诊断学》等著作的编写，我有幸拜见许多全国著名中医专家，感受到董建华、方药中、路志正、张琪等大医名师知识渊博、严谨和蔼的风范，坚定了我发展中医、走大医之路的志向。我立志从夯实中医理论做起，把研究生课程学习、临床实践、理论研究结合起来，坚持业余时间为邻里、亲朋好友和寒暑假去大、小兴安岭地区义诊，及时总结学习实践体会，努力提高中医理论水平与临床科研能力。1986年黄老师在我毕业评语中写道"该生重视临床实践，除跟导师临证外，常年坚持业余诊病，不仅有良好的医德，还有在青年中医中难得的较高医术，深受医患好评。"攻读硕士期间，我发表学术论文10余篇，被共青团黑龙江省委授予"发明创造者"称号。

硕士毕业后，我被留在导师工作的学科—黑龙江中医学院中医基础诊断教研室，在做好教学工作同时，还参加了导师主持的国家自然科学基金项目研究工作。同时，与一批全国知名中医专家、学者自愿结合，形成了遍布各地的中医理论研究团队，从1987年开始的10多年里，这支团队为促进中医学术发展活跃在海内外。这期间，由麻仲学博士主编，我作为副主编出版了《中国医学诊法大全》《中国医学疗法大全》《中国医学预防法大全》《国际针灸交流手册》与《世界传统医学大系》（六部26集）等系列大型著作。

1988年我考取了黑龙江中医学院中医内科专业、全国著名中医学家张琪教授的博士研究生，同时也接到了教育部以访问学者身份出国深造的资助通知。随张老深入学习中医，还是出国学习西医学知识来研究中医是个两难的选择。经过深入思考，我觉得临床能力提高是治病救人的根本，跟随著名中医临床专家张老强化临床学习研究更能促进自己的成长，因此，我放弃了难得的出国留学深造的机会。3年的博士生涯，我十分珍惜每一次侍诊时机。张老临床开出的每个处方，我都认真琢磨，注重理论思考与疗效比较。同时，选择符合中医诊疗规律的临床研究为主攻方向，完成"张琪教授治疗慢性肾病临床研究"的学位论文，在总结张老临床经验的同时，努力应用于实践，临床能力显著提高。

后记——自强不息之路

张老的精湛医术和高尚医德使我真正感受到"大医精诚"的榜样力量，受益终生。毕业时，张老在我博士学位论文评语上写道："该生已具备高层次医疗、教学、科研工作能力。后生可畏，未来定能成为后起之秀而胜过我们这一代人。"这是对我的肯定，更是对我的鼓励和鞭策。

1991 年 7 月获博士学位后，我回到黑龙江中医学院基础部中医基础诊断教研室工作，这是我非常喜爱的工作岗位，不仅这里有诸多名医名师，而且优良的人文环境有利于年轻人成长，更重要的是能够教学、医疗、科研相结合，更好地发挥自己的综合优势。4 个月后，我被破格晋升副教授，成为省级重点学科（中医基础理论）的后备带头人，不久被聘为教研室主任，1994 年晋升为教授，1996 年被批准为博士研究生导师，作为省级重点学科中医基础理论学科的带头人，形成了以藏象学说与脏腑证候研究、心血管病中医临床基础研究为主要方向的研究团队。

20 世纪 90 年代初我从主持黑龙江省政府、省教委和省中医药管理局资助研究课题起步，致力把临床研究提高疗效、实验研究揭示作用机制、文献研究丰富理论相结合，为形成中医特色鲜明、优势突出的系列研究成果奠定了坚实基础。特别是大量的临床实践与良好的社会影响，得到了社会的广泛认同和患者的高度赞誉。1994 年我被评为"黑龙江省十大杰出青年"，黑龙江中医学院党委开展了"学习曹洪欣活动"。黑龙江省委副书记单荣范批示："学习曹洪欣的活动一定要扎扎实实、深入持久地开展下去，务求实效。洪欣同志精神的核心是坚定的志向，远大的理想，高尚的医德，无私的奉献，严谨的科学态度。要以此为动力，把师生员工的精力集中到搞好教学、医疗、科研和学习上来，集中到振兴和发展祖国传统医学上来"。荣誉的获得与领导的鼓励使我感到欣慰，更感到发展中医的责任重大。特别是越来越多的患者求诊与无法满足治病需求的矛盾越来越突出时，我深深体会到，一个医生的能力是有限的，需要有更多的优秀中医药人才为民众健康服务。

1994 年 12 月我被黑龙江省委组织部任命为黑龙江中医学院院长助理，协助院长分管教学、医疗和研究生工作，6 个月后被批准为学院党委委员，1995 年 12 月被黑龙江省委任命为副院长。我怀着对党和人民的感恩、为培养中医药人才发挥更大作用、为干事业的人做好服务的心情，走上了学院领导岗位。在党委和院长的支持下，我一方面抓学校发展战略，一方面抓教学改革和学科建设。

经全校上下的共同努力，教育部批准，1996年5月黑龙江中医学院更名为黑龙江中医药大学；推进学分制管理，充分调动教与学两方面的积极性；学科建设迈上新台阶；建设国内一流中医药大学的目标成为全校共识。

为进一步提高科学研究能力，1995年末我进入哈尔滨医科大学博士后流动站开展研究工作，师从我国著名医学家傅世英教授，专攻心血管疾病研究。傅老的悉心指导使我拓宽了思路，为今后探索中医药在心血管病治疗领域的作用、利用现代科学技术揭示中医药作用机制奠定了坚实基础。

1997年学校党委决定我兼任附属第一医院院长。上任后，我带领医院班子成员采取一系列措施，在充分调动医院干部职工积极性的基础上，在临床教学基地建设与运行机制上进行改革探索，重点加强"放心药房"建设，得到卫生部和国家中医药管理局领导的肯定和支持。

1999年7月黑龙江省委任命我为黑龙江中医药大学校长。作为全国高等中医药院校最年轻的校长，我深感任务艰巨，责任重大。把握发展方向，完善发展思路，形成鲜明的办校特色，调动校内外一切积极因素，加强人才队伍与基础条件建设，深化教学改革，提高科技创新能力是我推进工作的重点。从学校获2002年国家科技进步二等奖的首次突破，到以后连年获国家科技奖；从获国家教学成果一等奖的突破，到第五届高等教育国家教学成果奖评审，全国高等中医药院校获奖8项，黑龙江中医药大学获4项。在这过程中，我体会最深的是学校发展目标和定位的准确，人才队伍、学科建设与教学改革、科技创新形成合力是跨越式发展的关键。

在黑龙江成长的45年，我从一名贫困家庭的孩子、热爱中医的中学生，到中医本科、硕士、博士、博士后的系统学习研究，优良的学校文化、老师们的精心培养与勤奋好学、善于临床实践与自我感悟融合是能够成才的关键；从讲师、副教授、教授等专业技术职务，到院长助理、副（院）校长、医院院长、校长等管理岗位，教育、医疗、科研与管理齐头并进，我付出了超常的努力，取得了可喜成绩。1995年获首届全国百名杰出青年中医银奖，1996年被评为黑龙江省有突出贡献中青年专家，1997年获国家有突出贡献中青年专家，1998年获第三届中国优秀青年科技创业奖，入选全国十大杰出青年30名候选人，入选国家百千万人才工程一、二层次人选，1999年获黑龙江省首届五四青年奖章，2000年享受国务院政府特殊津贴，2002年被授予黑龙江省劳动模范、黑龙江省名中医、卫生部有突出贡献中青年专家等，同时担任黑龙江省政协委员、省青联副主席、省高校职称评委会副主任及医学组组长、省医疗保健委员会中医组组长等职务，得到医学行业与社会的广泛认可。

2003年3月经组织考核，我被调任中国中医研究院院长。我万分难舍生我养我的黑土地和培养我成长的母校，8年副校长、校长的历练，领导、老师、同事和朋友的重托与学生们的期望，化为我适应新岗位的力量。我深知肩负的责任和使命，不畏艰辛，努力在自己热爱的事业中做出成绩。

刚刚进京上任，适逢抗击SARS非常时期，作为国家级中医药科研机构的负责人，我组织召开了最早的中医药防治SARS专家论证会，最早在海峡两岸中医药防治SARS座谈会上做主题演讲，最早派出进入一线的中医临床科研队伍，最早组建了SARS临床科研课题组……这些举措在中医药有效介入防治SARS中发挥了重要作用，凸现了中国中医研究院的综合实力，获得多项中医药治疗SARS的国家级科研成果。正是经过这场防治SARS战役，我很快融入中医研究院这个大家庭，对中医研究院的地位和作用有了更加深刻的认识，与广大干部职工结下了深厚友谊。

在国家中医药管理局的领导下，随着全院工作的整体推进，积极探索形成引领行业方向、符合时代发展需求与办院实际相结合的发展理念，与领导班子成员及广大干部、职工一起努力形成发展合力；大力推进科技体制改革，加强人才队伍建设与标志性科技成果培育，2005年建院50年之际，实现中国中医研究院更名为中国中医科学院的历史性突破；建立和完善院内职代会民主管理制度、科技委员会咨询制度、创新体系建设合作委员会开放制度、中医药国际联盟国际合作机制；积极推进科研结构调整，构建医学实验中心科研共享平台、中医临床医学基础研究所评价与标准化建设平台，强化中医药信息共享平台建设，努力改善全院基本建设与科研医疗条件；倡导以"岐黄""仲景""时珍"三大工程为载体，率先组织中医药应对突发公共卫生事件能力建设、中医临床研究基地建设、中医优势病种临床研究、古医籍抢救工程、中药新药研发大平台等项目。同时，创建研究生院并完善运行机制，创新传承博士后高层次人才培养机制，倡导高水平、多层次、宽领域的中医药国际交流合作理念，开创与美国国立卫生研究院补充与替代医学中心、美国可口可乐公司、奥地利欧亚太平洋学术网络、俄罗斯传统医学中心、澳大利亚西悉尼大学、韩国韩医研究院等机构开展实质性国际合作，积极推进中医药走向世界。

倡导并实践基于中医临床实践的自主创新、基于中医文献与理论研究的原始创新与有效利用现代科学技术，引进、消化、吸收后再创新的研究思路，主持研究的项目与成果坚持突出中医药的主体发展，推进中医药传承创新。

遵循中医临床规律，继承中医大气理论，结合中医对疾病发生发展规律的认识，通过病毒性心肌炎的临床研究，提出并证实病毒性心肌炎的新理论——大气下陷病机、证候及其特征，总结出咽中拘急或心前坠胀憋闷是其辨证要点；创立病毒性心肌炎的新治法——益气升陷法。观察 474 例病毒性心肌炎患者，其中治疗组 314 例，西药对照组 50 例，中药对照组 110 例，临床研究结果显示，运用益气升陷法治疗病毒性心肌炎，能显著改善临床症状与程度不同的心肌缺血或心肌损伤及各种心律失常，恢复心功能，总显效率为 76.1％，疗效明显优于对照组及文献报道的其他疗法和药物。通过实验研究，揭示了益气升陷法抗心律失常的离子通道机制和抗心肌细胞凋亡、减轻炎性反应与心肌损伤、改善心室重构及心功能、延缓心功能不全等作用机制，证实益气升陷法具有抑制柯萨奇 B 族病毒核酸持续感染、防止病情向慢性期与心肌病演变等作用。创新了中医治疗病毒性心肌炎的理、法、方、药，对实践中医"源于临床→理论创新→指导临床"学术发展模式具有示范作用。"益气升陷法在病毒性心肌炎中的应用与研究"获 2005 年国家科技进步二等奖。

以中医药治疗 SARS 与甲型 H1N1 流感研究为切入点，在国家"863"项目"中医学关于 SARS 发病、证候演变规律与治疗方案的研究"的资助下，通过中医药治疗 SARS 大量病例临床与疗效评价研究，阐明 SARS 中医证候类型及其特征，揭示毒、火、瘀、湿、虚的证候要素及以肺脏为中心、累及多脏腑病变的演变规律；综合评价了中医药治疗 SARS 7 种治疗方案的总体疗效，优化中医诊疗方案，为中医药干预新发瘟疫提供方法与技术支撑。"中医瘟疫研究及其方法体系构建"获 2006 年国家科技进步二等奖。

通过临床研究，证实心阳不足是冠心病的主要病理基础，确立温阳益心法是其基本的治疗法则。通过温阳益心法治疗 120 例冠心病心阳虚证患者的有效性和安全性研究，证实温阳益心法治疗冠心病心阳虚证疗效显著，其降脂、保护血管内皮细胞作用，以及抑制血管痉挛、扩张血管、抑制血小板活化、降低血黏度、改善心肌供血等作用是其治疗冠心病的主要机制；并证实该法在缓解症状、降低血脂、减停硝酸甘油、减少复发率、改善患者生存质量等方面确切疗效，体现了中医药整体治疗优势；从细胞及分子水平进一步探索了与冠心病发生、发展、预后及转归密切相关的综合机制，全面深入地探讨了温阳益心法防治冠心病的作用机制，为中医药防治冠心病提供了科学依据。该研究获中华中医药学会 2008 年李时珍医药创新奖。

将伤寒与温病理论有机结合，结合 SARS 发病和临床特点创立透邪解毒法为 SARS 的早期治法。通过实验研究证实该法对冠状病毒感染有抑制作用，揭示了该法对流感、副流感等 6 种呼吸道病毒感染的抑制作用与免疫调节作用机制。通过对甲型 H1N1 流感临床特征分析，系统阐述了甲型 H1N1 流感与中医寒疫的关系，拓宽中医药治疗甲型 H1N1 流感的辨证论治思路。研究证实以透邪解毒法组方的"金柴抗病毒胶囊"用于治疗甲型 H1N1 流感的作用与达菲比较无显著差异，进一步显示透邪解毒法对突发瘟疫的有效性与推广价值。该法不仅在病毒感染早期具有干预病毒黏附以及在病毒 – 细胞膜融合环节发挥抗流感病毒的作用，而且在病毒进入细胞后的转录与复制过程中具有多环节、多向性的抗病毒作用，揭示了中医药治疗瘟疫的整体调节优势。该研究获国家发明专利 1 项、国家新药临床研究批件 1 项，已完成新药二、三期临床研究工作，并获中国专利优秀奖。

作为项目负责人之一，完成国家"973"项目"中医基础理论整理与创新研究"。在深入研究中医理论框架体系的基础上，通过全面整理研究古今温病文献，系统挖掘中医瘟疫发病特征与证治规律，主编出版了反映温病学术发展脉络、体现中医瘟疫理论原创优势的《温病大成》（6 部 1300 余万字），丰富中医瘟疫理论，2009 年《温病大成》获第三届中华优秀出版物奖提名奖。

倡导并组织实施"中医优势病种临床研究项目"，率先推进中国中医科学院开展 103 个以提高中医临床疗效、构建中医临床研究方法为重点的研究专项，主编出版《中医优势病种临床研究》，为坚持突出中医特色与优势的临床研究方向发挥了示范作用。

倡导并组织实施"中医药古籍抢救工程"，抢救出版《中医孤本大全》《海外回归中医古籍善本集粹》等海内外中医珍善本著作 160 余种，研究规范中医名词术语 10 万余条，主编出版《中国中医药学术语集成》（10 册 1400 余万字），构建了中医古籍保护、知识挖掘与利用研究模式。"中医古籍抢救、发掘与利用"获 2010 年中华中医药学会科学技术一等奖。

积极推进中医"治未病"理念在防病治病中的作用，发表"人类健康与治未病""治未病与亚健康防治"等相关文章 50 余篇，为中央党校、文化与旅游部、农业部等部委与部分省市、学术机构做相关学术报告 100 余场。主编出版体现中医理论与诊疗特征相结合、融"治未病"理念与养生保健知识为一体的《中医学导论》，主编出版集中医养生古籍精华的《中医养生大成》。

针对中药材大面积种植存在的植物病害问题，在中医"天人相应"理论指导下，提出"运用中药治疗药用植物病"理念，结合药用植物斑枯病的特点，以常用且短缺的大宗药材龙胆等药用植物的人工规范化种植为示范，用 9 种中药治疗药用植物斑枯病，为有效推广中药材资源的规范化种植与可持续发展开辟了新途径。"人工种植龙胆等药用植物斑枯病的无公害防治技术"获 2009 年国家技术发明二等奖（第 2 发明人）。

重视将循证医学引入中医药研究领域，作为世界卫生组织西太区资助项目负责人之一，组织完成《中医循证临床实践指南》编制；作为全国中医药名词术语审定委员会常务副主任委员，积极推进中医药名词标准建设，促进中医药名词标准国际化进程；作为中奥"中医药与老年相关性疾病"项目主任委员，组织 11 项中国与奥地利中医药国际合作项目，项目实施得到奥地利政府资助并得到奥地利卫生部表扬；作为国家中医药管理局传统医药申报世界非物质文化遗产委员会委员兼专家组组长，为中国针灸入选世界非物质文化遗产名录，《黄帝内经》《本草纲目》入选世界记忆名录做出贡献；倡导并组织"中医药发展讲坛"，邀请海内外著名专家、学者专题演讲，构建高水平中医药学术交流平台，主编出版《中医药发展报告》（2 部）。

主持国家重大科技专项——综合性中药新药研发技术大平台研究项目，有效集成中国中医科学院中药研究资源，构建适应中药新药研发规律的运行机制，经全院专家的共同努力，完成大平台建设任务和目标。

中医学对人类健康的深刻认识、对疾病发生发展规律的总体把握与对疾病干预的个体化综合防治，内容丰富，博大精深。只有注重理论与实践相结合、科学认知与积累悟性相结合、主体发展与多学科研究提高相结合，矢志不渝、勇于实践、不断探索，才能真正掌握真谛，在服务人类健康中传承、创新、发展。

后记——自强不息之路

《中医心悟》正是基于多年的学习、实践、研究与发展中医的积累，在努力把握中医药发展规律与时代发展需求的基础上编著而成。相信它能为科学认识中医、促进中医发展有所裨益。

《中医心悟》出版后的 8 年间，随着工作岗位的转变，工作的着力点有所不同，然而建言献策助力中医药发展、致力传播中医药防病治病知识、坚持医疗保健服务与高层次人才培养是我不懈的追求与实践。

天行健，君子以自强不息！自信、自立、自强，大医精诚，悬壶贤哲，致力不断提高中医防病治病能力，不断满足民众健康需求的向往，是我们中医人义不容辞的责任与使命。路漫漫其修远矣，吾将上下求索……

曹洪欣

2021 年 12 月 21 日